Knauth/Reiners/Huhn

Physiotherapeutisches Rezeptierbuch

Knauth/Reiners/Huhn

Physiotherapeutisches Rezeptierbuch

Vorschläge
für physiotherapeutische
Verordnungen

Siebte, neubearbeitete und erweiterte Auflage
mit 23 Abbildungen und 15 Tabellen

ULLSTEIN
MOSBY

Katharina Knauth
Krankengymnastin, Fachphysiotherapeutin

Priv.-Doz. Dr med. habil. Barbara Reiners
Fachärztin für Kinderheilkunde, Praktische Ärztin in Dresden

Dr. med. Renate Huhn
Fachärztin für Innere Medizin, Leiterin der Abteilung Hämatologie/Onkologie
Städtisches Krankenhaus, Dresden-Neustadt, Medizinische Klinik

Die Deutsche Bibliothek – CIP-Einheitsaufnahme
Knauth, Katharina:
Physiotherapeutisches Rezeptierbuch: Vorschläge für physiotherapeutische
Verordnungen; mit 15 Tabellen / Knauth/Reiners/Huhn. – 7., neubearb. und
erw. Aufl. – Berlin; Wiesbaden: Ullstein Mosby, 1996
ISBN 3-86126-533-8
NE: Reiners, Barbara; Huhn, Renate

1. Auflage 1973
2. Auflage 1975 im Verlag Theodor Steinkopff, Dresden
3. Auflage 1981 im Verlag Volk und Gesundheit, Berlin
4. Auflage 1986 im Verlag Volk und Gesundheit, Berlin
5. Auflage 1991 im Verlag Gesundheit GmbH, Berlin,
Gemeinschaftsauflage mit dem Steinkopff Verlag, Darmstadt
6. Auflage 1994 Ullstein Mosby

© Ullstein Mosby GmbH und Co. KG, Berlin/Wiesbaden, 1996

Die Verfasser haben größte Mühe darauf verwandt, daß die Angaben von Medikamenten, ihren Dosierungen und Applikationen dem jeweiligen Wissensstand bei Fertigstellung des Werkes entsprechen. Da jedoch die Medizin als Wissenschaft ständig im Fluß ist, da menschliche Irrtümer und Druckfehler nie völlig auszuschließen sind, übernimmt der Verlag für derartige Angaben keine Gewähr. Jeder Anwender ist daher dringend aufgefordert, alle Angaben in eigener Verantwortung auf ihre Richtigkeit zu prüfen.
Die Wiedergabe von Gebrauchsnamen, Handelsnamen oder Warenbezeichnungen in diesem Werk berechtigt auch ohne besondere Kennzeichnung nicht zu der Annahme, daß solche Namen im Sinne der Warenzeichen-Markenschutz-Gesetzgebung als frei zu betrachten wären und daher von jedermann benutzt werden dürfen.
Dieses Werk einschließlich aller seiner Teile ist urheberrechtlich geschützt. Jede Verwertung außerhalb der engen Grenzen des Urheberrechts ist ohne Zustimmung des Verlages unzulässig und strafbar. Das gilt insbesondere für Vervielfältigungen, Übersetzungen, Mikroverfilmung und die Einspeicherung und Verarbeitung in elektronischen Systemen.

Lektorat: Karin Helleport
Herstellung: Detlef Mädje
Covergrafik: Harald Schröder, Wiesbaden
Satz: Satz Repro Grafik GmbH, Leipzig
Druck und buchbinderische Verarbeitung: Druckerei zu Altenburg GmbH

Printed in Germany

ISBN 3-86126-533-8

Vorwort zur 7. Auflage

Die 7. Auflage hat uns erneut herausgefordert: Es galt eine Überfülle an Informationen aufzunehmen (siehe Literaturverzeichnis) und sie gegen eigene Erfahrungen und Erkenntnisse abzuwägen. Wir hoffen, es ist uns gelungen, Sie weiterhin aktuell zu informieren und dabei Altbewährtes nicht zu vergessen.
Im methodischen 1. Teil wurden außer Korrekturen und Ergänzungen bei bisher aufgeführten Maßnahmen neu hinzugefügt: „Biomechanik-Regulation", „Brügger-Therapie", „Cyriax-Therapie", „Elektromyostimulation (EMS)", „Elektrotherapeutische Verfahren zur Schmerzbehandlung", „Elektrotherapie-Übersicht", „Heliotherapie", „Hitzeanwendungen", „Kneipp-Therapie", „Lymphdrainage, manuelle", „Ordnungstherapie", „Phototherapie", „Stabilisationstraining für das Kniegelenk", „Subaquales Darmbad". Das Nachschlagwort „Manuelle Therapie" wurde um „Orthopädische Manuelle Therapie" und „Maitland-Therapie" erweitert.
Methodische Nachschlagwörter sind grün unterlagert, ihre Indikation linksseitig mit Hinweisbalken gekennzeichnet.
In Kapitel 2 – Behandlungsmaßnahmen, geordnet nach Diagnosen, wurde die jeweils alphabetisch eingeordnete Krankheitsbezeichnung grau unterlagert. Die phasengerecht eingefügten Behandlungsgesichtspunkte (Beh.Ges.) sind linksseitig durch einen hellgrauen Hinweisbalken hervorgehoben. Beachte – Erläuterungen zeigen links einen grünen Hinweisbalken. Kontraindikationen erscheinen im Fenster.
Kapitel 3 – Abbildungen zur Reflexzonen- und Neuraltherapie verschiedener Organerkrankungen und Kapitel 4 – Abbildungen für die Behandlung peripherer motorischer Lähmungen blieben unverändert.
Das Literaturverzeichnis weist Nachauflagen und viele Neuerscheinungen auf. Wer tiefer in therapeutische Möglichkeiten eindringen will, wird hier viele Anregungen finden.
In den differenziert aufgeführten Registern am Schluß des Buches sind die Zahlen der jeweiligen Nachschlagwörter **halbfett** hervorgehoben.
Für erneute Beratung unter pharmazeutischem Aspekt danken wir Frau Apotheker Marina Wirsig, Radebeul.
Unseren besonderen Dank möchten wir der Lektorin Frau Karin Helleport vom Verlag Ullstein Mosby Wiesbaden aussprechen. Sie hat mit persönlichem Engagement und mit guten Ratschlägen zur Neugestaltung der 7. Auflage beigetragen. Dem Verlag Ullstein Mosby danken wir für die ansprechende Druckgestaltung.
Wir wünschen Ihnen viel Erfolg beim Therapieren!

Katharina Knauth / Barbara Reiners / Renate Huhn

Vorwort zur 6. Auflage

Das Bedürfnis, mit naturgemäßen physiotherapeutischen Maßnahmen und Methoden die Gesundheit des Menschen zu erhalten oder wieder herzustellen, wächst von Jahr zu Jahr. Auch unsere Kenntnisse über Wirkungsweise, Dosierung und phasengerechte Indikationen und zu beachtende Kontraindikationen vertiefen sich laufend und unterstützen damit sinnvoll die therapeutische Entwicklung.

Das physiotherapeutische Rezeptierbuch zeichnet sich durch Aktualität und Praxisrelevanz aus. Es ist ein Nachschlagewerk für die Behandlungsverordnung und -gestaltung und legt hauptsächlich Wert auf differenziert eingesetzte, aktive Bewegungstherapie.

Bei der Erarbeitung des umfangreichen Wissenschaftsgebietes möchten wir unseren besonderen Dank aussprechen an Herrn Prof. Dr. med. habil. Herbert Edel, ehem. Inhaber des Lehrstuhls für Physiotherapie an der Medizinischen Akademie Dresden, und an Herrn Obermedizinalrat Prof. Dr. med. habil. Ernest Strauzenberg, ehem. Leiter der Wissenschaftskommission des internationalen Sportärzteverbandes (FIMS).

Für pharmazeutische Beratung danken wir Herrn PhR. Dr. rer. nat. Rolf Keil, Chefapotheker der Krankenhaus-Apotheke Dresden-Neustadt, und Herrn Dr. med. Michael Berliner, Oberarzt an der Klinik für Physikalische Medizin, Balneologie und Rheumatologie der Universität Gießen.

Die Lektorin Frau Margitta Hintz hat sich bei der 4. und 5. Auflage des Physiotherapeutischen Rezeptierbuches mit persönlichem Engagement den Autoren behilflich gezeigt. Wir danken ihr dafür.

Unser Dank gilt auch für alle Bemühungen und für die Interessenvertretung dem Verlag Theodor Steinkopff, Dresden, für die 1. und 2. Auflage, dem Verlag Gesundheit, Berlin, für die 3. und 4. Auflage, dem Verlag Gesundheit, Berlin, für die 5. Auflage sowie dem Dr. Dietrich Steinkopff Verlag, Darmstadt, für die 2.–5. Auflage und dem Verlag Ullstein Mosby, Berlin/Wiesbaden, für die nunmehr 6. Auflage.

Mögen unsere Vorschläge Ihnen auch weiterhin bei der Gestaltung einer effektiven und sinnvollen Therapie der sich Ihnen anvertrauenden Menschen hilfreich sein.

Radebeul und Dresden, Juli 1994
                                        Katharina Knauth
                                        Barbara Reiners
                                        Renate Huhn

Hinweise für die Benutzung

Zur Auffindung des Nachschlagewortes

In *Kapitel 2* finden Sie *Krankheitsbezeichnungen* in alphabetischer Reihenfolge, nach dem am häufigsten gebrauchten Kennwort eingeordnet. Da aber diagnostische Bezeichnungen variieren, wird es anfangs notwendig sein, am Schluß des Buches im *Verzeichnis der Diagnosen* das gewünschte mit ↑ versehene Nachschlagewort aufzusuchen.

Die physiotherapeutischen Behandlungsvorschläge für die einzelnen Diagnosen sind unterteilt nach Erkrankungsstadien oder -phasen, nach *Ziel*stellung, Behandlungsgesichtspunkten *(Beh. Ges.)* und dafür zu empfehlenden physiotherapeutischen *Maßnahmen*. Innerhalb der einzelnen Behandlungsgesichtspunkte besagt die Reihenfolge der Aufzählung etwas über die Rangordnung. Dies gilt aber nicht absolut. Der Therapeut hat befundspezifisch und nach der zu erwartenden Reaktion des Patienten das Adäquate, Sinnvolle und auch zur Verfügung Stehende auszuwählen.

Unter den mit ↑ versehenen *Behandlungsmaßnahmen* können Sie im *Kapitel 1 Wirkungsweise, Indikationen, Kontraindikationen, Applikation und Dosierung* nachschlagen. Am Schluß des Buches finden Sie ein *Verzeichnis* für die mit ↑ versehenen *Nachschlagewörter für physiotherapeutische Behandlungsmaßnahmen*.

Der Behandlungsplan

Nach diagnostischer Klärung sollte entsprechend dem funktionellen Befund ein Behandlungsplan vom Arzt und Physiotherapeuten, auch unter Einbeziehung des Patienten, entwickelt werden.

Wichtige Fragen sind:

- Welche Beschwerden liegen vor und welche Schmerzbereiche?
- Was ergab der Gewebetastbefund?
  Reflexzonen und Myogeleosen prävalieren, sie müssen erst beseitigt werden (↑ hyperalgetische Zonen, ↑ Myogelosen), ehe verspannte Muskeln durch Lockerungen oder Dehnlagerungen therapiert werden.
- Was ergab der Gelenkstatus?
  In welchen Gelenken ist das Gelenkspiel eingeschränkt? Bei aktiven und passiven Behinderungen ist die Ursache dafür zu eruieren.
- Was ergab der Muskelbefund?
  Sind die tonischen Muskeln alle voll dehnbar, einzeln und in der durchlaufenden Kette, und können die phasischen Muskeln ihre volle Kraft (Stufe 5) entwickeln? Reagieren sie in optimaler Koordinationsfolge? Sind sie auch auf Ausdauer belastbar?

- Liegen Durchblutungsstörungen oder trophische Störungen vor?
- Was ergab der Atembefund?
  Findet zur Einatmung ein Rundum-Weiterwerden in der Rumpfmitte ohne Beteiligung von Atemhilfsmuskeln statt? Sinkt zur Ausatmung der Brustkorb gut ab ohre Anspannung der Oberbauchmuskeln?
  Weist der Ruhe-Atemrhythmus eine Pause nach der Ausatmung auf? All das sollte sein
- Was ergibt die Analyse der Gewohnheitshaltungen und -bewegungen?

Worunter leidet der Patient am meisten? Gibt es Maßnahmen, die ihm bereits einmal geholfen haben?

Liegt eine ein- oder mehrdimensionale Störung vor, und wie könnten die Funktionskreise sich gegenseitig beeinflußt haben?

Zuerst müssen lebensbedrohliche Zustände und Schmerzen behandelt werden.

Dann aber gilt es, die Hauptansatzpunkte als therapeutisches Nahziel einzuplanen. Meist ist es die Wirbelsäule, der Becken- oder Schultergürtel, deren Funktionsverbesserung dann rasch zu weiteren Erfolgen verhilft.

Auch innerhalb der einzelnen Behandlungsgesichtspunkte ist eine Stufenfolge der Anordnung der Maßnahmen hilfreich, wie Durchblutungsförderung, Lockerung, Dehnung, Entspannung, Koordinierung, Kräftigung.

Bei Klinikaufenthalt oder Kurortbehandlung sind Tages- und Wochenplan sowie Steigerung von Woche zu Woche abzuwägen.

Die rhythmische und adäquate Beanspruchung von Funktionskreisen zeigt erst nach Ablauf bestimmter Reizserien den gewünschten Erfolg. Es gibt auch natürliche Krisenzeiten, es gibt Unter- und Überforderung. Trotz Aufstellung des Behandlungsplanes und einer Stufenfolge bis zum Ziel der vollen Funktion, ist nach Ablauf der einzelnen Serien das erwartete Resultat mit dem tatsächlich erreichten zu vergleichen. Die Mitarbeit des Patienten ist dabei entscheidend. Deshalb sollte man ihm erklären, weshalb diese oder jene Maßnahme für ihn förderlich ist. Bewußt getan, wirkt eine Übung intensiver.

Sollte ein Patient durch den begonnenen Therapieplan keine Funktionsverbesserung erfahren, so ist rechtzeitig zu überlegen, ob es nicht auch einen anderen Weg gibt, der zum Erfolg führt. Es gilt, die Eigeninitiative des Patienten anzuregen, damit er mithilft, herauszufinden, welche Maßnahme am sinnvollsten ist.

Verzeichnis der verwendeten Abkürzungen

ASZ	Anodenschließungszuckung
Basis	ist hier als Basisstrom (Gleichstrom) gemeint, dem diadynamische Stromformen überlagert sind
Beh.	Behandlung
Beh. Ges.	Behandlungsgesichtspunkt
BWS	Brustwirbelsäule
CP	„modulé en courtes périodes" bei diadynamischen Strömen 100 Hz und 50 Hz im Wechsel je 1 s
DF	„diphasé fixe" bei diadynamischen Strömen: 100 Hz vollweggleichgerichtet
EHA	Elektroden- bzw. Applikator-Haut-Abstand bei Kurzwellen-, 69-cm-Wellen- oder Mikrowellentherapie
El.	Elektroden
f	Impulsfolgefrequenz
HWS	Halswirbelsäule
Hz	Hertz (Imp/s)
I_s	Scheitelwert
I/t-Kurve	Intensität/Reizzeit-Kurve bei Reizstromdiagnostik
Imp/min	Impulse in der Minute
Kg	Krankengymnast/in
KSZ	Kathodenschließungszuckung
KW	Kurzwelle
LP	„modulé en longues périodes" bei diadynamischen Strömen: 50 Hz für 5 s, danach 100 Hz geschwellt für 10 s
LWS	Lendenwirbelsäule
mA	Milliampere
Pat.	Patient
PNF-Techniken	propriozeptive neuromuskuläre Fazilitation
r	Impulsdauer mit Impulsabfallzeit
t	Impulszeit ohne Impulsabfallzeit
T	Impulsperiodendauer = r + P = 1/f
t_{ab}	Impulsabfallzeit
t_{an}	Impulsanstiegszeit
t_p	Impulspause, auch Schwellpause = P
t_s	Schwelldauer, Kontraktionszeit

UV	Ultraviolett (Höhensonne)
W/cm^2	Watt pro cm^2 abstrahlender Schallkopffläche als Dosierungsangabe für Ultraschalltherapie
∅	Durchmesser
↑	siehe methodischer Teil (Kap. 1), wenn es sich um eine Behandlungsmaßnahme handelt, und siehe klinischer Teil (Kap. 2) unter diesem Begriff, wenn es sich um eine Diagnose handelt

Inhaltsverzeichnis

Einleitung 1

1 Physiotherapeutische Methoden und Maßnahmen in alphabetischer Anordnung 3

2 Behandlungsvorschläge, alphabetisch geordnet nach Diagnosen 133

3 Abbildungen zur Reflexzonen- und Neuraltherapie verschiedener Organerkrankungen 467
   Reflexzonen- und Neuraltherapie 468
   Reflexzonen des Herzens 473
   Reflexzonen der Atmungsorgane 477
   Reflexzonen des Magens 480
   Reflexzonen des Darmes 483
   Reflexzonen von Leber und Gallenblase 490
   Reflexzonen von Niere, Harnleiter und Harnblase . . . 493
   Reflexzonen der Genitalorgane 496

4 Abbildungen für die Behandlung peripherer motorischer Lähmungen 499
   Verlauf und motorische Innervation einiger peripherer Nerven und charakteristische Sensibilitätsausfälle . . 500
   Nerven- und Muskelreizpunkte für Diagnostik und monopolare Stimulierung 507

Literaturverzeichnis 517

Verzeichnis der physiotherapeutischen Methoden und Maßnahmen 541

Verzeichnis der Diagnosen 545

Einleitung

Unter dem Begriff Physiotherapie werden Maßnahmen zusammengefaßt, die die Funktionen des Organismus durch physikalische Einwirkungen gezielt beeinflussen. Dabei geht es insbesondere darum, Fehlregulationen zu verhindern oder zu beseitigen und eine angemessene Funktion herbeizuführen. Im Grunde trifft dies auch für therapeutische Maßnahmen aus anderen Fachgebieten zu und ist nicht allein spezifisch für Physiotherapie.

Worin liegt nun das Spezifische der Physiotherapie?
Dazu gehört die *physiotherapeutische Befundaufnahme*, die der klassischen klinischen Diagnostik folgende besondere Gesichtspunkte hinzufügt:
- den Gewebetastbefund,
- den Muskel-, Gelenk- und Bewegungsstatus,
- den Atembefund,
- die Analyse der Bewegungsgewohnheiten,
- das Reaktionsverhalten und die Trainierbarkeit.

Nicht nur das Muskel-, auch das Gefäß-, Nerven- und Stoffwechselsystem sind durch Übung einer Wiedergesundung, einer Stabilisierung und durch weitere Verbesserung der Funktion sogar einer höheren Leistungsqualität zuzuführen.

Die *funktionelle Betrachtungsweise* steht im Vordergrund. Es ist zu prüfen und zu entscheiden, in welchem Funktionskreis Fehlregulationen nachzuweisen sind. Wo muß entlastet, wo muß gefördert werden? Ziel ist grundsätzlich die volle Funktion; selbstverständlich muß dieses Ziel unter Berücksichtigung der realen Möglichkeiten modifiziert werden.

Die unter den einzelnen Diagnosen aufgeführten *Behandlungsgesichtspunkte* (Beh. Ges.) sollen den Therapeuten auch auf verschiedene Fragestellungen bei der Befundaufnahme hinweisen.

Physiotherapie ist als isolierte Behandlungsmethode wenig sinnvoll. Sie muß im Rahmen eines allseitigen therapeutischen Bemühens mit anderen konservativen (medikamentösen, diätetischen, psychotherapeutischen u. a.) oder chirurgischen Maßnahmen abgestimmt werden.

Dabei kann sie eine ergänzende oder unterstützende, aber auch eine führende Rolle spielen.

Die Aufstellung des *Behandlungsplanes* sollte vom Arzt in Abstimmung mit dem Physiotherapeuten und Patienten erfolgen. Das Rezeptierbuch wendet sich an Arzt und Physiotherapeuten und möchte helfen, Verordnung und Ausführung zu koordinieren.

Es empfiehlt sich, außer dem Gesamtziel zunächst das Nahziel zu präzisieren, aus dem sich dann die Hauptansatzpunkte für die Behandlung ergeben und die Stufenfolge bis zur Erreichung des Gesamtzieles abzuleiten ist.

Die einzelnen Behandlungsmaßnahmen sind befund-, funktions- und reaktionsgerecht auszuwählen. Es ist zu berücksichtigen: Wodurch können sich Summationseffekte ergeben? Was ist widersinnig und stört die gewünschte Wirkung? Was kann schaden?

Wirkungsweise und Kontraindikationen können im methodischen Teil nachgeschlagen werden.

Bei aller Nützlichkeit auch passiver Maßnahmen, ist die aktive Übungstherapie überall dort einzuordnen, wo die Möglichkeit dafür vorhanden ist. Bei allem Üben müssen Erfolgserlebnisse gewonnen werden können, wodurch der Patient zur Überzeugung gelangt, seinem Leiden nicht passiv ausgeliefert zu sein, sondern daß er in der Lage ist, durch eigenes Hinzutun und Üben zu seiner Gesundung beizutragen.

Richtig angewandte Physiotherapie kann über die reine therapeutische Wirkung hinaus durch ihren Einfluß auf Verbesserung der Wahrnehmungsfähigkeit für Bewegungsabläufe, Spannungs- und Lösungsvorgänge dazu beitragen, Einsicht in sinnvolle Gestaltungsmöglichkeiten des eigenen Lebens zu gewinnen.

1

Physiotherapeutische Methoden und Maßnahmen in alphabetischer Anordnung

Abhustenschulung

Lit.: 70, 98, 100, 232

Definition: Aufzeigen von Maßnahmen und Techniken zur effektiven, schmerz- und belastungsgeringen Sekretlösung.
Wirkung: Sie unterteilt sich phasengerecht in

1. Vorbereitende Maßnahmen zur Sekretverdünnung, Durchblutungsförderung und Sekretlösung,
2. Maßnahmen zur Unterstützung des Sekrettransportes,
3. Techniken zum adäquaten Abhusten unter Vermeidung hoher intrathorakaler Drücke, Schmerzen und Irritierungen im Wundgebiet.

Indikationen: Erkrankungen, Unfälle, postoperative Zustände, die der Sekretlösung bedürfen.

Kontraindikationen: Bewußtseinszustände oder Herz-Kreislauf-Situationen, die eine aktive Sekretlösung ausschließen.

Maßnahmen, Techniken und Einsatzvarianten:
zu 1. *Sekretverdünnung* durch
- Trinken von heißem Tee oder Milch und Honig
- ↑ Inhalationstherapie

Durchblutungsförderung durch
- Heiße Rolle oder feuchtheiße Tücher auf dem Brustbein
- Salbeneinreibung, z. B. mit Transpulmin®
- bindegewebige Anhakstriche an das Sternum (nach Vorbereitung)
- Brustkorberschütterungen und Vibrationen auf dem Sternum
- Apparative Vibrationen mit Vibrax (z. B. Vibramat®) oder durch Nutzung eines trillerpfeifenähnlichen Gerätes (Flutter-VRP 1). Die Ausatmung gegen eine darin befindliche schwere Metallkugel erzeugt durch kurze Unterbrechungen einen positiv schwankenden Druck.
- summende Ausatmung auf mmm, sss (KLINGER)

Sekretlösung durch
- Atemvertiefung s. ↑ Ventilationssteigerungstechniken
- Packegriffe am Rippenrand. Durch Wegatmenlassen der gezogenen Unterhautfalte löst sich zuweilen das Sekret von der Bronchialwand.
- tönende Ausatmung auf Explosivlaute „p", „b"

zu 2. *Unterstützung des Sekrettransportes*
- Lagerungen, Umlagerungen, ↑ Drainagelagerungen

zu 3. *Sekretabhustung*
- Erst abhusten, wenn Trachealrasseln zu hören ist. Bei Überempfindlichkeit der Bronchien evtl. früher.

Abhusten kann dann provoziert werden, indem die Ausatmung forciert oder summend verlängert wird und die Physiotherapeutin am Ende der Ausatmung beim Hustenstoß von den Unterbauchmuskeln her Druck nach oben zu gibt, evtl. kann auch vibrierende Kompression des Thorax notwendig sein.

Beachte: Besteht eine Wunde, ist das erste der Wund- und Nahtschutz mit einer darüber zu legenden Hand. Die zu sichernde Region ist *vor* der Operation dem Patienten zu zeigen.
Bei thorakalen Eingriffen werden die Rippen fixiert (evtl. auch mit Ober- und Unterarm), bei abdominellen Eingriffen die Wunde.

- Zur Vermeidung hoher intrathorakaler Drücke nur mäßig tief einatmen (kosto-abdominal), dann etwas Luft mit Lippenbremse abgeben, ehe mit 2–3 kurzen Hustenstößen (b–b) abgehustet wird. Nicht zu früh abhusten, sondern erst, wenn sich das Sekret in der Luftröhre befindet.
- Bei unproduktivem Husten kann man den Hustenreiz dämpfen, indem man den Brustkorb in Einatmungsstellung (kosto-abdominal) weithält, so einige Zeit den Atem anhält oder nur mit kleinen Atemzügen auskommt und den Kitzel aushält bis er nachläßt.

Sollte der Hustenreiz unerträglich werden, dann nur kurz gegen geschlossene Lippen anhusten. Nach einiger Zeit kann das Sekret dann oft mit Räuspern abgegeben werden.

- Bei rascher Einatmung wird das Sekret leicht in tiefere Bereiche transportiert. Die Einatmung ist deshalb langsam zu gestalten, evtl. gähnend mit geschlossenem Mund. Für die Ausatmung ist Lippenbremse (blasend oder summend) günstig.
- Eine schonende Sekretabgabe ermöglicht auch die sog. *„Autogene Drainage"*.

Nach einer langsamen und tiefen Einatmung, am besten mit Schmalnaseneinstellung, wird die Luft kurz angehalten, dann auf „huch" (engl. huffing) mit weitgestellter Kehle das gut vorgelöste Sekret auf einen maximalen Ausatemstoß hinausgehaucht. Die Ausgangsstellung ist dafür so zu wählen, daß die Unterbauchmuskeln im Rahmen des gesamten Bauchmuskelschlauchs kraftvoll einsetzen können. Wenn nötig, kann dies 3- bis 4mal wiederholt werden.

Aerosoltherapie ↑ Inhalationstherapie

Akupressur ↑ Shiatsu

Arbeitstherapie ↑ Ergotherapie

Atemtherapie

Lit.: 35, 48, 98, 99, 111, 112, 143, 146, 177, 217, 222, 241, 264, 272, 282

Definition: Bewegungs- und Verhaltensschulung zur Optimierung der Atmung.

Wirkung: Je nach eingesetzten Maßnahmen, Behandlungsgesichtspunkten und Behandlungszielen ist mit verschiedenen Auswirkungen zu rechnen:

- Verbesserung der Ventilation (Abgabe von CO_2, Aufnahme und Verarbeitung von O_2, dabei optimale Nutzung der Atemräume) ↑ Ventilationssteigerungstechniken
- Nutzung der Nase zum Riechen und zur Strömungslenkung, Schleimhautpflege, S.405, Freihalten der Atemwege, Sekretlösung und vorteilhaftes Abhusten ↑ Abhustenschulung, ↑ Inhalationstherapie, ↑ Drainagelagerungen
- Optimierung des Atemrhythmus
- Abbau von Fehlatemformen und atemhemmenden Widerständen
- Elastisierung der Rumpfhülle: dehnfähig machen ↑ Dehnlagerungen, spannungsfähig machen, Mißverhältnisse ausgleichen
- Ökonomisierung der Atembewegung
  - Techniken zur Verminderung der Atemarbeit s. auch ↑ Biomechanik-Regulation
  - Ausschalten unökonomisch wirkender Atemhilfsmuskeln
  - Training der Atemmuskeln, bes. in der Ausdauerfähigkeit s. auch Ergometertraining
  - Bereitstellen der erforderlichen Leistungsreserve
  - Einregulierung mittlerer Tonuslagen
- befund- und zielorientierte Vorgehensweisen zur Prophylaxe, Therapie und Rehabilitation
- Leistungssteigerung durch verbesserte Lungenfunktion
- Einflußnahme auf zentrale Störungen und auf die Psyche
- Verbesserung der Wahrnehmungs- und Empfindungsfähigkeit durch ↑ Entspannungsbehandlung, ↑ Dehnlagerungen, des Wohlbefindens und der Konzentrationsfähigkeit ↑ Yoga-Therapie ↑ Ausdrucksgymnastik

Indikationen: Obstruktive und restriktive Ventilationsstörungen, pulmologische Erkrankungen, Erkrankungen des Herz-Kreislauf-Systems, alle Erkrankungen, bei denen der Atembefund deutliche Fehlatemformen zeigt und deren Beseitigung den Gesundungsvorgang unterstützt.

Kontraindikationen: Erkrankungen und Krankheitsphasen, in denen der Patient der Ruhe bedarf und Bewegung und Atemvertiefung auch in feinster Dosierung nicht vorteilhaft sind.

Behandlungsaufbau: Die 1. Behandlungsphase dient der Sicherung der natürlichen Ruheatmung mit der Pause nach der Ausatmung, der mühelosen Ausatmung ohne Preßatmung, Sekretlösung; ↑ Entspannungs- und Lösungsmaßnahmen mit sog. Körperwahrnehmungsübungen zur Verbesserung der Empfindungsfähigkeit stehen im Vordergrund.
Die 2. Behandlungsphase entwickelt Atmung und Bewegung in natürlicher Koordination. Periphere Atemantriebe nach ENGELING (1967) entsprechen den peripheren Bewegungsantrieben und werden zur Atemvertiefung und Atemlenkung vielfältig genutzt.
In der 3. Behandlungsphase gilt es, Atmung und Stimme zu entwickeln. Eine Kräftigung und Feineinstellung von Zwerchfell und Mm. intercostales ist ohne Sprechen und Singen unvollkommen.
Die 4. Behandlungsphase entwickelt Atmung und Konzentration.

Ausdrucksgymnastik

(nach BORN und KNAUTH)
Lit.: 28, 80, 218, 219, 311, 312

Definition: Ausdrucksgymnastik ist eine Form der rhythmischen Gymnastik, die sich um die empfundene, eingelebte, nicht nur mechanisch durchgeführte Bewegung bemüht. Primär wird die Verbesserung der Empfindungsfähigkeit für die den Bewegungen innewohnenden Eigengesetze und -inhalte angestrebt. Erst sekundär wird durch die gut nachempfundene und rhythmisch wiederholte Bewegungseinheit auch eine Verbesserung des Ausdrucksgehaltes erreicht. Die Übungsweise wurde durch KNAUTH ursprünglich bei Professor MARY WIGMAN erlernt.

Wirkung: Zu den allgemeinen Wirkungen der Gymnastik – Durchblutungsförderung, Beweglichmachung, Muskelkräftigung, Förderung der Koordination und der Ausdauer, Herz-Kreislauf-Training – kommen die speziellen Wirkungen der Ausdrucksgymnastik: Verbesserung der Tonusregulation, Atmung und Bewegung sind bei empfundenen Bewegungen immer in Einklang, Freude an der Bewegung und Bewegungsgestaltung, Steigerung der Kreativität, des Selbstwertempfindens, psychische Entspannung, Abreaktion und evtl. Bahnung von neuen Einstellungen, Förderung des Gemeinschaftsempfindens beim gemeinsamen Üben.

Indikationen: ↑ Bewegungstherapie; speziell: psycho-vegetative Syndrome, Neurosen, Organerkrankungen mit psychischem Leidensdruck.

Kontraindikationen: Bewegungstherapie, speziell: bestimmte Psychosen und Erkrankungen mit einer Überbewertung des Körpergefühls, bei denen mechanische Übungsformen für eine gewisse Abhärtung eher indiziert sind.

Behandlungsaufbau: Eingeleitet wird die Ausdrucksgymnastik mit einem Entspannungstraining in Rückenlage. Anschließend werden empfundene Bewegungen in Rücken-, Seit- und Bauchlage, Schneidersitz u. a. durchgeführt. Die musikalische Begleitung paßt sich den vorgegebenen Bewegungsweisen und -rhythmen an. Nach dieser Vorbereitung in Ent- und Halbbelastung werden im Stehen Zehen- und Fußbewegungen rhythmisch und in vielen Varianten geübt. So wird das Schreiten durch den Raum vorbereitet, bei dem zunächst Arm- und Rumpfbewegungen in der Fortbewegung erprobt und entwickelt werden, um zuletzt durch vorgegebene Rhythmen in ganzkörperlicher und individueller Gestaltung die Freude am Sichbewegen und -ausdrücken erleben zu lassen. Den Abschluß einer Ausdrucksgymnastikstunde bildet ein gemeinsames rhythmisches Schreiten mit weiter Armhaltung durch den Raum. Es läßt die Emotionen wieder abklingen und hinterläßt ein Gefühl der Leichtigkeit und Frische.

Bäder mit Medikamentenzusatz

Lit.: 16, 140, 157, 171, 176, 205, 234, 329, 374, 398, 420

Definition: Teilbäder, Halb-, Dreiviertel- oder Vollbäder, denen zu therapeutischen Zwecken bestimmte Medikamente zugesetzt sind.
Wirkung: Zur Wasserwirkung und Wärmetherapie kommt die spezielle Medikamentenwirkung.
Kontraindikationen: ↑ Hydrotherapie. Für das Vollbad: Dekompensation des Kreislaufs, Zustand nach Herzinfarkt, solange ungenügende Belastungsfähigkeit besteht; Endo-, Myo-, Perikarditis akut und subakut, pulmonale Hypertonie und Lungenstauung; Thrombophlebitis, Aneurysmen, Emboliegefahr.
Spezielle Kontraindikationen: In der Balneotherapie bei gynäkologischen Erkrankungen nach KOVARIK (1988): akute Entzündungen der Genitalorgane (hier ist nur kalte vaginale Applikation oder Eisblase möglich); hormonabhängige Endometriose; akute Blutungsstörungen; große Myome, ungeklärte Ovarialtumore

(kleine Myome und funktionelle Ovarialzysten sind davon ausgenommen); Gravidität (nur bestimmte Anwendungen sind erlaubt).

Medikamentenzusätze in alphabetischer Anordnung

Beachte: Bei der Verwendung von Handelsnamen ist auch dann, wenn auf eine besondere Kennzeichnung verzichtet wurde, der Namensschutz als gegeben anzusehen.

Arnikabad (Arnica montana)
Wirkung: schmerzlindernd, resorptionsfördernd

Indikationen: Verletzungen, Hämatome, rheumatische Beschwerden, Überlastungssyndrome.

Durchführung: 2 bis 4 Eßlöffel Arnika-Badeextrakt für ein Vollbad. Für Umschläge 1 bis 2 Eßlöffel Tinct. Arnicae auf 1 Liter Wasser.

Baldrianbad [Baldriantinktur, Baldrianwurzel, Valmarin-Bad, Silvapin®, Brombaldrianbad, Kneipp®-, Sedativ-Bad, Baldrian-Melisse-Aquasan, Leukona® Sedativ Bad (Rp) u. a.]
Wirkung: beruhigend.

Indikationen: Nervosität, Schlafstörungen, vegetative Labilität, Hyperthyreose.

Durchführung: 36–37 °C, 20 min.

Brombad
Badezusätze mit Brom sind apothekenpflichtig. Oft werden sie in Verbindung mit ätherischen Ölen aus Baldrian, Melisse und Hopfen eingesetzt (z. B. Brobalil®, Tannolil®, Brom-Baldrian-Bad®, Silvapin-Bad® und andere).
Wirkung: Dämpfung des zentralen Nervensystems

Indikationen: Schlafstörungen, Übererregtheit des gesamten Nervensystems.

Kontraindikationen: Herabgesetzte nervale Erregungslage.
Durchführung: 34 bis 35 °C (36 °C), 15 bis 20 min abends vor dem Schlafengehen oder mit Einhalten von Nachtruhe und Wiedererwärmung.

Eichenrindenbad
50 g Eichenrinde für ein Teilbad aufkochen oder Fertigpräparate verwenden (z. B. Silvapin-Eichenrindenextrakt®).
Wirkung: Die Gerbstoffe festigen weiche, empfindliche Haut. Bei nässenden Hautveränderungen wird die Sekretion gemindert. Antiseptische und juckreizstillende Wirkung.

Bäder mit Medikamentenzusatz 1

Indikationen: Frostbeulen, nässende und juckende Hauterkrankungen, dyshidrotisches Ekzem, Verbrennungen, Ulcus cruris, Afterekzeme, Hämorrhoiden.
Kontraindikationen: Areale und Erkrankungen, die keine Gerbwirkung vertragen.
Durchführung: 32 bis 35 °C, 10 bis 20 min. Vorsicht, Wäscheflecke!

Fichtennadelbad
Extrakte aus Fichtennadeln (ähnlich wirkend Tannennadeln und Latschenkiefern) oder Fichtennadelbadeöl nach Angaben des Herstellers dem Baden zusetzen.
Wirkung: Durchblutungsförderung über einen geringen Hautreiz, nervale Beruhigung.

Indikationen: Erschöpfungszustände, Nervosität, Schlafstörungen, klimakterische Beschwerden, rheumatische Erkrankungen.
Kontraindikationen: Allergien gegen Fichtennadelextrakte.
Durchführung: 35–36 °C, 20 min. Bei rheumatischen Beschwerden 37–38 °C. Steigerung der Wirkung bei Einsatz im Luftsprudelbad. Nachruhe. Bei rheumatischen Beschwerden evtl. anschließend eine Trockenpackung geben.

Haferstrohbad
Wäßriger Auszug aus getrocknetem Haferstroh. Er muß schimmelfrei sein!
Wirkung: Der darin enthaltene Anteil an kolloidaler Kieselsäure wirkt bei Hautdefekten granulationsfördernd.

Indikationen: Verbrennungen, schlecht heilende Wunden, Dekubitus.
Durchführung: 35 bis 36 °C, 15 bis 20 min.

Heublumenbad (Flores meliloti), Steinkleebäder (eigenes Sammelgut)

Im Leinensäckchen kochen und den Absud dem Badewasser zugeben oder Fertigpackung (Kneipp-Heupack®).

Wirkung: Hyperämisierend, leicht hautreizend. Günstige Wirkung auf die Heilungstendenz bei nervalen Störungen.

Indikationen: Rheumatische und nervale Erkrankungen.

Kontraindikationen: Allergien gegen Heublumen.
Durchführung: Bei akuten Beschwerden 35 bis 36 °C, in abklingenden Stadien 37 bis 38 °C, 20 min. Nachruhe, evtl. mit Wickel.

Hoevenol-Bad (1 bis 2 Eßlöffel der Substanz dem Sitzbad zufügen). Pernionin® Teil-Bad, Intradermi® Fluid u. a.

Indikationen: Chronisch venöse Insuffizienz, Durchblutungsstörungen.

Durchführung: 36 °C, ansteigend auf 39 °C, 15 bis 20 min, 12 Bäder.

Jodbad

Handelsübliche Präparate oder Kaliumjodid aus der Apotheke, davon 50 bis 100 g für ein Vollbad.

Wirkung: Reizwirkung auf die Haut, dadurch Steigerung der peripheren Durchblutung. Erweichung chronisch entzündlicher Gewebe. Starke Einwirkung auf die Schilddrüse, jedoch nicht exakt dosiert. Kreislaufumstellung mit Entspannung des arteriellen Schenkels und Blutdrucksenkung.

Indikationen: Eitrige Erkrankungen der Haut, bes. Furunkulose; Arteriosklerose mit Folgen wie Hypertonie; degenerative Gelenkveränderungen; Neuralgien.

Kontraindikationen Jodüberempfindlichkeit, Hyperthyreose, Hypertonie Stad. IV, Koronarinsuffizienz, Herzinsuffizienz Stad. III und IV (NYHA), fieberhafte Erkrankungen.

Durchführung: Inhalation der Dämpfe durch den Badenden durch Abdecken der Wanne verhindern.
35 bis 36 °C, bei Arthrosen und Osteochondrosen auch 37 bis 38 °C, 10 bis 20 min, danach Nachruhe und Raumlüftung.

Kalmus-Bad (Kalmus-Badeöle)

Wirkung: stark hyperämisierend

Indikationen: Seborrhoische Hauterkrankungen, eiternde Wunden, Erschöpfungszustände, Schlafstörungen.

Kontraindikationen: Keine bekannt.

Durchführung: 36 bis 37 °C, 20 min.

Kamillenbad (Kamillenblüten, Kamillan, Bioplant Kamillenfluid, Kamillenblütenextrakt, Kamillenblütenölbad u. a.)

Wirkung: Entzündungshemmend, fördert die Granulation bei schlecht heilenden Wunden.

Indikationen: Juckende Hautleiden, schlecht heilende Wunden, Fisteln.

Kontraindikationen: Anwendungen am Auge.

Durchführung: 35 bis 37 °C, 20 min, ein- bis mehrmals am Tage.

Kleiebad (Eine Handvoll für ein Teilbad im Säckchen, 30 min kochen und den Absud dem Badewasser zufügen.) Weizenkleie-Extrakt

Wirkung: Stillt Juckreiz, wirkt fördernd auf die Heilungstendenz bei Wunden.

Indikationen: Wundsein bei Säuglingen, Dekubitus, Urtikaria, nässende und juckende Ekzeme.

Kontraindikationen: Keine bekannt.
Durchführung: 35 bis 36 °C, 5 bis 30 min. Den dünnen Kleiefilm auf der Haut belassen, nicht abwaschen. Für Nachruhe ohne Schwitzen sorgen.

Kohlendioxid-Gasbad

Es kann als Teil- oder Vollbad durchgeführt werden.
Wirkung: s. Kohlensäurebäder. Vollbäder sind sehr schweißtreibend.

Indikationen: Periphere arterielle Durchblutungsstörungen im Stadium II bis IV nach FONTAINE, Ulcus cruris.

Kontraindikationen: Siehe Kohlensäurebäder.
Durchführung: In Spezialwannen als Teil- oder Vollbäder. Der Kopf des Patienten muß außerhalb der Einrichtung sein. Dauer 10 bis 30 min, je nach Verträglichkeit, evtl. täglich. Nachruhe einhalten.

Kohlensäurebad (natürliche, mit einem Gerät hergestellte Bäder oder handelsübliche Kohlensäurebäder)

Wirkung: Die gebadeten Körperabschnitte zeigen bereits nach 1 min hellrote Hautfärbung, die nach 3 bis 5 min am intensivsten ist. Die Zahl der durchbluteten Kapillaren nimmt durch Weitstellung der vorgeschalteten Arteriolen und kleinsten Arterien zu. Der Tonus der glatten Muskulatur der terminalen und präterminalen Arteriolen wird durch das perkutan resorbierte CO_2-Gas herabgesetzt. Die Vasomotion der Hautgefäße wird dosismäßig stimuliert (GILLERT/RULFFS 1990).
Allgemeinwirkung: Absinken des systolischen und diastolischen Blutdrucks, Absinken der Herzfrequenz. Die Empfindlichkeit der Kaltrezeptoren wird reduziert, die der Warmrezeptoren gesteigert. Zentrale Sedierung. Zur Wirkung auf die kutane Mikrozirkulation schreiben HELLER und GUTENBRUNNER 1994: „Im Einzelbad steigt der mittlere Flow im Vergleich zu Bädern mit Leitungswasser nicht signifikant an. Es kommt jedoch in einer Serie von Kohlensäurebädern zu einer adaptiven Änderung der Reaktionsweise: Zunahme des mittleren Flow und Steigerung der Vasomotionsamplitude."

Indikationen: Zur Verbesserung der Hautdurchblutung bei schlecht heilenden Wunden, bei peripheren arteriellen Durchblutungsstörungen, bei Mikrozirkulationsstörungen der Haut, bei chronisch venöser Insuffizienz und venösen Ulzera.

> Unter genauer Dosierung und Beachtung der Herz-Kreislauf-Regulation bei Hypertonie, leichter Herzmuskelschwäche, mäßiger koronaren Durchblutungsstörungen.

Kontraindikationen: Frischer Herzinfarkt, fortgeschrittene Herzmuskelschwäche, Kreislauf-Dekompensation, frische Endokarditis, respiratorische Insuffizienz, Hypotonie, Apoplexie, fortgeschrittene Arteriosklerose, Depressionen, Epilepsie, frische Thrombosen, nässende Ekzeme, trockene Gangrän.

Durchführung: Der Patient muß soweit erhöht im Bad gelagert werden, daß er kein entweichendes CO_2-Gas einatmen kann. Das Gas ist schwerer als Luft und sinkt über dem Wannenrand zu Boden. Ruhigliegen in der Wanne. Wassertemperatur bei kardialen Erkrankungen 30–35 °C, bei Venenleiden 28–30 °C. Über 36 °C entweicht verstärkt CO_2-Gas. Beginn stets mit 5 min Badedauer zur Testung. Nach dem Baden abduschen, Raum lüften, Nachruhe einhalten.

Beispiel für Dosierung einer Kohlensäurebadekur bei Hypertonie:

1. Bad	Halbbad	36 °C	5 min
2. Bad	Halbbad	36 °C	8 min
3. Bad	Halbbad	35 °C	8 min
4. Bad	Halbbad	36 °C	10 min
5. Bad	Dreiviertelbad	35 °C	10 min
6. Bad	Dreiviertelbad	35 °C	12 min
7. Bad	Dreiviertelbad	35 °C	15 min
8. Bad	Dreiviertelbad	35 °C	15 min
9. Bad	Dreiviertelbad	34 °C	10 min
10. Bad	Dreiviertelbad	34 °C	12 min
11. Bad	Dreiviertelbad	34 °C	15 min
12. Bad	Dreiviertelbad	34 °C	15 min

Lavendelblütenbad
Extrakte oder Lavendel-Badeöl verwenden.

Wirkung: kräftig hautreizend, dadurch durchblutungsfördernd

> **Indikationen:** Frostbeulen, chronisch kalte Füße, periphere funktionelle und organische Durchblutungsstörungen, klimakterische Beschwerden, neurozirkulatorische Dystonie.

Kontraindikationen: Wunden
Durchführung: 35 bis 37 °C, 20 min.

Luftsprudelbad
Luft wird durch die am Wannenboden liegende Matte gepreßt.
Wirkung: Je nach Dosierung leichte Vibrations- bis Schüttelwirkung auf der Körper. Diese Dauererregung der Mechanorezep-

toren führt zu einer vegetativen Umstimmung im Sinne des Vagotonus. Im Vergleich zum normalen Vollbad kühlt der Körper im kalten Luftsprudelbad rascher aus, wohingegen ein heißes Luftsprudelbad die Körperkerntemperatur rascher ansteigen läßt. Inhalationseffekte können durch Badewasserzusätze gegeben werden.

> **Indikationen:** Leichtere Blutdruckregulationsstörungen zur Normalisierung, Überlastungsschäden, Wirbelsäulenbeschwerden, Schlafstörungen.

Kontraindikationen: Herz-Kreislauf-Dekompensation
Durchführung: 35 bis 37 °C, 20 min Nachruhe.

Melissenbad (Melissen-Badeöl)
Wirkung: krampflösend, blutdrucksenkend, sedierend.

> **Indikationen:** Funktionelle Herzbeschwerden, Nervosität, Schlafstörungen, klimakterische Beschwerden.

Kontraindikationen: Hypotone Regulationsstörungen.
Durchführung: 35 bis 37 °C, 20 bis 30 min.

Moorextrakt- und Moorlaugenbad
Naturmoor oder handelsübliche Zusätze verwenden.
Wirkung: Die Huminsäuren und im Moorbrei enthaltenen Gerbstoffe wirken adstringierend auf die Haut, fördern die Entquellung. Die Permeabilität der Haut wird verbessert.
Als Serienwirkung einer Moorbadekur (3 Anwendungen in der Woche) wird von STUNDER (1987) eine Normalisierung der Antikörper im Blut, der Immunglobuline beschrieben.

> **Indikationen:** Rheumatische Erkrankungen, Arthrosen, Osteochondrosen, akut entzündliche Erkrankungen der Beckenorgane, Hypoplasia uteri, schlechte Hautdurchblutung, mangelnde Schweißabsonderung.

Kontraindikationen: Herz-Kreislauf-Schwäche, Arteriosklerose, Hypertonie, Neigung zu Gefäßspasmen, akuter Schub eines Gelenkrheumatismus, akute Adnexitis.
Durchführung: 37 bis 38 °C, 20 min, evtl. bis 30 min Nachruhe.

Pykaryl T-Bad (Leukona®-Rheuma-Bad, Pernionin®-Teil-Bad)
Wirkung: Lokale Hyperämisierung.

> **Indikationen:** Periphere Durchblutungsstörungen, Neuralgien, Arthralgien.

Rheubalmin-Bad „neu" (Menthoneurin®-Vollbad, Heilit® Rheuma-Ölbad u. a.)
Wirkung: Antiphlogistisch und analgesierend. Erhöhung der

Hauttemperatur kann durch Steigerung der Wassertemperatur um 2 bis 5 °C intensiviert werden.

Indikationen: Rheumatischer Formenkreis, Myalgien, Neuralgien, Muskelverspannungen und Muskelkater, Adnexerkrankungen.

Kontraindikationen: Kreislaufbeschwerden, Arteriosklerose; ansteigendes Sitzbad nicht bei Sterilitätspatientinnen ohne Operation und mit akuten und progredienten Prozessen.
Durchführung: 6 Verschlußkappen auf ein Vollbad, 36 °C, kann bis 39 °C gesteigert werden, 20 bis 30 min, anschließend Dunstpackung; bei Rheumatoid-Arthritis evtl. lauwarm.
Bei Sitzbädern mit Rheubalmin-Bad „neu"-Zusatz Anfangstemperatur 37 °C, kann bis 42 °C erhöht werden (Anwendung bei Zyklusstörungen, Ovarialinsuffizienz einschließlich Amenorrhoe oder Oligomenorrhoe, Dysmenorrhoe).

Rosmarin-Kräuterbad (Rosmarinblätterextrakt, Rosmarin-Ölbad)
Wirkung: Durchblutungsförderung, Kreislaufanregung. Durch den Kampfergehalt wird dem Absinken des Blutdrucks im Bad entgegengewirkt.

Indikationen: Spastische periphere arterielle Durchblutungsstörungen, zur Verbesserung der peripheren Kreislaufregulation, Erschöpfungszustände, klimakterische Beschwerden, zur Resorption bei Blutergüssen, Quetschungen, bei Frostbeulen, Akrozyanose.

Kontraindikationen: Behinderungen im peripheren Kreislauf, die eine Durchblutungsförderung nicht zulassen.
Durchführung: 35 bis 37 °C, 20 min.

Sauerstoffbad
Fertigpräparate oder mechanisch zubereitet.
Wirkung: Angenehmes Prickeln auf der Haut, vegetative Beruhigung.

Indikationen: Nervöse Erregungszustände.

Kontraindikationen: Herz-Kreislauf-Dekompensation, mit Fieber einhergehende Erkrankungen.
Durchführung: 35 bis 36 °C, 15 bis 20 min., Abduschen und Nachruhe.

Schachtelhalmbad (Zinnkrautbad)
Auszug aus Schachtelhalmen (nicht Wurzeln), die auch „Zinnkraut" genannt werden.

Wirkung: Die darin reich enthaltene Kieselsäure zeigt eine granulationsfördernde Wirkung auf schlecht heilende Wunden (GILLERT/RULFFS 1990).

Indikationen: Verbrennungen, schlecht heilende Wunden, Ulcus cruris, Dekubitus.

Durchführung: 35 bis 36 °C, 15 bis 30 min.

Schaumbad

Wirkung: Kreislaufschonendes Schwitzen. Durch heißes Wasser, das nur die Beine bedeckt, steigt die Körpertemperatur langsam an, die Gefäße am Oberkörper bleiben durch den Schaum relativ kühl. Der belastende hydrostatische Druck fällt weg.

Indikationen: Erkrankungen, bei denen Schwitzen ohne Kreislaufbelastung gewünscht wird.

Kontraindikationen: Erkrankungen, bei denen Schwitzen nicht zugemutet werden kann.

Durchführung: Wasser von 40 °C 15 cm hoch in die Wanne füllen, den Schaumbildner hinzufügen, dann den Verteilerrost einlegen. Erst wenn der Schaum die Wanne bis zum Rand gefüllt hat, den Patienten einsteigen lassen und alles bis zum Hals in Schaum einhüllen. 15 bis 20 min. Nachruhe.

Schwefelbad

Entweder handelsübliche Badezusätze in der angegebenen Dosierung benutzen oder Kalium sulfuratum aus der Apotheke beziehen, diese sog. Schwefelleber in einer Lösung 1 : 1 in Wasser 2 Tage vor Benutzung in einem verschlossenen Glas ansetzen (Geruchsdämpfung), Substanzreste vor Benutzung abschöpfen. Für ein Vollbad nimmt man 200 bis 250 ccm dieser 1 : 1-Lösung.

Wirkung: Freisetzung von Schwefelwasserstoff, der durch die Haut aufgenommen wird. Die Inhalation des entweichenden Schwefelwasserstoffs übertrifft die perkutane Resorption um das 15fache. Der resorbierte Schwefel wirkt auf enzymatische Prozesse und hat regulativen Einfluß auf den mesenchymalen Stoffwechsel.

Indikationen: Entzündliche rheumatische Erkrankungen, Stoffwechselstörungen, chronisch entzündliche Adnexitis und Prostatitis, seborrhoisches Ekzem, Psoriasis.

Kontraindikationen: Herzmuskelschwäche, Arteriosklerose, Kreislauf-Dekompensation.

Durchführung: Das Schwefelpräparat dem fertig-temperierten Badewasser zugeben und verrühren. Schmuck vorher ablegen, er kann sich verfärben. Wassertemperatur bei Hautleiden 35 bis 36 °C, bei rheumatischen Beschwerden 37 bis 38 (39) °C, 15 bis 20 min, evtl. 30 min. Hinterher nicht abwaschen, 30 min Nachruhe erforderlich. Serie von 2- bis 3mal wöchentlich, insgesamt 10 bis 12 Bäder.

Solebad

1–4 % (selten 6%ig) d. i. für ein Vollbad von 200 l 2–8 (12) kg Steinsalz, das vorher in Wasser aufgelöst wird.
Bei Benutzung von Sole (oder Mutterlauge, einer durch Verdampfung gewonnenen Salzlösung) braucht man von einer 20 % Sole-Mutterlauge für ein 2%iges Vollbad 20 Liter.

Wirkung: Verhinderung des Zuschwellens der Schweißdrüsenausgänge, dadurch Förderung der Schweißabgabe im warmen Solebad. Reizwirkung auf die Haut, abhängig von Dauer und Wiederholungen, führt zu Effekten der unspezifischen Reiztherapie: Normalisierung des vegetativen Tonus, Dämpfung nervaler Erregbarkeit, Erhöhung der Abwehrkräfte, Minderung von Infektanfälligkeit, Desensibilisierung gegen Überempfindlichkeitsreaktionen.
Temperaturansteigende Solebäder verbessern die Mikrozirkulation der Haut z. B. bei der rheumatoiden Arthritis. Sie sind vorteilhafter als Süßwasserbäder (VOGTHERR et al. 1995).
GUTENBRUNNER und HILDEBRANDT (1991) untersuchten die Histaminreagibilität der Haut nach Solevollbädern von 1,5; 3,0 und 6,0 %, 35 °C, 20 min. Es kam zur dosisabhängigen Reduktion der Juckreizstärke; nicht dosisabhängig war die Reduktion von Quaddelgröße und Erythembreite. Bei einer Serie von 9 Vollbädern von 3 % Sole in 3 Wochen zeigten sich im Vergleich zu Leitungswasservollbädern signifikant schnellere Rückgänge von Quaddelbildung und Juckreizstärke. Als Langzeitwirkung sind adaptive Umstellungen festzustellen.

> **Indikationen:** Rheumatische Erkrankungen der Gelenke, Muskeln und Nerven, Infektanfälligkeit, schlechte Hautdurchblutung, juckende und schuppende Dermatosen, Stoffwechselerkrankungen, vegetative Regulationsstörungen, in der Rekonvaleszenz und bei Frauenkrankheiten s. unten.

Kontraindikationen: Kreislauf-Dekompensation, offene Wunden, nässende Hauterkrankungen.
Durchführung: 35 bis 37 °C, 15 bis 20 min., kurmäßig täglich oder dreimal wöchentlich, insgesamt 10 bis 18 Bäder.
Nach dem Bade den Salzmantel der Haut nicht abwaschen, Nachruhe von 30 min ist erforderlich.

Teerbad
Fertigpräparate für Teil- oder Vollbäder
Wirkung: Je nach Zusammensetzung.

Indikationen: Schuppenflechte, Urtikaria, Pyodermien, subakute und chronische Ekzeme.

Kontraindikationen: Je nach Präparat.
Durchführung: 32 bis 36 °C, 10 bis 15 min.

Tripinol-Bad „neu", Tripinat-Bad (Pinimenthol® Bad, Silvapin® Fichtennadel-Extrakt)
Wirkung: Erfrischend, ausgleichend, sekretlösend in den Atemwegen.

Indikationen: Atemwegserkrankungen, Rekonvaleszenz, Überlastungssyndrome.

Zinnkraut-Bad [Zinnkraut (Pflanzenauszug), Schachtelhalmkraut, Zinnkraut-Extrakt] s. auch Schachtelhalmbad
Wirkung: Hautschonend, günstige Wirkungen auf Blase und Unterleib.

Indikationen: Hauterkrankungen, Erkrankungen des Urogenitalsystems.

Bewegungstherapie

Lit.: 50, 55, 57, 63, 223, 232, 313, 334, 372, 373, 374, 405

Definitionen: nach REINHOLD und SCHEIBE (1981): „Bewegungstherapie ist die Anwendung gezielter, dosierbarer, auf das Krankheitsgeschehen positiv wirkender Bewegungsformen, die reproduzierbar eine prophylaktische, therapeutische oder rehabilitative Wirkung auf den Organismus und seine Organsysteme erzeugen."
Üben ist das wiederholte Ausführen von bestimmten Bewegungen und Bewegungsabläufen zum Zwecke der Erhaltung und Verbesserung der Funktionstüchtigkeit des Organismus oder seiner Teilsysteme.
Sportliches *Training* ist ein nach trainingsmethodisch-pädagogischen Prinzipien gestalteter Prozeß von Bewegungsabläufen mit dem Ziel, die sportliche Leistung des Menschen auf dem Weg über gezielte Adaptationsvorgänge im Organismus zu steigern und dabei ein bestimmtes Leistungsziel zu erreichen.
Wirkung: Je nach Art und Weise der Bewegung Muskelkräftigung, -lockerung oder -dehnung, Durchblutungsförderung oder Entstauung, gestaltende Einflußnahme auf alle Gewebe, Trophik

und Tonus, alle Organsysteme, peripheres und zentrales Nervensystem sind möglich.

Indikationen: Alle Zustände, bei denen Bewegung zur Prophylaxe, Therapie, Rehabilitation und zum Training nicht kontraindiziert ist.

Kontraindikationen: Hochgradige Einschränkung der Herz-Kreislauf-Leistung und der Koronarreserve (Insuffizienzsymptome in Ruhe oder Angina pectoris gravis), fortgeschrittene Lungenerkrankungen mit Cor pulmonale chronicum (sofern eine manifeste Diffusionsstörung vorliegt), maligne Hypertonie und medikamentös nicht ausreichend gesenkter Bluthochdruck, hämodynamisch wirkende Arrhythmien und Erregungsleitungsstörungen, die unter geringer Belastung (50 W) auftreten oder sich verstärken, alle akuten Begleiterkrankungen, Aktivitätszeichen bei einer entzündlichen Herzerkrankung, chronisch aggressive Hepatitis, frische Thrombosen und Emboliegefahr, akute und mit Fieber einhergehende Erkrankungen, Blutungen und Blutungsgefahr (REINHOLD, 1976).

Kontraindikationen für *örtliche* Bewegungstherapie sind Weichteil-, Gefäß-, Gelenk- und Knochenentzündungen, frische Frakturen und ähnliche Areale, Luxationen.

Teilgebiete der Bewegungstherapie

Definition: nach REINHOLD und SCHEIBE (1981):
„Unter *Krankengymnastik* versteht man die Anwendung von gezielten Bewegungen und Bewegungsabläufen auf den kranken oder geschädigten Organismus nach den Gesetzen der physiotherapeutischen Reizserie, wobei vorrangig die Wiederherstellung oder Verbesserung der Funktion des Organismus oder seiner Teilsysteme angestrebt wird. ↑ Krankengymnastische Übungsbehandlung.

Gesundheitstraining ist sportliches Training mit dem Ziel der Festigung der Gesundheit auf dem Wege der Erhaltung oder Steigerung der körperlichen Leistungsfähigkeit. Dabei lassen sich 3 Zielgruppen unterscheiden:
- Training zum Zweck der Leistungserhaltung und Leistungssteigerung (= Sport als Mittel der Prävention),
- Training des Erkrankten zum Zweck der Leistungserhaltung der nichtgeschädigten Organ- oder Funktionssysteme und zur Vermeidung von Sekundärerkrankungen (= Sport mit Kranken),
- Training zum Zweck der Leistungssteigerung nach und in Fortführung der Rehabilitation als Mittel der Metaphylaxe (= Sport mit Rehabilitanden).

Sporttherapie ist die Anwendung von Körperübungen, dosiert nach Art, Dauer, Intensität, Wiederholungshäufigkeit und des Verhältnisses von Belastung zur Erholung nach den Grundprinzipien der Trainingslehre, abgewandelt für den kranken Organismus und seine veränderte Trainierbarkeit und Anpassungsbreite und entsprechend den gewünschten Adaptionen des erkrankten Organs oder Funktionsbereichs zur Steigerung der konditionellen Fähigkeiten und koordinativen Fertigkeiten (Kraft, Ausdauer, Schnelligkeit, Beweglichkeit, Geschicklichkeit) und damit zur Verbesserung der motorischen Leistungsfähigkeit.
Ergotherapie ist die Anwendung von Arbeitselementen zur Übung von Gebrauchsbewegungen mit dem Ziel der Funktionserhaltung und -wiederherstellung, verbunden mit der Herstellung eines Produkts."

Bindegewebsmassage

Lit.: 81, 161, 172, 294, 343, 381

Definition: Neuraltherapeutische Massagetechnik durch charakteristische Zugreizgebung in verschiedenen Gewebeschichten, speziell auf das Bindegewebe wirkend.
Wirkung: Je nach angewandter Technik (nach DICKE, 1969, oder TEIRICH-LEUBE, 1968), Tiefe der Gewebsarbeit (Haut-, Unterhaut- oder Faszientechnik), Art der Ausführung (Strichführung oder flächige Technik) und Dosierung (schwellig: mit Schneidegefühl, unterschwellig: ohne Schneidegefühl) wird eine unterschiedliche Wirkung erreicht.
Das ziehende Streichen mit 3. und 4. Finger ohne Schneidegefühl, wie es bei der Bindegewebsmassage nach DICKE angewendet wird, wirkt vor allem auf die A-2-Fasern und nimmt dadurch einen modulierenden Einfluß auf den nozizeptorischen C-Faser-Input. Das Ziehen mit Schneidegefühl, wie es die Bindegewebsmassage nach TEIRICH vorschreibt, erreicht die marklosen Nozizeptoren und nimmt dadurch stärkeren Einfluß auf Vasomotorik und Visceromotorik.
Reflexzonen in den oberflächlichen Verschiebeschichten müssen mit Hauttechnik angegangen werden, dabei ist ein spezieller Aufbau von kaudal nach kranial zur Tonussenkung und Schmerzlinderung vorteilhaft. Reflexzonen in tieferen Verschiebeschichten müssen mit Unterhaut- und Faszientechnik oder entsprechend intensiveren Strichführungen nach DICKE angegangen werden. Dabei steht die vegetative Umstimmung und Harmonisierung, evtl. Umstimmung nach der parasympathischen Seite im Vordergrund.

Indikationen: Alle Erkrankungen im subakuten und chronischen Zustand, bei denen Reflexzonen vorliegen und eine Einwirkung auf das vegetative Nervensystem zur Harmonisierung oder parasympathischen Umstimmung sinnvoll sind.

Kontraindikationen: ↑ Massage. Sollten parasympathische Regulationen vorherrschend sein, führen Bewegungstherapie oder Segmentmassage zur sympathikotonen Umstimmung.
Durchführung: Je nach Erkrankungsart und -phase und damit korrelierendem Rückenbefund ist die passende Bindegewebsmassagetechnik auszuwählen. In akuten Stadien wird nicht behandelt. In subakuten Stadien finden wir Reflexzonen in den oberen Verschiebeschichten (Hauttechnik!). Bei chronischen Erkrankungen muß so fasziennah als möglich gezogen werden. Die Reaktionen des Patienten sind immer zu erfragen und in den Behandlungsaufbau einzubeziehen.

Biomechanik-Regulation

Llt.: 302

Definition: Optimaler Einsatz des Wissens um die Größenordnung der täglich auftretenden Kräfte.
Sie unterteilt sich in
Kinematik: die Lehre von den Bewegungen und den sie verursachenden oder miteinander im Gleichgewicht stehenden Kräften;
Dynamik: Lehre von den Bewegungen unter Berücksichtigung der wirkenden Kräfte.
Sie wird unterteilt in
- **Statik:** Lehre von ruhenden Massen und Kräften und
- **Kinetik:** Lehre von bewegten Massen und Kräften

Wirkung: Kraft ist das Produkt von Masse mal Bewegung. Das Hebelgesetz besagt: Kraft mal Kraftarm = Last mal Lastarm. Dazu ist das Drehmoment (Maßeinheit Nm) zu beachten. Die Gelenkbelastung setzt sich aus der Summe der Kräfte zusammen, die am Drehpunkt auftreten.

Indikationen: Prophylaxe und Therapie von Fehl- und Überbelastung aller Gelenke.

Kontraindikationen: Keine
Beispiel für Anwendung: Optimaler Einsatz des Gehstocks bei Coxarthrose.
- Bei Coxarthrose rechts wird der Gehstock in der linken Hand (also kontralateral) eingesetzt. Dadurch kommt es zur Entla-

stung der rechten Hüfte. Allerdings muß der M. triceps brachii links Mehrarbeit leisten.
- Werden beim Wandern 2 Gehstöcke eingesetzt, erspart das
beim Gehen in der Ebene pro Stunde   13 000 kp,
beim Bergaufgehen pro Stunde   28 000 kp,
beim Bergabgehen pro Stunde   34 000 kp.

Blockade des Ganglion stallatum mit nieder- und mittelfrequenten Reizströmen

Lit.: 96, 284

Definition: Örtliche Einwirkung mit o. g. Strömen zur Dämpfung des Sympathikus.

Wirkung: Schmerzlinderung, Durchblutungsförderung, vegetative Umstimmung durch Blockade des Ganglion stellatum, wahrscheinlich durch einen örtlich erzielten Verdeckungseffekt. Die Wirkung hält anfangs 3 bis 4 h an, später länger.

Indikationen: Erkrankungen, die mit Überaktivität des Sympathikus einhergehen, z. B. Sudeck I.

Kontraindikationen: Erkrankungen mit geringer Sympathikusaktivität, Herzrhythmusstörungen.

Applikation und Dosierung:
- mit Rechteckstromimpulsen 50 Hz nach MOOREN und BRUHN (1961) (effektivste Anlage)

  t = 10 ms (tp = 10 ms), Elektrodengröße 1 bis 2 cm², biopolare Applikation
  1. Anlage: Anode 2 cm hinter dem Kieferwinkel, Kathode paravertebral in gleicher Höhe, anschließend sofort:
  2. Anlage: Anode wie 1., Kathode paravertebral in Höhe des 7. Halswirbels.
  In jeder Anlage 3 min lang die Intensität an der Toleranzgrenze bleibend höherregeln.

- mit diadynamischen Strömen Modulation DF

  Kathode: knapp über der Klavikula in der Supraklavikularregion, Anode: in kurzem Abstand darüber am lateralen Rand des M. sternocleidomastoideus, 3 bis 4 min die Intensität an der Toleranzgrenze bleibend laufend höherregeln.

- mit Interferenzstrom, 100 Hz konstante Frequenz

  Flachkissenelektroden, eine Elektrode über der Supraklavikulargrube, die andere über dem 7. Halswirbel und 1. Brustwirbel.
  Stromstärke so hoch regeln, daß es zu einer Kontraktion und Beugestellung des Unterarms kommt, die während der Behandlung auch anhält. Behandlungsdauer: 10 min.

Bobath-Methode

Lit.: 22, 23, 310, 413, 419
Definition: Eine von dem Ehepaar BOBATH (1971) entwickelte Behandlungsmethode zur Verbesserung der Koordination des Bewegungsablaufs bei Zerebralparesen.
Wirkung: Hemmung abnormer Haltungsreflexe, Reduktion und Regulierung des Haltungstonus, Bahnung normaler Haltungsreaktionen und Bewegungsabläufe.

> **Indikationen:** Patienten mit zerebraler Bewegungsstörung jeden Alters, sensomotorische und geistige Entwicklungsverzögerungen, neurologische und neuromuskuläre Erkrankungen.

Kontraindikationen: Normale Regulation des ZNS, normale Entwicklung s. auch ↑ Bewegungstherapie.
Behandlungsaufbau: Die Entwicklungsstufen gesunder Kinder werden schrittweise aufgebaut und erübt. Vorbedingung für normale Bewegungen ist normaler Reflextonusmechanismus. Nach genauer Befundaufnahme und Erkennen pathologischer oder fehlender Reflexe werden Ausgangsstellungen gewählt, in denen abnorme Reflexe gehemmt werden. Aus dieser Stellung werden den entsprechenden Entwicklungsstufen gemäß normale Haltungsreaktionen und Bewegungsabläufe gebahnt.
Nach RAMSPERGER (1995) sind die Eigenregulationsmöglichkeiten in Bezug auf Tonus, Sensomotorik und deren Umsetzung in möglichst selbständigen Handlungen zu unterstützen. Durch Schulung der Wahrnehmung und der damit verbundenen Sensomotorik werden auch geistige Fähigkeiten gefördert. Die in der Therapiesituation entwickelten Möglichkeiten sind dann auch auf den Alltag zu übertragen (= sog. „Handling"). Keine Normierung von Bewegungsabläufen, sondern individuelle Selbstfindung der angemessenen Bewegung, Auseinandersetzung mit der Schwerkraft. Der Körper und seine Bewegungen sind wandlungsfähig!

Brügger-Therapie

(nach SCHERER, K., 1995)
Lit.: 33, 34, 232, 335

Definition: Untersuchung und Behandlung nach dem Therapiekonzept von BRÜGGER zur Beseitigung von Störfaktoren, die den Nozizeptiven Somatomotorischen Blockierungseffekt auslösen. Für die Stellung der Wirbelsäule fordert BRÜGGER die Lordosierung des thorakolumbalen Übergangs.

Brügger-Therapie 1

Wirkung: Das 3-Zahnrad-Modell (nach BRÜGGER) für die Wirbelsäule (HWS-Lordose, BWS-Kyphose, LWS-Lordose) wird funktionell in die zervikothorakale Lordose und die thorakolumbale Lordose unterteilt.

Die Bewegungsmuster des Körpers sind zwingend miteinander gekoppelt. Wird die Lendenwirbelsäule kyphosiert, ist keine Streckung der Brustwirbelsäule mehr möglich, auch kann die Halswirbelsäule nicht gestreckt gehalten werden.

Das Bewegungsmuster des Rumpfes ist abhängig von der Stellung der Extremitäten und umgekehrt. Bei kyphosierter Wirbelsäule ist keine endgradige Arm- oder Beinbewegung mehr möglich.

BRÜGGER setzt sich für eine Lordosierung des thorakolumbalen Übergangs ein, dabei soll die untere Brustwirbelsäule bis Th 5 extensorisch eingestellt sein. Dies sei die biomechanisch günstigste Position, da sie die Biegespannung der Wirbelsäule auf ein Minimum reduziert. Für die passiven Strukturen des Körpers ist es die materialschonendste Haltung.

Unter dem Einfluß eines Störfaktors wird das gesamte Bewegungsmuster des Körpers so verändert, daß weiterer Schaden vermieden wird. Die Ursache für dieses neurophysiologische Reflexgeschehen nennt BRÜGGER den Nozizeptiven Somatomotorischen Blockierungseffekt (NSB). Diese Schutzprogramme können sich äußern als Bewegungsmodifikation, als Schmerz in Ruhe und bei Bewegung oder als Bewegungsblockierung.

Mit dem Schonprogramm hängt der Schmerz in Muskeln und Sehnen, die Tendomyose, zusammen. Dem tendomyotischen Schmerz liegt kein lokales pathologisches Geschehen zugrunde, sondern er ist ein rein reflektorischer Schmerz, der eine Bewegung behindern soll, die dem Haltungs- und Bewegungsapparat schaden könnte.

Indikationen: Störfaktoren, die den Nozizeptiven Somatomotorischen Blockierungseffekt aktivieren, das können sein: Muskelkontrakturen, Muskel- und Sehnenödeme, Muskelansatzreize, Gelenkblockierungen, arthrotische Veränderungen, knöcherne und traumatische Veränderungen. Einseitige Haltungs- und Bewegungsmuster.

Kontraindikationen: ↑ Bewegungstherapie; wenn ein anderer Behandlungsaspekt vorrangig ist.

Behandlungsaufbau:
- Ganzkörperliche Untersuchung und Befunderhebung.
- Erst Ausschalten von Muskelkontrakturen, bevor andere Störfaktoren, wie z. B. Ansatzreize der Muskulatur und Gelenkstrukturen, untersucht werden.

- Hauptstörfaktoren mit aktiven und passiven Maßnahmen behandeln. Dabei ist bei Ausgangsstellungen und Übungen auf aufrechte Körperhaltung zu achten.
- Bewegungsmuster der aufrechten Körperhaltung mit und ohne Gerät, je dynamischer, um so besser – einschleifen.
Je nach Befund: Dekontraktion, Kräftigung, Koordinations- und Gleichgewichtsschulung, Alltagstraining.

Ziel der Behandlung: Durch Beseitigung der Störfaktoren den Patienten wieder in die Lage versetzen, eine Haltung einzunehmen, die weniger beschwerdebildend ist.

Cyriax-Therapie

(nach LONGTON, 1995)
Lit.: 232, 265, 418

Definition: Therapie unter dem Aspekt des Orthopäden James Cyriax (1904–1985), Begründer der Orthopädischen Medizin: gezielte Untersuchung des Bewegungsapparates und frühe Mobilisation verletzter Strukturen.

Wirkung: Nach vorangegangener Analyse der Bewegung ist die verletzte Struktur, auch Teilstruktur, manuell zu mobilisieren mit der von ihm entwickelten *Querfriktion*.

Neue Erkenntnisse über artikuläre Bewegungsabläufe benötigen entsprechende Änderungen in den passiven Mobilisationstechniken. Es gilt stets zu klären: Warum ist die Bewegung eingeschränkt? Kapselmuster oder kein Kapselmuster? Kapselmuster bedeutet Arthritis oder Arthrose. Nicht Kapselmuster kann durch intraartikuläre Blockierungen oder durch extraartikuläre Muskelschonspannung oder Dehnungsunfähigkeit hervorgerufen sein. Hier setzte Cyriax seine „deep-friction" = Querfriction unter Dehnung der Sehne ein.

Indikationen: Bewegungseinschränkungen ohne Kapselmuster.

Kontraindikationen: Wenn nicht mobilisiert werden kann oder darf.

Behandlungsbeispiel: Supraspinatustendopathie (s. auch S. 366). Die Sehne des M. supraspinatus hat oft „tote" Zonen, dort ist sie mit Gefäßen überhaupt nicht versorgt. Deshalb kommen degenerative Veränderungen oder Einrisse dort oft vor.

Der M. supraspinatus hat nicht nur eine dynamische Abduktionsfunktion, sondern er fixiert auch den Humeruskopf in der Pfanne. Die lokale Behandlung der Supraspinatustendopathie benötigt Querfriktionen in Adduktion und Innenrotation des Oberarmes und Kräftigungsübungen für die Adduktoren des Armes, um das Phänomen des schmerzhaften Bogens zu beheben (265).

Dehnlagerungen

Lit.: 98, 113, 158, 223

Definition: Lagerungen nach SCHAARSCHUCH (1979), die langsam eingenommen werden und so Gelenke, Muskeln und Muskelketten in maximale Dehnung bringen und die durch Einwirkenlassen der Eigenschwere und unter Konzentration auf Lösung und Entspannung 3 bis 5 min ausgehalten werden.

Wirkung: Herabsetzen erhöhter Gewebewiderstände, Anregung der Perfusion, die durch veränderte Schwerkraftverhältnisse in den verschiedenen Ausgangsstellungen beeinflußt wird. Durch Atemvertiefung unter Senkung der Atemfrequenz kommt es zur Minderung von Strömungswiderständen in den Atemwegen. Tonussenkung in den gedehnten Muskeln, nach Rückkehr in die Mittelstellung auch Durchblutungsförderung. Die örtliche Entspannung führt nach einiger Zeit zu einer zentralen Beruhigung und Anregung des parasympathischen Systems. Außer Dehnfähigmachen von Muskeln, Sehnen und Gelenken (im physiologischen Bereich) werden durch die Dehnlagerungen bestimmte Atemräume besser belüftet. Die Förderung der Wahrnehmungs- und Empfindungsfähigkeit ist ein weiterer Vorteil der Tonusregulation, siehe auch ↑ Atemtherapie, ↑ Entspannungsbehandlung.

Indikationen: Erkrankungen, bei denen ↑ Atemtherapie angezeigt ist; Erkrankungen, bei denen eine Dysbalance zwischen tonischen und phasischen Muskeln besteht und bestimmte tonische Muskeln zu dehnen und zu entspannen sind.

Speziell werden gedehnt:

- M. erector spinae im LWS- und HWS-Bereich durch Päckchenlage, Absinken aus Hocker-, Schneider- und Langsitz,
- M. quadratus lumborum durch halbmondförmige Lagerungen,
- M. trapezius, oberer Anteil und M. levator scapulae in Kopf-, Seitneige und diagonale – Abhängelagen aus Sitzstellungen oder aus Seitenlage über einen Ball oder auf der Gindler-Stange. Der Arm, der zu dehnenden Seite muß dabei neben dem Rumpf herabhängen.
- Mm. pectoralis major und minor werden in Hockdreh-, Seitdreh-, in der Rutschlage und beim Abhängen aus Rückenlage über einem großen Ball bei weiter Armstellung gedehnt.
- M. rectus femoris und M. iliopsoas in Bogenstellung,
- M. sartorius in der Sartoriusdehnlagerung,
- Mm. adductores in der Adduktorendehnlagerung,

- die ischiocrurale Muskulatur in der liegenden Dreieckstellung und beim Abgesunkensein aus Langsitz in der sog. Zangenstellung.

Kontraindikationen: Organerkrankungen in akuten und subakuten Stadien solange wie die Reflexzonen dehnungsempfindlich sind. Erkrankungen, bei denen Bewegungstherapie kontraindiziert ist.

Durchführung: Nach jeder Dehnlagerung sollte ebensolange entspannte Lagerung in Mittelstellung erfolgen und im Seitenvergleich die Auswirkung der Übung nachempfunden werden.

Dezimeterwellentherapie

(Neunundsechzig-Zentimeter-Wellentherapie)
Lit.: 62, 78, 86, 96, 138, 141, 142, 151, 173, 298, 361

Definition: Ultrahochfrequenztherapie im Bereich von 433,92 MHz (λ_0 = 69 cm in Luft). Als Applikation der elektromagnetischen Wellen dienen verschiedene Strahlertypen: Rund-, Langfeldstrahler und Hohlleiterstrahler (Muldenapplikator „Pyrodor").

Wirkung: Intensive Durchwärmung des gesamten behandelten Gewebebereiches durch Erzeugung von hochfrequenten Magnetfeldern im Patientenkörper. Im Vergleich zur Kurzwellentherapie (11,06 m) bessere Tiefenwirkung, erheblich günstigere Fettentlastung und physiologische Tiefenverteilung in den Geweben (96), besonders bei Nutzung des Hohlleiterstrahlers. Der Rund- und Langfeldstrahler der 69-cm-Welle entspricht in der Tiefenwirkung etwa der Spulenfeldmethode der Kurzwelle (Muskelerwärmung).

Indikationen: Sie entsprechen denen der ↑ Kurzwellentherapie. Überall dort, wo volle Tiefenerwärmung gewünscht wird, ist der Hohlleiterstrahler zu empfehlen. Es sei auf rheumatische Erkrankungen, Coxarthrose, Erkrankungen im Bauchraum oder Thoraxbereich hingewiesen.

Kontraindikationen: Sie entsprechen denen der ↑ Kurzwellentherapie.

Applikation und Dosierung: Beim Rund- und Langfeldstrahler sind 5 bis 10 cm Strahlerabstand vorgeschrieben. Beim Muldenapplikator wird durch direktes Anliegen die beste Leistung erzielt. Die größte Erwärmung erfolgt in den Strahlerecken.
Dosierungsstufen entsprechen denen der ↑ Kurzwellentherapie. Die zeitliche Einwirkung kann bei chronischen Erkrankungen mit 10 min pro Beh. begrenzt werden.

Durch die thermische Hautentlastung ist die Wärmeempfindung geringer, deshalb sind die Dosisstufen niedriger anzusetzen:
I es wird keine Wärme empfunden
II eben unter der Wärmeempfindungsschwelle
III eben fühlbare Wärme
IV angenehme Wärme (EDEL 1991).
12 Beh., täglich 5 bis 10 min. Dosis II besonders günstig bei Rheumatoidarthritis unter Gebrauch des Muldenapplikators.

Diadynamische Ströme

nach BERNARD
Lit.: 96, 139, 141, 173, 232, 339, 351, 353, 385, u. a.

Definition: Gleichgerichtete sinusförmige Wechselströme von 50 und 100 Hz, die in verschiedener Weise moduliert werden und denen eine sensibel unterschwellige Gleichstrom-„Basis" von 1 bis 2 mA hinzugefügt ist.

Wirkung: Je nach Stromform und Dosierung unterschiedliche Wirkung.

- DF („diphasé fixe") = 100 Hz vollweggleichgerichtet. Sie wirkt analgesierend und durchblutungsfördernd, sympathikusdämpfend.
- MF („monophasé fixe") = 50 Hz einweggleichgerichtet. Nach BERNARD wirkt sie als tonisierender Reiz auf das Bindegewebe. Diese Stromform wird selten angewendet.
- CP („modulé en courtes périodes") = 100 Hz und 50 Hz im Wechsel je 1 s. Sie wirkt durchblutungsfördernd, tonisierend und resorptionsfördernd, auch schmerzlindernd bei Schmerzzuständen nichtspastischer Art.
- LP („modulé en longues périodes") = 5 s lang 50 Hz, danach 10 s lang 100 Hz geschwellt. Sie wirkt langanhaltend analgetisch, durchblutungsfördernd, muskeltonisierend.

CP und LP können auch gegen Inaktivitätsatrophien eingesetzt werden; es müssen jedoch Muskelan- und -entspannung abwechseln.

Indikationen: Rheumatische Erkrankungen, arthrogene, myogene, neurogene Schmerzzustände, Durchblutungsstörungen, Schmerzzustände nach Traumen und Operationen, Sudecksches Syndrom, Erfrierungen, Verbrennungen, Inaktivitätsatrophien, Atonien und Ptosen der Abdominalorgane (LP).

Kontraindikationen: Fieberhafte Erkrankungen, akute eitrige Prozesse, Träger von Schrittmachern, Herzrhythmusstörungen,

Thrombose, Thrombophlebitis, Blutungen und Blutungsneigung. Örtlich werden diadynamische Ströme nicht quer durch den Rumpf, quer durch den Kopf und nicht im Bereich von metallischen Fremdkörpern oder Osteosynthesen eingesetzt. CP und LP werden nicht bei Spasmen der glatten Muskulatur und nicht bei spastischen Paresen verwendet.

Applikation und Dosierung: Je nach Indikation gibt es Schmerzpunkt-Applikation, regionale Quer- und Längsapplikation, segmental-paravertebrale, neurale, vasale oder gangliotrope Applikation. Die Elektrodengröße entspricht dem betroffenen Areal. Vorteilhaft sind: 2 min DF Intensität je nach Verträglichkeit gesteigert, danach sofort 3 bis 10 min. CP oder LP an Toleranzgrenze gesteigert, jedoch motorisch unterschwellig. Die Gleichstrombasis wird sensibel unterschwellig mit 1 bis 2 mA vor der Dosis eingestellt. Liegt keine eindeutige Schmerzregion vor, kann nach 2 bis 3 min. CP oder LP nach Zurückregeln der Intensität Polwechsel durchgeführt werden. Im Prinzip kommt die Kathode auf die Schmerzregion, die Anode gegenüber oder 3 bis 5 cm davon entfernt. Bei Durchblutungsstörungen 30 min Längsdurchströmung eines Beines; dazu motorisch in der 50 Hz-Phase Muskelanspannung und in der 100 Hz-Phase Entspannung einregulieren.

Drainagelagerungen

Lit.: 70, 98, 112, 217, 232

Definition: Lagerungen, die zur gezielten Drainage der einzelnen Lungensegmente eingenommen werden.
Wirkung: Jede Ausgangsstellung begünstigt rein atemmechanisch bestimmte Atembewegungen. Es gilt, die Atemwege zu erweitern, volumenabhängige Obstruktionen zu beheben und den Sekrettransport durch Schaffung eines Gefälles zum Mundraum hin zu unterstützen.

Indikationen: Primäre und sekundäre obstruktive Atemwegserkrankungen.

Kontraindikationen: Herz-Kreislauf-Unverträglichkeit.
Durchführung: Die zu drainierenden Segmente werden vom Arzt ermittelt. Danach wird ein Lagerungsplan aufgestellt, um das Sekret möglichst zweimal am Tag effektiv abhusten zu können. Erst werden die oberen Anteile drainiert, danach die unteren Segmente. Auf entspannte Lagerung des Kopfes und auf angebeugte Beinstellung ist zu achten.

Drainageeinlagerungen 1

Periphere Atemantriebe, unterstützt durch gähnendes Einatmen mit geschlossenem Mund vertiefen die gewünschte Einatembewegung und setzen Strömungswiderstände herab. Die gezielten *Vibrationen* in den angegebenen Bereichen, verbunden mit Ausatmung mit Lippenbremse (blasend, pöh, püh) unterstützen den Sekrettransport und gestalten den Druckabfall in den Atemwegen gleichmäßiger. Dadurch vermindert sich auch die evtl. Rechtsherzbelastung.

Inhalationen vor und während der Lagerung dienen der Schleimverdünnung und -lösung.

Unnötiges Husten sollte vermieden werden. Erst wenn das Rasselgeräusch in den oberen Luftwegen angelangt ist, sollte möglichst mit einer kraftvollen Exspiration das ganze Sekret auf einmal abgegeben werden können. ↑ Abhustentechniken.

Tabelle 1 zeigt die sinnvollen Drainagelagerungen. Sollten danach noch Rasselgeräusche vorhanden sein, könnten freie Übungen in Rücken-, Bauch- und Seitlage über dem Therapieball, verbunden mit atemfrequenzsteigernden Übungen, das Abhustenprogramm vervollständigen.

Bei *Säuglingen mit Mukoviszidose* wird nach vorangehender Inhalation auf dem Schoß der Krankengymnastin oder der Mutter drainiert.

- Beginnen im Sitzen (Kopfhochlage),
- danach Rücken und Bauchlage (Kopfflachlagerung),
- danach Rücken-, Bauch- und Seitlage in Kopftieflagerung.

Unterstützt wird die Sekretmobilisation durch Vibrationen und Klopfungen auf dem Thorax, auch mit manuellen Brustkorbkompressionen synchron zur Ausatmung. Von den Beinen aus kann der ganze Rumpf geschüttelt werden.

Tabelle 1 Übersicht von Drainageablagerungen, gezielten Vibrationen und peripheren Atemantrieben zur Unterstützung des Sekrettransportes (98) in meist anzuratender Reihenfolge der einzunehmenden Positionen

Lungenlappen und Segment	Lagerung	Periphere Atemantriebe Vibrationen (V.)
1. Beide Oberlappen, *Segment 3*, anterior	Bett 30° Neigungswinkel, Pat. Rückenlage, Kopf oben und bei gestreckter HWS zur Seite gedreht, Knie weit und angebeugt unterlagert, Arme neben dem Rumpf	zur Einatmung Daumen nach außen drehen, Arm außenrotieren, zur Ausatmung zurück, V. eben unterhalb der Schlüsselbeine
2. Rechter Unterlappen, a) *Segment 9*, basalis lateralis	Bett 40° Neigungswinkel, Pat. Seitenlage auf der linken Seite, Kopf unten, Knie angebeugt, linker Arm unter dem Kopf oder kleines Kopfkissen benutzen, rechter Arm über dem Kopf	zur Einatmung von den Fingern aus den Arm in die Weite dehnen, zur Ausatmung lösen, V. über den unteren Rippen der rechten Flankenregion
b) *Segment 8*, basalis anterior	wie 2a), jedoch Oberkörper 1/4 Drehung zurück zur Rückenlage (mit Kissen unterlagern)	kleinen Finger hinausdehnen, Hand pronieren, V. am vorderen Rippenbogen
c) *Segment 10*, basalis posterior (wird gemeinsam mit dem linken Unterlappen Segment 10 drainiert)	Bett 40° Neigungswinkel, Pat. Bauchlage, Kopf unten, Lendengegend ausgeglichen oder erhöht gelagert	Dorsalseite der Zehen anschwellend zur Einatmung gegen die Unterlage drücken, zur Ausatmung lösen, V. dorsal am unteren Rippenbogen
3. Linker Unterlappen, *Segment 9*, basalis lateralis, und Segment 8, basalis anterior	wie 2., nur rechte Seitenlage, dann links zurücklehnen	
4. Rechter Unterlappen, *Segment 7*, basalis medialis	Bett 30° Neigungswinkel, Pat. Rückenlage, Kopf unten, Arme u-förmig, Knie angebeugt und nach links zur Seite gelagert	mit den Fingern der rechten Hand seitlich am Bettpfosten abstemmen, V. über den rechten unteren Rippen, ventral
5. Rechter und linker Unterlappen, *Segment 6*, apicalis (fehlt links)	Bett 30° Neigungswinkel, Pat. Bauchlage, Kopf unten, nach einer Seite gedreht, das Bein der anderen Seite rechtwinklig in der Hüfte gebeugt seitwärts gelagert, Arme u-förmig	V. über den mittleren Brustkorbabschnitten dorsal von kaudal nach kranial zu verlaufend

Drainageeinlagerungen 1

Fortsetzung Tabelle 1

Lungenlappen und Segment	Lagerung	Periphere Atemantriebe Vibrationen (V.)
6. Linker Oberlappen, *Segment 4 und 5*, Lingula superior und inferior	Bett 30° Neigungswinkel, Pat. rechte Seitenlage, Kopf unten, Knie angebeugt. Oberkörper bei u-förmiger Armhaltung 1/4 Drehung zurück auf ein Kissen ausführen lassen. Arme mit unterlagern.	Kopf wegdrehen, mit der Hand nach außen stemmen zur Einatmung, zur Ausatmung lösen. V. zwischen 3. und 6. Rippe links lateral und ventral
7. Rechter Mittellappen, *Segment 4 und 5*, lateralis und medialis	wie 6., nur linke Seitenlage dann zurückdrehen	
8. Linker Oberlappen, *Segment 2*, posterior	Bett 20° Neigungswinkel oder Horizontalstellung und Unterlagerung des Brustkorbs, so daß er etwas erhöht liegt. Pat. rechte Seitenlage, Kopf oben, Knie angebeugt. Die linke Seite wird um 1/4 Drehung zur Bauchlage auf ein Kissen gelagert. Der linke Arm liegt 90° abduziert locker auf dem Kissen vor der Brust.	Abstemmen der Fingerkuppen an der Unterlage zur Einatmung. V. über dem linken äußeren Schulterblattwinkel
9. Rechter Oberlappen, *Segment 2*	Wie 8., jedoch aus linker Seitenlage entwickelt	
10. Beide Oberlappen, *Segment 1*, apicalis	Schneidersitz oder Sohlensitz im horizontalgestellten Bett oder Reitsitz auf dem Schaukelpferd oder Stuhl. Oberkörper zeitweise um 20° nach rückwärts, vorwärts, rechts und links lehnen.	Andrücken der Fingerkuppen an die Unterlage oder gegeneinander zur Einatmung, zur Ausatmung lösen. V. über den Spitzenabschnitten knapp unterhalb der Schlüsselbeine
11. Beide Oberlappen, *Segment 2*, posterior (siehe auch 8. und 9.)	Ausgangsstellung wie 10. Oberkörper schräg nach vorn geneigt, Lagerung der Arme über der Stuhllehne vorn, Kopf vorgebeugt und zur Seite gedreht	Schmalnasenübungen, V. über dem Rücken in Schulterhöhe beiderseits. Die Handgriffe etwas nach kaudal verlaufen lassen

Eisbehandlung

Lit.: 115, 184, 191, 211, 232, 235, 246, 263, 375, 377, 391

Definition: Lokale Eisbehandlung zu Heilzwecken.
Wirkung: *Kurzzeitige* Maßnahmen von 5 bis 15 s haben mehr Oberflächenwirkung (über N. sympathikus). Sie beschleunigen die Wärmeabgabe, der Gewebetonus sinkt, der Schmerz wird gedämpft, die motorische Einheit wird aktiviert; schnelles Abreiben mit Eis über einem geschwächten Muskel fördert die Kontraktionsbereitschaft, das gilt auch für schnell ermüdbare Muskeln. Bei *Langzeitanwendungen* von 5 bis 15 bis 30 min kommt es zu tieferreichenden Effekten im Sinne einer Dämpfung. Die Tiefenwirkung hängt von der Fettschicht ab. Die beabsichtigte Schmerzlinderung überdauert die Applikationszeit um das 2- bis 3fache. Kaltwasserumschläge wirken resorptionsfördernd auf Ödeme.

> **Indikationen:** Schmerzen und Schwellungen, Ödeme, Hämatome, Insektenstiche, akute Zustände entzündlicher und degenerativer Gelenk- und Wirbelsäulenerkrankungen, akute Zustände des Weichteilrheumatismus, als Vorbereitung der aktiven Übungsbehandlung bei Erkrankungen des Stütz- und Bewegungsapparates, nach Traumen oder Operationen am Stütz- und Bewegungsapparat, Sudeck-Syndrom im Stadium I, Kompressionssyndrome, Distorsionen (Methode der Wahl), Luxationen, Muskelrisse im akuten Zustand, Verbrennungen (sofortige, möglichst lange Anwendungen – Methode der Wahl), Adjuvans bei Thrombophlebitis und Lymphangitis, mit Spastik einhergehende Nervenerkrankungen.

Kontraindikationen: Kälteempfindlichkeit, Neigung zu paradoxen Reaktionen und Gefäßspasmen, mangelnde Abwehrreaktion, arterielle Durchblutungsstörungen, fortgeschrittene Arteriosklerose, Herz-Kreislauf-Insuffizienz, Angina pectoris, Nierenbecken- und Blasenentzündung, Kältehämoglobinurie, bei Auftreten einer durch Histaminfreisetzung verursachten Kälteurtikaria, bei ausgeprägten Sensibilitätsstörungen, bei trophischen Gewebsläsionen. Eine regionale Erfrierungsgefahr besteht bei Vereisungssprays, Kaltluft- und Kaltgas-Anwendungen. Nach WINGERDEN 1992 ist nach Verletzungen Eistherapie nur in den ersten 15–20 min angezeigt, falls dies Schmerzlinderung bewirkt. In den darauffolgenden 24–48 h wird die physiologische Wundheilung durch Kälteanwendungen gestört.
Beachte: Vor jeder Eisapplikation muß der Körperteil gut warm sein! Vorsicht ist bei Eisbehandlung der linken Schulter geboten!

Eisbehandlung 1

Bei Stenokardien keine Beh. am Oberkörper. Jede passive Mobilisation unter Kälteeinwirkung ist kontraindiziert. ↑ PNF-Techniken zur Mobilisation einsetzen.

Applikation und Durchführung:
- *Eis-Wasser-Mischung*. Arm oder Bein nur wenige Sekunden eintauchen, sobald der Kälteschmerz einsetzt, herausnehmen und sofort aktiv üben. Die Hauttemperatur sinkt dabei auf 8 bis 6 °C ab.
- *Eis-Wasser-Brei* von 0,3 °C. Ein Tuch darin eintauchen, auswringen und so auf den kontrakten Muskel legen, daß er vollständig davon bedeckt ist, gut andrücken. Während der Kühlung erfolgt die aktive Übungsbehandlung mit PNF-Techniken: rhythmische Stabilisation, danach langsame Umkehr mit halten, entspannen, aktiv weiterziehen usw. Nach 30 s bis 2 min (also vor der Wiedererwärmung) muß das Tuch ausgewechselt werden. Nicht länger als 15 bis 20 min kühlen, die Hautoberfläche kühlt dabei bis etwa 13 °C ab.
- Ein *Eisstück* ohne Druck über dem Muskel- oder Gewebegebiet hin und her bewegen, sobald der Kälteschmerz eintritt, mit der aktiven Übungsbehandlung beginnen.
  Zur besseren Handhabung kann man einen Joghurtbecher mit Wasser füllen, einen Holzspatel hineinstellen, dieses im Tiefkühlfach einfrieren lassen. Vor Gebrauch das Eis unter fließendem Wasser aus dem Becher lösen.
- *Tiefkühlkompressen*. Gefaltete Moltonstreifen werden in 3%ige Solelösung, der im Verhältnis 1 : 10 Glycerol zugesetzt wurde, getaucht, ausgewrungen und in einer Plastehülle in einem Tiefkühlschrank bei −12 bis −18 °C für etwa 30 min gelagert. Vor der Behandlung werden sie aus der Plastehülle gezogen und mit Wasser überspült, dadurch erhalten sie die notwendige Feuchtigkeit und Plastizität. Die Kompressen in Größe 4 bis 9 cm^2 werden auf Maximalpunkte, Trigger points oder motorische Muskelreizpunkte für 1 min aufgelegt, in der Pause aktive Spannungsübungen, PNF-Techniken zur Mobilisation, dies 5mal hintereinander.

  Beachte: Salzwasser greift die Haut oft an, deshalb ist die Haut vorteilhaft vor der Behandlung einzuölen.
- *Lokale Kaltgastherapie*, eingeführt von dem Japaner YAMAUSCHI. Bei den verschiedenen Gerätetypen wird Stickstoff verdampft. Der aus einer Düse austretende Kaltgasnebel ist in der Temperatur steuerbar, meist kommen −130 °C und −160 °C zur Anwendung. 1 bis 3 min wird über dem zu behandelnden Areal damit gekreist. Vorspringende Teile sind vor den lokalen Erfrierungen zu schützen.

Behandlungsbeispiele für Eisbehandlung und aktive Bewegungstherapie:

- Kniegelenk (besonders nach Operationen, um einen Reizerguß zu vermeiden und bis zur Narbenheilung) Vorbereitung der aktiven Bewegungshandlung durch:
  - Eisbeutel (–1,5 °C), später
  - Eishandtuch, um das Kniegelenk gelegt.
- Hand- und Fingergelenke:
  - mehrmaliges Eintauchen der Hand in Eiswasser (+1,0 °C) vor der aktiven Übungsbehandlung. Lassen die Reizerscheinungen nach, dann
  - Kontrakturenbehandlung im Eiswasser (kurzfristig), später
  - Behandlung mit Eistüchern (+4,5 °C)
  - *Moor* in natürlicher schlammartiger Konsistenz *auf 3 °C* herabkühlen, zum Moorkneten mit Finger- und Zehengelenken einsetzen.
- Hüftgelenk: – Vorbereitung der aktiven Übungstherapie durch in Eiswasser getauchte Handtücher (+4,5 °C).
  Beachte: Eisbehandlung unter +4,5 °C wegen der Nähe der Unterleibsorgane (Blase und Niere) besser nicht.
  - Ellenbogen und Schultergelenk: vor aktiver Übungsbehandlung mit Eishandtuch umwickeln (+4,5 °C).
  Beachte: Keine Eisbehandlung der linken Schulter bei Herzerkrankungen!
- Kontrakturen in Verbindung mit schlaffen Lähmungen:
  - Vorbereitung mit Eis, anschließend aktive, wo nötig, auch passive Übungsbehandlung oder ↑ Exponentialstrombehandlung an der Bewegungsgrenze.

Elektromyostimulation (EMS)

(nach Carbon und von Frankenberg 1995)
weitere Lit.: 45, 96, 155

Definition: Therapie- und Rehabilitationsmittel zur adäquaten elektrischen Stimulation funktionsgestörter und/oder -verhinderter Muskeln. Auch als Selbstbehandlung mit kleinen Geräten.
Wirkung: Je nach Applikationsart und gewählten elektrischen Reizparametern lassen sich unterschiedliche Effekte am Muskel erzielen. Bei gleichzeitiger isometrischer Anspannung wird die Effektivität der EMS erhöht.

Elektromyostimulation (EMS)

Indikationen: Posttraumatische und postoperative Zustände, die durch die damit verbundene Immobilisierung muskuläre Funktionseinbuße, Bewegungseinschränkung, muskuläre Atrophie, evtl. auch verbunden mit Lähmungen, aufweisen.

Kontraindikationen: s. ↑ Schwellstrombehandlung. Wenn die Wundheilung noch nicht abgeschlossen ist bzw. wenn die Areale noch nicht übungsstabil gesichert sind.

Applikation und Dosierung:
A Indirekte Reizung über den erreichbaren Nerven. Sie sprechen unter Umständen auf faradische hyperpolarisierende biphasische Ströme gut an und werden vom Patienten gut toleriert. Ihr Einsatz ist auch bei metallischen Implantaten möglich.
B Direkte Reizung durch bipolare oder auch monopolare Elektrodenanlage.
In Abhängigkeit von der Reizfrequenz lassen sich empirisch am Muskel unterschiedliche Effekte erzielen:
5 Hz führen zur Muskelerwärmung,
20 Hz zu biochemischer Induktion/geschwellt zur Verbesserung der Muskelausdauer,
50 Hz geschwellt in Kombination mit isometrischen Spannungsübungen zur Verbesserung der Maximalkraft,
200 Hz geschwellt zur Verbesserung der Schnellkraft.
Die Schwelldauer sollte etwa 300 ms betragen, die Pausendauer dazu im Verhältnis 1 : 2 oder 1 : 3 betragen.
Bei Selbstbehandlungsgeräten regelt der Patient selbst seine für ihn vorteilhaften Parameter ein.
Die Stromintensität erfaßt zunächst die II-Fasern. Erst beim Erhöhen der Intensität werden die im Alltag mehr gebrauchten I-Fasersysteme erreicht.
Wenn die Möglichkeit besteht, sollte 3mal täglich 15 min Elektromyostimulation eingesetzt werden.
Auch bei denervierten Muskeln oder bei Paresen kann gezielte EMS eingesetzt werden. ↑ Paresen, schlaffe.
Es muß jedoch sichergestellt sein, daß auch wirklich der gelähmte Muskel und nicht der starke Antagonist stimuliert wird. Paresen müssen in Annäherung gelagert und stimuliert werden! Dreiecks- oder Trapezimpulse wählen und die beste Polung (Anode oder Kathode) erproben.
S. auch ↑ Diadynamische Ströme, ↑ Exponentialstrombehandlung, ↑ Funktionelle elektrische Stimulation (FES), ↑ Hochvoltstimulation, ↑ Impulsgalvanisation, ↑ Iontophorese, ↑ Mittelfrequenz-Stimulationstherapie, ↑ Schwellstrombehandlung, ↑ Stabile Galvanisation, ↑ Transkutane elektrische Nervenstimulation (TENS), ↑ Ultrareizstrom.

Elektrotherapeutische Verfahren zur Schmerzbehandlung

(nach VOGEDES, K., 1995)
weitere Lit.: 51, 52, 85, 96, 194, 195, 351, 397

Beh.-Ges.: Beeinflussung der Erregbarkeit durch Anelektrotonus und Plateaueffekt.

- ↑ Stabile Galvanisation, ↑ Impulsgalvanisation. Die Anode wird dabei großflächig über dem schmerzenden Areal angelegt. Die Intensität muß unterschwellig sein, oft nur 0,5 mA, die Zeitdauer ausreichend lang (15–60 min). Die Gegenelektrode befindet sich im Wasserbad oder großflächig segmental, wo eine Durchblutungsförderung gewünscht wird und keine Schmerzverstärkung zu befürchten ist.
- Dauerdepolarisation durch einen Mittelfrequenzstrom (MF-Strom). Durch einen ausreichend starken Reiz wird ein Aktionspotential ausgelöst. Nach längerer Zeit des Stromflusses wird durch das Schwingen der Ionen die Repolarisation erschwert. Die Refraktärzeit wird verlängert, bis der Stromfluß beendet wird. Die Zellspannung legt sich auf einem gewissen Plateau fest (397).

Beh.-Ges.: Peripherer Schmerzverdeckungseffekt. Hemmung der Schmerzimpulse über die Gate-control-Theorie. Hierfür werden vor allem Frequenzen zwischen 100 und 150 Hz genutzt. Auf das Schmerzareal wird die Kathode gelegt.

- ↑ Ultrareizstrom

Beh.-Ges.: Zentrale Schmerzverdeckung

- z. B. durch ↑ Ultrareizstrom. Gelingt es, unter der Strombehandlung den Schmerz auszuschalten, kann damit ein zentraler Kreislauf unterbrochen werden. Beim Ultrareizstrom hält die Schmerzbefreiung meist 2 h an.

Beh.-Ges.: Verteilung der Schmerzmediatoren

- ↑ Kombinationsbehandlung Ultraschall und Reizströme.
  Es wird dabei die stoffwechselbedingte Ursache des Schmerzes angegangen und ein länger anhaltender analgetischer Effekt erzielt.

- ↑ Mittelfrequenz-Stimulationstherapie
  Es werden dabei Gewebestrukturen in Schwingung versetzt. Dies begünstigt die Verteilung der Schmerzmediatoren. Die lokalen Stoffwechselvorgänge werden durch Durchblutungsförderung positiv beeinflußt.

Beh.-Ges.: Freisetzen von Endorphinen. Sie können nach Elektrotherapie vermehrt nachgewiesen werden. Der spezielle Wirkungsweg bei den einzelnen Elektrotherapieverfahren ist noch nicht geklärt.

- ↑ Ultrareizstrom, ↑ Diadynamische Ströme u. a.

Beh.-Ges.: Vagotone Umstimmung in Kombination mit der Wirkung des Anelektrotonus

- Vagotonisierende Stromformen sind Frequenzen zwischen 10 und 20 Hz, dabei wird ein Dreieckstrom (kein Rechteckstrom)-Impuls eingeregelt. Die Anode kommt großflächig auf das schmerzende Areal, die Intensität wird unterschwellig bis eben sensibel spürbar eingeregelt. 20–30 min Dauer.
- ↑ Impulsgalvanisation nach JANTSCH

Elektrotherapie-Übersicht

Lit.: 62, 90, 94, 96, 141, 154, 193, 196, 198, 232, 298, 338, 339, 350, 351, 353, 366, 367, 394, 397, 414

Elektrotherapie im Niederfrequenzbereich

Zur Definition von *Niederfrequenzströmen zur Therapie*
(nach JANTSCH, H. 1995)
Niederfrequente Ströme sind

- der konstante Gleichstrom (↑ Stabile Galvanisation) und
- symmetrische und nichtsymmetrische Wechselströme mit oberem Grenzwert von 1000 Hz. (Mittelfrequente Ströme liegen zwischen 1000 und 100 000 Hz.)
- Die Interferenzströme nach NEMEC (Frequenz 3000–5000 Hz) können auch noch zur Niederfrequenz gerechnet werden. ↑ Interferenzstromverfahren

↑ Blockade des Ganglion stellatum mit niederfrequenten Reizströmen
↑ Diadynamische Ströme
↑ Elektromyostimulation EMS
↑ Elektrotherapeutische Verfahren zur Schmerzbehandlung
↑ Exponentialstrombehandlung einschließlich neuer Gerätetechnik
↑ Funktionelle Elektrostimulation (FES) einschließlich neuer Gerätetechnik zur Lähmungsbehandlung mit Schwellströmen
↑ Hochvoltstimulation (HVS)
↑ Hydroelektrische Bäder
↑ Impulsgalvanisation
↑ Interferenzstromverfahren
↑ Iontophorese
↑ Kombinationstherapie Ultraschall und Reizströme
↑ Neofaradischer Strom

↑ Schwellstrombehandlung
↑ Stabile Galvanisation
↑ Transkutane elektrische Nervenstimulation TENS
↑ Ultrareizstrom

Elektrotherapie im Mittelfrequenzbereich
↑ Blockade des Ganglion stellatum mit mittelfrequenten Reizströmen
↑ Mittelfrequenz-Stimulationstherapie
↑ Elektrotherapeutische Verfahren zur Schmerzbehandlung

Elektrotherapie im Hochfrequenzbereich
↑ Dezimeterwellentherapie
↑ Kurzwellentherapie
↑ Mikrowellentherapie

Entspannungsbehandlung

Lit.: 3, 98, 101, 113, 134, 143, 158, 223, 348, 350, 352, 353, 370

Definition: Übende Methoden zur Tonusregulierung der Muskulatur, zur Verbesserung der Wahrnehmungsfähigkeit für Spannung und Entspannung, der Körperlage, einzelner Körperteile, der Raumempfindung, zur Einregulierung einer parasympathischen Ausgangslage und einer ruhigen und gelassenen Grundstimmung.

Wirkung: Herstellen ausgeglichener Tonuslagen, Regulierung der Durchblutungsverhältnisse, Verbesserung des Körper-, Raum- und Bewegungsempfindens, Förderung der vagotonen Umstellung und Erholungsvorgänge, der Regenerationsfähigkeit, psychischer Stabilisierung und Selbstfindung.

■ **Indikationen:** Erhöhte Erregungs- und Tonuslagen.

Kontraindikationen: hypotone Regulationsstörungen, bestimmte Psychosen mit verstärkter Körpersymptomatik nicht betont entspannen, bzw. über Spannungen zur Entspannung kommen lassen.

Behandlungsaufbau: Lösungsarbeit nach SCHAARSCHUCH (158), auch in Dehn- und Hängelagen, konzentrierte Entspannung nach GINDLER (143, 144),
Abhebeproben und langsames passives Durchbewegen zur Kontrolle der Gelöstheit und Bewußtmachen, wo noch Spannungen sind, damit die Entspannung selbständig beherrscht wird, gezielte Dehnungen und selbsttätiges Dehnen (98),
Spannungen mit nachfolgender Entspannung,
Lagerungen auf einem Stab, einer Stange (GINDLER), einem Ball u. a., Auflegen von Sandsäckchen zur örtlichen Entspannung (98).

Entstauungstherapie

(nach EHRENBERG, V. UNGERN-STRENBERG u. a.)
Lit.: 53, 103, 126, 127, 128, 253

Definition: Maßnahmen zur Entstauung ödematöser Gewebepartien.
Wirkung: Je nach eingesetzter Methode s. u.
Indikatonen: Erkrankungen des Venen- und Lymphgefäßsystems.
Kontraindikationen: Verletzungen oder Erkrankungen, die eine Rückstromförderung nicht verarbeiten können.
Behandlungsaufbau:

Basistechniken

Kompressionen. Sie verringern in den Venen den Querschnitt, erhöhen die Strömungsgeschwindigkeit, verbessern gestörte Klappenfunktion und fixieren evtl. frische Thromben an die Venenwand. Sie verbessern den Lymphstrom bzw. die Reabsorption von Ödemflüssigkeit und unterstützen die Muskel- und Gelenkpumpe. Es gibt Kompressionsverbände, -strümpfe und -apparate. Der Einsatz ist zeitlich begrenzt oder dauernd.

Hochlagerung. Sie bewirkt in den Venen intravasale Drucksenkung, Kapazitätsabnahme, Verringerung des Venenquerschnitts; im Bereich der Mikrozirkulation Reabsorption von Gewebsflüssigkeit; im Bereich des Lymphsystems Steigerung des Lymphabflusses.

Pumpbewegungen. Einsatz der Muskel- und Gelenkpumpe in Form von Bewegungen mit dynamischen Muskelkontraktionen in intermittierender oder Dauerform. a) Muskelpumpwirkung durch den Wechsel von Muskelan- und -entspannung (bes. Wadenmuskelpumpe), b) Pumpeffekt der Gelenkbewegungen, speziell Sprunggelenkpumpe. Die Bewegungen werden mit Kompressionsverbänden in Hochlagerung durchgeführt.

Ergänzungstechniken

Spezielle Atemformen. Die Einatmung mit Rundum-Weitwerden in der Rumpfmitte übt eine Sogwirkung auf die oberen Venen aus. In der Pause nach der Einatmung kommt es zu einer Strömungspause. Bei geführter Ausatmung bis zum exspiratorischen Reservevolumen kommt es zu einer Strömungsbeschleunigung in den Beinvenen.

Kälteanwendungen können zur Entzündungshemmung, Tonisierung, reaktiven Hyperämisierung u. a. eingesetzt werden.

Massagen, speziell *Lymphdrainage, manuelle* (VODDER), können entscheidende Entstauungshilfen geben.

Durchführung: Hochlagerung – indem das Bettfußende 15 bis 20 cm erhöht wird oder abgewinkelte Hochlagerung (Fußende 20 cm erhöht, Unterschenkel höher als die Herzvorhöfe gelagert, Leiste bis Knie in etwas ansteigender Linie, Knie gebeugt). Armlagerung auf Schaumstoffkeil, der unten 5 cm, oben 35 cm mißt.
Zur *Entstauung der Beine* aus Rückenlage, Beinhochlagerung und mit Antithrombosestrümpfen.

- Tretbewegungen an das Bettfußende, 1 Bewegung/s mit 20 bis 30 % der maximalen Kraft, 10 bis 30 Bewegungen hintereinander, dann 20 bis 30 s Pause, 3 Wiederholungen, Reizumfang 3 bis 5 min,
- anschließend an die Tretbewegungsserie Zehen beugen und strecken, 10 bis 20 Wiederholungen, Pause 20 bis 30 s, 3 Serien,
- Zehen bei hochgelagerten Beinen gegen das Fußende stemmen und das Gesäß anheben, 7 s spannen, senken, 2mal wiederholen (bei gehobenem Gesäß mit kleinen Atemzügen weiteratmen!).
- Radfahrbewegungen mit einem Bein.

Zur *Armentstauung*. Aus Armhochlagerung sog. Pumpbewegungen in intermittierender Dauerform ausführen. Faust wie um einen Schaumstoffball schließen, Arm beugen, danach Arm schräg hoch strecken mit Fingerspreizen, anschließend Faust schließen, Arm einbeugen und auf den Lagerungskeil niederlegen. Dies etwa 10mal wiederholen (in 20 s), anschließend Pause von 20 s, 4 Wiederholungen mit Pausen in 5 min.

Die komplexe physikalische Entstauungstherapie nach FÖLDI
umfaßt
1. Hautpflege
2. manuelle Lymphdrainage ↑ Lymphdrainage, manuelle
3. Kompressionstherapie
4. entstauende Bewegungen und Atemtechniken

Sie baut sich in 2 Phasen auf:

Phase I: Entstauung (4–8 Wochen)
   Hautpflege, manuelle Lymphdrainage, Bandagierung, Anpassen eines Kompressionsstrumpfes, Bewegungs- und Atemtherapie.
Phase II: Optimieren, Erhalten und Absichern des Behandlungserfolges (lebenslang)
   Verhaltensregeln im Leben, Kompressionsstrumpf, Bewegungstherapie und manuelle Lymphdrainage.

Ergometertraining

(nach EHRENBERG u. a.)
Lit.: 70, 102, 103

Definition: Exakt dosiertes Ausdauertraining auf dem Fahrradergometer.
Wirkung: Steigerung der Belastbarkeit bei gleichbleibender ausgetesteter Trainingsherzfrequenz.

Indikationen: Alle Erkrankungen, insbesondere Koronarerkrankungen, denen die erforderliche Herzfrequenz für ein Training auf allgemeine aerobe Ausdauer zugemutet werden kann.

Kontraindikationen: Zeichen der Herzinsuffizienz in Ruhe und/oder bei 75 Watt bzw. 1 Watt/kg Körpermasse, Erregungsleiterstörungen unter Belastung, Herzvergrößerung, Herzwandaneurysma.
Blutdruck über 180/105 mmHg in Ruhe und über 210/110 mmHg unter Belastung mit 75 Watt für 3 min. Ärztliche Genehmigung und Kontrolle sind erforderlich.
Einstellung: Vorangehende Belastungsuntersuchung durch den Arzt, Stufen von 12,5 Watt, alle 3 min wird eine höhere Stufe eingestellt. Im EKG (auf Oszillographen) Herzarbeit kontrollieren, ob die erforderliche Herzfrequenz zugemutet werden kann. Rechnerisch gilt: 170 minus Lebensalter ergibt die Trainingsherzfrequenz. Bei Betablockertherapie gilt 150 minus Lebensalter.
Durchführung: Die ärztliche angesetzte Wattzahl wird täglich 15 min trainiert. Pulskontrolle vorher, dabei und hinterher ist erforderlich, sie wird in ein Protokoll eingetragen. Kommt es nach einer Woche zu einer deutlichen Pulsfrequenzabnahme, wird in der nächsten Woche um 12,5 Watt (eine Belastungsstufe) gesteigert.
Bei weiterer Steigerung ist zu beachten: Erst wenn 50 Watt 15 min vertragen werden, dürfen zusätzlich andere Ausdauerbelastungen hinzugenommen werden.

- Die Koronartrainingsgruppe ist nur angezeigt bei Belastbarkeit von 75 Watt und mehr, ohne stenokardische Beschwerden. Ihr *Ziel* ist Konditionsverbesserung und Verbesserung der allgemeinen aeroben Ausdauer. Belastung im Sinne eines „70-%-Trainings" (Trainingsfrequenz = Ruhefrequenz + 70 % der Differenz zwischen Ruhefrequenz und Maximalfrequenz). Vorher Blutdruck und Ruhepuls messen, übend den höchsten Belastungspuls messen, hinterher Blutdruck und Ruhepuls messen und ins Protokoll eintragen.

- Die Koronarübungsgruppe hat als *Ziel* Koordinationsverbesserung, Körperwahrnehmungsübungen und Beweglichmachung, Verbesserung der peripheren Kreislaufregulationen. ↑ Atemtherapie, ↑ Dehnlagerungen, ↑ Entspannungsbehandlung, ↑ Herz-Kreislauf-Training.

Ergotherapie

Lit.: 4, 87, 317, 357, 406, 407

Definition: Ergotherapie ist eine Arbeitstherapie, die die Rehabilitation des Patienten mit sinnvollen und dem Krankheitszustand und Befund angepaßten Tätigkeiten unterstützen soll: funktionelle, psychische, pädagogische und soziale Aspekte können der ärztlichen Verordnung zugrunde liegen. Die Anleitung erfolgt von geschultem Fachpersonal.

Wirkung: Je nach Zielstellung muß die ärztliche Verordnung die Diagnose und die zu übenden Strukturen, die zu schonenden Strukturen, die Herz-Kreislauf- und psychische Belastbarkeit und das Dosierungsschema für ein Stufenprogramm wie z. B. Entstauung, Kraftschulung, Feinmotorik, Koordination vorgeben.

> **Indikationen:** posttraumatische und postoperative Funktionsstörungen am Bewegungsapparat, Erkrankungen verschiedener Genese in der Rehabilitationsphase, Unterstützung des Gesundungsprozesses durch übende Tätigkeiten.

Kontraindikationen: Alle Krankheiten mit akutem Charakter, physische, psychische oder geistige Behinderungen, die übenden Verfahren entgegen stehen.

Durchführung: Das Üben in einer Gemeinschaft hat große Vorteile. Außer dem, was notwendig ist, sollte man auch feststellen, was dem Patienten Freude macht, wo Fähigkeiten und Begabungen liegen, was er in der Familie und im späteren Beruf gebrauchen kann. Stärkung des Selbstbewußtseins und Persönlichkeitsentwicklung sind über Ergotherapie anzustreben.

Exponentialstrombehandlung

Lit.: 96, 104, 123, 139, 141, 338, 353, 354, 366, 367, 392

Definition: Niederfrequente Dreieckimpulse (im Gegensatz zu Rechteckimpulsen), deren Stromanstieg früher nicht geradlinig, sondern in einer flachen Kurve, die einer mathematischen Exponentialgleichung entspricht, erfolgte.

Exponentialstrombehandlung 1

Wirkung: Ein schlaff gelähmter, denervierter Muskel, der auf Rechteckstromimpulse nicht mehr anspricht, kann durch Exponential- oder Dreieckstromimpulse adäquater Anstiegszeit selektiv (unter Ausschaltung der gesunden Muskulatur) zur Kontraktion gebracht werden. Dadurch bleibt die kontraktile Muskelsubstanz noch lange erhalten, wird eine Muskelatrophie verzögert und die aktive Kontraktionsfähigkeit des Muskels (in Verbindung mit Intensionsübungen) wieder gebahnt.

Die glatte Muskulatur ist iterativ über längere Impulsserien von Dreieckstromimpulsen reizbar.

Indikationen: Verletzungen oder Erkrankungen peripherer motorischer Nerven (schlaffe Paresen, Kraftstufe 0–4), Blasen- und Sphinkterschwäche.

Kontraindikationen: Akute eitrige Prozesse und Entzündungen, fieberhafte Erkrankungen, Thrombose und Thrombophlebitis, Träger von Schrittmachern.

Applikation und Dosierung:
- Muskeltest und eruieren derjenigen Muskeln, die Kraftstufe 0 bis 4 haben. Heraussuchen der dazugehörigen Nerven und der Segmentwurzeln.
- Aufzeichnen der Sensibilitätsstörungen und Vergleich mit der Verteilung bei peripheren Läsionen (s. Abb. 15 u. 18) und segmentalen Innervationen (s. Abb. 2a–c).
- Hinzuziehen der elektromyographischen Untersuchungen, evtl. auch anderer elektrodiagnostischer Methoden.
- Aufstellung der Nerven und Muskeln, die behandelt werden müssen, in der adäquaten Reihenfolge (s. Abb. 12–14, 16 u. 17). Sind es sehr viele, so prävalieren diejenigen Muskelgruppen, die durch mangelnde Kontraktionsfähigkeit zur Fehlstellung eines Gelenkes führen. Durch Kombination von mehreren technisch zusammenpassenden Reizstrom-Geräten können auch mehrere synergistische Muskelgruppen gleichzeitig oder kurz aufeinanderfolgend gereizt werden.
- Austestung der notwendigen Elektrodengröße und Anlage, damit die gewünschte Kontraktion (und nicht die der stärkeren Antagonisten) aus Annäherung von Ursprung und Ansatz des Muskels stattfinden kann.
- Bei der aufzunehmenden Intensitäts-/Reizzeit-Kurve (I/t-Kurve) zeigt uns der Tiefpunkt der Dreieckimpulscharakteristik die günstigste Impulsanstiegszeit für die Lähmungsbehandlung an. Ist der exponentielle Kurvenverlauf inhomogen, ist von *jeder angedeuteten Kurve* der Tiefpunkt als günstigste Impulsanstiegszeit (g. l.) therapeutisch zu nutzen, damit alle Muskelfasern adäquat geübt werden. Die Pausendauer muß

mindestens doppelt so lang sein wie die Impulsdauer. Es gelingt auch ohne I/t-Kurve die Wahl durch Ausprobieren der geeigneten Impulsparameter, die selektive Reizung der Muskeln garantiert und ein Überspringen des Stromes auf antagonistische Muskeln vermeidet. Bei Demyelisierungsprozessen liegt nach TRNAVSKY (1979) t_{an} und t zwischen 150 ms und 500 ms, t_p wird günstig mit 2 000 ms gestaltet, damit der elektrische Reiz mit Intensionsübungen und konsensuellem Mitüben effektiver abläuft.

- Nach 1 min Dreieckstrombehandlung mit bipolarer Anlage (wenn möglich am Übergang von Muskel zur Sehne proximal und distal) ist es günstig, den Strom umzupolen. Dies steigert die Kontraktionskraft des Muskels.
  Beachte: In der Impulspause umpolen! Es kann einige Male wiederholt werden.
- Eine Anlage, auch als synergistische Gruppe mit mehreren Geräten, nicht über 10 min behandeln, insgesamt nicht über 50 min Gesamtbehandlungszeit.
  Täglich oder 3mal wöchentlich, selbst 1mal wöchentlich behandeln ist noch sinnvoll, wenn die richtigen Muskeln erreicht werden. Werden die falschen (antagonistischen Muskeln) gereizt, ist die Behandlung schädlich, weil das Muskelgleichgewicht noch mehr gestört wird.
- Mittels Heimbehandlungsgeräten kann nach exakter Erlernung der Anlagetechniken auch zu Hause geübt werden, am besten mehrmals täglich ↑ Elektromyostimulation.
- Zusätzlich zur örtlichen bipolaren oder gepunkteten Anlage ist die indirekte Reizung am Nervenreizpunkt (s. Abb. 19 bis 23) mit der Kathode oder bei ASZ > KSZ mit der Anode und dem Dreieckstrom hilfreich.
  Bei intakter motorischer Einheit ist die indirekte Reizung über der Nervenmembran effektiver und benötigt weniger Strom.

Zur konventionellen Reizstrombehandlung mit Exponentialstrom nach STEUERNAGEL, 1995:

Bei innervierter Muskulatur

wird mit Serienimpulsen kurzer Dauer (meist 0,2–0,5 ms Flußzeit) und einer Frequenz von 30 bis 50 Hz geschwellt gereizt. Bevorzugter Reizort ist der versorgende Nerv, weil die Reizschwelle bei Nervenfasern niedriger liegt. Ist der Nerv nicht erreichbar (oder aus anderen Gründen), wird die im Muskel liegende Endverzweigung des Nerven gereizt, oder man verwendet Mittelfrequenzstrom zur Reizung.

Bei Denervierung

müssen die Aktionspotentiale direkt an der Muskelfaser ausgelöst werden. Die Muskelfaser kann auf kurze Serienreize nicht reagieren. Sie benötigt lang dauernde Einzelimpulse von meist 100–300 ms Flußzeit. Wegen geringerer sensibler Belästigung werden dafür Dreiecksimpulse genutzt. Auch der Impulsabfall sollte schräg sein.

Die Pausendauer sollte mindestens 2 s dauern und bei Ermüdung verlängert werden.

Die Elektroden werden proximal und distal am Muskelbauch angelegt, die Schwammtaschen sollten mindestens 1 cm dick sein und gut angefeuchtet, um Verätzungen zu vermeiden.

Kleinere Muskeln können auch monopolar gereizt werden. (s. Abb. 19–23) Die beste Polung wird ausgetestet. Die Lagerung sollte in Annäherung und Entspannung erfolgen mit der Möglichkeit, daß der Patient die Muskelzuckung beobachten kann und die entsprechende Bewegung intendieren kann. Gleichsinniges Mitüben der gesunden Seite ist vorteilhaft.

Vor und nach der Behandlung wird das Gelenk durchbewegt, ohne jedoch den Muskel in Endstellung zu dehnen. Später wird auch in leichter Dehnstellung stimuliert, um lokale Kontrakturen zu vermeiden. Die Dauerlagerung denervierter Muskeln muß jedoch in Annäherung erfolgen.

Jeder gelähmte Muskel sollte täglich mindestens 15 min stimuliert werden, soweit nicht vorher Ermüdung eintritt. Mit der Behandlung sollte möglichst frühzeitig begonnen werden. Bis zur Reinnervation sollte mindestens 3mal wöchentlich stimuliert werden (Heimgeräte zur Selbstbehandlung).

Bei ausgedehnten Lämmungen, z. B. Plexuslähmungen, ist als Vorbehandlung eine ↑ stabile Galvanisation im Wasserbad für 10 min vorteilhaft.

Danach kann die gesamte Extremität bipolar mit Exponentialstrom behandelt werden. Weniger gut ansprechende Muskeln sind danach einzeln zu stimulieren.

Neue Gerätetechnik ermöglicht die Abgabe von bidirektionalen Impulsen, dabei wird immer der Folgeimpuls umgepolt, so daß als Resultat ein niederfrequenter Wechselstrom fließt. Nach STEUERNAGEL (1995) hat diese Stromform stärkere Reizkraft, zeigt geringere Ermüdung des Muskels und hat weniger Verätzungsgefahr. Sie ist zu bevorzugen unter der Voraussetzung, daß es nicht zum „Durchschlagen" auf gut innervierte Antagonisten dabei kommt.

Neue Reizstrombehandlung mit Schwellstrom s. unter ↑ Funktionelle Elektrostimulation (FES)

Extensionsbehandlung ↑ Traktionsbehandlung

Fingerstrecktechniken

nach KNAUTH
Lit.: 221

Definition: spezielle Übungsform mit Andrücken der Fingernagelkuppe in Verbindung mit einer Fingerstreckbewegung und durchlaufender Innervation bis zum Hinterkopf.
Wirkung: Die initiale Stimulierung der Punkte Chi Siuann 1 bis 5 (außerhalb der Meridiane an der distalen Nagelrundung gelegen) scheint eine Auslöserfunktion zu haben. Die Kombination mit Fingerstreckung und Einfühlung auf die Strecksynergie bis zum Hinterkopfbereich scheint über nervale Steuerung Schmerzlinderung und evtl. Regeneration angesprochener Bereiche einzuleiten.

> **Indikationen:** Periiarthropathia humero scapularis, Zervikalsyndrom, Epikondylitis lateralis, Überlastungssyndrome, verschiedene Schmerzsyndrome im oberen Rumpfbereich.

Kontraindikationen: Erkrankungen entzündlicher Genese in diesem Bereich.
Technik und Dosierung: Die Ausgangsstellung ist indikationsgerecht zu eruieren, z. B. Hockersitz seitlich zur Wand. Aus rechtwinkliger Ellbogenhaltung wird die distale Daumennagelpartie synchron zur Einatmung anschwellend an die Wand gedrückt. Die Spannung wird 7 s gehalten, dabei der durchlaufenden Innervation bis zum Hinterkopf nachgespürt. Abschwellend mit der Ausatmung wieder mit dem Druck nachlassen. 1 min Pause. 3- bis 7mal hintereinander andrücken, kann bereits zur Schmerzlinderung genügen. Mehrmals am Tage wiederholen, kann es eine gewünschte Regeneration einleiten.

Funktionelle Elektrostimulation (FES)

Lit.: 25, 93, 96, 124, 155, 197, 309, 333, 346, 353, 366, 384

Definition: Stimulierung eines Muskels mit niederfrequenten Reizströmen synchron oder reziprok (Agonist-Antagonist) mit kleinen tragbaren Geräten zur Selbstbedienung des Patienten oder durch einen elektronisch gesteuerten Apparat.
Wirkung: Muskelstimulierung, Funktionserhaltung oder Verbesserung, Durchblutungsförderung, Verbesserung oder Erhaltung des Muskelstoffwechsels.

Es wird u. a. mit einer Art Langzeit-Stimulierung behandelt. Dabei gilt es, die Ermüdungsgrenze im Bereich des neuro-muskulären Übergangs zu überwinden.

Indikationen: Inaktivitätsatrophien und deren Prophylaxe, Abkürzung der Rekonvaleszenzeit, Muskelkraftverstärkung bei geschädigten Muskeln, Erleichterung und Bahnung willkürlicher Bewegungsabläufe, z. B. bei Gehtraining, Stimulierung inaktiver Muskelzüge bei Skoliosen, Ermöglichung bestimmter Bewegungen bei Querschnittslähmungen, Zwerchfellstimulation, evtl. auch Einsatzmöglichkeit bei Harn- und Stuhlinkontinenz.

Applikation und Dosierung: Bei völligem Ausfall der Nerven wird bipolar am Ursprung und Ansatz des Muskelbauchs je eine Elektrode appliziert.
Bei erhaltener Nervenbahn werden mehrere Elektroden in der Nähe der zu innervierenden Nerven appliziert (auch implantiert). Diese werden abwechselnd submaximal mit Stimulationsströmen beschickt. So entsteht über dem Nervendurchschnitt ein rotierendes elektrisches Feld (Karussellstimulation nach THOMA, 1979).
Bei der elektrisch stimulierten Zwerchfellatmung (electrophrenic respiration = ERP) werden die Elektroden an beiden Nn. phrenici in der Halsregion angelegt. In Kombination mit der IPPV (intermittierenden positiven pressure ventilation) ergibt dies die sog. pneumo-elektrische Beatmung (PEB), die sehr vorteilhaft ist.

EDEL, 1991, unterteilt FES der Extremitäten, genannt FESE

a) bei Läsionen des oberen Neurons, z. B. einer Hemiplegie nach zerebrovaskulärem Insult (CVI) oder einer Zerebralparese (CP) oder

b) bei Läsionen des Rückenmarks, z. B. bei Querschnittslähmungen mit Paraplegie oder Tetraplegie

von FES von Organen, genannt FESO. Beispiele dafür sind Herzschrittmacher (Pacemaker), Zwerchfellschrittmacher, die FESO der neurogenen Blase, des Mastdarms bei Inkontinenz, die FESO des N. cochlearis bei Taubheit u. a.

– Funktionelle Elektrostimulation bei **Stuhlinkontinenz** nach BOSSERT, 1995.
   Eine walnußgroße V_4A-Stahlelektrode vereinigt beide Pole in einer Elektrode und ist mit einem kleinen externen Impulsgenerator verbunden. Dieser Impulsgenerator liefert niederfrequente, tetanisierende Rechteckwechselimpulse in einer Frequenz von 27 bis 30 Hz. Die Behandlung ist schmerzlos, bedarf nur erholungsfähige Muskeln, die noch faradisch erregbar sind.
   Die Elektrode wird mit Hilfe eines Kontaktmittels rektal eingeführt und soll direkten Kontakt zur Schleimhaut haben, damit es zu einer gleichmäßigen

Stimulierung aller zirkulären Muskelfasern des Sphincter ani und des umgebenden anorektalen Muskelrings kommt.

Synchron mit dem elektrischen Sphintertraining sollten Willkürimpulse vom Patienten versucht werden. Zur Effektivitätskontrolle können angeschlossene Biofeedback-Geräte akustische oder optische Signale aussenden, wenn willkürlicher Muskeleinsatz gelungen ist.

Ziel der Elektrostimulation ist
- das Wiedererlernen der Fähigkeit zum Anspannen der kontraktilen Elemente und Bewußtmachen – wie.
- Hoffnung auf Besserung durch verbesserte Wahrnehmung.
- In Verbindung mit Intensionsübungen für den Vorgang der Kontraktion synchron zum Stromfluß und in Verbindung mit krankengymnastischen Übungen zur Kräftigung des hinteren Beckenbodens kann Kontinenz stabilisiert werden.

Indikationen:
- partieller nervaler Versorgungsausfall,
- schlaffer Sphinkter, perianale Krankheiten (z. B. Fisteln),
- partieller oder totaler Anal- bzw. Rektumprolaps (auch in Kombination mit Harninkontinenz),
- als Prophylaxe bei Sigma- und Rektumeingriffen, prä- und postoperativ,
- muskuläre Insuffizienz, z. B. späte Erstgebärende, auch Multipara, Alterskontinenz,
- Inkontinenz infolge Störung der Reservoirfunktion des Rektums (z. B. Fibrosierung, M. Crohn).

Nicht indiziert ist Elektrostimulation bei Durchtrennung des M. puborectalis (weil eine erwünschte Narbenbildung durch die Stimulierung verhindert wird). Auch bei kompletter Denervierung erfolgt die elektrische Reizung nur am Muskel selbst und die gewünschte Überleitung im Sinne der synergistischen Kontraktion kommt nicht zustande.

Lähmungsbehandlung mit Schwellströmen
nach Steuernagel, 1995

Es werden Rechteckimpulse genutzt, die (falls gerätetechnisch möglich) **bidirektional als Wechselstromimpulse** erscheinen. So kommt es zur niederfrequenten Wechselstromreizung. Ehe der denervierte Muskel aber darauf anspricht, bedarf es einer stufenweisen Vorgehensweise.
1. Bei bipolarer Anlage werden Exponentialströme von etwa 150 ms (ist zu eruieren) eingesetzt, um Einzelkontraktionen auszulösen (s. S. 359).
2. Mit Verbesserung der Membraneigenschaften kann die Impulsdauer und später auch die Pausendauer immer weiter ver-

kürzt werden (Pausendauer mindestens so lange wie Impulsdauer), die Kontraktion muß aber bei gleicher Stromintensität gleich stark bleiben. Es kann bis auf 50 ms Impulsdauer und 70 ms Pausendauer zurückgegangen werden. Bei dieser Frequenz kommt es schon zu leichten Schüttelungen, deshalb wird er als Schwellstrom verabreicht: z. B. 3 s Schwelldauer, 5 s Schwellpausendauer.
3. Nach einiger Zeit der Anwendung kann die Impulsdauer auf 10–20 ms verkürzt werden, die Pausendauer auf 20 bis 30 ms. Das ergibt eine Frequenz von 20–30 Hz, die geschwellt Dauerkontraktionen mit größerer Spannungsentwicklung erzeugen. Jetzt wird die Intensität so hoch geregelt, daß kräftige Kontraktionen ausgelöst werden – vorausgesetzt, daß kein Muskelkrampf eintritt und kein Überschlagen. Trapezförmige Impulsgestaltung kann die sensible Belästigung vermindern.

> Bei denervierten Muskeln ist tägliche Behandlung von 30 min oder 2x 30 min erforderlich.
> Hochvolt- oder Mittelfrequenzreizung sind hier ungeeignet. Gerätetechnisch sind Niederfrequenz-Reizstromgeräte, die bidirektionale Rechteck-Wechselstromimpulse erzeugen können, zu bevorzugen.

Zur Kontrakturvermeidung sollte vor und nach der Behandlung der Muskel – ohne Dehnung in Endstellung – durchbewegt werden. Die Stimulation erfolgt aus leichter Dehnstellung, in den Pausen ist auf Entspannung zu achten (und zu palpieren).
Kontraindiziert ist diese Schwellstrombehandlung in der Reinnervierungsphase und bei Vorliegen einer Teillähmung.
Ziel dieser Schwellstrombehandlung ist lediglich: Erhalt und Aufbau der denervierten Muskulatur mit deutlicher Trophikverbesserung aller umgebenden Gewebe – einschließlich normalem Knochenwachstum. Eine durch Schwellstrombehandlung behinderte Reinnervation konnte nicht beobachtet werden.

Behandlung in der Reinnervationsphase

Hier sind die Schwellenwerte erhöht, die Muskelfasern schwerer reizbar und schneller ermüdet.
Wenn überhaupt, dann Elektrostimulation mit Exponentialstrom s. S. 44. Die aktive Therapie steht im Vordergrund (PNF-Technik), wenn möglich mit EMG-Biofeedback.
Bei Muskelkraftstufe 1–2 (zunehmende Willkürinnervation) kann Exponentialstrombehandlung mit ↑ Schlingengerätbehandlung kombiniert werden.
Kontraindiziert ist Elektrostimulation bei Trägern von Herzschrittmachern, örtlichen Hautverletzungen und ↑ Schwellstrombehandlung.

Galvanisation ↑ Stabile Galvanisation und ↑ Impulsgalvanisation (nach JANTSCH)

Heliotherapie

(Sonnenlichttherapie)
Lit.: 89, 141, 339

Definition: Nutzung des natürlichen Sonnenlichts zu Heilzwecken.

Wirkung: Die Sonnenstrahlung, die die Erde trifft, die sog. Globalstrahlung (Himmelsstrahlung), besteht zu 50 % aus sichtbarem Licht, 40 % Infrarotanteilen und 10 % Strahlung im Ultraviolettbereich. Die Intensität ist abhängig von der Sonnenhöhe, dem Einfallswinkel, dem Abstand, der Höhenlage und der Äquatornähe. Die Strahlenintensität wird reduziert, wenn sie einen längeren Weg durch die Atmosphäre zurücklegen muß, bei staubgetrübter Atmosphäre, bei starker Bewölkung. Ein Ozonloch intensiviert die Sonnenstrahlung in gefährlicher Weise. Helle Flächen reflektieren einen großen Anteil der Strahlung, erwärmen sich dadurch geringer als dunkle Oberflächen, die stärker absorbieren.

Sonnenlicht hat besondere Wirkung auf die menschliche Psyche, bringt Freude, aktiviert, wirkt leistungssteigernd. Die biologischen Rhythmen des Organismus brauchen das Sonnenlicht. Die Wechselbeziehungen der Sonne zu vegetativ-nervalen und hormonalen Regulationsmechanismen sind offenbar, doch therapeutisch undifferenziert und ungenügend genutzt. Stärkung der Widerstandskraft, Förderung der Rekonvaleszenz, Aktivierung vegetativer und hormoneller Regulationsabläufe nennen GILLERT, RULFFS, BOEGELEIN 1995.

Indikationen nach CHLEBAROW und PRATZEL 1995 in 339:
- juckende Dermatosen, chronisch, rezidivierende Urtikaria
- atopische konstitutionelle Neurodermitis
- Psoriasis arthropathica
- Vitiligo
- nicht aktive rheumatoide Arthritis
- generalisierte Tendoperiostosen
- Hypertonie
- Osteomalazie
- Osteoporose
- Atemwegserkrankungen

- nicht aktive Tuberkulose
- kardiologische Rehabilitation
- Depressionen
- zur Prävention, z. B. Lichtgewöhnung im Winter und Frühjahr bei Lichturtikaria u. a. Photodermatosen
- Rachitisprophylaxe im Kindesalter
- Infektionsprophylaxe und Steigerung der Immunresistenz
- Steigerung des mentalen Lernvermögens

Kontraindikationen: Lichtdermatosen, exazerbierte Dermatosen, unzweckmäßige Dekompensationszustände des Kreislaufs, akute Nephritis, Kachexie, Hämophilie, starke Menstruationsblutungen, Röntgendermatitis

Dosierung: Je nach Erkrankung und Reaktionslage, stets einschleichend beginnen. Täglich oder jeden 2. Tag eine Dosis im suberythemen Bereich. Es darf nach einer Sonnenbestrahlung nur eine leichte Reaktion, maximal ein Erythem 1. Grades eintreten. Als Serie reichen schon 6 Behandlungen.

Herz-Kreislauf-Training

Lit.: 60, 65, 70, 98, 103, 112, 179, 180, 223, 232, 255, 313, 334, 358, 362, 363, 373, 374, 422

Definition: Zielgerichtetes Training, das die Leistungsfähigkeit des Herz-Kreislauf-Systems nach Funktionsverlust wieder herstellt und steigert.

Wirkung: Das Herz-Kreislauf-Training wirkt umfassend. Es kann aber auch je nach Anteil der Ausdauer-, Kraft- oder Beweglichkeitskomponente funktionsspezifisch ausgerichtet werden.

Indikationen: Wiederherstellung bei Kreislauferkrankungen, im Rahmen der Infarktrehabilitation, nach Verletzungen oder Operationen.

Kontraindikationen: Nicht ausreichende Belastbarkeit des Herz-Kreislauf-, Skelett- oder neuromotorischen Systems.

Behandlungsaufbau und Durchführung:

1. Belastungsstufe im Akutkrankenhaus

Aufgelockerte Bettruhe (zur Vermeidung der Störungen durch absolute Bettruhe):
- Umlagerungen von Rückenlage zur Seitlage rechts und links und kurzfristiges Sitzen zur Verbesserung der Lungendurchblutung,
- Bewegungsserien der Arme und Beine mit kleinen und mittelgroßen Muskelgruppen in intermittierender Dauerform
  5 bis 20 Wiederholungen, zwischendurch 10 bis 30 s Pause, 3mal

- Fußtretbewegungen alle 2 h selbständig durchführen,
- Wahrnehmen der kosto-abdonimalen Atembewegung nach dorsolumbal, nach lateral und ventral und Wahrnehmen des Nasenweges der Luft bei Schmalnaseneinstellung, dann
  bis 3 tiefere Atemzüge ausführen, danach Pause bei normalem Weiteratmen, dies 2mal wiederholen (insgesamt 6 bis 10 tiefere Atemzüge kostoabdominal),
- schnupperndes Einatmen, kleine Pause auf der Höhe der Einatmung einhalten, dann durch die Nase oder blasend durch den Mund ausatmen
  2 bis 3 Atemzüge, dann einige Zeit normal weiteratmen, 2mal wiederholen,
- blasend gründlich ausatmen (bis zum exspiratorischen Reservevolumen), ohne zu pressen, danach die Pause abwarten, bis die Einatmung von allein einsetzt, kosto-abdominale Atembewegung dabei gut wahrnehmen,
- Ausführen einiger Streckdehnungen – von den Zehen oder Fingern aus eingeleitet,
- Ausführen der halbmondförmigen Lagerung (erst links, dann rechts) und der Hockdrehlage mit Dehnung der linken Flanke.

2. Belastungsstufe im Akutkrankenhaus

Mobilisation nach Bettruhe:
- Von Rückenlage im Bett über die Seitlage zum Sitz am Bettrand
  Übergänge langsam und mit gewickelten Beinen ausführen
- Bewegungen im Sitzen mit mittelgroßen und großen Muskelgruppen in intermittierender Dauerform
  mäßiges Tempo, nur 20 % der Maximalkraft einsetzen, 5 bis 20 Wiederholungen, kurze Pausen (10 bis 30 s) oder längere Pausen (60 bis 120 s), dazwischen
- Beuge-, Streck- und Drehbewegungen des Rumpfes
  5- bis 10mal, Pausen von 1 bis 3 min.
- müheloses Aufstehen, Aufrichten und Geradebleiben können
  Dies zeigt an, daß die aufrichtende Muskulatur nur mit 15 % der Maximalkraft beansprucht wird. Das ist bei Herzkranken wichtig. Liegt der Krafteinsatz über 15 % der Maximalkraft, wird die Energie nicht aerob bereitgestellt, und der periphere Gefäßwiderstand erhöht sich.
- Koordinierung von Atmung und Bewegung unter Einsatz von peripheren Atemantrieben.

3. Belastungsstufe im Akutkrankenhaus und zu Hause:

- Gehen auf ebener Strecke in intermittierender Dauerform mit Pausen im Sitzen
  Gehtempo: 60 Schritte/min entsprechen 10 bis 15 Watt Belastung,
  100 Schritte/min entsprechen 50 Watt Belastung
  Dauer: 1 bis 5 min.
  Pausendauer: lang (3 bis 5 min) oder kurz (1 bis 2 min)
  Reizumfang: 15 min (3x 3 min Gehen, 2x 2 1/ 2 min Pause)

- als Steigerung: Gehen auf ebener Strecke in kontinuierlicher Dauerform als Belastung auf allgemeine aerobe dynamische Ausdauer (im „steady state")
  2 Schritte zur Einatmung, 2 bis 3 Schritte zur Ausatmung; Reizintensität: 80 Schritte /min bis 100 Schritte/min; Gesamtbelastung: mindestens 5 bis 10 min., allmählich auf 15 bis 20 min steigern.
- Treppensteigen (treppab ist 1/3 weniger anstrengend)
  2 Stufen zur Einatmung, 2 Stufen zur Ausatmung steigen
- Dosierung der Belastung nach Befund, subjektivem Leistungsempfinden, Puls- und Atemkontrollen (bes. der kostoabdominalen Nachatmung), der Angleichung des Atemrhythmus an die Bewegungsaufgabe und der Erholungszeit nach der Belastung. Gehen Puls und Atmung zu langsam an den Ausgangswert zurück, war die Belastung zu hoch.

↑ Ergometertraining

Hitzeanwendungen

(Heiße Rolle, Hot-pack, Abtupfungen)
Lit.: 428

Definition: Anwendungen von Hitze – kurzfristig – von Temperaturen ab 45 °C durch z. B. Anwendung der Heißen Rolle oder heißen Auflagen.

Wirkung: Kurzfristige Hitzeanwendungen bewirken durch die Auslösung von Axonreflexen die Reaktivierung von Kältesensoren. Die dadurch herabgesetzte Gewebespannung bewirkt eine Anregung der Infrastruktur (ZILGER, GRUHN 1995). In dieser Weise wird die Mikrozirkulation verbessert.

Die kurzzeitige Anwendung von Hitze ab 45 °C bewirkt

1. Über die Auslösung des Axonreflexes eine Vasodilatation, der beim Entfernen der Hitze eine Vasokonstriktion folgt.
2. Die Aktivierung der Kältesensoren der Haut führen zur Muskeltonuserhöhung, der beim Entfernen der Hitze eine Muskeltonussenkung folgt.
3. Die Senkung der Gewebespannung erleichtert die Lymphbildung.
4. Beim Auslösen der Muskelpumpe (durch den ständigen Wechsel) wird die Infrastruktur angeregt und damit der Lymphabfluß verbessert. Dies führt zur Minderung des Ödems.

■ **Indikationen:** Ödeme nach Traumen oder Operationen

Kontraindikationen zu lokalen, heißen Anwendungen: Postoperative und posttraumatische Schwellungen, Lymphödeme, Phlebopathien, offene Wunden, Eiteransammlungen, akut ent-

zündliche Prozesse, fortgeschrittene arterielle Durchblutungsstörungen.
Applikation und Dosierung: 2–4 Frotteehandtücher werden zu einem festen Trichter gerollt, darein wird 1 Liter kochendes Wasser gegossen, 1 Hülltuch darüber. Es wird zuerst über der Leber, dann im proximalen Abflußgebiet die Rolle kurzfristig aufgedrückt, dann im Verlauf der Lymphgefäße distalwärts bis ins Schwellungsgebiet gearbeitet.
Bei Schwellungen im Bereich der unteren Extremität ist folgende Reihenfolge zu empfehlen: Leiste, dann Oberschenkelinnenseite, dann Kniekehle und Patellabereich, danach Unterschenkel, Sprunggelenk und Fuß.
Bei Schwellungen im Bereich der oberen Extremität: Achselhöhle dann Oberarminnenseite, Ellenbeuge, Unterarm, Hand.

Hochvoltstimulation (HVS)

(auch „high voltage galvanic current stimulation" genannt)
Lit.: 7, 96, 353

Definition: Therapeutische Nutzung von sehr kurzen, nur 10 bis 15 µs dauernden Impulsen zur neuromuskulären Reizung. Um an Nervenfasern Aktionspotentiale auszulösen, bedarf es bei dieser kurzen Stromflußzeit relativ hoher Stromdosen. Es ist eine Spannung von mehr als 100 V notwendig. Für den Patienten ist dies aber eine angenehme Stimulationsform.
Wirkung:
Niedrige Frequenzen (bis etwa 10 Hz) wirken als Schüttelung und lockern verspannte Muskulatur auf;
mittlere Frequenzen (20–80 Hz) wirken tonisierend auf die Muskulatur;
Hohe Frequenzen (ab 100 Hz) wirken schmerzstillend. Sie werden besonders in der Kombinationsbehandlung mit Ultraschall zur gezielten Behandlung von myofaszialen Triggerpunkten eingesetzt.

Indikationen: Erkrankungen des Bewegungsapparates, Sportverletzungen, Schmerzbehandlung, Allergien, Durchblutungsstörungen.

Kontraindikationen: ↑ Diadynamische Ströme.
Applikation und Dosierung: Bipolare und tripolare Elektrodentechnik. Tetanisierende Frequenzen, die besonders paravertebral eingesetzt werden, sollen außer Schmerzlinderung auch regenerierenden Einfluß haben.
Der Hautwiderstand wird günstig überwunden, und es treten

keine polaren Wirkungen an den Elektroden auf. Auf Umhüllung der Elektroden mit Schwammtaschen kann daher verzichtet werden.
Bei Hochvoltverfahren mit einem negativen Gegenschwinger ist auch die Behandlung von nicht elektronischen Implantaten möglich.

Hydroelektrische Bäder

Lit.: 43, 62, 88, 96, 138, 139, 141, 151, 198, 388

Definition: Anwendung von galvanischem Strom oder Impulsströmen in einem Vollbad (sog. Stangerbad) oder in Ein-, Zwei- oder Vierzellenbädern.

Wirkung: Zur Wirkung der stabilen Galvanisation oder der Impulsströme kommt die Wirkung der verschiedenen temperierten Teil- oder Vollbäder. Sollen größere Körperregionen oder ganze Extremitäten durchströmt werden, empfiehlt sich die Nutzung hydroelektrischer Bäder.

Indikationen: Paresen (schlaff und spastisch), Hyperkinese, Neuritiden, Neuralgien, Myaglien, rheumatische Erkrankungen, periphere arterielle Durchblutungsstörungen, Sudecksche Erkrankung im Stadium II bis III, Erfrierungen.

Kontraindikationen: Hautdefekte oder Entzündungen ↑ Stabile Galvanisation. Über das Herz nur niedrige Intensitäten leiten und Vorsicht mit Impulsströmen! Träger von Schrittmachern, Schwangerschaft. Bei arteriellen Durchblutungsstörungen, Wassertemperatur indifferent, nicht höher! Fieberhafte Erkrankungen.

Hydroelektrisches Vollbad (sog. Stangerbad)

Applikation und Dosierung: Es kann variiert werden
- im Temperaturbereich zwischen 35 und 38 °C,
- im chemischen Bereich, z. B. durch Hinzugabe gerbstoffhaltiger Extrakte wie im Tannolil®-Bad,
- im elektrischen Bereich durch Gestaltung der Polung

Längsdurchflutung absteigend ist beruhigend:
Anode kranial, Kathode kaudal
Längsdurchflutung aufsteigend ist erregend:
Kathode kranial, Anode kaudal
Querdurchflutung:
Kathode links, Anode rechts oder umgekehrt
Diagonaldurchflutung und Spezialanlagen

und durch Gestaltung der Intensität

ein- und ausschleichend von sensibel unterschwellig bis angenehm prickelnd. Ein unangenehmes Stromgefühl darf niemals auftreten.

- im zeitlichen Bereich
  10 bis 20 min Dauer, 1- bis 3mal wöchentlich 6 bis 12 Beh.
- in der Kombinationsbeh. mit Bewegungsübungen, Extensionen u. a.

■ Dosierungshinweise für schlaffe Paresen:

Wassertemperatur: 36 °C
Polung: Kathode in der Nähe der Region der schlaffen Lähmung (wenn ASZ > KSZ, die Anode als Reizelektrode wählen), Anode proximal, segmental oder kranial.
Dosierung: Intensität des galvanischen Stromes steigern, soweit wie es angenehm ist.
Dauer: 10 bis 20 min täglich oder 3mal wöchentlich, solange bis eine Besserung erwartet werden kann.

▮ Dosierungshinweise für spastische Paresen und Hyperkinesen:

Wassertemperatur: 36 °C oder kühler.
Polung: Anode kranial, Kathode kaudal = absteigende Galvanisation.
Intensität: 20 min, 1- bis 3mal wöchentlich, als Kur 12 Beh.

▮ Dosierungshinweise für Neuritiden, Neuralgien, Myalgien, rheumatische Erkrankungen:

- im akuten Stadium zur Schmerzlinderung
  Wassertemperatur: 36 bis 38 °C
  Polung: Anode an die Schmerzregion, Kathode kaudal oder ins Segment bei Polyneuritis absteigende Galvanisation
  Intensität: sensibel unterschwellig
  Dauer: 10 bis 20 min, 2- bis 3mal wöchentlich
- im subakuten und chronischen Stadium zur Durchblutungsförderung
  Wassertemperatur: 36 bis 38 °C
  Polung: Kathode in die Nähe des Gebietes, das angeregt und vermehrt durchblutet werden soll, Anode dem gegenüber, kranial oder segmental
  Intensität: sensibel angenehm
  Dauer: 10 bis 20 min, 2- bis 3mal wöchentlich, längere Serien sind meist erforderlich.

Kontraindikationen: Hauterkrankungen, die unter der Kathode eine verstärkte Symptomatik aufweisen, entzündliche Hauterkrankungen. Psychosen.

Ein-, Zwei- oder Vierzellenbad

Applikation und Dosierung: Es kann variiert werden
- im Temperaturbereich zwischen 36 bis 37 °C,
- im elektrischen Bereich durch Gestaltung der Polung
  Anode: Arme Kathode: Beine = absteigend

Anode: Beine, Kathode: Arme = aufsteigend oder
Anode: linker Arm und linkes Bein, Kathode: rechter Arm und rechtes Bein

und durch Gestaltung der Intensität

Einschleichend den Strom steigern, bis er eben schwellig ist oder man gut erträgliches Kribbeln auf der Haut verspürt. Nach Ablauf von 10 bis 15 min. Strom langsam ausschleichen. Niemals Umpolen während der Behandlung. Im allgemeinen nicht über 10 mA gehen.

- **im chemischen Bereich durch Iontophorese im Vierzellenbad**
Es kann auf folgende Lösungen hingewiesen werden:
Kaliumiodid (an die Kathode), in 2%iger Lösung aufbewahren, 3 bis 5 ml dieser Lösung werden dem Wasser einer Arm- oder Beinwanne zugesetzt.
Indikationen: Gelenkerkrankungen.
Acetylcholin (an die Anode). Die 0,01%ige Lösung ist aus Trockenampullen frisch herzustellen: 1 Ampulle Acetylcholin zu 0,1 g auf 1 l Wasser.
Indikationen: periphere arterielle Durchblutungsstörungen, Sudecksches Syndrom Stadium II bis III, Erfrierungen.

- **Natrium salizylicum**

Indikation: Rheumatische Beschwerden.

Niederfrequente Impulsströme im hydroelektrischen Zellenbad nach Träbert (1974)

Applikation und Dosierung:
5 min 5 Hz, t = 2 ms (t_p = 198 ms), Rechteckstrom, anschließend 10 min 20 Hz, t = 2 ms (t_p = 48 ms), Rechteckstrom, geschwellt, (30 Schwellungen/min.) Intensität steigern, bis es rhythmisch zu kräftigen Muskelkontraktionen kommt.

Indikationen: statische Beschwerden, Überlastungssyndrome, nach längerer Ruhigstellung, Inaktivitätsatrophien, Arthrosen, Distorsionen, Parästhesien, Neuralgien, verschlußgezielt bei arteriellen Durchblutungsstörungen im Stadium I und II.

Kontraindikationen: Vegetative Dysregulationen, spastische Paresen und Hyperkinesen.

Hydrotherapie

Lit.: 62, 135, 138, 140, 176, 205, 240, 242, 244, 245, 333

Definition: Anwendung des Wassers (fest, flüssig, dampfförmig) zu prophylaktischen, therapeutischen, rehabilitativen und metaphylaktischen Zwecken, außerordentlich variabel in Anwendungs- und Dosierungsweise und daher sehr individualisierbar (CORDES, 1992).
Wirkung: Die Wirkungen sind unterschiedlich je nach Ausgangslage bzw. -situation, Applikationsart und Dosierung.

Kaltapplikationen: bewirken lokal primär Vasokonstriktion der Hautgefäße, sekundär Vasodilatation mit reaktiver Erwärmung, analgetisch und antiphlogistisch bei akuten Prozessen, generell kreislauf- und atemanregend, bei sympathikotoner Ausgangslage beruhigend und schlaffördernd, bei parasympathikotoner Ausgangslage entmüdend und erfrischend; muskeltonisierend, anregend auf kortikale Funktionen, fördernd auf Hautfunktion und bei Serienwirkung auf Kälteadaptation.

Indifferente Applikationen: Wirken allgemein entspannend, muskeldetonisierend, beruhigend, schlaffördernd, entwärmend, besonders bei Temperaturen um 30 °C.

Warme und temperaturansteigende Applikationen: Lokal eingesetzt, wirken einphasig, ohne vorherige Vasokonstriktion kommt es zur Vasodilatation und kontinuierlichen Aufwärmung, dadurch zur Muskeldetonisierung, bei chronischen Prozessen zur antiphlogistischen, analgetischen, resorptionsfördernden Wirkung. Durch Herabsetzung des peripheren Widerstandes kommt es bei kurzfristigem Temperaturanstieg zur Blutdrucksteigerung, bei langfristigem zur Blutdrucksenkung. Segmental und als Bäder bis zum Dünsten eingesetzt, erfolgt Beruhigung und parasympatikotone Umschaltung, Kreislaufökonomisierung, verbesserte Koronarfüllung.

Heiße Applikationen bewirken primär flüchtig eine Vasokonstriktion und sekundär Vasodilatation. Die intensive Erwärmung steht im Vordergrund.

Temperaturabsteigende Applikationen bewirken zunächst Vasodilatation, dann Vasokonstriktion und im Anschluß an die Applikation reaktive Erwärmung.

Wechselwarme Applikationen: Gefäßtraining in Form von Vasodilatation im warmen (nicht heißen!) Bad und Vasokonstriktion im kalten Bad. Nach dem letzten kalten Bad reaktive Hyperämisierung. Als Serienwirkung sind Erhöhung der Reaktionsfähigkeit der Gefäße, Verbesserung des örtlichen Gewebestoffwechsels, des peripheren Gefäßwiderstandes mit geringer Blutdruckhebung, Verbesserung auch der Schleimhautdurchblutung und der lokalen und allgemeinen Kälteadaptation zu erwarten.

Indikationen: Je nach gewünschter Wirkung, Ausgangssituation und Reaktion auf Probemaßnahmen.

Kontraindikationen: Kaltapplikationen sind kontraindiziert bei negativer Wärmebilanz, mangelnder Reaktionsfähigkeit der Haut, der Gefäße und des Körpers überhaupt.

Indifferente Temperaturen sind kontraindiziert bei mangelnder Belastbarkeit des Herzens, peripherer Kreislaufinsuffizienz, ungenügender Körperwärme.

Hydrptherapie 1

Warme und temperaturansteigende Applikationen sind kontraindiziert bei Malignomen, Niereninsuffizienz, Wärmeempfindlichkeit, Angioorganopathien Stadium II bis IV; allgemein, wenn auf Wärme nicht vorteilhaft reagiert werden kann.
Heiße Applikationen sind kontraindiziert bei labilem Kreislauf, allen Herz-Kreislauf-Erkrankungen, arteriellen Durchblutungsstörungen, Rheumatoidarthritis, Multipler Sklerose, Meningitis, aktiver Tuberkulose, Hyperthyreose, Hypertonie, Malignomen.
Temperaturabsteigende Applikationen und wechselwarme Applikationen sind kontraindiziert bei mangelnder Reaktion der Gefäße, Angiopathien Stadium II bis IV, hypotoner Dysregulation.
Pragmatische Applikationseinteilung: Nach CORDES (1992): Anwendungen mit einem Tuch (Waschungen, Abreibungen, Abklatschungen, Wickel, Umschläge, Packungen, Auflagen usw.), mit fließendem Wasser (Güsse, Druckstrahlgüsse, Duschen, ↑ Unterwasserdruckstrahlmassage), mit hydrostatischem Druck (Bäder, Teilbäder), ° Bäder mit Medikamentenzusatz und ↑ hydroelektrische Bäder, ↑ Schwimmtherapie, ohne hydrostatischem Druck (↑ Sauna, Dampfbäder).
Dosierungsstufen für hydrotherapeutische Reize: Nach KRAUSS (1990):
- milde hydrotherapeutische Reize (kleine Hydrotherapie)
  Waschungen, Abreibungen, Trockenbürstungen
  ansteigende Teilbäder bis zum Umfang des Unterarm- und Fußbades
  wechselwarme Fußbäder
  kalte Güsse bis zum Umfang des Kniegusses
  Wassertreten
  Wickel bis zum Umfang des Brustwickels
  Anwendungen feuchter Wärme geringen Umfangs
  warme Heusack-, kleine Peloidpackungen
- mittelstarke Reize (mittlere Hydrotherapie)
  ansteigende Bein-, Sitz- oder Halbbäder (letztere bei vorsichtiger Temperaturführung)
  Schöpfbäder
  warme Zusatz-Halbbäder
  kaltes Reibesitzbad
  wechselwarme Sitzbäder
  Rumpfwickel und feuchte Dreiviertelpackungen mit mittlerer Liegedauer
  Sitzdampf
  Sauna bei vorsichtiger Handhabung,
- stark wirkende Reize (große Hydrotherapie)
  Überwärmungsbad
  russisch-römisches Dampfbad
  subaquales Darmbad
  kalter und heißer Voll-Blitzguß
  langliegende feuchte Dreiviertel- und Ganzpackungen („milder" Weg einer großen Hydrotherapie).

Beispiele für Stufenfolge der Reizstärke innerhalb einzelner hy-

drotherapeutischer Anwendungsformen nach KRAUSS (1990):
- leichtere Oberflächenreize
  kalte und heiße Teilwaschung oder
  kalte und heiße Ganzwaschung
  wechselwarme Ganzwaschung
  Trockenbürstung, Trockenfrottierung mit Luffaschwamm
  Trockenbürstung mit nachfolgender wechselwarmer Ganzwaschung
  wechselwarme Ganzabreibung
  Abklatschung,
  Lakenabreibung,
- ansteigende Teilbäder: Hand, Unterarm rechts, links, Fuß, Unterschenkel, Bein, dann
  ansteigendes Sitzbad mit gleichzeitigem Fußbad,
  ansteigendes Halbbad.

Beachte: Um Gefäßerweiterung ohne primäre Gefäßkonstriktion zu erreichen, ist es erforderlich, mit indifferenten Temperaturen zu beginnen und langsam zu steigern.
- Güsse
  kalte Flachgüsse (Temperatur kalt oder, falls aus reaktiven Gründen erforderlich bzw. zur Reizsteigerung erwünscht, wechselwarm)
  Gesichts-, Arm-, Knie-, Schenkel-, Unter-, Ober-, Rücken-, Vollguß, absteigende Fächerdusche, kalte Fächerdusche, Strahlguß („Blitzguß", kalt und heiß).

Behandlungsaufbau nach KNEIPP ↑ Kneipp-Therapie

Impulsgalvanisation

(nach JANTSCH)
Lit.: 192, 193, 194

Definition: Gleichstromimpulse zwischen 5 bis 20 Hz, so daß eine Tetanisierung nicht eintreten kann.

Wirkung: Zu den abtransportierenden Eigenschaften des Gleichstromes kommt Schmerzlinderung, besonders unter der Anode. Vagotonisierende Stromformen sind Frequenzen zwischen 10 und 20 Hz, t, t_{an} und t_{ab} zwischen 0,5 bis 20 ms, sensibel unterschwellig bis eben schwellig dosiert.

Als Schüttelfrequenzen mit einem massageähnlichen Effekt werden Dreieckimpulse mit t_{an} = 10 bis 30 ms gewählt, t_p = 100 ms, f = 8 bis 9 Hz.

Zur Iontophorese eignen sich Impulsgalvanisationen mit Frequenzen zwischen 5 und 12 Hz. Dreieckimpulse von 10 bis 30 ms und t_p = 50 bis 200 ms. Dies ergibt eine geringere sensible Belästigung der Haut trotz höherer Amplitude des Stromwertes.

Indikationen: ↑ Stabile Galvanisation, besonders Sportverletzungen (Distorsionen, Kontusionen, Myalgien).

Kontraindikationen: ↑ Stabile Galvanisation.
Applikation und Dosierung: Die subjektiven Empfindungen des Patienten von sensibel unterschwellig bis Vibrieren der Muskulatur und Klopfen können einreguliert werden. Schmerzempfindungen dürfen nicht entstehen. Es kann auch ein individuelles Behandlungsprogramm erprobt werden, 5 min schmale Einzelimpulse, 5 min Schwellströme mit kurzer Schwelldauer, 5 min Dreieckimpulse in Schüttelfrequenz, 5 min frequenzmodulierte Ströme.
↑ Stabile Galvanisation

Impuls-Kurzwellentherapie

s. S. 78

Impulsschall

s. S. 123

Inhalationstherapie

(Aerosoltherapie)
Lit.: 49, 56, 96, 98, 232, 402, 403, 411

Definition: Inhalation feinstzerstäubter Medikamentenlösungen oder Heilwässer.
Wirkung: Je nach Medikament, Applikationsart und Teilchengröße unterschiedlich (s. u.). Ziel ist u. a. Aufrechterhaltung einer wogenden Bewegung des Flimmerepithels bzw. Beseitigung der Mukostase, Entzündungsbeeinflussung, Aufhebung eines Bronchospasmus.

> **Indikationen:** Broncho-pulmonale Erkrankungen, Mukoviszidose, prä- und postoperative Behandlung, in der Reanimation und Intensivpflege, Anfeuchtung der Atemwege bei Intubation, Tracheotomie, evtl. in Kombination mit künstlicher und assistierte Beatmung (IPPB), bei Epithelverlusten und schlecht heilenden Ulzera.

Kontraindikationen: Allgemeine Kontraindikationen gibt es nicht. Es sind nur die Kontraindikationen gegen bestimmte Medikamente zu beachten.
- Bei Schwächezuständen und mangelnder Kraft zur Expektoration ist die Inhalation von Sekretolytika kontraindiziert.
- Vernebelung von Penicillin ist wegen der häufigen Allergien kontraindiziert.

- Medikamentenlösungen sollen nicht zu konzentriert inhaliert werden, NaCl-Lösungen nicht über 2 %.
- Wenn Propylenglycol oder Glycerol überhaupt angewendet werden, sollte die Konzentration von 10 % für Propylenglycol und 5 % für Glycerol nicht überschritten werden.
- Bei Asthma bronchiale und chronisch obstruktiver Bronchitis erhöhen Antihistaminika die Viskosität und sollten nicht inhaliert werden.
- Hyperventilation ist zu vermeiden.
- Von der Nebelzeltbehandlung ist man wieder abgekommen wegen zu geringer Deponierung von Nebelteilchen und Kontaminierungsgefahr mit Bakterien.

Applikation und Dosierung: Die Applikationsart ist für die Aerosolablagerung besonders wichtig.

- Es sind Geräte mit adäquaten Verteilungsspektren zu nutzen.

  Die Ablagerung von Aerosolen ist abhängig von der Teilchengröße des Vernebelungsspektrums.
  Partikel von 100 µm und größer dringen nicht ein.
  Partikel von 5 bis 100 µm werden in der Nase abgefangen, Partikel von 2 bis 5 µm schlagen sich in den Bronchien und Bronchiolen nieder, Partikel von 1 bis 2 µm Durchmesser haben für alveolare Deposition die größte Wahrscheinlichkeit, Partikel von 0,25 bis 0,5 µm werden wieder ausgeatmet.

- Es ist eine bestimmte Atemtechnik erforderlich.

  Die Einatmung erfolgt über ein Mundstück, die Nase wird durch eine Klemme verschlossen (wenn nicht spezielle Einwirkung über den Nasenweg gewünscht wird). Auf der Höhe einer Voll-Einatmung (dabei rundum Weitwerden in der Rumpfmitte und kein Schulterhochziehen) wird eine Pause eingehalten. Die Ausatmung erfolgt blasend auf fff, bei der Einatmung hingegen ist ein zischender Ton sss hervorzubringen (Strömungswiderstände zur Atemlenkung).

Anleitung in der **Spraytechnik**

Betamimetika und ihre Kombinationen: Die Einzeldosis besteht meist aus 2 Hüben. Zur verbesserten Wirkung in der Peripherie sollen sie mit einem zeitlichen Abstand von 5–10 min zwischen jedem Hub eingenommen werden.

Cromoglycinsäure (z. B. Intal®) bzw. inhalative Steroide sind einige Minuten nach der Einnahme von Betamimetica einzunehmen.

Technik: Erst Spray schütteln, den ersten Hub in die Luft sprühen (bei längerer Nichtbenutzung).
Nach tiefer Ausatmung das Mundstück des Sprays in den Mund nehmen (Patrone zeigt dabei nach oben), mit beginnender Einatmung den Sprayknopf drücken – tief einatmen und einige Sekunden die Luft anhalten. Oder Bedienungsanleitung des Beclomet Easyhaler einsehen.

Anleitung zur **Desinfektion der Inhalationsgeräte** zuhause.
Geeignete Geräte im Hausgebrauch sind z. B. Pari-Boy®, Heyer Pro Domo®.
Das Gerät sollte nur von einem Patienten benutzt werden. Das Verneblersystem ist erst kurz vor Benutzung zusammenzusetzen.
Als Trägersubstanz sind nur sterile isotone Lösungen z. B. NaCl-Lösung 0,9 % oder Fertiginhalate zu verwenden. Nach jeder einzelnen Inhalation ist das Verneblersystem in Einzelteile zu zerlegen, unter fließendem Wasser abzuspülen, dann abzutrocknen und in einem sauberen Tuch noch mindestens 4 Stunden zum Nachtrocknen in einen trocknen Raum zu legen
oder
30 s aus dem Kompressor des Düsenverneblers Luft auf die Düse, in der sich die Keime besonders ansiedeln, sprühen, danach mit Warmluft alle Einzelteile fönen (1 min). Abschließend Dampfsterilisation.

Rezepturen für die Medikamentenvernebelung

Beachte: Für alle Medikamentenlösungen müssen vom Arzt schriftlich fixierte Anweisungen vorliegen. Zubereitung und Abgabe sollte vom Fachpersonal erfolgen. Die Medikamentenlösungen für Inhalationen sind täglich frisch zuzubereiten.

Bronchospasmolytika (-vorinhalate)
- Bronchospasmin®
- Sultanol® bei Patienten mit positivem Broncholysetest
- Alupent®
- Atrovent®-Inhalationsspray
- Bricanyl®
- Berotec® 200, 100

Dosierung: Als Vorinhalate 2 Sprühstöße eines Dosieraerosols 5 min vor der Inhalation aus der patienteneigenen Sprühdose geben.

Beachte: β-Sympathikomimetika der Adrenalinreihe, wie Alupent® und Bricanyl® sind sehr stark und von langer Wirkungsdauer. Überdosierungseffekte sind Tachykardie, Blutdrucksteigerung, Zittern, Unruhe, Druck in der Herzgegend.

Kontraindiziert sind diese Bronchospasmolytika aus der Reihe der β-Sympathikomimetika im Status asthmaticus und im schweren Asthmaanfall wegen Gefahr der paradoxen Wirkung.

Sekretolytika, Sekretmotorika, Mukolytika
- Inh. Sal. Ems SR unverdünnt oder Emser Sole Ampullen verdünnt mit abgekochtem destillierten Wasser 1 : 10

- leicht hypertone NaCl-Lösung
- Tacholiquin® 1%ig
- Bromhexin®-Inhalat
  Indikationen: Hustenreiz durch Bronchialsekret.
- 10%ige Mucosolvan-Inhalatlösung (z. B. Fluimucil®)
  (N-Acetyl-L-cystein, 0,4 g je Ampulle zu 2 ml,
  10%ige Lösung = 1 : 10 mit isotonischer NaCl-Lösung verdünnt)
  Indikationen: Bei zähem Bronchialsekret (wirksames Mittel zur Verflüssigung), starken Schleimansammlungen, Mukoviszidose.

Antiphlogistika

- $CaCl_2$-Lösung 1- oder 2%ig
- Kamillan (z. B. Kamillosan®)
  Dosierung: 10 Tropfen Kamillan in 2,5 ml 0,9%ige NaCl-Lösung kann mit 0,9 % NaCl-Lösung bis 4 ml aufgefüllt werden. Kamillan enthält einen wäßrig-ethanolischen Auszug aus Schafgarbenkraut und Kamillenblüten, evtl. in Kombination mit 0,5 Panthenol-Ampulle „Jenapharm" (Bepanthen®).
- Corticosteroide als Dosieraerosol: Beclomet®, Inhacort®, Pulmicort®
- Dexamethason
  Indikationen: Vorzugsweise für Langzeitbehandlung obstruktiver Atemwegserkrankungen.

Antibiotika

- Bivacyn-Lösung mit physiologischer Kochsalzlösung 1 : 1 verdünnen (Nebacetin®).
  Indikationen: Zusatzbehandlung bei oraler oder parenteraler Gabe.

Mykostatika

- Fungizone-Amp. (Amphotericin B, Ampho-Moronal®)
- Mykostatin-Amp. (Nystatin, Moronal®)

Epithelregenerierende Mittel

- Panthenol (Bepanthen®)
  Dosierung: 0,5 ml aus Panthenol-Ampullen „Jenapharm" in 2,5 ml 0,9%ige NaCl-Lösung, kann mit 0,9 % NaCl-Lösung bis 4 ml aufgefüllt werden, 1- bis 2mal täglich behandeln.
  Indikationen: Epithelverluste, schlecht heilende Ulcera. Auch bei starkem Husten gut einzusetzen.

Hämostyptika

- Pamba-Ampullen (Gumbix®)

Dosierung: 1 : 1 verdünnt oder auch unverdünnt.
- Thrombin
Dosierung: 250 NIH-E in einer Inhalationsdosis Aqua dest, 2 bis 3mal täglich behandeln.
Indikationen: Bei leichteren, ursächlich abgeklärten Blutungen.

Interferenzstromverfahren

(nach NEMEC)
Lit.: 96, 138, 139, 141, 151, 193, 194, 350, 353, 354, 397

Definition: Durch Überkreuzung zweier Mittelfrequenzströme (Trägerfrequenz je nach Hersteller zwischen 3900–8000 Hz), die um 10 bis 100 Hz voneinander differieren, entstehen im Überlagerungsfeld niederfrequente stehende Wellen, sog. Schwebungen oder Interferenzen, die therapeutisch genutzt werden. Die Interferenzfrequenz entspricht der Differenz der beiden Komponentenströme; sie ist niederfrequent.

„Eine Variation der Interferenzströme ist die Stereo-Interferenz. Bei diesem Verfahren wird durch einen dritten Stromkreis die dreidimensionale Bewegungsrichtung der Ionen in einem Körper Rechnung getragen. Die Ströme werden über zwei Elektrodensets zu je drei Kontaktflächen dem Körper zugeführt." VOGEDES, 1995.

Wirkung: Je nach Anlage, Intensität und eingestellten Frequenzen lassen sich unterschiedliche Wirkungen erzielen. Die Wirkungen sind wissenschaftlich nicht unwidersprochen.

Bei stabiler Applikation

100 Hz	konstant bei sensibel unterschwelliger Dosierung: wirkt dämpfend auf den N. sympathicus.
50 bis 100 Hz	bei sensibel unterschwelliger Dosierung: wirkt schmerzlindernd und gefäßentspannend.
20 bis 40 Hz	bei sensibel überschwelliger bis motorisch schwelliger Dosierung: wirkt erregend auf N. vagus.
1 bis 50 Hz	bei motorisch überschwelliger Dosierung: wirkt erregend und kontraktionsanregend auf motorische Nerven und die Skelettmuskulatur. Ab 25 bis 50 Hz kann es zu Dauerkontraktionen kommen.
1 bis 20 Hz	bei sensibel schwelliger Dosierung wirkt gefäßtonisierend.
1 bis 10 Hz	bei sensibel überschwelliger bis motorisch schwelliger Dosierung: wirkt erregend auf N. sympathicus. Es können Einzelkontraktionen ausgelöst werden.

Bei labiler Applikation (Kinesi)

50 bis 100 Hz mit wechselndem Druck über Handschuhelektroden

0 bis 100 Hz zur Lockerung verspannter Muskeln und Beseitigung örtlicher Ödeme.

- Bei Vaco-Kinesi
  Mechanische Sogwirkung auf das Kapillargebiet, als örtlicher Infiltrationssog an- und abschwellend. Die örtliche Muskelpumpe wirkt durchblutungsfördernd und transportbegünstigend auf extravaskuläre Gewebsflüssigkeit.
- Bei bipolarer Anwendung
  50 Hz zur Schmerzpunktbehandlung in oberflächlichen Geweben. Die Einwirkung sinusförmiger Wechselströme im Mittelfrequenzbereich auf Skelettmuskeln führt nach SENN und WYSS (1977) zu einem reaktiven Depolarisationszustand der durchströmten Muskelfasermembran.

Indikationen: Arthropathien und Arthrosen, Osteochondrose, Spondylarthrose, Bechterewsche Erkrankung, Distorsionen, Kontusionen, Subluxationen, Muskelzerrungen, Muskelverspannungen, Myogelosen, Schmerzen in Muskeln und Gelenken, Narben mit tiefen Einziehungen; Sudecksches Syndrom Stadium II bis III; Neuralgien, Neuritiden; Durchblutungsstörungen, arterielle (im Stadium I und II) und venöse; Obstipation.

Kontraindikationen: Alle fieberhaften Erkrankungen, akute örtliche Infektionen und Entzündungen (Furunkel, Lymphangitis, Thrombophlebitis u. a.), Neigung zu Thrombose oder zu Blutungen, Zustand nach Varizenverödung, nach Peritonitis oder Ileus; Tuberkulose, Multiple Sklerose, Parkinsonsche Erkrankung u. ä., Schwangerschaft und Menstruation, Träger von Herzschrittmachern, Osteosynthesen und metallischen Fremdkörpern.

Applikation: Es gibt 3 verschiedene Applikationstechniken:
- Stabile Interferenz. 2 Paar Plattenelektroden in entsprechenden Taschen (oder Flachkissenelektroden) werden stabil am Körper befestigt, so daß die 2 Ströme sich annähernd rechtwinklig kreuzen.
- Labile Interferenz. Die sog. Handschuhelektroden werden mit wechselndem Auflagendruck massageähnlich am Körper entlanggeführt. Die Intensität kann der Patient sich selbst optimal einregulieren. Festeres Aufdrücken erhöht die Reizwirkung.
- „Vaco-Kinesi". Es ist die gleichzeitige Anwendung von Interferenzstrom und rhythmisch-pulsierender Saugmassage.

Dosierung: Je nach Indikation und Reaktionslage 3 bis 15 min, Serien von 6 bis 12 Behandlungen.

Der vagotone Typ hat einen trägeren Reaktionsablauf; er braucht längere Behandlungszeiten und höhere Intensitäten; der sympathikotone Typ reagiert vorteilhafter auf kurze Behandlungszeiten und niedrige Intensität.

Iontophorese

Lit.: 8, 84, 96, 129, 139, 140, 162, 192, 233, 304, 316, 368

Definition: Einführung von Medikamenten in den Körper durch die Haut auf elektrolytischem Weg durch Nutzung von galvanischem Strom oder Impulsströmen.

Wirkung: Durch Iontophorese ist es möglich, Medikamente mit einer hohen örtlichen Konzentration in die Haut und zu einem geringen Teil in die an sie angrenzenden Körperabschnitte einzubringen. Zur Wirkung des Medikamentes kommt die Wirkung der ↑ stabilen Galvanisation und des genutzten Poles oder der ↑ diadynamischen Ströme.

Indikationen und Kontraindikationen: ↑ Stabile Galvanisation und siehe unten.

Applikation und Dosierung: Außer galvanischem Strom können auch mono-direktionale Impulsströme wie z. B. ↑ Ultrareizstrom oder ↑ diadynamische Ströme mit dem Iontophoreseeffekt gekoppelt werden, besonders geeignet ist die Stromform DF.
Anionen sind von der Kathode, Kationen von der Anode aus einzubringen.
Es handelt sich um folgende Kationen: H^+, K^+, Na^+, Cu^{++}, Hg^{++}, NH_4^+, Ca^{++}, Ba^{++}, Mg^{++}, As^{+++}, Zn^{++}, Ag^+, Fe^{+++}, Al^{+++}, Bi^{+++}, Sb^{+++}
und um folgende Anionen: OH^-, J^-, S^{--}.
Komplizierte chemische Verbindungen sind von der Anode aus einzubringen, weil die stark negativ geladene Haut für die Kationen durchlässiger ist als für Anionen.
Die erste Behandlung ist zur Testung kurzzeitig und mit geringer Intensität durchzuführen. Steigerung der Eindringtiefe ist vor allem mit Verlängerung der Behandlungsdauer zu dosieren.

Technik: Je nach Zielsetzung ist zwischen **systemischer** und **lokaler** Anwendung zu unterscheiden.
Bei systemischer Anwendung: Großflächige Elektroden, um einen therapeutisch wirksamen Plasmaspiegel durch Resorption in das Kapillarnetz zu erreichen.
Bei lokaler Anwendung: Die Wirkung des Medikamentes ist auf die Haut und die oberflächennahen Gewebe begrenzt.

Vor der Anlage ist die Haut gründlich zu reinigen und mit bis zu 70%igen Alkohol zu desinfizieren. Kleinere Hautverletzungen werden mit Vaseline abgedeckt.

Das Medikament: Gel, Salbe oder spezielle Wirkstoffe in Aqua dest.: Mit der Lösung wird ein steriles Tuch oder Vlies getränkt und aufgelegt. Darüber kommt eine leitfähige, angefeuchtete Cellophanfolie (Einmachcellophan oder anderes). Diese Zwischenlage ist notwendig, damit das Medikament nicht in den darüberzulegenden Elektrodenschwamm eindringen kann. Der Elektrodenschwamm muß etwas größer sein als die darüberliegende Elektrode und muß mindestens 3 cm dick sein.

Die Gegenelektrode sollte größer sein als die Arbeitselektrode, es kann auch ein Zellenbad als großflächige Gegenelektrode genutzt werden.

Die Stromdichte soll 0,1 mA je cm^2 Elektrodenfläche (Fläche des Elektrodenschwammes der Arbeitselektrode) nicht übersteigen. Bei einer Elektrodenfläche 10 cm x 8 cm = 80 cm^2 beträgt die maximale Stromstärke 80 x 0,1 = 8 mA! Sensibel schwelliges Stromempfinden ist erlaubt, aber es darf nicht unangenehm sein – an keiner Stelle! Die Intensität wird langsam ein- und ausgeschlichen. Auch vor einem Polwechsel muß ein- und ausgeschlichen werden! Der Vorteil der Iontophorese mit wiederholtem Umpolen liegt in einer Verminderung der Verätzungsgefahr.

Iontophorese mit mittelfrequentem Wechselstrom oder Interferenzstrom ist nicht erfolgversprechend. STEUERNAGEL, 1995

Medikamente zur Iontophorese in alphabetischer Anordnung

Acetylcholin (von Anode)
0,01- bis 0,5%ige Lösung, die aus Acetylcholin-Ampullen frisch herzustellen ist, 10 bis 15 min.

> **Indikationen:** Wo kräftige Hyperämisierung gewünscht wird, z. B. bei Erfrierungen, Sudeck-Syndrom (bei erniedrigter Temperatur), peripheren Durchblutungsstörungen, Myalgien.

Beachte: bei Behandlungen im Wasserbad nimmt man 1 Ampulle Acetylcholin zu 0,1 g auf 1 l Wasser. Dies entspricht einer Lösung von 0,01 %.

Apisarthon-Salbe® (Bienengiftsalbe, Forapin® E Salbe) von der Anode aus 5 bis 15 min.

> **Indikationen:** Degenerative Gelenkerkrankungen, Arthrosen, Neuralgien, rheumatische Erkrankungen, Muskelzerrungen.

Iontophorese

Calciumchloridlösung (von Anode)
1- bis 3%ig, 10 bis 20 min.

■ **Indikationen:** Knochenzysten, Osteoporose, Neuralgien, Epicondylitis.

Ephedrinhydrochloridlösung (von Anode)
0,25%ig, 10 bis 20 min.

■ **Indikationen:** Krankheitsbilder, bei denen Gefäßkonstriktion gewünscht wird.

Histamin-Ampullen oder Sol. Histamin. dihydrochlorid (von Anode)
0,001- bis 0,002%ige Lösung in Wasser
Beachte: Die 1. Beh. nur 3 min, später bis 5 min steigern. Die aktive Elektrode nicht größer als 50 cm^2 wegen der Gefahr von Allgemeinreaktionen.

■ **Indikationen:** Als Hautreiz bei Arthrosen, Myalgien.

Kontraindikationen: Asthma bronchiale, Allergien.

Hyaluronidase (von Anode)
Es gibt Hylase-Ampullen 150, 300, 1500 IE. Zur Einbringung muß eine Pufferlösung verwendet werden:
1 500 IE Hyaluronidase werden in 300 ml eines 0,1 M Acetatpuffers pH 5,4 gelöst (11,42 g Natriumacetat x 3 H$_2$O, 0,923 ml Eisessig, Aqua ad 1 000,0).
Man kann ebenfalls 50 ml Procain 1 % oder 25 ml Procain 2 % und 1 Ampulle Hylase zu 150 IE (5 VRE) verwenden.
Die Lösungen müssen stets frisch zubereitet werden. 10 bis 15 min Behandlungszeit.

■ **Indikationen:** Lymphödem, Tendovaginitis, Narbengewebe, zur Erleichterung der Einbringung großmolekularer Verbindungen.

Kaliumiodidlösung (von Kathode)
1%ige wäßrige Lösung, 10 bis 30 min.

■ **Indikationen:** Sklerodomie, Narben, Arthritis, Arthrosen.

Natriumsalicylatlösung (von Kathode)
2- bis 3%ige wäßrige Lösung, 10 bis 30 min.

■ **Indikationen:** Rheumatische Erkrankungen, subakute und chronische Arthritis, Arthrosen.

Procain hydrochlorid (von Anode)
1%ig mit Zusatz von 0,0025%igem Adrenalin

Diese Lösung wird industriell in Ampullen zu 10 ml gefertigt. Mit dem Inhalt einer Ampulle wird die Anodenunterpolsterung angefeuchtet.

■ **Indikationen:** Schmerzbehandlung.

Schwefellösung (von Anode)
20 bis 30 min.

■ **Indikationen:** Arthrogene Kontrakturen.

Tolazolinlösung (von Anode), (Priscol® Amp.)
1%ig aus Ampullen, 5 bis 15 min.

■ **Indikationen:** Frakturen.

Kneipp-Therapie

Lit.: 10, 31, 32, 205, 380

Definition: Lebens- und Heilweise nach Sebastian Kneipp. Die aktive Therapie stützt sich auf 5 Behandlungsprinzipien: Hydrotherapie, Phytotherapie, Bewegungstherapie, Ernährungstherapie und Ordnungstherapie.

Wirkung: Ordnungstherapie im somatischen und psychischen Bereich, Wiederherstellung des natürlichen Lebensrhythmus mit Wiederherstellung von Aktivität und Entspannung. Regulativer Effekt auf vegetative Zentren und den Hormonhaushalt. Langfristig bewirkt Kneipp-Therapie Umstimmung und Abhärtung.

> **Indikationen nach BRÜGGEMANN 1990:** Funktionelle Herzbeschwerden, Koronare Herzkrankheit, Herzinsuffizienz, Extrasystolie, Hypertonie, Hypotonie, arterielle. Funktionelle Durchblutungsstörung/Angioneuropathie, periphere arterielle Verschlußkrankheit (PAVK), Varikosis-Thrombophlebitis, Ulcus cruris, Arteriosklerose-Fettstoffwechselstörungen.
> Grippaler Infekt, Bronchitis, Bronchopneumonie, chronische Bronchitis, Asthma bronchiale.
> Akute und chronische Gastritis, Ulcus ventriculi et duodeni, Obstipation, biliäre Dyskinesie, Hämorrhoiden.
> Akute Zystitis, Reizblase, Harnsteinleiden, Dysmenorrhoe, Prostatahypertrophie.
> Bandscheibensyndrom, chronische Polyarthritis, Arthrose, Weichteilrheumatismus.
> Kopfschmerz/Migräne, Schlaflosigkeit, Vegetative Regulationsstörungen.
> Allgemeine Hautpflege, atrophische Dermatitis, Psoriasis,

Kneipp-Therapie 1

Pruritus, Allergodermien – allergische Ekzeme – Urticaria, Hautmykosen, Akne vulgaris.
Abhärtung, Abhärtung und Prävention im Alter, Schwangerschaft, Klimakterium.
Kontraindikationen: Schwere akute Krankheitsbilder, in denen die Körperfunktionen darniederliegen und nicht reaktionsfähig sind. Chirurgische Indikationen.
Durchführung: Je nach Anamnese, Diagnose, Befund und Reaktionslage ist von Woche zu Woche im Rahmen einer Kneipp-Kur ein Therapieplan aufzustellen, der Hydrotherapie, Phytotherapie, Bewegungstherapie, Ernährungstherapie und Ordnungstherapie umfaßt. Dabei ordnet sich die Kneipp-Therapie in die moderne medizinische Prävention und Rehabilitation ein, grenzt sich nicht aus.
Die Bewegungstherapie bezieht die modernen krankengymnastischen Behandlungsmethoden ein.
Die Kneipp'sche Hydrotherapie umfaßt Waschungen, Wickel/Auflagen/Packungen, Güsse, Bäder, Dämpfe, Wassertreten, Tautreten/Schneegehen, Trockenbürsten.
Sie sind in Anwendung und Dosierung nachzulesen unter ↑ Bäder mit Medikamentenzusätzen, ↑ Eisbehandlung, ↑ Hitzeanwendungen, ↑ Hydrotherapie, ↑ Sauna.
Die Einordnung der einzelnen Maßnahmen in einen Wochenbehandlungsplan zeigt Tabelle 2.

Tabelle 2   Prinzip des Einsatzes hydrotherapeutischer Maßnahmen bei einer Kneipp-Kur (32)

	Früh	Vormittags	Nachmittags	Abends
Montag	Oberkörperwaschung	Wechsel-Kniegruß	Armbad mit Rosmarin	Wassertreten
Dienstag	Taulaufen	Wechsel-Brustguß	Wechsel-Fußbad	Wadenwickel
Mittwoch	Ganzwaschung	heißer Blitzguß Rücken	Armguß	Wassertreten
Donnerstag	Trockenbürstung Oberkörper	Wechsel-Schenkelguß	Armbad	Wassertreten
Freitag	Taulaufen	Dreiviertelbad mit Fichtennadel u. Bürsten	Kniegruß	Wassertreten
Samstag	Ganzwaschung	Heusack auf Rücken	Brustguß	Wassertreten

Kombinationstherapie Ultraschall und Reizströme

Lit.: 95, 96, 140, 170, 225

Definition: Kombination von Ultraschall und Reizströmen im Simultanverfahren. Kombiniert werden – je nach Gerät – Ultraschall und niederfrequente Reizströme (z. B. diadynamische Ströme, Ultrareizstrom, Mikroreizströme u. a.); Ultraschall und Hochvolt- oder Mittelfrequenzströme in niedriger Dosierung.

Wirkung: Das Simultanverfahren hat den Vorteil, daß es dem bewegten, kathodisch gepolten Schallkopf gelingt, bei entsprechender Stromstärke die Triggerpunkte (meist Muskel- und Nervenreizpunkte) zu eruieren und durch intensiv darüber kreisende Bewegungen ihre Schmerzschwelle zu senken. Die Wirkung ist nicht nur summierend (Ultraschall plus gewählte Stromform) zu sehen, sie hat jeweils eine ihr eigene Funktionsform.

Indikationen: Myofasziale Schmerzsyndrome, vertebragene Syndrome.

Kontraindikationen: ↑ Ultraschalltherapie, ↑ diadynamische Ströme, ↑ Hochvoltstimulation, ↑ Mittelfrequenz-Stimulationstherapie

Applikation und Dosierung: Die Anode wird meist großflächig im Segment an der Wirbelsäule oder im proximalen Bereich der Extremität angelegt. Der Schallkopf ist kathodisch gepolt. Als Ankopplungsmittel sind Öle wegen ihres hohen elektrischen Widerstandes nicht günstig, deshalb werden wasserlösliche Gele von den Herstellern der Geräte dafür verwendet. Die Gele können auch zur Phonophere mit bestimmten Medikamenten angereichert sein. Allerdings wird die Eindringtiefe des Schalls dadurch etwas eingeschränkt.

Zuerst wird die Ultraschall-Intensität einreguliert (0,1–0,3 W/cm^2), dann wird während des langsamen Gleitens des Schallkopfes die Stromintensität bei der gewählten Stromform langsam höher geregelt. Soweit es der Patient verträgt, sollte die Intensität motorisch schwellig sein, so daß es an den motorischen Reizpunkten (s. Abb. 20a bis 23b) zu den entsprechenden Muskelkontraktionen kommt. Keine statischen oder semistatischen Beschallungen! Ventralseite des Rumpfes und den Kopfbereich auslassen. Gefäßbeschallung umgehen.

Je nach Ausdehnung des Befundes werden 5 bis 10 min örtlich kombiniert behandelt, täglich. 8 bis 10 Beh. als Serie. Akute Traumen können nach Schmerzfreiheit von der Beh. befreit werden.

Komplexbewegungen ↑ PNF-Techniken

Krankengymnastische Übungsbehandlung

Lit.: 56–61, 63–72, 74, 75, 118–120, 125, 213–215, 223, 232, 236, 255, 277, 280, 321 u. a.

Definition: Befundgerecht ausgewählte Übungsformen, die rationell, adäquat in angepaßter Reizserie eine Funktionsverbesserung anstreben.

Wirkung: Je nach eingesetzter Methode – Durchblutungsförderung, Mobilisation, Dehnung, Entspannung, Tonisierung, Bahnung der adäquaten Innervation in durchlaufenden Muskelketten (↑ PNF-Techniken), Koordinierung von Atmung und Bewegung, Haltungsschulung, Gangschulung, Gleichgewichtsschulung, Schulung der adäquaten Bewegungsvollzüge bei Grundbewegungen, Steigerung der Muskelkraft, der Ausdauer, der Schnellkraft usw.

> **Indikationen:** Störungen am Bewegungsapparat; allgemeine und spezielle Funktionsverluste, die über gezielte Bewegung vorteilhaft beeinflußt werden können.

Kontraindikationen: ↑ Bewegungstherapie. Auch, wenn kein genauer Befund aufgenommen werden kann.

Dosierung und Gestaltung ist im Einzelnen nachzuschlagen unter ↑ Abhustenschulung, ↑ Atemtherapie, ↑ Ausdrucksgymnastik, ↑ Bewegungstherapie, ↑ Biomechanik-Regulation, ↑ Bobath-Methode, ↑ Brügger-Therapie, ↑ Cyriax-Therapie, ↑ Dehnlagerungen, ↑ Drainagelagerungen, ↑ Entspannungsbehandlung, ↑ Entstauungstherapie, ↑ Ergometertraining, ↑ Fingerstrecktechniken, ↑ Herz-Kreislauf-Training, ↑ Kneipp-Therapie, ↑ Manuelle Therapie, ↑ Mobilisationstechniken, ↑ Ordnungstherapie, PNF-Techniken, ↑ Reittherapie, ↑ Rollstuhltraining, ↑ Schlingengerät-Behandlung, ↑ Sporttherapie, ↑ Stabilisationstraining für das Kniegelenk, ↑ Stemmführungen, ↑ Traktionsbehandlung, Unterwassergymnastik, ↑ Ventilationssteigerungstechniken, ↑ Voijta-Therapie, ↑ Yoga-Therapie.

↑ Ergotherapie und ↑ Sporttherapie können adäquat einbezogen werden.

Kurorttherapie

(Balneo- und Klimatotherapie)
Lit.: 6, 37, 52, 96, 176, 201, 202, 203, 365

Definition: Trink-, Bäder-, Inhalations- und Klimakuren, verbun-

den mit physiotherapeutischer Behandlung. Pharmakotherapie und Diätetik für mehrere Wochen in einem Kurort zur Erhaltung, Förderung und Wiederherstellung der Gesundheit.
Wirkung: Diese Reizserienbehandlung im veränderten Milieu verbessert die adaptiven, regulativen und schöpferisch kreativen Vorgänge, stellt gestörte Funktionen wieder her und normalisiert die vegetative Ausgangslage. Je nach Kurort und Kurregime steht der Aufenthalt unter therapeutischem, präventiv-medizinischem oder rehabilitativem Aspekt (Heilkuren, prophylaktische Kuren, Genesungskuren).

> **Indikationen:** Wahl des Kurortes nach dem Indikationsverzeichnis der Bäder und Sanatorien. Es ist auch je nach Indikation eine jahreszeitliche Orientierung anzustreben.

Kontraindikationen: Für jede Kureinrichtung gibt es spezielle Gegenindikationen. Außerdem sind Krankheitsstadien, in denen der Patient nicht kurfähig ist, auszuschließen.
Durchführung: Sie richtet sich nach der Diagnose, dem Befund, der Zielstellung, dem Reaktionsvermögen und dem mehrphasischen Kurverlauf, Kureintrittsreaktion, Adaptationsreaktion und Kurbelastungsreaktion sind einzukalkulieren.

Kurzwellentherapie

Lit.: 62, 78, 86, 96, 138, 141, 142, 151, 173, 298, 361

Definition: Hochfrequenz-(HF-)Therapie im Bereich von 3 MHz bis 30 MHz. Zur Zeit wird ein Hochfrequenzwechselstrom von 27,12 MHz (= 11,06 m) im Kondensator- oder Spulenfeld therapeutisch genutzt.
Wirkung: Selektive Tiefenerwärmung je nach Applikationstechnik und Dosierung. Therapeutisch genutzte Wärmewirkungen sind nach EDEL (1991) Durchblutungsförderung, Schmerzlinderung, Muskelrelaxation und Stoffwechselsteigerung. Bei Anwendung der Kondensatorfeldmethode entwickelt sich im ganzen durchfluteten Bereich Wärme. Die Erwärmung ist im Unterhautfettgewebe am stärksten. Es kommt aber auch zu einer gewissen Erwärmung des fetthaltigen Knochenmarks.
Bei Anwendung der Spulenfeldmethode (Monode, Diplode, Minode, Wirbelstromelektrode), die dem Körper anliegend appliziert wird, entsteht ein hochfrequentes magnetisches Wirbelfeld. Dabei werden besonders die flüssigkeitsreichen Gewebepartien erwärmt, wie z. B. Muskulatur. Im Unterhautfettgewebe und im Knochen erfolgt nur geringe Erwärmung.

Kurzwellentherapie 1

Indikationen: Erkrankungen des rheumatischen Formenkreises und andere Erkrankungen des Bewegungs- und Stützapparates, gynäkologische Erkrankungen, Erkrankungen der Augen, der Haut, der Hals-Nasen-Ohren-Heilkunde, stomatologische Erkrankungen soweit selektive Tiefenerwärmung gewünscht wird und keine Kontraindikationen bestehen. Dosierung ist unbedingt zu beachten.
Chronische Bronchitiden, wenn keine fieberhaften Schübe bestehen und das Herz belastbar ist (s. S. 172)

Kontraindikationen: Alle Krankheitsbilder oder -stadien, für die Wärme kontraindiziert ist.
Aktive Lungentuberkulose, frische Gelenktuberkulose, Eiterungen, die sofortiges chirurgisches Vorgehen erfordern, Empyeme, septische Zustände, Hämorrhagien, Blutungsneigung und Blutungsgefahr, Thrombosen, akute Thrombophlebitiden, maligne Tumoren und Metastasen, Träger von Schrittmachern. (Sie sollen sich auch nicht in der Nähe von Kurzwellen aufhalten.)
Bei Nierenerkrankungen ist von Kurzwelle abzuraten, da die mit der Nieren-Clearance faßbare Nierenfunktion dadurch herabgesetzt wird. Neurologische Erkrankungen, bei denen Sensibilitätsstörungen vorliegen, nicht mit KW behandeln, z. B. Polyneuropathien, periphere Paresen. Rheumatische Erkrankungen in akut entzündlichen Stadien, Arthrosen, die aktiviert Entzündungserscheinungen aufweisen. Bei Periarthropathia humero scapularis wird meist nur Dosis I (keine Wärmeempfindung) vertragen.
Örtliche Kurzwellentherapie ist kontraindiziert bei Herzerkrankungen (Thoraxdurchblutung kann bei Vitien, Myokardinfarkt, Myokardschwäche und schwerer Koronarsklerose lebensgefährlich sein), Gravidität, Menstruation (eine Bauchraumdurchflutung sollte bei Frauen nur zwischen dem 5. und 14. Tag nach der Menstruation begonnen werden, gerade in der Frühschwangerschaft kann Kurzwellentherapie schädigenden Einfluß auf den Feten nehmen), gynäkologischen Erkrankungen, wie akute Adnexitis, Genitaltuberkulose (wegen Ausbreitungsgefahr), Endometriose, Hämatosalpinx, Pyovar, akute Parametritis, bei ödematösen Schwellungen von Weichteilen und Gelenken, solange sie sich noch warm anfühlen, akut entzündlichen Gelenk- und Knochenerkrankungen (höchstens Dosis I, 1 bis 2 min möglich), arteriellen Verschlußkrankheiten [nur segmentale Beeinflussung im Stadium (II), III und VI, Sudecksches Syndrom im Stadium I und II (nur segmentale Beeinflussung erlaubt)], bei Patienten mit Metalleinlagerungen, Metallnagelung oder -verplattung, Metallendoprothesen (weil diese sich im Kondensatorfeld stärker erwär-

men, dadurch besteht Verbrennungsgefahr), Patienten nach Röntgentherapie, solange das Gewebe nicht völlig regeneriert ist.
Applikation und Dosierung: Bei der Kondensatorfeldmethode (Glaskapselektroden oder Weichgummielektroden) spielen Elektrodengröße, Anlage (längs, quer), Elektrodenhautabstand (EHA), Intensität, Behandlungsdauer und Anzahl der Serie eine Rolle. Bei der Spulenfeldmethode (Wirbelstromelektrode, Spulenkabel, Monode, Minode, Diplode) besteht direkte Anlage (monopolare Anwendung). Letztere dient vor allem der Muskelerwärmung bei Fettentlastung. Für größere Tiefenerwärmung bedarf es der Kondensatorfeldmethode oder der Neunundsechzig-Zentimeter-Wellentherapie (↑ Dezimeterwellentherapie).

Dosierungsstufen nach SCHLIEPHAKE sind nach subjektivem Wärmeempfinden gestaffelt:
Dosis I: unterschwellig, keine Wärmeempfindung
Dosis II: eben schwellig, geringe Wärmeempfindung
Dosis III: schwellig, angenehm warm.
Auf Dosis IV – sehr warm – sollte verzichtet werden, da in tieferen Geweben dabei die Gefahr von thermischen Schädigungen besteht.

Akute Erkrankungen Dosis I, 1 bis 3 min, täglich,
subakute Erkrankungen Dosis II, 3 bis 5 min, täglich oder 3mal wöchentlich,

chronische Erkrankungen Dosis III, 5 bis 15 min, 3mal wöchentlich.
Ansteigende Dosierung unter Kontrolle der Verträglichkeit und Reaktion. 6 Beh. gehören mindestens zu einer Serie. Nach 5 Beh. zuweilen Schmerzsteigerung und nach 6 Beh. Abklingen der Beschwerden.
Für die Behandlung im **Spulenfeld** hat KERN, 1960 erarbeitet, daß die Behandlungsdauer nicht über 10 min auszudehnen ist und die Leistungsstufen, bei denen der Patient keine oder nur geringe Wärmeempfindung hat, zu bevorzugen sind, da bei diesen Stufen die gleichmäßigste Durchströmungssteigerung ohne störende Gefäßreaktionen beobachtet wurden. Kontinuierliches langsames Einschleichen von Stufe zu Stufe bringt kontinuierlich langsame Zunahme der Durchblutung und vermeidet Stasenbildung.

Impuls-Kurzwellentherapie

Definition: In Impulsen (nicht im Dauerbetrieb) abgegebener Hochfrequenzwechselstrom.
Wirkung: Die Eindringtiefe bleibt immer die gleiche, auch wenn

in den Pausen der Leistungsfluß absinkt. Dadurch kann in der Tiefe verstärkte Durchblutung erreicht werden, ohne daß die Haut erwärmt wird. In niedriger Dosierung ist Impuls-Kurzwelle vorteilhaft zur Entzündungshemmung einzusetzen.

> **Indikationen:** ↑ Kurzwellentherapie, besonders bei akut entzündlichen Stadien und Traumafolgen.

Kontraindikationen: ↑ Kurzwellentherapie.
Dosierung: Nur die kleinen Dosierungen wirken entzündungshemmend! Impulskurzwelle hat nur Vorteile bei Dosierungen bis zu 25 Watt (JENRICH). Bei akuten Entzündungen darf diese Dosis nicht überschritten werden!

Lichttherapie ↑ Heliotherapie ↑ Phototherapie

Lymphdrainage, manuelle

nach WERNER, 1995
Lit.: 53, 126, 127, 128, 253, 409

Definition: Großflächige, langsam ausgeführte Spezialhandgriffe zur Förderung der Lymphvasomotorik.
Wirkung: Lymphe eines gestauten Gebietes wird in andere, nicht gestaute Territorien abgeleitet. Für die Fortbewegung der Lymphe sind außerdem Muskeltätigkeit, Gelenkspiel, Pulsation der Arterien und Heben und Senken des Zwerchfells wichtig.

> **Indikationen:** Primäre Lymphödeme (Abflußstörungen der Lymphe aus unbekannter Ursache) und sekundäre Lymphödeme nach Operationen oder Bestrahlungen wegen Malignom oder posttraumatische Lymphödeme.
> Unterstützend zu anderen physikalischen Maßnahmen (Kompressionsbehandlung, Bewegungstherapie) kann manuelle Lymphdrainage eingesetzt werden beim Lipödem, Lipolymphödem, der chronisch venösen Insuffizienz oder dem postthrombotischen Syndrom.

Kontraindikationen beziehungsweise keine Indikation für manuelle Lymphdrainage sind: eiweißarme Ödeme – wie z. B. bei Herzinsuffizenz oder bei Eiweißmangel auftretend.
Ausführung: Zum Einsatz kommen großflächige Handgriffe, die das Gewebe nie über seine Elastizität hinausgehend verformen dürfen. Sie sind in 2 Phasen eingeteilt:

1. Die Schubphase, die langsam beginnt und in Richtung des lymphatischen Abflusses allmählich anschwillt.

2. Die Entspannungsphase, die verzögernd zurückgeht und zuletzt nur noch Hautkontakt bewahrt.

Grifftechniken nach VODDER:

- Stehende Kreise
  am Hals und im Bereich von Lymphknoten
- Pumpgriffe
  Die Haut wird in ovalen Kreisen verschoben. Das Handgelenk bewegt sich dabei scharnierartig.
- Schöpfgriffe
  Sie werden nur an den Extremitäten eingesetzt. Handgelenk und Hand des Therapeuten führen dabei eine korkenzieherartige Bewegung aus.
- Drehgriff
  Er wird an großflächigen Körpergebieten verwendet.

Behandlungsaufbau bei Therapie für einen Arm:

1. Regionale Lymphknotengebiete am Hals, in der gegenüberliegenden Achsel und in beiden Leisten vorbehandeln, um sie aufnahmebereit zu machen.
2. Streichungen am Arm und Behandlung der axillaren Lymphknoten mit stehenden Kreisen.
3. Stehende Kreise über Sulcus bicipitalis medialis und M. deltoideus.
4. Pumpgriff über M. deltoideus und Schöpfgriff wechselseitig am Oberarm.
5. Behandlung am Ellenbogen
   - Daumenkreisen um die Epicondyli
   - stehende Kreise in der Ellenbeuge
6. Schöpfgriffe am Unterarm, Beuge- und Streckseite.
7. Wechselweise Kreisen über Handgelenk und Handrücken.
8. Finger- und Daumenbehandlung.
9. Nacharbeiten – je nach Befund.
10. Lange Streichungen.

Beachte: Manuelle Lymphdrainage ohne anschließende Kompressionsbandagen ist unwirksam. Die Bandage dient auch als Widerlager für die Muskelpumpe. Die Bandage soll die Gelenke komprimieren, jedoch die Beweglichkeit nicht einschränken.

Verordnung: Manuelle Lymphdrainage, 2- bis 3mal wöchentlich. Später: Serien von 10 bis 15 Behandlungen verordnen und dies 1- bis 2mal im Jahr.

Manuelle Therapie

Lit.: 20, 30, 136, 190, 232, 260, 270, 271, 330–332, 345

Definition: Weichteiltechniken, Mobilisations- und Manipulationsbehandlung an der Wirbelsäule und an Extremitätsgelenken zur Beseitigung von reversiblen Funktionsstörungen im Gelenkspiel.

Wirkung: Beseitigung von Blockierungen (reversible, nicht morphologisch bedingte Funktionsstörungen am Bewegungsapparat). Wenn dies an der Wirbelsäule erfolgt, wirkt es zugleich als Reflexzonentherapie und beseitigt vertebragen bedingte Schmerzzustände.

> **Indikationen:** Blockierung der Gelenke der Wirbelsäule und Extremitäten, die mit Schmerzen einhergehen, z. B. Lumbalgien, Zephalgien, Zervikalsyndrom. Die Störung der Gelenkfunktion darf nicht das Symptom einer aktuellen Gelenkerkrankung sein.
> Der Nachweis der als Blockierung bezeichneten hypomobilen Gelenkfunktionsstörung wird jetzt durch verfeinerte Bewegungsuntersuchung erbracht: er wird am pathologischen Endwiderstand der eingeschränkten Bewegungsrichtung erkannt. (SACHSE 1993)

Kontraindikationen: Akutstadien aller Gelenkerkrankungen, Tumoren, progressive Krankheiten oder Krankheitsverläufe, frische Traumen mit strukturellen Gelenkverletzungen (Hämatom, Erguß), operativ versorgte Frakturen, Hypermobilität, Osteoporose, Schmerzzunahme nach einem Behandlungsversuch.

Beachte: Die Manipulation darf nie gegen den reflektorischen Schmerz, d. h. gegen eine Schonhaltung durchgeführt werden. Wenn es nicht gelingt, eine Verriegelung oder Vorspannung zu erreichen, bei der die angrenzenden Gelenke, die nicht bewegt werden sollen, sicher fixiert sind, darf auch nicht manipuliert werden.

Ausführung und Dosierung: Voraus geht eine umfassende Befunderhebung, die Lokalisation, Art und Umfang der Funktionsstörung exakt erfaßt.

Die Behandlung unterteilt sich in:

- spezielle Techniken zur Schmerzlinderung: Traktion und dreidimensionale Traktion (↑ Traktionsbehandlung),
- spezielle Mobilisationstechniken,
- Behandlung von nichtkontraktilen inneren Gelenkstrukturen (Traktionsmobilisation und Gleitmobilisation).

Die *Traktionsmobilisation* erfolgt in 3 Stufen, die von der Stärke des Zuges abhängig sind (Stufe I bedeutet Lösen, Stufe II Straffen, Stufe III Dehnung). Die Richtung des Traktionszuges ist rechtwinklig zur Tangentialebene im Gelenk. Die Gelenkdehnung ist die eigentliche Gelenkmobilisation, sie wird 7 bis 10 s ausgehalten und jeweils nach kurzer Pause 7- bis 10mal wiederholt. Danach Kontrolle, ob sich das aktive Bewegungsausmaß verbessert hat.

Die *Gleitmobilisation* verläuft parallel zur gedachten Tangentialebene, die stets auf die konkaven Gelenkflächen zu projizieren ist. Konkaver oder konvexer Gelenkpartner ist fixiert, Gleitmobilisation in 3 Stufen (Lösen, Straffen, Dehnen), Dehnung 7 s halten, dann bis Stufe I zurückgehen, 10mal hintereinander, danach aktiver Bewegungstest zur Kontrolle des Erfolges.

- Behandlung kontraktiler Gewebestrukturen (Mobilisations- und Stabilisationstechniken)
- aktive Trainingsmethoden der Automobilisation
- aktive und passive Methoden der Stabilisation und Autostabilisation
- Schulung richtiger Verhaltensweisen im Alltag,
- Behandlung einer Dysbalance zwischen tonischen und phasischen Muskelgruppen.

Man unterscheidet funktionell vom Bewegungssystem her 2 verschiedene Konstitutionstypen, den *hypermobilen* (schlaffen) und den *hypomobilen* (straffen und steifen) Typ. Die Hypermobilität ist eine Indikation für die Stabilisierung und Kräftigung der Muskeln, die über das Gelenk ziehen und eine *Kontraindikation* für Mobilisation. Außerdem sind funktionell 2 Systeme der quergestreiften Muskeln zu unterscheiden (JANDA, 1986) die *phasischen* (schnellen) und die *tonischposturalen* (langsamen).

Die phasischen Muskeln werden auf Kraft geprüft. Zu ihnen gehören:

M. glutaeus maximus, -medius und minimus
Mm. vasti des Quadrizeps
M. tibialis anterior
Mm. fibulares
die Bauchmuskeln
M. latissimus dorsi
M. serratus antrior
der mittlere und kaudale Anteil des M. trapezius
M. erector spinae im Bereich der Brustwirbelsäule
Mm. rhomboidei
die oberflächigen und tiefen Halsbeuger.

Bei Abschwächung werden diese Muskeln in der adäquaten Bewegungssynergie auf Kraft geschult (↑ PNF-Techniken).
Die tonischen Muskeln werden auf Verspannung und Verkürzung geprüft. Zu ihnen gehören:
M. triceps surae
M. rectus femoris
M. iliopsoas
M. tensor fasciae latae
die ischiocrurale Muskelgruppe
die Adduktoren (der phylogenetisch ältere Teil von ihnen)
M. quadratus lumborum
M. erector spinae im LWS- und HWS-Bereich
der sternale Anteil des M. pectoralis
der obere Anteil des M. trapezius
M. levator scapulae
die Beugergruppen an den Extremitäten.

Die verkürzten Muskeln werden gezielt entspannt und gedehnt (↑ Dehnlagerungen, PIR-Techniken ↑ Mobilisationstechniken).
Bei der Behandlung der Dysbalance zwischen tonischen und phasischen Muskelgruppen gilt es zuerst die tonischen zu dehnen, danach die phasischen aufzutrainieren und optimale Bewegungsstereotype einzuschleifen.
Bei allen peripheren Gelenkstörungen ist zusätzlich der dazugehörige Wirbelsäulenabschnitt mit zu untersuchen und zu behandeln.

Orthopädische Manuelle Therapie (OMT)
nach U. WOLF in KOLSTER 1995

Definition: Eine nach dem Kaltenborn-Evjenth-System gestaltete manualtherapeutische Behandlungsart, die sich durch Auffinden und Behandeln von Dysfunktionen am Bewegungsapparat (Schmerz, Hypo- und Hypermobilität) auszeichnet.

Wirkung: Erhalt oder Wiederherstellung normaler Funktionen im Gelenk und in allen funktionell und strukturell damit verbundenen Geweben des Bewegungssystems. Einregulierung optimaler Biomechanik.

Indikationen: Alle reversiblen Bewegungseinschränkungen am Bewegungsapparat.

Kontraindikationen: Entzündliche Prozesse, destruierende Prozesse (z. B. Metastasen), ausgeprägte Osteoporose oder Ankylosen, Verletzungen anatomischer Strukturen, z. B. Frakturen. Erkrankungen der Arteria Vertebralis für HWS-Behandlung, Antikoagulation, Zeichen zentraler Schädigung (Rückenmarkszeichen, z. B. Hyperreflexie).

Kontraindikation für die Behandlung der Kopfgelenke sind fortgeschrittene rheumatische Erkrankungen, Trisomie 21, Kortisontherapie über längere Zeit, häufige Erkrankungen im HNO-Bereich bei Kindern.

Maitland-Therapie
nach KIESEWETTER in Kolster 1995

Definition: Konzept der Manualtherapie, das durch passive Bewegungen das Stütz- und Bewegungssystem untersucht, behandelt, beurteilt und dadurch Teilschritte der Therapie plant und effektiver gestaltet.

Wirkung: Erkennen des klinischen Bildes nicht durch theoretisches Wissen, sondern durch Testbewegungen, die zum Erkennen der Strukturen, die das Erscheinungsbild tatsächlich verursachen, führen. Jeder Test belastet mehrere Strukturen, deshalb gibt es viele Kombinations- und Differenzierungsteste. Die ausgewählten Techniken entspringen den Informationen der Untersuchung. Bei jeder neuen Behandlung erneute analytische Beurteilung.

> **Indikationen:** Sie sind abhängig von der Durchführungsart der Technik und liegen im Bereich der Orthopädischen Medizin.

Kontraindikationen: Als generelle Kontraindikation für Mobilisationen in den betroffenen Gelenken gilt

- bei der Wirbelsäule Kompressionssyndrom von Rückenmark und Cauda equina
- Gelenkschmerzen, die psychosomatisch bedingt oder noch unklar in der Ursache sind
- maligne Tumore
- entzündliche Krankheitsprozesse, z. B. rheumatische Arthritis, aktive Phasen bei M. BECHTEREW, Osteomyelitis
- Osteoporose und frische Frakturen

Massage

Lit.: 62, 64, 81, 98, 131, 145, 172, 232, 243, 252, 275, 294, 295, 381, 389 u. a.

Definition: Druck- und Zugreize, die mit der Hand oder über Geräte in verschiedenen Gewebeschichten und mit sehr unterschiedlicher Technik zu therapeutischen, rehabilitativen und hygienischen Zwecken ausgeführt werden.

Wirkung: Je nach Technik, Behandlungsort und -intensität, Ausgangslage des Gewebes und des Patienten kann eine tonisierende oder detonisierende Wirkung auf den Muskeltonus erreicht werden, eine durchblutungsfördernde oder entstauende Wirkung auf das Zirkulationssystem, eine anregende oder beruhigende Wirkung auf das Nervensystem. Verbesserung der Trophik der Gewebe, Resorptionsförderung, Verbesserung der Verschieblichkeit der Gewebeschichten gegeneinander, dadurch besondere Einwirkung auf das vegetative Nervensystem.

Indikationen: Je nach Situationsdiagnose und Gewebezustand ist unter Beachtung des gewünschten Behandlungsgesichtspunktes die adäquate Massagetechnik auszuwählen und zu verordnen, sofern keine Gegenindikation dafür vorliegt.

Kontraindikationen: Alle fieberhaften Erkrankungen, Infektionskrankheiten, alle akuten Erkrankungen (Behandlungsbeginn frühestens subakut), Entzündungen und eitrige Prozesse, generalisierte Hauterkrankungen, infektiöse Hautleiden, Lymphangitis und Osteomyelitis, Bauchmassage bei Aneurysma der Aorta abdominalis, bei und nach Blutungen innerer Organe, bei Blutungsneigung, unklaren Baucherkrankungen und -verletzungen, hydrophischer Dekompensation (Massage nur unter Beachtung der speziellen hämodynamischen Hilfeleistung erlaubt, ↑ Herzerkrankungen), Erkrankungen, bei denen die Abwehrlage so gering ist, daß durch zusätzliche Reize eine Verschlechterung zu erwarten ist.

Kontraindikationen für *örtliche* Behandlung, segmentale Beeinflussung, evtl. auch konsensuelle sind zuweilen erlaubt: frische Verletzungen des Bandapparates, der Menisken, Muskelrisse, Knochenverletzungen (über dem Frakturgebiet ist erst 6 Wochen nach Abschluß der Heilung Massage erlaubt – wegen Sudeckgefahr), frische Hämatome im Behandlungsgebiet, akute Gelenkaffektionen (entzündlicher oder traumatischer Natur, z. B. Ergüsse), Periostitis, Ostitis, Pleuritis (über dem Thorax darf erst 6 Wochen nach Abklingen der Entzündung massiert werden), Schwangerschaft (muskuläre Massage der Leibregion außer Striämassage), Ekzem (nicht generalisiert), Varizen im Behandlungsgebiet, Angioorganopathien im Stadium II bis IV (nur segmental erlaubt), Sudecksche Dystrophie im Stadium I und II (nur segmental erlaubt).

Massagearten und ihre Durchführung:

Klassische Massage. Sie besteht aus Streichungen, Reibungen, Knetungen, Rollungen, Walkungen, Hautverschiebungen, Zirkelungen, Vibrationen, Erschütterungen (Hackungen, Klatschungen, Klopfungen), Drückungen, Schüttelungen. Bestimmte Handgriffe sind für bestimmte Gewebestrukturen einzusetzen.

Der klassischen Massage zugeordnet sind
- Gesundheitsmassage zur Hygiene oder als kosmetische Massage,
- Sportmassage, die spezielle Muskelgruppen anregt, durchblutet, Stoffwechselprodukte abtransportiert usw., den Erholungs- und Entmündungsvorgang fördert.

Spezialmassagen. Dabei werden zusätzliche Techniken angewendet. Außer der örtlichen Einwirkung kommt es gezielt zu Fernwirkungen.

- *Akupressur* ↑ Shiatsu (japanische Fingerdrucktherapie).
- *Atemmassage*. Spezielle Handgriffe sollen gezielt auf die Atmung Einfluß nehmen.
- ↑ *Bindegewebsmassage* nach Dicke (1977) und Teirich-Leube (1976) setzt besonders den Zugreiz in den verschiedenen Gewebeschichten zur Einwirkung auf das Bindegewebe an.
- *Bürstenmassage* kann als Hautreiz oder segmental ausgerichtet zur Beruhigung ausgeführt werden.
- *Colonbehandlung* nach Vogler/Krauss (1986) wird als örtliche und vegetative Beeinflussung bei Obstipation eingesetzt. *Ziel:* Regulierung der Tonusverhältnisse im Bauchraum durch Normalisierung einer Hyperperistaltik oder Anregung bei peristaltischer Trägheit.
- *Lymphdrainagemassage* nach Vodder. ↑ Lymphdrainage, manuelle
- *Meridianmassage* nach Heidemann. Sie orientiert sich an den Akupunkturgesetzen und den Meridianverläufen. Nach Befundaufnahme erfordert die sedierende oder anregende Behandlung meist distal gelegener Meridianpunkte großes Einfühlungs- und Beobachtungsvermögen. Die richtige Verfahrensweise ist außer an Schmerzlinderung durch sofortige Verbesserung der bindegewebigen Reflexzonen am Rücken (s. Abb. 3–11) abzulesen.
- *Periostbehandlung* nach Vogler/Krauss (1986) setzt an- und abschwellenden Druck am Periost zur Schmerzbehandlung (Periostblock), zur örtlichen Gewebetherapie und als Reflexzonenbeeinflussung (s. Abb. 3–11) ein.
- *Reflexzonenmassagen* nutzen den kutiviszeralen Reflexbogen in vielfältiger Weise (s. Abb. 1–11).
- *Reflexzonenbehandlung am Fuß* nach Marquardt (1994) kann in erstaunlicher Weise auf den Körper einwirken; nicht nur bestimmte Organfunktionen stimulierend, sondern auch sedierend bei Schmerzzuständen. Befundgerecht und in Reizserien durchgeführt läuft (über dazugehörige Krisen) ein ähn-

liches funktionsordnendes Geschehen ab wie bei einer gut dosierten Kneipp-Kur.
- *Segmentmassage* nach GLÄSER/DALICHO (1972) arbeitet in jeder Gewebeart mit speziellen Massagehandgriffen. Auch sie orientiert sich an den segmentalen Funktionseinheiten (s. Abb. 1–11).
- ↑ *Unterwasserdruckstrahlmassage* kann als Klassische Massage oder als Reflexzonenmassage eingesetzt werden.

Meeresheilkunde

(Thalassotherapie)
Lit.: 6, 135, 176, 201, 202, 203, 204, 344

Definition: Medizinische Nutzung des Meeres- und Meeresküstenklimas und des Meereswassers.
Wirkung: Abhärtung durch funktionelle Anregung der Thermoregulationen, Entlastung im kühlen Küstenklima, allergenarme Luft, Heliotherapie, unspezifische Konditionierung und Förderung der Erholung, milde, natürliche Reiztherapie, ausgeglichenes Temperatur-Feuchte-Milieu, Meerwasseraerosole.

Indikationen: Prophylaxe besonders im Kindesalter, Rekonvaleszenz nach Herz-Kreislauf-Erkrankungen, Erkrankungen der Atemwege, des Stoffwechsels, der Haut, Frühstadien der Hyperthyreose (Kurorttherapie).

Kontraindikationen: Akute fieberhafte Infekte, sicheres Bestehen von Krankheitsherden, Kurunfähigkeit.
Durchführung: Je nach Krankheitsbild und Behandlungszeit sind therapeutische Gipfel- und Talpunkte in den Jahreszeiten zu beachten. Zu einer optimalen Erholung gehören 5 Wochen (35-Tage-Rhythmus).

Mikrowellentherapie

Lit.: 62, 96, 138, 141, 142, 151, 173, 353, 423

Definition: Hochfrequenztherapie im unteren Dezimeterwellenbereich (λ_0 = 12,5 cm in Luft) bei einer Frequenz von 2450 MHz. Zur Anwendung kommt elektromagnetische Strahlung. Es gibt Distanzstrahler (10 cm Abstand) und Kontaktstrahler.
Wirkung: Die Erwärmung entspricht im Fett- und Muskelgewebe etwa der Spulenfeldmethode der Kurzwelle (11 m) oder des Rundfeldstrahlers bei der 69-cm-Welle. Besondere Erwärmung der oberflächlichen, gut leitenden Gewebeschichten wie Musku-

latur und Bänder, jedoch werden Haut und Unterhautfettgewebe weniger stark erwärmt als die obersten Muskelschichten. Danach gibt es keine weitere Tiefenwirkungen. Die Eindringtiefe der Mikrowellen ist also tiefer als bei Infrarot- und Wärmestrahlern, aber geringer als bei Anwendung des Kurzwellen-Kondensatorfeldes oder des Muldenapplikators der 69-cm-Welle.

Indikationen: ↑ Kurzwellentherapie; alle Erkrankungen, bei denen Erwärmung der obersten Muskelschichten und geringe Eindringtiefe erwünscht sind.

Kontraindikationen: ↑ Kurzwellentherapie; Patienten mit Schrittmachern. Sie dürfen sich auch nicht in der Nähe von Mikrowellen aufhalten. Gravidität.
Kontraindiziert ist die Bestrahlung von Gonaden oder Augen. Bei Mikrowellenbestrahlung im Gesicht ist unbedingt eine Schutzbrille anzulegen, da durch Erwärmung der Linse über 44 °C Katarakte entstehen können.

Applikation und Dosierung: Distanzstrahler werden etwa 10 cm entfernt aufgestellt, Kontaktstrahler aufgelegt. Dosierung in Zeit und Wärmeempfinden ↑ Kurzwellentherapie.

Mittelfrequenz-Stimulationstherapie

Lit.: 62, 65, 88, 96, 141, 151, 173, 193, 195–197, 212, 339, 353, 397

Definition: Nulliniensymmetrische sinusförmige Wechselströme (meist in Frequenz von 3–20 kHz), die sich hauptsächlich durch die Möglichkeit der Amplitudenmodulation unterscheiden. (BERLINER 1995 in 339)
Die Praxis der mittelfrequenten Wechselstromtherapie unterscheidet
1. Direkte mf Wechselströme in Form von langsamen Schwellströmen von 0,1–0,16 Hz (Wymoton-Verfahren)
2. Mittelfrequenzströme mit Wirkungen der Niederfrequenzstromtherapie.

↑ Elektrotherapie-Übersicht

Wirkung: Aktivierung innervierte Muskulatur (auch tiefliegender). Durch rhythmische Kontraktionen über längere Zeit ist damit ein aerobes Ausdauer- und ein Krafttraining möglich. Trotz hoher Stromdichte besteht für den Patienten keine sensible Strombelästigung. Der rhythmisch entstehende Muskelinnendruck kann auch zur Entspannung überaktiver Muskulatur oder zu einer Art Elektromassage eingesetzt werden.
Bei einem amplitudenmodulierten Wechselstrom werden die Amplituden des mittelfrequenten Stromes so verändert, daß durch

unterschiedliche Intensitäten neue niederfrequente Impulsserien mit eigener Frequenz entstehen. Zur Schmerztherapie wird dabei der Frequenzbereich zwischen 50 und 200 Hz eingesetzt.
Die zweipolige Applikation hat eine Reizwirkung in dem oberflächlichen Gewebe (VOGEDES 1995).
Bei mittelfrequenten Strömen wird einer Frequenz von 4000 Hz eine analgetische Wirkung zugesprochen. Unter anderem werden durch den Schütteleffekt dieser Ströme Gewebsreizstoffe freigesetzt, wodurch eine Entzündungshemmung bewirkt wird. Das Wirkungsgebiet liegt dabei in Elektrodennähe (VOGEDES 1995).
Bei der Endosan-Therapie laufen zwei sich kreuzende Mittelfrequenz-Ströme gleich, so daß es in der Tiefe des Gewebes zu einer Intensitätsverdoppelung kommt. Diese sanfte Tiefenwirkung wird zur Schmerztherapie gern eingesetzt.

Indikationen: Weichteilrheumatische Syndrome, insbesondere Periarthropathie, periphere Neuropathien (in Kombination mit Niederfrequenz-Therapie), Überlastungsschäden, posttraumatische und postoperative Muskelinsuffizienz, bes. mangelnde örtliche aerobe Muskelausdauer.

Kontraindikationen: Akute eitrige Prozesse, fieberhafte Erkrankungen, Herz-Kreislauf-Instabilität, Thrombose und Thrombophlebitis, Blutungsgefahr und Blutungsneigung, Herzschrittmacher, Metallimplantate, Marknägel, nicht belastungsfähige Frakturen, soweit sie im Durchströmungsgebiet liegen, Hautverletzungen.
Beachte: Bei peripheren Lähmungen Niederfrequenz wählen, Exponentialstrombehandlung. Mittelfrequenz ist für denervierte Muskeln ungeeignet.
Applikation: Hautregion vorher reinigen, gut angefeuchtete Elektrodenunterlagen wählen, Elektroden proximal und distal am Muskelbauch anlegen (bipolar). Anode und Kathode spielen keine Rolle. Die Muskeln sind entspannt und in Annäherung zu lagern.
Dosierung: Intensität hochregeln, bis kräftige Muskelzuckungen erreicht werden. Behandlungszeit: 10 min zur Muskelkräftigung, -entspannung und -massage; 20 min zur Verbesserung der Muskelausdauer.

Mobilisationstechniken

Lit.: 79, 98, 136, 223, 232, 312, 429 u. a.

Definition: Techniken zur Wiederherstellung der physiologischen Beweglichkeit in den Gelenken und physiologischen Dehnfähigkeit der Sehnen und Muskeln.

Wirkung: Verbesserung des Gelenkspiels, Behebung von funktionellen Bewegungseinschränkungen, Durchblutungsförderung, Schmerzlinderung, Verbesserung der allgemeinen Beweglichkeit.

Indikationen: Kontrakturen und funktionelle Bewegungseinschränkungen durch Immobilisation oder Fehlbelastungen.

Kontraindikationen: ↑ Manuelle Therapie, ↑ Bewegungstherapie, Erkrankungen, bei denen nicht mobilisiert oder gedehnt werden darf.

Techniken:
- ↑ *Manuelle Therapie*
- ↑ *PNF-Techniken*
- *Querreiben* des gedehnten Muskels mit dem Handballen, flächig und langsam
- *Querfriktion* (deep friction) nach Cyriax. Bei Reizzuständen in Annäherung des Muskels, bei Besserung in Dehneinstellung quer zum Faserverlauf mit Druck nur in e i n e r Richtung zur Tonusreduzierung und Schmerzlinderung. 3 bis 5 min
- *Manuelles Querdehnen* des Muskels aus leichter Vordehnung heraus. In dieser Stellung den Muskel anspannen lassen, danach entspannen und weiterdehnen.
- *Längsdehnen des Muskels* unter Einbeziehung der Nachbargelenke. Vorbereitung mit Heißer Rolle.
- *Hemmung über Haut-Muskel-Reflex nach* BRÜGGER.
  Prinzip: Tonussenkung des Agonisten (über reziproke Hemmung), Tonuserhöhung des Agonisten. Ein Eisball wird mit kräftigem Druck kurz über den Antagonisten gestrichen, zusätzliche Hitze auf dem Agonisten soll diesen aktivieren.
- *Funktionsmassage nach* EVJENTH: Nach einigen passiven Bewegungen wird der Muskel in Annäherung gelagert. Eine Hand wird mit dem Handballen proximal aufgesetzt, sie dehnt den Muskel in Längsrichtung mit Druck nach proximal; die andere Hand dehnt in Gegenrichtung. Mit abwechselnder Dehnung und Annäherung wird der ganze Muskel durchgearbeitet.
- *PIR-Technik* (Nutzung der postisometrischen Relaxation). Der zu dehnende Muskel (Agonist) wird in größtmögliche Dehnstellung gebracht, dort 5–10 s isometrisch gegen geringen manuellen Widerstand anspannen lassen. Danach soll er sich langsam entspannen. In dieser Phase dehnt die Kg den Muskel passiv weiter und/oder gibt über den Antagonisten den Auftrag zur Erweiterung der Dehnstellung. Diese Dehnstellung 15–30 s halten lassen. Aus dieser gewonnenen Dehnstellung heraus wieder den Agonisten anspannen, entspannen, weiterdehnen – halten, bis die höchste Dehnfähigkeit erreicht ist. Ab-

schließend die Antagonisten gegen manuellen Widerstand statische Muskelarbeit leisten lassen. (ZÜRN 1995)
- *Einnehmen von Dehnlagerungen* oder Übungen unterschiedlicher Dehnlagerungen im Zeitlupentempo und Bewegungsfluß
- *Mobilisation der Wirbelsäule über periphere Bewegungsansätze* mit durchlaufender Innervation zur Wirbelsäule
- *Vibrato- und Schwungübungen*

Thoraxmobilisation

- ↑ *Dehnlagerungen,* besonders diagonales Absinken des Rumpfes aus Schneider- und Hockersitz, Hock- und Seitdrehlage, Kobra und Fischstellung.
- *Rollübungen* über den Pezziball
- ↑ *PNF-Techniken:* Scapula-Pelvis-Diagonale aus Seitlage, Armdiagonalen uni- und bilateral
- nach der Ausatmung *Stretch am Sternum*
- atemrhythmisch geführte Bewegungen von den Armen aus oder *Schwungübungen mit Nachschauen der Hand.* Alle Bewegungsmöglichkeiten mit einer Rotation verbinden.
- *Von maximaler Kopfrotation aus das Sternum aufrichten.*

Neofaradischer Strom

Lit.: 96, 139, 141, 173, 193, 232, 353

Definition: Therapeutische Anwendung einer Gleichstrom-Impulsfolge von 50 Hz (Dreieckstrom, t = 1 ms, t_{an} = 1 ms, t_{ab} = wenn gesondert einstellbar etwa 0,03 ms, t_p = 19 ms). Dies entspricht etwa dem faradischen Strom, ist jedoch genau meßbar und einregulierbar.

Wirkung: Bei ausreichender Intensität bewirkt der neofaradische Strom an der normal innervierten Muskulatur die Auslösung eines unvollständigen Tetanus, der solange anhält wie der Strom fließt. Zu therapeutischen Zwecken wird der neofaradische Strom amplitudenmoduliert als ↑ Schwellstrom genutzt. Die durch Schwellstrom erzeugte Muskelzuckung ähnelt dem natürlichen Muskelkontraktionsverlauf und wird zur sog. Elektrogymnastik genutzt.

■ **Indikationen:** ↑ Schwellstrombehandlung.

Kontraindikationen: ↑ Schwellstrombehandlung; außerdem spastische Muskulatur; stark arteriosklerotische Gefäße, die so rasche Impulsfolgen nicht verarbeiten können.
Neofaradische Ströme über das Gehirn geleitet, können Krämpfe auslösen. Das Herz sollte auch nicht im Stromdurchflußgebiet liegen.

Dosierung: ↑ Schwellstrombehandlung.

Niederfrequente Impulsströme im hydroelektrischen Zellenbad ↑ Hydroelektrische Bäder

(nach TRÄBERT)

Ordnungstherapie

Lit.: 13, 80, 98, 134, 135, 144, 167, 187, 203, 220, 222, 223, 239, 256, 311, 322–325, 333, 337, 348, 386, 416

Definition: Therapeutische, analytische und konstruktive Bemühungen, durch Regelung gestörter biologischer und psychischer Grundbedürfnisse des Menschen auf seine Entwicklung, seine Krankheiten und sein gesundheitsbewußtes Verhalten Einfluß zu nehmen.

Wirkung: Bewußtmachen der chronobiologischen Rhythmik, die eine gesunde Lebensführung verlangt. Die inneren und äußeren Zeit- und Raumprogramme werden aufeinander abgestimmt, damit der Mensch in seiner Umwelt existieren und gesundbleiben kann.

Indikationen: Erkrankungen und Funktionsstörungen, bei denen eine Störung der Grundfunktionen und der biologischen und seelischen Ordnung in der Anamnese und Diagnostik erkennbar werden.

Kontraindikationen: Notfallsituationen, chirurgische Indikationen.
Maßnahmen:
- Regelung der Grundfunktionen wie
  - Atmung (Erziehung zur Vollatembewegung und ↑ Atemtherapie)
  - Bewegung (körperliche Aktivitäten sind notwendig, ↑ Bewegungstherapie)
  - Schlaf (Abschaltenkönnen beim Schlafen, gezielt schlaffördernde Maßnahmen einsetzen, ↑ Schlafstörungen)
  - Ernährung
  - Verdauung (↑ Obstipation)
  - Durchblutung (↑ Durchblutungsstörungen)
  - Haut- und Schleimhautfunktionen (↑ Schleimhauterkrankungen u. a.)
  - Umwelt und Familie
  - Arbeit und Tätigkeit/Erholung und Freude/Rhythmusverhalten
  - geistige und psychische Entwicklung/Hoffnung und Vertrauen

Eine Ordnungstherapie ist z. B. die ↑ Kneipp-Therapie. Aber die gesamte Physiotherapie bemüht sich darum, eine Ordnungs-

therapie zu sein, wobei die Problemlösung ja noch viele andere Aspekte aufzuweisen hat.
Es müßten Berufsbilder entwickelt werden, die 1/3 körperliche, 1/3 geistige, 1/3 seelisch-musische oder soziale Tätigkeiten erfordern (KNAUTH, 1974).
Ermüdende körperliche Aktivitäten sind die Erholung von geistigem Gefordertsein.
Ausgleichsbewegungen sind nicht nur nach muskulären und aerob/anaeroben Gesichtspunkten, sondern auch nach inhaltlichen Komponenten auszuwählen. (REINERS/KNAUTH: Ausdrucksgymnastik und Ausdruckstanz. Tanzen bildet die Sinne. 1995)
Gewohnheitsbewegungen haben prägende Kraft auf menschliche Eigenschaften.
Die gemüthafte Verankerung des Einzelnen steht auf dem Prüfstand, besonders – ob er noch im Positiven agiert. Der große Charakterologe Johannes Rudert wies in „Gemüt als charakterologischer Begriff" 1958 darauf hin (322–325).

Phonophorese

(Ultraphonophorese, Ultrasonophorese)
Lit.: 43, 44, 62, 96, 138, 141, 192, 206, 225, 232, 254, 273, 339, 353, 360, 407

Definition: Einbringen eines Medikamentes mittels Ultraschall. Das Kontaktmittel muß ölig und flüssig sein, damit der Ultraschall nicht reflektiert wird.
Wirkung: Zur Wirkung der ↑ Ultraschalltherapie kommt die Medikamentenwirkung. Die Eindringtiefe richtet sich nach dem Medikament, dem Gewebe, der Ultraschall-Intensität und der Dauer der Beschallung. 0,3 W/cm^2 17 min für Muskelgewebe waren 1,0 W/cm^2 5 min signifikant überlegen. (96) Bei Nervengewebe war Phonophorese mit 0,1 W/cm^2 über längere Zeit vorteilhaft.

■ **Indikationen und Kontraindikationen:** ↑ Ultraschalltherapie.

Applikation und Dosierung: Ankopplungsmittel bei hydrophilen Substanzen und wäßrigen Lösungen ist Glycerol oder Sonogel.
- Lokalanästhetika wie Procain (aus 2 %-Ampullen), von außen einreiben, dann Glycerol darüber streichen und so vorbereitet schallen,
- Analgetika wie Analgin oder Novalgin® (aus Ampullen), von außen einreiben, dann Glycerol darüber streichen und so vorbereitet schallen,
- Zur Behandlung von *Narben, Kontrakturen oder Verwachsungssträngen*: mit Aminosin-Salbe® oder Lymphdiaral-Salbe®

einreiben, Glycerol darüberstreichen und so vorbereitet schallen. Oder Contractubex® oder Kelofibrase®-Öl verwenden. Oder Kytta Gel oder entsprechende Präparate einsetzen.
- Zur Behandlung *rheumatischer Erkrankungen*: Voltaren-Gel® oder Elacur-hot®, Nicodan-N-creme® oder Rheunervol N® in der Haut gut verreiben, darüber Glycerol streichen und so vorbereitet schallen; oder Ungt. Acid. salicylic. 5 % SR in der Haut verreiben, darüber Glycerol streichen und so vorbereitet schallen oder die Salicylsäure (2%ig) in Paraffin. subliquid und Vasel. flav. so einarbeiten, daß es eine dünnflüssige Lösung ist und der Ultraschall nicht reflektiert wird.
- Zur lokalen Gefäßerweiterung (z. B. bei Sudeckschem Syndrom im Stadium III): Mischung aus 3 Teilen Paraffinöl und 1 Teil Nicodan percutan.

Photothérapie

(Lichtbehandlung)
Lit.: 62, 65, 88, 89, 90, 91, 96, 138, 141, 151, 167, 189, 339, 353, 394, 416

Definition: Nutzung natürlicher und künstlicher Lichtquellen zur Prophylaxe, Therapie, Metaphylaxe und Rehabilitation.
Wirkung: Die Wirkungen differieren je nach Wellenlänge der Strahlung und Dosierung:
- natürliche Lichtquellen = Sonnenlicht = 3 000 nm bis 280 nm, ↑ Heliotherapie
- *künstliche Lichtquellen*
  - Infrarot, λ 100 µm bis 700 nm (Wärmeentwicklung oberflächlich) ↑ Infrarottherapie S. 95
    langwelliges Infrarot, $\lambda > 1400$ nm
    kurzwelliges Infrarot, $\lambda < 1400$ bis 760 nm
  - Ultraviolett (unsichtbar), λ 400 bis 200 (100) nm (vorwiegend photochemische Wirkung) ↑ Ultraviolett-Therapie S. 96
    UV-A, λ 400 bis 315 nm
    UV-B (Dorno-Strahlung), λ 315 bis 280 nm
    UV-C (nicht im Sonnenlicht), λ 280 bis 200 nm
  - sichtbares Licht (rot, orange, gelb, grün, blau, violett), λ 750 bis 400 nm
    Blaulichttherapie, λ 420 bis 480 nm

Blaulichttherapie

Lit.: 62, 65, 90, 91, 96, 138, 141, 142, 167, 189, 339, 416

Definition: Therapeutische Anwendung von künstlichen Strahlern mit 480 bis 420 nm Wellenlänge (Blaulicht).

Phototherapie 1

Wirkung: Geringere Wärmewirkung als Rotlicht, aber etwas tiefer eindringend und neural beruhigende Wirkung.
Blaulichtbestrahlung senkt den Serumbilirubinspiegel durch Photooxydation des Bilirubins und Umwandlung in wasserlösliche, untoxische und unabhängig von der Glucuronidierung ausscheidungsfähige Substanzen (96).

- **Indikationen:** Neuralgien, Ikterus neonatorum.

Kontraindikationen: Krankheitsbilder, die eine andere Therapie benötigen.
Dosierung: Bei Neuralgien 2- bis 3mal täglich 10 min Blaulicht.
Applikation: 70 cm Abstand vom Patienten, der unbedingt eine Schutzbrille tragen muß.

Infrarottherapie

Lit.: 62, 65, 90, 91, 96, 138, 141, 353, 395, 416

Definition: Therapeutische Anwendung von Infrarotstrahlen (Hellstrahler oder Dunkelstrahler, letztere als Heizspiralen).
Wirkung: Die Wärme entsteht am Absorptionsort, dort entwickelt sich die durchblutungsfördernde, schmerzlindernde, muskeldetonisierende und resorptionsfördernde Wirkung. Die Haut verhält sich wie ein Isolator. Temperaturveränderungen sind bis zu 3 cm Tiefe nachweisbar. Stärkste Wärmeabnahme nach 1 bis 1,5 cm Gewebetiefe.
VAUPEL (1995) stellt eine neuartige Infrarot-Strahlenquelle mit Wasserfilter vor. Durch Ausblendung hautbelastender Absorptionsbanden gelingt Wärmetherapie in tieferen Gewebsschichten. Ohne Wasserfilter im Strahlengang wird Infrarotbestrahlung als Oberflächenbelastung bei geringer Eindringtiefe charakterisiert.

> **Indikationen:** Erkrankungen, die über Erwärmung der Haut und nur dicht darunter liegender Gewebepartien zu behandeln sind.

Kontraindikationen: Alle Erkrankungen, die eine Erwärmung der Haut nicht vertragen, Blutungen, Blutungsgefahr, arterielle Durchblutungsstörungen im Stadium II bis IV.
Applikation und Dosierung: Strahlerabstand etwa 50 cm, so daß es nur zu angenehmer Wärmeeinwirkung kommt. Bei Gefahr durch Verletzung an den Strahlern ist die Körperoberfläche mit einem Tuch abzudecken (evtl. auch Nutzung feuchter Wärmewirkung). Im Gesicht nur implosionssichere Strahler verwenden. 10 bis 20 min Behandlungszeit, täglich ein- oder mehrmals je nach Bedarf.

Ultraviolett-(UV-)Therapie

Lit.: 62, 65, 90, 96, 138, 141, 142, 339, 394, 416

Definition: Therapie mit ultravioletter Strahlung (UV-A 400 bis 315 nm, UV-B 315 bis 280 nm, UV-C 280 bis 200 nm). Die natürliche Lichtbehandlung enthält ultraviolette Strahlung ohne UVC.

Wirkung: Erythembildung an der Haut, Pigmentation, Vitamin-D-Bildung, Aktivierung von Fermentsystemen, Denaturierung von Zelleiweiß (abtötende Wirkung auf Bakterien), Anregung des Zentralnervensystems und vegetativen Nervensystems – je nach Dosierung und Reaktionslage.

Indikationen:
Ganzkörperbestrahlung. Infektanfälligkeit 1.°, Rekonvaleszenz 2.°, Rachitis und Disposition dazu 2.°, Osteoporose 1.°, hypochrome Anämien 2.°, Entwicklungsstörungen im Wachstumsalter 2.°, Psoriasis generalisata 1.°, Furunkulose 2.°, Pityriasis rosea 1.°, Pityriasis versicolor 2.°, Pruritus 1.°.
Örtliche Bestrahlung. Verzögerte Kallusbildung 1.°, Asthma bronchiale und Herzerkrankungen (dorsale Reflexzonen, s. Abb. 4a u. 3a) 1.°, Epikondylitis 3.°, Tendoperiostose 3.°, Ischialgie 2.°, Zoster-Neuralgie 2.°, Mastitis 2.°, Perniones 2.°, Acne indurata 3.°, Folliculitis barbae 1.°, schlecht heilende Wunden und torpide Ulcera 1.°, Parapsoriasis en plaques 2.°, Alopecia areata 3.°, Alopecia seborrhoica 1.°.

Kontraindikationen: dekompensierte Herzklappenfehler, schwerer Myokardschaden, Ulcus ventriculi und duodeni, arterieller Hochdruck, Nephritis, aktive Lungentuberkulose, Intoxikationen und Infektionskrankheiten mit Temperaturen oder mit Exanthemen, Störungen des Porphyrinstoffwechsels, Schock- und Erregungszustände, Schlaflosigkeit und akute Reizzustände, latente und manifeste Spasmophilie (Tetaniegefahr), akute Hautentzündungen, Lichtdermatosen, Lichtsensibilisierung durch Sulfonamide, Sulfanilamide, Chlorpromazin, Chloroquin, Furocumarine, Teerpräparate.

Applikation und Dosierung: Als Dosierungsmaß gilt der gewünschte Hauterythemgrad. Bei einem festgelegten Strahlerabstand von 100 cm (evtl. 75 cm) wird die Bestrahlungszeit gemessen, die zum Erreichen einer Erythemschwelle nötig ist. Je nach Indikation werden verschiedene Hautreaktionen (Erythemgrade) angestrebt.

- Niedrigste Dosis: Suberythem
  Sie zeigt keine sichtbare Rötung, wird als „sedative" Dosis bezeichnet.
- 1. Erythemgrad: Erythemschwelle

Es kommt zur eben bemerkbaren Rötung. Sie tritt nach einer Latenzzeit von einigen Stunden auf und ist nach 1 bis 2 Tagen wieder verschwunden.
- 2. Erythemgrad: Reizdosis
Es zeigt sich eine geringe Rötung, die nach etwa 3 Tagen unter leichter Schuppung abklingt.
- 3. Erythemgrad: Entzündungsdosis
Es zeigt sich intensive Rötung mit Abschilferung der Haut, etwa 1 Woche anhaltend. Diese Entzündungsdosis ist nur für Bestrahlung einzelner Felder geeignet.
- 4. Erythemgrad: Blasendosis
Es zeigt sich eine sehr intensive, bereits 2 h nach der Bestrahlung auftretende Rötung, die bald in Blasenbildung übergeht. Dieser Erythemgrad entspricht einer Verbrennung 2. Grades und ist nur speziellen dermatologischen Indikationen zur Behandlung kleiner Herde vorbehalten.

Je nach gewünschtem Erythemgrad und Behandlungsgesichtspunkt sind verschiedene Ultraviolett-Therapie-Kuren vorzuschlagen:

Sedative Kur. 6 Beh. insgesamt, täglich oder jeden 2. Tag durchgeführt. Erwünscht ist das Suberythem. Die sehr leichte Reaktion soll nach jeder Bestrahlung wieder eintreten. Es werden ansteigende Dosen bis zum Auftreten des 1. Erythemgrades gegeben.

Tonisierende Kur. 15 Beh. insgesamt, alle 2 bis 3 Tage durchgeführt. Erwünscht ist der 1. Erythemgrad. Er soll nach jeder Bestrahlung erreicht werden, ohne daß Pigmentierung auftritt. Beim Auftreten von Pigmentation 3 bis 4 Wochen aussetzen, danach von vorn beginnen.

Therapeutische Kur. 12 Beh. insgesamt, alle 2 bis 3 Tage durchgeführt. Die Reaktion auf die vorangegangene Bestrahlung muß abgeklungen sein. Als Reaktion ist anfangs der 1., später der 2. Erythemgrad erwünscht. Zur Pigmentierung soll es ab 6. Beh. kommen. Nach jeder Bestrahlung soll ein ausgesprochenes Erythem festgestellt werden können. Nach 12 Beh. 3 bis 4 Wochen Pause.

> **Segmentale** reiztherapeutische **Behandlungen mit UV-B-Strahlern** mit dem Ziel der vegetativen Umstimmung werden bei Hypertonie, Myalgien Periarthropathien, chronischen Ekzemen und juckenden Dermatosen eingesetzt (CHLEBAROW 1995 in 339).
> Selektive UV-Phototherapie **(SUP-Therapie)** mit SUP-Strahlern werden vorzugsweise für Patienten, die wegen Kontraindikationen keine PUVA-Therapie bekommen können, eingesetzt.

UV-A-Therapie mit UV-A-Strahlern zur Ganzkörperbehandlung bis 10 min (im Abstand von 60 cm) 3- bis 4mal wöchentlich ansteigend dosiert – bei atopischer konstitutioneller Neurodermitis, Akne vulgaris, Vitiligo, Sklerodermie, Pruritus bei chronischer Niereninsuffizienz.
UV-C-Therapie bei torpiden Ulzera

PNF-Techniken

(propriozeptive neuromuskuläre Fazilitation)
Lit.: 39, 57, 64, 67, 71, 108, 148, 168, 181, 223, 226, 232, 263, 400

Definition: Erweiterte Übungstechnik der Komplexbewegungen (auch als selbstgesteuerte neuromuskuläre Förderung bezeichnet).

Wirkung: Durch Gesamtbewegungen in durchlaufenden synergistischen Muskelgruppen (immer auch unter Nutzung einer rotierenden Komponente) und durch Summation unterschwelliger Einzelreize an Muskel- und Gelenkrezeptoren wird maximale Stimulation des Motoneurons bewirkt. Dadurch werden Muskelkräftigung, Verbesserung der Koordination, Durchblutungsförderung, Schmerzlinderung, Vergrößerung des Bewegungsraumes u. a. erreicht.

Indikationen: Paresen (schlaff und spastisch), Schmerzen, Durchblutungsstörungen, Muskelschwäche, Koordinationsstörungen, fast alle Erkrankungen, bei denen Bewegungstherapie indiziert ist.

Kontraindikationen: ↑ Bewegungstherapie, Frakturen, Operationen, Gelenksituationen und Osteosynthesen, denen eine rotierende Bewegungskomponente schaden könnte.

Durchführung: Als Afferenzquellen werden therapeutisch genutzt:
- Vordehnung zur Nutzung eines Dehnreflexes,
- diagonal-spiralige Komplexbewegungen in adäquater Muskelaktionsfolge,
- maximaler (optimaler) Widerstand, der ein Impulsüberfließen vom stärkeren zum schwächeren Muskel bewirken soll,
- Wechselbeeinflussung Agonist-Antagonist im Sinne der reziproken Innervation,
- Dehnung, Zug und Druck als Anreiz für Muskel- und Gelenkrezeptoren.

Je nach Behandlungsgesichtspunkt ist eine spezielle PNF-Technik zu wählen.
Zur Durchblutungsförderung und Muskelmantelspannung:

- rhythmische Stabilisation.

Zur Schaffung eines Muskelgleichgewichts:
- Technik der betonten Muskelaktionsfolge und
- Technik der langsamen Umkehr.

Zum Trainieren geschwächter Muskeln in Kraft und Ausdauer:
- Technik der wiederholten Kontraktionen und
- Technik mit Betonung der Drehpunkte.

Zur Regeneration nach Inaktivitäts- und Lähmungsatrophien:
- maximale isometrische Anspannung des kräftigsten Körperteils mit rhythmischer Dehnstimulation eines sich kontrahierenden schwachen Muskels verbunden.

Zur Schmerzbehandlung:
- den kräftigsten Körperteil maximal isotonisch oder isometrisch anspannen lassen, um durch Irradiation eine Kräftigung oder Entspannung im Schmerzgebiet zu erhalten.

Zur Vergrößerung des Bewegungsraumes:
- rhythmische Stabilisation von Agonist und Antagonist an der Schmerzgrenze ohne eine Gelenkbewegung und unter Ausnutzung der reziproken Entspannung.

Zur Kontrakturenbehandlung:
- langsame Umkehr: halten, entspannen, aktiv weiterziehen!

Reittherapie

(Hippotherapie)
Lit.: 314, 371

Definition: Nutzung verschiedener Formen des Reitens und der Verbundenheit mit dem Pferd zu therapeutischen, heilpädagogischen und rehabilitativen Zwecken.

Wirkung: Muskelkräftigung, Haltungs- und Gleichgewichtsschulung, Rhythmisierung, Unterstützung der Saug- und Preßwirkung bei Bandscheibensyndromen, Erhöhung der Leistungsfähigkeit, Abbau pathologischer Reflexe, Bahnung normaler Reflexe, Förderung der Bereitschaft zu emotionalen Bindungen. Speziell bei Zerebralparese bewirkt das Reiten optimale Schulung der Sensomotorik durch Vermittlung von Bewegungsmustern für physiologische Gangbewegungen, Aufbau symmetrischer Körperfunktionen, Tonusnormalisierung, Haltungsstabilisierung, Lösung des Adduktorenspasmus, Entwicklung der Stell- und Gleichgewichtsreaktionen.

Indikationen: Wirbelsäulenschäden, Schäden am Zentralnervensystem, Kreislaufschäden, vegetative Labilität, Lumbalsyndrome, Scheuermannsche Erkrankung (nicht im akuten Stadium), Haltungsschäden, Multiple Sklerose, Schädel-

Hirn-Traumen, Zustand nach stereotaktischen Operationen, Verhaltensstörungen, Zerebralparesen, Körperbehinderte, inkomplette Querschnittslähmungen.

Kontraindikationen: Spondylolisthesis, M. Bechterew, alle entzündlichen Prozesse, Metastasen in der Wirbelsäule, Wirbeltuberkulose, akute Schmerzzustände, Zustand nach Bandscheibenoperation bis 4 Monate danach, neurodegenerative Erkrankungen, Spina bifida unterhalb Th_{12}.
Durchführung: Einführung in therapeutisches Reiten (Lockerungs-, Kräftigungs- und Korrekturübungen), heilpädagogisches Reiten (Voltigieren) und Behindertenreiten zur Rehabilitation und als Sport.

Reizstrommassage ↑ Ultrareizstrom

Rollstuhl-Training

Lit.: 27, 36, 71, 75, 87, 88, 108, 175, 200, 232, 279, 306, 310, 400

Definition: Übungsformen zur Leistungssteigerung im Rollstuhl.
Wirkung: Sicherheit, Geschicklichkeit und allgemeine Körperertüchtigung im Rollstuhl.

Indikationen: Querschnittslähmungen, Beinamputationen, Erkrankungen und Körperbehinderungen, die eine Fortbewegung im Rollstuhl erforderlich machen.

Kontraindikationen: ↑ Bewegungstherapie; Behinderungen von den Armen aus.
Behandlungsaufbau: Fahren mit verschiedenen Greifformen, in verschiedenen Geschwindigkeiten, mit Richtungsänderungen und Umgehung von verschiedenen Hindernissen, schiefen Ebenen, Schwellen.

- Vorverlagerungsproben im Rollstuhl und Umsteigen auf Stuhl und Bodenmatte u. a.,
- Schulung der Armstützkraft (alle 10 bis 15 min durch Armstütz auf Rollstuhllehne muß das Gesäß entlastet werden, damit Druckgeschwüre vermieden werden),
- ↑ Entspannungsübungen, ↑ Dehnlagerungen und Lockerungsübungen für alle verspannten Muskelgruppen,
- Auftrainieren insuffizienter Muskelgruppen mit ↑ PNF-Techniken,
- ↑ Stemmführungen nach BRUNKOW,
- Haltungsschulung,

- Übungen mit Handgeräten: Stab, Keule, Ball, kleine Bälle bis Medizinball, Elastikstab, Elastikschnüren,
- Übungen mit ↑ Schlingengerät, an Ringen oder Holmen,
- Leichtathletikdisziplinen sind: Rollstuhl-Schnellfahren, kombiniertes Hindernis-Slalom-Fahren, Wurf- und Stoßübungen, Bogenschießen aus dem Rollstuhl.

Sauna

Lit.: 62, 140, 240, 242, 244, 333

Definition: Ganzkörperheißluftbad bei 60 und 95 °C Lufttemperatur mit anschließender Kaltapplikation als Guß, Dusche oder Tauchbad.

Wirkung: Durchblutungsförderung, Anregung des Kreislaufs und Stoffwechsels, Förderung der Wasserausscheidung über Schwitzen, Steigerung der Hauttemperatur auf 40 °C. Bei Serienanwendung kommt es zur Anregung der Haut- und Schleimhautfunktionen, des Endokriniums, der Immunvorgänge, der Infektabwehr, zur Senkung einer erhöhten Puls- und Atemfrequenz sowie eines erhöhten Blutdrucks, ein erniedrigter Blutdruck wird dagegen erhöht.

Indikationen: Chronische und degenerative Erkrankungen des Stütz- und Bewegungsapparates, rheumatische Erkrankungen, Infektanfälligkeit, Atemwegserkrankungen, chronisch entzündliche Adnexprozesse, Angiopathien im Stadium I und II (III). Bei folgenden Herz-Kreislauf-Erkrankungen ist Sauna nur indiziert, wenn der periphere Kreislauf so geregelt ist, daß es zum Schwitzen kommt und die Abkühlungsphase adäquat (Duschen u. ä.) geregelt wird: Angina pectoris vasomotorica und vera, Myokardinfarkt in der Konvaleszenz- und Postkonvaleszenzphase ab Herzleistungsstadium III, arterielle Hypertonie Stadium I und II, rekompensierter Kreislauf.

Kontraindikationen: Herz-Kreislauf-Dekompensation, Hypertension im Stadium III und IV, Cor pulmonale, Hypertonie mit renaler Beteiligung, Myokardinfarkt in der Hospitalisationsphase und unterhalb eines Herzleistungsstadiums III, ungenügende Funktion der peripheren Kreislaufregulation, entzündliche Erkrankungen innerer Organe, alle Formen nicht völlig intaktiver Tuberkulose, rheumatisches Fieber, Hyperthyreosen, erhöhte vegetative Erregbarkeit, floride Magengeschwüre, periphere Angioorganopathien im Stadium III und IV, chronische Nephritis, Malignome, Epilepsie.

Relative Kontraindikation: Akute Kreislaufdysregulation (z. B. nach Infekten), hier bedarf es einer Vorbereitungszeit von 8 bis 10 Tagen mit kleiner Hydrotherapie (wie ansteigenden Teilbädern usw.); Vasolabile mit stark schwankenden oder niedrigen Blutdruckwerten.

Durchführung: Die Saunaverträglichkeit hängt von der Anpassungsfähigkeit des Kreislaufsystems und der Fähigkeit zur Schweißsekretion ab. Sie ist befundgemäß zu dosieren. Vorwärmung mit ansteigendem Fußbad, Trinken von warmem Tee.

1. Saunagang: Sitzen auf der unteren Pritsche, 5 bis 8 min, Abkühlungsphase: Luftbad, gegossenes Wasser (oder Dusche), ggf. Tauchbad, und Ruhen.
2. Saunagang: evtl. höhere Pritsche, 8 bis 10 min, Abkühlungsphase siehe oben.
   Nachruhe in einer Trockeneinpackung oder mit kaltem Wickel ist günstig.

Schlingengerät-Behandlung

Lit.: 232, 290, 318, 408

Definition: Erleichterte Übungsbehandlung durch schwerelose Teil- oder Ganzaufhängung im Schlingentisch oder Schlingengerät.

Wirkung: Anregung bzw. Ermöglichung aktiver Übungen durch Abnahme der Schwere. Durch Verschieben aus dem Lot und Widerstandsgebung von der Peripherie her werden bestimmte Muskelgruppen in durchlaufender Innervation angesprochen und gekräftigt. Durch Gewichte und Expanderzüge können bestimmte Bewegungen erschwert oder erleichtert werden. Je nach individuellem Befund ist Mobilisation oder gezielte Kräftigung durch Gestaltung der Aufhängung, Einstellung der Züge oder Widerstände regulierbar. Wenn kein Bewegungsbad vorhanden ist oder es nicht vertragen wird, entspricht die Behandlung im Schlingengerät am besten dem Übungseffekt der Wasserbehandlung. Die Aufhängung im Schlingentisch kann mit Massage, Manueller Therapie, mit Elektrotherapie, Eis- oder Wärmemaßnahmen kombiniert werden.

> **Indikationen:** Paresen (schlaff oder spastisch), Rheumatoid-Arthritis, Coxarthrosen, Endoprothesen, nach längerer Ruhigstellung von Gelenken oder bei übungsstabilen Osteosynthesen zur Mobilisation und zu dosiertem Krafteinsatz, wenn volle Belastung noch nicht erwünscht ist, insuffiziente Muskelgruppen oder ungenügend koordinierter Muskelketteneinsatz.

Kontraindikationen: ↑ Bewegungstherapie, außerdem: wenn es nicht gelingt, bestimmte Bewegungen, die unerwünscht sind, auszuschalten.

Durchführung: Nimmt man einen Aufhängepunkt, muß er senkrecht über dem bewegten Körperabschnitt sein. Dabei erreicht der Patient ohne großen Kraftaufwand die größtmögliche Bewegung. Einsatz zur Lähmungsbehandlung und bei Nutzung der Kontrastentspannung auch zur Kontrakturenbehandlung.

Bei Nutzung mehrerer Aufhängepunkte (jeweils über den beweglichen Gelenken) wirken die distalen Züge als Widerstand. Anwendung in der Lähmungsbehandlung, aber auch als schmerzentspannende Lagerung u. ä. Durch Veränderung des Aufhängepunktes Bewegungserleichterung oder -erschwerung.

Häufige Aufhängungsformen:

- Becken-Bein-Aufhängung aus Rückenlage (ähnlich Perl), aus Seitenlage mit gebeugten oder gestreckten Beinen
- Feder-Kopf-Aufhängung
- Kopf-Arm-Aufhängung
- Arm-Aufhängung aus Seitlage oder Sitz.

Schwellstrombehandlung

Lit.: 96, 139, 140, 198, 338, 353

Definition: Rhythmisches An- und Abschwellen der Stromstärke, unabhängig von der eingestellten Impulsfrequenz. Tetanisierende Impulsfolgen (beginnen etwa bei 20 Hz) dürfen, wenn sie motorisch schwellig verabreicht werden, nicht als Dauerimpuls laufen, sondern müssen geschwellt werden oder etwa nach 7 s eine Pause von 14 s aufweisen, wenn Schädigungen vermieden werden sollen.

Wirkung: Die amplitudenmodulierten Frequenzen entsprechen der normalen Muskelinnervation. Durch Schwellstrom werden adäquat Anspannung und Erholungspause einreguliert, Bahnung motorischer Willensimpulse durch propriozeptive Reize. („Wiederholte tetanische Benutzung einer Synapse führt durch vermehrte Freisetzung der Transmittersubstanz zu einer beträchtlichen Vergrößerung der synaptischen Potentiale und damit zur Verbesserung der Erregbarkeit." (198) Diese sog. Elektrogymnastik führt zur Spannungsverbesserung und Muskelkräftigung, indirekt auch zur Durchblutungsverbesserung. Voraussetzung ist nur, daß keine nervale Muskelschädigung vorliegt und der Muskel auf tetanisierende Impulsfrequenzen anspricht.

Indikationen: Inaktivitätsatrophien, Zustände nach längerer Ruhigstellung und bei mangelndem Bewegungsgefühl, Thromboseprophylaxe, Einbeziehung eines Muskelanteils in vorteilhafte Muskelkettenbewegungen.

Kontraindikationen: Schlaffe Lähmungen mit Kraftstufe 0 bis 3, spastische Lähmungen, wenn die Anlage nicht so erfolgen kann, daß keine Stromschleife die spastische Muskulatur trifft und der Spasmus in keiner Weise durch die Behandlung verstärkt wird. Encephalomyositis disseminata, Myasthenia gravis, pseudoparalytica, Parkinson-Syndrom, akute eitrige Prozesse und Entzündungen, fieberhafte Erkrankungen, Thrombose und Thrombophlebitis, Träger von Schrittmachern, Metalleinlagerungen im stromdurchflossenen Gebiet. Bei der mimischen Muskulatur wegen Gefahr der Kontrakturenbildung lieber ungeschwellte Dreieckströme einsetzen.

Applikation und Dosierung: Die Elektrodenanlage erfolgt am besten bipolar proximal und distal am Muskelbauch oder der zu beübenden Muskelgruppen. Ist diese Anlage nicht möglich, kann auch monopolar gereizt werden (s. Abb. 19 bis 23 b).

Mitüben der Gegenseite in Verbindung mit Intensionsübungen, aktives Mitanspannen der Muskelkette, Üben gegen Bewegungswiderstand und aus der Dehnung heraus sind Steigerungsmöglichkeiten. Der Schwellrhythmus ist adäquat einzuregulieren.

Als Impulsfrequenz empfiehlt sich
- neofaradischer Strom: 50 Hz, $t = 1$ ms, $t_{an} = 1$ ms, $t_{ab} = 0,1$ ms oder verschwindend klein, $t_p = 19$ ms, Dreieckstrom; Schwellperioden 1 bis 10 s.

Wegen der geringeren sensiblen Belästigung ist auch zu empfehlen:
- 25 Hz, $t = 0,4$ bis $0,5$ ms, $t_{an} = 0,4$ bis $0,5$ ms, $t_{ab} = 0,1$ ms, $t_p = 39,4$ bis $39,5$ ms; Schwellperioden 2 bis 10 s.

Die günstigste Impulsfrequenz des normalen Muskels liegt bei 25 bis 50 Hz, $t = 0,5$ bis $1,0$ ms, $t_{an} = 0,5$ bis $1,0$ ms, t_p mindestens 19 ms. Läßt die Kontraktionsintensität des Muskels nach, darf die Intensität nicht erhöht werden. Es muß wegen Ermüdung eine Erholungspause eingefügt werden.

s. a. S. 50 Lähmungsbehandlung mit Schwellströmen

Shiatsu

(japanische Fingerdrucktherapie)
nach OHASI (1983)
Lit.: 295

Definition: Differenzierte Fingerdrucktechniken auf Tsubos (Akupunkturpunkte), die bei Tonisierung in Richtung des vorgestellten Energiestromes, bei Sedierung gegen den Meridian arbeiten. OHASI bezeichnet es als ein Heilverfahren zur Befreiung von Streß und zur Vitalisierung der Lebenskräfte.

Wirkung: Es ist eine vegetative Ordnungstherapie, die befundgerecht durchgeführt wird: Leerzustände werden aufgefüllt, Überfülle wird abgeleitet. Die Punkte am Blasenmeridian korrelieren mit Funktionseinheiten unserer Segmenteinteilung (s. Abb. 2a).

Indikationen: Arthrosis deformans, Asthma bronchiale, Bettnässen, Erschöpfung, Hypertonie, Ischias, Kopfschmerz, Magenkrämpfe, Menstruationsschmerzen, Migraine cervicale, Neuralgien, Obstipation, Schlafstörungen, Zervikalsyndrom.

Kontraindikationen: ↑ Massage, ↑ Bewegungstherapie.

Applikation und Dosierung:
- Langsam drücken, langsam loslassen = Tonisierungstechnik für Yin-Typ-Patienten,
- plötzlich drücken, plötzlich loslassen = Beruhigungstechnik für Yang-Typ-Patienten,
- mit den Handflächen drücken (z. B. bei den Augen oder beim Bauch) = schmerzlindernd, auch Tonisierung für Yin-Typ-Patienten,
- Zeigefingertechnik (Mittelfinger über 2. Finger gelegt),
- Zeige- und Mittelfinger nebeneinander für breitere Tsubos.

Beachte: Shiatsu stets zur Ausatmung einsetzen!

Spezielle Shiatsu-Techniken:
- Kenbiki-Technik (Schieben und Ziehen)
- Perkussionstechniken
- Drucktechniken mit Fingerkuppen, Ellbogen, Faust
- Abziehgriffe
- Messertechnik (Hackungen)
- Ohren mit Zeigefinger vibrieren.

Zusammenfassung von bestimmten Techniken in:
- Rücken-Shiatsu
- Ampuku-Therapie (Hara-Region = Bauch)
- Hals-Shiatsu
- Bein- und Fuß-Shiatsu, Knie-Shiatsu, Hüft-Shiatsu
- Arm- und Brust-Shiatsu, Finger-Shiatsu
- Gesichts-, Ohren- und Augen-Shiatsu.

Behandlungsaufbau:
Bauchlage
1. Rückenbehandlung
2. Hüfte, Beine, Füße

Rückenlage
3. Ampuku (Hara-Region)
4. Vorderseite der Beine
5. Brust und Arme
6. Hals, Kopf, Gesicht
Sitzend
7. Nacken, Kopf, Schultern.

Sonodynator®-Behandlung ↑ Kombinationstherapie Ultraschall und Reizströme

Sporttherapie

Lit.: 9, 74, 109, 110, 116, 122, 140, 166, 179, 232, 248, 250, 251, 308, 334, 342, 364, 369, 372, 374

Definition: Behandlung nach den Prinzipien des sportlichen Trainings, d. h. dynamische Belastungsgestaltung mit definierter Zielstellung. Die Belastung muß einen echten Anpassungsvorgang auslösen und wendet Methoden des Sports an.

Grundform der Trainingsbehandlung ist das *Ausdauertraining*, da es die therapeutisch wirksamen Anpassungsvorgänge des Herz-Kreislauf-Systems, des Stoffwechsels und der zentral-nervösen Regulation am besten auslöst und stabilisiert.

Das *Krafttraining* steigert die Maximalkraft und die Kraftausdauer, das *Geschicklichkeitstraining* fördert Gewandtheit und koordinative Fähigkeiten.

Die verschiedenen Komponenten der Trainingsbehandlung werden je nach Indikation unterschiedlich eingesetzt. Sie können nach der spezifischen Behandlungsphase zur weiteren Leistungsverbesserung und -stabilisierung auch kombiniert eingesetzt werden. Für ältere Menschen wird dafür ein Anteil an
Ausdauertraining von 70 %,
Krafttraining von 20 % und
Geschicklichkeitstraining von 10 % des Gesamttrainingsumfanges empfohlen.

Wirkung: Beim Training kommt es zu Anpassungsvorgängen, zur Umstellung physischer und psychischer Funktionssysteme auf ein höheres Leistungsniveau und auf spezifische äußere Bedingungen. Der Trainingsumfang muß der individuellen Leistungsfähigkeit entsprechen. Belastung und Erholung müssen aufeinander abgestimmt sein. Der Ermüdungsprozeß setzt die Leistungsfähigkeit zeitweise herab, er ist jedoch der entscheidende Reiz für die Anpassungsvorgänge, die sich hauptsächlich

in der Erholungsphase vollziehen. Die Wiederherstellung erfolgt dann über das Ausgangsniveau hinaus, dies wird als Überkompensation bezeichnet. Diese Überkompensation ist die Grundlage für Funktions- und Leistungssteigerung (HARRE, 1975). Die Trainingsbelastung wird mit Hilfe von folgenden Komponenten gesteuert:
- Reizintensität (Stärke der Belastung)
Sie umfaßt die Stärke des Einzelreizes bzw. die in einer Zeiteinheit geleistete Arbeit in einer Übungsserie (Geschwindigkeit in m/s, Größe des Widerstandes in kp usw.) und muß so hoch sein, daß eine Herzfrequenz von 60 bis 70 % der maximalen Herzfrequenz erreicht wird (s. Tab. 3).
Beachte: Nur durch eine richtige Folge von Belastung und Erholung wird ein optimaler Trainingseffekt erreicht. Mit ansteigender Leistungsfähigkeit können die Erholungszeiten gekürzt werden.
- Reizdauer
Sie soll mindestens 6 min bei relativ hoher Intensität betragen, besser jedoch 15 min, optimal 30 bis 45 min (STRAUZENBERG, 1977).
- Pausendauer
  – unvollständig = 10 bis 180 s
  – vollständig = 3 bis 5 min und länger.
- Reizumfang (Zeit der Gesamtbelastung einschließlich der Pausendauer)
- Reizdichte (Häufigkeit der Reizfolge)
Sie ist bei kurzen Pausen groß, bei Pausen von 2- bis 3facher Reizdauer klein.

Am besten ist ein tägliches Training, auch 2- bis 3mal wöchentlich ist noch therapeutisch wirksam. Ein nur einmaliges Gesundheitstraining kann höchstens den Stand erhalten, aber nicht die Leistungsfähigkeit und Funktionsfähigkeit heben.
Beachte: Je häufiger trainiert wird, desto kürzer kann die Dauer sein. Je länger trainiert wird, desto niedriger kann die Intensität sein und umgekehrt.

Ausdauertraining

Definition: Dynamische Belastung ohne Unterbrechung über einen längeren Zeitraum. Widerstandsgröße gegenüber Ermüdung.
- Lokale Muskelausdauer ist die Ausdauer einer Muskelmasse von weniger als 1/6 bis 1/7 der Skelettmuskulatur.
Lokale dynamische aerobe Muskelausdauer wird definiert: „Beanspruchung kleiner bis mittelgroßer Muskelgruppen mit

dynamischen Muskelkontraktionen mindestens 6 min mit einer Spannung unter 20 bis 30 % der maximalen statischen Kraft" (63).
- Allgemeine Muskelausdauer ist die Ausdauer einer Muskelmasse von mehr als 1/6 bis 1/7 der Skelettmuskulatur.
- Der Übergangsbereich von der ausschließlich aeroben zur partiellen anaeroben Energiebereitstellung heißt „Dauerleistungsgrenze für lokale dynamische Muskelausdauer bzw. unterhalb der aerob-anaeroben Schwelle" (63).

Wirkung: Erhöhung der aeroben Leistungsfähigkeit. Das bedeutet Erhöhung der maximalen Sauerstoffaufnahme, der Transportkapazität, der oxydativen Kapazität der Muskelzelle, Ökonomisierung des Herz-Kreislauf-Systems, des Stoffwechsels, der Atmungsprozesse.

Indikationen: Alle Erkrankungen, bei denen ↑ Bewegungstherapie indiziert ist und eine Trainingswirkung erwünscht ist, siehe oben.

Kontraindikationen: ↑ Bewegungstherapie, unangepaßte Herz-Kreislauf- und Stoffwechselsituationen.

Durchführung:
- Intervallmethode (freies Bewegen oder Bewegen gegen Widerstand in intermittierender Dauerform)
Planmäßiger Wechsel von Belastungs- und Erholungsphasen. Intervalle dienen nicht der völligen Wiederherstellung! Die neue Belastung muß bereits bei einer noch erhöhten Pulsfrequenz einsetzen, die individuell festzulegen ist. Das spezielle Intervalltraining zur Behandlung peripherer arterieller ↑ Durchblutungsstörungen s. S. 196.
- Dauermethode (freies Bewegen oder Bewegen gegen Widerstand in kontinuierlicher Dauerform)
Längere Belastung, die nicht durch Pausen unterbrochen ist, unter aeroben Bedingungen. Die Geschwindigkeit ist gleichmäßig oder an- und abschwellend (Fahrtspiel).

Als Prophylaxe für Herz-Kreislauf-Erkrankungen im Rahmen eines Gesundheitstrainings empfiehlt STRAUZENBERG (1977) eine gleichmäßige muskuläre Beanspruchung für mindestens 6 min. (Diese Zeit ist notwendig, um einen gewünschten Gleichgewichtszustand, „steady state", zu erreichen.) Allmählich kann dann auf die individuelle Optimaldauer hin trainiert werden. Bei jungen Menschen liegt diese etwa bei 45 min, bei älteren bei 30 min, bei Menschen über 60 Jahre sind 20 min Dauerbelastung eine sehr gute Zeit.

Am Anfang des Trainings Intervallbelastung bei allmählicher Verlängerung der Belastungsphasen und Verkürzung der Pausen.

Tabelle 3 Richtwerte für zu erreichende Pulsfrequenzen bei Belastung mit 60, 70 und 80 % der maximalen Leistungsfähigkeit nach STRAUZENBERG (1975)

Alter in Jahren	60 %	70 %	80 %
30–35	130	150	170
36–40	125	145	165
41–45	120	140	160
46–50	115	135	155
51–55	110	130	150
56–60	105	125	145
61–65	100	120	140
66–70	95	115	135
71–75	90	110	130

Von 6 min Dauer allmählich auf 20 bis 30 min steigern. Die Intensität am Anfang des Trainings etwa 60 % und allmählich steigern. Tabelle 3 gibt Richtwerte für die Intensität entsprechend zu erreichender Pulsfrequenzen beim Ausdauertraining – gestaffelt nach Lebensjahren – wieder.

Als Trainingsmittel für Ausdauertraining kommen in Frage: rasches Gehen, Laufen, Radfahren, Schwimmen, Rudern, Skilanglauf, sportliches Wandern, Tanzen.

Beim Kreistraining wird dosiert durch:
- die Art der Übungen,
- die Bewegungsfrequenz,
- die Belastungskomponente,
- die Serienlänge (Umfang der Wiederholungen pro Kreisdurchgang) und
- den Gesamtumfang an Bewegungswiederholungen pro Trainingseinheit.

Als kombinierte Trainingsform können auch Sportspiele wegen der komplexen Anforderung angesetzt werden. Sie erfordern Schnellkraft, aerobe Ausdauer, Beweglichkeit und Gewandtheit.

Krafttraining

Definition: Trainingsformen zur Erhöhung der Muskelkraft.
- *Statische Kraft* ist die Spannung, die ein Muskel in einer Körperposition willkürlich gegen einen fixierten Widerstand ausüben kann.
- *Maximalkraft* ist die höchste Kraft, die das Nerv-Muskel-System bei maximaler willkürlicher statischer Muskelspannung auszuüben vermag.
- *Schnellkraft* ist die Fähigkeit des Nerv-Muskel-Systems, in kür-

zester Zeit eine hohe Kraft innerhalb eines Bewegungsablaufs zu entwickeln.
- *Kraft-Ausdauer* ist die Ermüdungs-Widerstandsfähigkeit des Organismus bei lang anhaltenden Kraftleistungen.

Wirkung: Funktionssteigerung des Nerv-Muskel-Systems durch Verbesserung des Energie-Umwandlungsvermögens und Bahnung der Steuerungsvorgänge zur optimalen Muskelinnervation, damit die erforderlichen motorischen und speziellen morphologischen, physiologischen und biochemischen Anpassungen ausgelöst werden können.

Indikationen: Muskelatrophien, ungenügende Muskelkraft, zur Erhaltung und Verbesserung der Muskelkraft.

Kontraindikationen: ↑ Bewegungstherapie.

Durchführung: Das Nerv-Muskel-System hat zwei Arbeitsweisen, die auch beim Training zu berücksichtigen sind:
- Dynamische Arbeitsweise, dazu gehören die
- überwindende (konzentrischer Widerstand) Arbeitsweise.
  Es werden Körpermasse, Reibungswiderstände und elastische Widerstände überwunden, der Muskel kontrahiert sich, Ursprung und Ansatz nähern sich.
- Nachgebende (exzentrischer Widerstand) Arbeitsweise. Es entfernen sich Ansatz und Ursprung des Muskels.
- Statische Arbeitsweise, dazu gehört die Haltearbeit.
  Hierbei ist zu empfehlen, die funktionelle statische Trainingsweise anzuwenden, d.h. erst Dehnen eines Gummiseils bis in die Haltestellung, danach Halten. Dadurch stellt sich das Nerv-Muskel-System besser auf die erforderliche Muskelanspannung ein. Das statische Muskeltraining (isometrische Spannungsübungen) kann ergänzend als Hausaufgabe zum dynamischen Muskeltraining eingesetzt werden, wenn nicht genügend Zeit für das dynamische Muskeltraining besteht, bestimmte Muskelgruppen wegen einer Verletzung nicht beübt werden dürfen oder wenn überhaupt erst das richtige Muskelspannungsgefühl bewußt gemacht werden soll.

Es sollte vom Behandler die Trainingsweise ausgesucht werden, die der vorherrschenden Kontraktionsform des betreffenden Muskelbereichs entspricht (für überwiegend tonische Muskeln statische Trainingsformen, für überwiegend phasische Muskeln dynamische Trainingsformen) oder kombiniertes Training, das der gewünschten Bewegungsentwicklung voranhilft.

Maximalkrafttraining

Maximale Muskelanspannung und lange Anspannungsdauer während der Einzelkontraktion bewirken Einsatz vieler neuromuskulärer Einheiten.

Im therapeutischen Bereich wird mit 60 bis 80 % der Maximalkraft geübt, dafür aber mit häufigen Wiederholungen. Beginnen mit etwa 60 % und 2 bis 3 Wiederholungen, Belastung und Anzahl allmählich steigern. Die Intervalle zwischen den Serien müssen ausreichende lokale Erholung gewähren (Intervall 3 bis 5 min). Maximalkraftübungen bedürfen eines 48-h-Intervalls zur Erholung, also nur jeden 2. Tag in dieser Form trainieren, den Zwischentag für andere Übungsformen nutzen. Nach vorbereitenden Übungen zur Erwärmung und Durchblutung stehen die Maximalkraftübungen am Anfang einer Trainingseinheit. Erst sich steigernde Lasten, dann die ganze Last, dann Erholungsintervalle, die aktiv mit Lockerungs- und Entspannungsübungen zu gestalten sind.

Beachte: Muskeln, die unmittelbar vorher belastet wurden, sollten zur Vermeidung von Verletzungen nicht gedehnt werden. Da der Kraftzuwachs nur in der Winkelstellung, in der die Gelenke trainiert werden, erfolgt, sollten immer mehrere Winkelstellungen geübt werden, in jeder Stellung eine isometrische Anspannung. Zum statischen Maximalkrafttraining der isometrischen Spannungsübung: 60 % der Maximalkraft 6 s halten!

Soll Schnellkraft entwickelt werden, wird mit 30 bis 50 % der Maximalkraft geübt. Es sind 6 bis 10 Wiederholungen mit maximaler Bewegungsfrequenz anzusetzen.

Kraft-Ausdauer-Training

Die Kraft-Ausdauer-Fähigkeit ist von der Maximalkraft abhängig. Die äußeren Bewegungsbedingungen werden durch Widerstände erschwert. Hierfür eignet sich das Kreistraining oder die Einrichtung von 2 bis 3 verschiedenen Stationen. An jeder Station eine Wiederholungsserie von 50 % der maximal möglichen Bewegungswiederholungen. Im therapeutischen Bereich wird aerob trainiert. Gesamtbelastungszeit 10 bis 15 min.

Wirkung: Verbesserung der O_2-Ausnutzung in der Peripherie, Verbesserung der Ruhedynamik und der Fließeigenschaften des Blutes.

Beachte: Bei Kindern und Jugendlichen kein einseitiges Krafttraining durchführen, da es zu Wirbelsäulen- und Knochenüberlastung kommen kann. Bei Krafttraining der Frauen auch die Kräftigung des M. erector spinae und der Bauchmuskeln anstreben.

Beweglichkeitstraining

Definition: Training der Fähigkeit, alle Gelenke physiologisch bis zu Endstellungen zu bewegen. Das erfordert außer Kraft zusätzlich Dehnbarkeit der die Gelenke umgebenden Sehnen und Bänder (Gelenkspiel) sowie normale nervale Steuerung.

Wirkung: Durch Elastisierung der Muskeln, Sehnen und Bänder sowie Erhöhung der Erregbarkeit der Muskelspindeln bessere Beweglichkeit.

Indikationen: Längere Ruhigstellung, Bewegungs- und Dehnbarkeitseinschränkungen in Gelenken, Muskeln und Bändern, Erkrankungen des Haltungs- und Bewegungssystems, auch zur Konditionierung und allgemeinen Leistungssteigerung.

Kontraindikationen: ↑ Bewegungstherapie, Gelenke und Areale, die ruhiggestellt sind und nicht bewegt werden dürfen.

Durchführung: Bei der vorangehenden Befundaufnahme werden aktive und passive Gelenkbeweglichkeit geprüft und die Winkeldifferenz zwischen aktiver und passiver Beweglichkeit (sog. A-P-Winkel) zusätzlich zur Neutral-Null-Durchgangsmethode als einheitlichem Verfahren der Gelenkmessungen notiert. Der Manualtherapeut würde hier noch das Gelenkspiel überprüfen und bei Blockierungen manipulieren (↑ Manuelle Therapie).

Die Spezialübungen zur Entwicklung der Beweglichkeit müssen außer Dehnübungen für die Antagonisten auch Kraftübungen für die Agonisten beinhalten. 10 bis 15 Wiederholungen jeder Übung sind vorteilhaft, dann eine Pause mit Lockerungs- und Entspannungsübungen (↑ Mobilisationstechniken).

Die Höchstgrenze der Dehnung soll aktiv mehrmals erreicht werden. Günstig ist täglich 1- bis 2maliges Training.

Beim täglichen Trainingsaufbau muß einleitend erst eine gründliche Durchwärmung und Durchblutung stattfinden. Danach kommen die Beweglichkeitsübungen, bzw. sie werden an das Ende des Hauptteils verlagert.

Gewandtheitstraining

Definition: Training für die Fähigkeit, komplizierte Bewegungskoordinationen zu beherrschen.

Wirkung: Training des sensomotorischen Systems mit Zunahme der zentralen und peripheren Koordinationsfähigkeit.

Indikationen: ↑ Bewegungstherapie, besonders Störungen im sensomotorischen System.

Kontraindikationen: ↑ Bewegungstherapie.

Durchführung: Für das Gewandtheitstraining bedarf es eines großen Bewegungsschatzes, dafür müssen viele Bewegungskoordinaten entwickelt werden, z. B.:
- Schulung des Gleichgewichts (Balancieren auf Schwedenbank),

Sporttherapie 1

- Sicherheit der Bewegung (Ball fangen usw.),
- rasche Reaktion (z. B. Tischtennis),
- komplizierte Bewegungsabläufe (künstlerische Gymnastik).

Folgende Phasen sind für das Erlernen bestimmter Fertigkeiten zu beachten:
- Gesamtvorstellung von der Bewegungshandlung (mentales Training).
- Aneignung der Bewegung,
- Entwicklung von Grundtechnik und Handlungsrhythmus,
- Präzisierung der Bewegungshandlungen,
- Verbesserung des Bewegungsempfindens durch viele Wiederholungen, zwischendurch Pausen von 2 bis 3 Tagen,
- Festigung und Automatisierung.

Ein *Muskelaufbautraining* hat in der Trainingseinheit zu berücksichtigen:
1. Aufwärmen zur Herz-Kreislauf-Anpassung und zur Vorbereitung der Muskeln, Sehnen und Gelenke auf die Belastung.
   Ein Herz-Kreislauf-Training ist auch die Grundlage für alle Kraftübungen.
2. Nach dem Aufwärmen – Dehnübungen zur Verhinderung von Überlastungsschäden. Ein spezielles Dehnen ist auch zwischen den Belastungen und am Schluß vorzunehmen.
3. Üben in ansteigender Dosierung, niedrig beginnend, gleichmäßig ansteigend belasten zur schonenden Anpassung des Organismus.
4. Erst den exakt und gut koordinierten Bewegungsvollzug einschleifen.
5. Auf gleichmäßige Atmung, exakte und endgradige Bewegungsausführung und passendes Tempo achten. Einatmung bei Entlastung, Ausatmung bei Belastung. Preßatmung vermeiden.
6. Erst muß die Rumpfmuskulatur gleichmäßig und umfassend gekräftigt sein, ehe mit Armen und Beinen trainiert werden kann.
7. Am Ende der Trainingseinheit steht die Abwärmphase (cool down) mit entsprechenden Dehnübungen. Dies verkürzt die Regenerationszeit.

Medizinische Trainingstherapie (MTT)
gekürzt nach KOLSTER, 1995

Definition: Erweiterte ambulante Physiotherapie (EAP) nach den Prinzipien des medizinischen Aufbautrainings.

Wirkung: Wiederherstellung der bestmöglichen muskulären Funktionen wie Kraft, Ausdauer und Koordination der Gelenkfunktionen (Bänder, Sehnen und Knorpel einbezogen), Wiedererlernen der alltags- und sportartspezifischen Bewegungsmuster, Prävention und Schmerzbefreiung.

> **Indikationen:** Nachbehandlung nach Verletzungen und Operationen am Bewegungsapparat.

Kontraindikationen: ↑ Bewegungstherapie. Verletzungs- und konditionsbedingte Kontraindikationen.
Durchführung: Im Anschluß an die krankengymnastische Behandlung kann von zuweisenden Spezialärzten mit Diagnose und Behandlungsplan eine in Phasen aufgebaute Rehabilitation z. B. für verletzte Sportler verordnet werden.

1. Phase – Mobilisation: Frühfunktionelle Therapie.
Voran steht das Training der allgemeinen (kardiovaskulären) Ausdauer. Es muß erst einmal eine Basis-Kondition geschaffen werden. Allgemeine Ausdauer, Muskelkraft, Koordination, Beweglichkeit werden in 1–3 Wochen mindestens 2mal in der Woche trainiert.

2. Phase – Stabilisation: Funktionelle Therapie.
Stabilisierung der Muskulatur, Verbesserung von Kraft, Ausdauer und Koordination.
Muskeldehnung, Ausdauertraining, isometrisches, isotonisches, isokinetisches und auxotonisches Training.
Tägliches Training über 1–5 Wochen.

3. Phase – Funktionelles Muskelaufbautraining.
Trainingsmethode wie in der 2. Phase. Intensives und extensives Intervalltraining: Komplextraining.
Tägliches Training über 2–6 Wochen.

4. Phase – Muskelbelastungstraining.
Volle uneingeschränkte Belastbarkeit sind angestrebt, Reaktionsschnelligkeit und Sprungkraft, Kraft- und Schnelligkeitsausdauer, volle psychische Stabilität.
Die Trainingseinheit umfaßt 60–90 min und wird 1- bis 2mal am Tag absolviert, dies für 2–6 Wochen.

Stabile Galvanisation

(Gleichstromtherapie)
Lit.: 96, 97, 139, 141, 151, 154, 155, 156, 193, 194, 233, 353

Definition: Therapeutische Anwendung eines konstant in einer Richtung fließenden Stromes bei gleichbleibender Intensität und stabiler Elektrodenanlage.
Wirkung: Das ganze Gebiet zwischen Anode und Kathode wird entsprechend der elektrischen Leitfähigkeit erfaßt. Durch Ionen-

Stabile Galvanisation 1

wanderung im Gewebe kommt es zur Änderung des Ionenmilieus: positiv geladene Ionen (Kationen) wandern zum negativen Pol, negativ geladene Ionen (Anionen) wandern zum positiven Pol. Dies wird bei der Einbringung von Medikamenten (↑ Iontophorese) genutzt. Bei langsamer Intensitätserhöhung des Stromes und niedriger Dosierung kommt es unter der *Anode* zur Schmerzlinderung, Herabsetzung der Erregbarkeit und Tonussenkung. Die *Kathode* hingegen hat erregungssteigernde Wirkung, auch ist die Durchblutung unter der Kathode intensiver. Der fließende Strom verbessert den Zellstoffwechsel und die Trophik, er wirkt resorptionsfördernd und entzündungslindernd. Als neurale Einwirkung wird gedeutet, daß eine absteigende Galvanisation (Anode: kranial, Kathode: kaudal) beruhigend wirkt und eine aufsteigende Galvanisation (Anode: kaudal, Kathode: kranial) erregungssteigernd.

Indikationen: Ausnutzung der Schmerzlinderung und Tonussenkung unter der Anode bei Neuralgien, Neuritiden, Myalgien, Arthralgien, hyperalgetischen Zonen, hypertonen und spastischen Muskeln, rheumatischen Erkrankungen. Ausnutzen der Durchblutungsförderung und Anregung unter der Kathode bei schlaffen Paresen, Atrophien, Durchblutungsstörungen (bes. arteriosklerotische, die auf Impulsströme nicht mehr adäquat reagieren), hyposensiblen Arealen. Querdurchströmung, mit unterschiedlicher Polung wird bei schlecht heilenden Wunden und Ulcera eingesetzt, absteigende Galvanisation bei zentralen Erregungszuständen und Schlafstörungen.

Kontraindikationen: Akute und eitrige Prozesse und Entzündungen, fieberhafte Erkrankungen, Infektionskrankheiten, verschiedene Hauterkrankungen, maligne Tumoren, Träger von Herzschrittmachern, Thrombose und Thrombophlebitis (nur Quergalvanisation und immer gleiche Elektrodenanlage erlaubt).

Applikation und Dosierung: Applikation über unterpolsterte Plattenelektroden oder im ↑ hydroelektrischen Teilbad (1-, 2-, 3-, 4-Zellenbad) oder in Vollbädern (Stangerbad). Die Größe der Elektroden, die Lage der Pole, die Art der Durchströmung (längs oder quer), die allmählich ein- und ausschleichende Intensität und die Behandlungsdauer (10 bis 20 min) sind Dosierungsparameter. Die Intensitätsregelung erfolgt nach Stromempfinden des Patienten: sensibel unterschwellig, eben schwellig, angenehm, Toleranzgrenze. Die Stromstärke soll nach EDEL (1991) 0,5 bis 2,0 mA pro 10 cm^2 Elektrodenfläche nicht überschreiten.
↑ Impulsgalvanisation

Stabilisationstraining für das Kniegelenk

(nach WINKEL, P. DE, 1993)
Lit.: 417, 418

Definition: Für die Rehabilitation des Kniegelenks werden Möglichkeiten des Stabilisationstrainings mit dem sog. Stabilisationstrainer aufgezeigt.

Wirkung: Bewegungsmöglichkeiten im Kniegelenk sind Extension/Flexion, Innen-/Außenrotation, Gleiten anterior/posterior, Gleiten medial/lateral. Auch durch Kompression und Distraktion können Bewegungen ausgelöst werden. Auf dem Stabilisationstrainer können all diese Bewegungen in unterschiedlichen Kombinationen gleichzeitig ausgelöst werden. Dies ist für die Behandlung sehr wichtig, weil es im täglichen Leben auch so ist. Außerdem können ganz feine Dosierungen gegeben werden.

Ziel der Behandlung ist, die Propriozeption des verletzten Kniegelenks so einzustellen, daß es wieder optimal funktioniert.

> **Indikationen:** Verlängerung oder Verkürzung der ligamentären und muskulären Strukturen des Kniegelenks in der konservativen oder postoperativen Behandlung; Muskelatrophien, reflexbedingt oder durch Immobilisation; Veränderungen in der Biomechanik (Roll-Gleit-Bewegung), Mobilitätsveränderungen.

Kontraindikationen: ↑ Bewegungstherapie.

Durchführung: Der Stabilisationstrainer besteht aus einer fahrbaren, leicht drehbaren Scheibe, in die eine Waage zur Kontrolle der Belastungsvorgabe montiert ist. Durch Feststeller kann eine unerwünschte Bewegungsrichtung ausgeschlossen werden. Durch Höhenverstellung kann eine optimale Kniegelenkstellung von 40–48° einreguliert werden. Da im Kniegelenk jede passive Struktur von einer aktiven Struktur geschützt wird – rein reflektorisch – gilt es nach Verletzungen, diesen Anspannungsreflex wieder einzuschleifen.

1. Durch das funktionelle Training an sich.
2. Durch das Impulstraining, bei dem durch gezielte Impulse die Muskeln, die die verletzten Strukturen schützen, fazilitiert werden,
   a) werden *gelenknahe Impulse* gegeben und der Patient muß versuchen, das Kniegelenk stabil zu halten;
   b) werden *anguläre Impulse distal am Fuß* gesetzt, die kleine schnelle Bewegungen im Kniegelenk erzeugen.
   Am wichtigsten ist dabei die Rotationsrichtung.

Die Belastung ist über die Waage stets zu kontrollieren. Wenn der Patient gelernt hat, in welche Ausweichmechanismen er nicht kommen darf, kann er durch den Einsatz von Hilfsmitteln (einfacher und doppelter Zugapparat, Deuser- und Therabänder sowie Expanderzüge in Verbindung mit einer Sprossenwand oder Schrägbrett an Sprossenwand, auf Gymnastikhocker oder Pezziball) dann auch selbständig üben.

Stemmführungen

(nach BRUNKOW)
Lit.: 27, 36, 159, 160, 223, 232, 262, 300

Definition: Stemmführungen sind eine bestimmte Form der Bewegungstherapie, die durch kraftvolle Dorsalflexion in Hand- und Fußgelenk und Stemmen mit Handwurzel oder Ferse einen Reflexmechanismus mit Streckeigenschaften entwickeln, der zur Erleichterung, Bahnung und Sicherheit der Bewegung genutzt werden kann.

Wirkung: Erleichterung des Muskeleinsatzes aller an der Aufrichtung und Stabilisierung des Körpers beteiligten Muskeln. Es werden Beuger und Strecker symmetrisch tonisiert (Kokontraktionen antagonistischer Muskelgruppen) und zur Wirbelsäule weitergeleitet.

Indikationen: Erkrankungen mit Störungen der Wirbelsäulenaufrichtung, auch als Operations- und Verletzungsfolgen, zerebrale oder spinale Ausfälle, Hyperkinesen und extrapyramidale motorische Störungen (zur Auflösung abnormer pathologischer Haltungs- und Bewegungsmuster), Zerebralparese, Migraine cervicale, Rückenbeschwerden, Haltungsschäden und Skoliosen. Besondere Erfahrungen sammelte BRUNKOW bei der Nachbehandlung verschiedener stereotaktisch operierter extrapyramidaler Syndrome (Torticollis spasticus, Torsionsdystonie, Parkinsonsche Erkrankung) und nach Bandscheibenoperationen.

Kontraindikationen: ↑ Bewegungstherapie. Herz-Kreislauf-Insuffizienz, arterielle Hypertonie, weil die Tonuserhöhung im Gefäßsystem bei der Ganzkörperisometrie nicht bewältigt wird; Lungenerkrankungen, die das rechte Herz stark belasten (Lungenemphysem, schwere akute und chronische Bronchitis); Schäden des Zentralnervensystems, bei denen durch nicht ausreichende Hemmung beim Schub assoziierte Bewegungen ausgelöst werden.

Durchführung: Erst werden schrittweise Fuß- und Handeinstellungen erarbeitet, danach Fuß- und Handstemmführungen.

Korrekte Winkeleinstellung der Gelenke ist für die Weiterleitung zur Wirbelsäule Voraussetzung. Das bedeutet für Hand und Fuß: maximale Dorsalextension, Mittelstellung; für Ellbogen- und Kniegelenk: leichte Beugestellung; für Schulter- und Hüftgelenk: leichte Abduktion, Mittelstellung zwischen Innen- und Außenrotation.
Willkürliche Verstärkungen durch Variationen von Arm- und Beinführungen unter Beibehaltung der Ausgangsposition sind möglich. Langsames Lösen in der Reihenfolge:
Hand, Arm, Schultergürtel, Kopf, Fuß, Bein, Becken, Rumpf. Als manuelle Hilfen werden Hautwischen nach proximal; großflächiges weiches Streichen nach distal; tiefes Streichen nach proximal und Druck-Stauchimpulse genutzt.
Die einzelnen Übungen sollen wegen der maximalen Arbeit der distalen Muskelgruppen höchstens 5mal hintereinander synchron zur Ausatmung ausgeführt werden. Nach jeder Übung wegen des hohen Sauerstoffverbrauchs genügend Zeit zum Nachatmen lassen. Anfangs 2mal täglich 5 min behandeln, später bis 20 min. Hausübungsprogramm für mehrmals täglich 5 min aufstellen.

Subaquales Darmbad

Lit.: 140

Definition: Vorrichtung zur gründlichen und geruchsfreien Dickdarmspülung.
Wirkung: Anregung der Peristaltik, Darmentleerung. Das Sitzen im warmen Badewasser wirkt zugleich entkrampfend. Flüssigkeit, die vom Darm resorbiert wird, wird über die Nieren wieder ausgeschieden.

Indikationen: Chronische Obstipation (nicht als Dauerbehandlung!), chronische Vergiftungen, z. B. durch bromhaltige Schlafmittel, tiefsitzende Harnleitersteine.

Kontraindikationen: Hypertonie (Stadium IV WHO), Koronarinsuffizienz, fieberhafte und infektiöse Erkrankungen, Erkrankungen, bei denen die Darmwand geschädigt ist.
Durchführung: Über einen Irrigator fließt durch ein dünnes Gummidarmrohr warmes Wasser, dem etwas Kochsalz (30 g Kochsalz auf 2–3 Liter Wasser) oder ein Kamillenauszug (30 g auf 20 Liter Wasser) zugesetzt wurden, in den Dickdarm.
Das Abflußrohr ist etwas dicker, es hat distal ein kleines durchsichtiges Plexiglasrohr, durch das die Kot- und Wasserausscheidung beobachtet werden kann.
Innerhalb von 45 min können 20 bis 30 Liter Flüssigkeit irrigiert werden. Wassertemperatur 38–39 °C.

Beachte: Anfangs nur 1/2 bis 1 Liter Flüssigkeit einströmen lassen, bis der Patient ein Spannungsgefühl davon hat. Dies kurz anhalten lassen und dabei tief durchatmen lassen. Danach das Wasser mit eigener Kraft auspressen lassen. Sollte der Patient dazu nicht genügend Kraft haben, besteht auch die Möglichkeit des Absaugens.
Füllung und Leerung des Darmes wechseln ab, bis kein Kot mehr im Glasröhrchen zu beobachten ist.

Thalassotherapie ↑ Meeresheilkunde

Traktionsbehandlung

(Extensionsbehandlung)
Lit.: 67, 108, 136, 140, 232, 260, 262, 320, 331, 390

Definition: Entfernung der Gelenkflächen voneinander durch Zug.
Wirkung: Dehnung und Entspannung kontrahierter und hypertoner Muskeln, wenn die Traktion langsam erfolgt. Bei Traktion der Wirbelsäule kommt es zu Druckverminderung zwischen intradiskalem und extradiskalem Gewebe, Flüssigkeitseinstrom in den Bandscheibenraum. Der Wechsel zwischen Be- und Entlastung (rhythmische Traktionen) wirkt als sog. Ernährungspumpe. Traktion der Wirbelsäule fördert die Erholung der Bandscheibe, erweitert die Zwischenwirbellöcher, vermindert die Knorpelbelastung der kleinen Wirbelgelenke. Traktionswirkung auf Extremitätengelenke entsprechend der anatomischen Verhältnisse und dem Traktionswinkel ↑ Manuelle Therapie.

Indikationen: Bewegungseinschränkungen in Gelenken, myogene, neurogene, besonders radikuläre Beschwerdesyndrome, statisch-mechanische Schmerzursachen, Rückenschmerzen mit Schonhaltungen von der Schmerzseite weg.

Kontraindikationen: Wenn keine statisch-mechanische Schmerzursache vorliegt, durch Dehnungsbehandlung sich der Schmerz verstärkt, eine Schonhaltung der Wirbelsäule zur Schmerzseite hin besteht, knochendestruierende Prozesse. Nach Bandscheibenoperation Dehnung der entsprechenden Wirbelabschnitte.
Applikation und Dosierung: Eine Traktion der *Halswirbelsäule*, manuell oder in der Glissonschlinge, wird am besten im Liegen vorgenommen, weil dabei mühelos die Kyphosierung der HWS gelingt, die Muskulatur besser entspannt und ein Gegenzug durch die Arme wegfällt. Manuelle Extension ist als Vorbereitung

günstig. 2 bis 4 kg Zugwirkung, anfangs 2mal je 1 min Zug, 2 min Pause dazwischen. Später bis 5 min Zug zu steigern. Dosierungsparameter nach Bekömmlichkeit einregulieren. Nach der Traktion in vorteilhafter Haltung und aktiver Streckung durchspannen lassen und Nachruhen. Eine Traktion der *Brust- und Lendenwirbelsäule* sollte nicht vom Kopf her, sondern von den Beinen her vorgenommen werden, im sog. Perlschen Gerät, auf Extensionstischen oder Dauerextension nach KAGANAS bei Ischialgien (tags 20 bis 25 kg, nachts 10 bis 12 kg Zug bis zum Nachlassen der Beschwerden).

Ambulant wird etwa 3mal wöchentlich 15 bis 30 min extendiert, beginnend mit 5 kg, dies evtl. steigern. Bei Nachlassen der Schmerzen die Zeit belassen, nur die Zugkraft verringern. Zusätzlich dann Muskelkräftigungsübungen, aktive Rumpfstreckung und Rumpfstabilisation in guter Haltung.

Variation: Traktionsbehandlung im Wasser.
Durch Auftriebskörper werden gewünschte Körperteile an der Wasseroberfläche gehalten, durch Einlegen von Bleiplatten an den Schuhen oder in Taschen eines Hüftgürtels kann eine adäquate Zugwirkung eingestellt werden. Beim Sich-Bewegen in warmem Wasser sollten jedoch keine Bewegungsausschläge über das angestrebte Bewegungsausmaß hinaus ausgeführt werden (GILLERT/RULFFS, 1990).

Transkutane elektrische Nervenstimulation

(TENS)
Lit.: 96, 169, 193, 194, 303, 338, 353, 354, 356, 401

Definition: Elektroanalgesieverfahren durch niederfrequente Impulsströme, die mit kleinen Batteriegeräten in Heim- und Selbstbehandlung selbst einzuregulieren sind. Auch Hochvolt- und Mikroampere-Reizströme werden in TENS-Geräten angewandt.

Wirkung: Aktivierung körpereigener spinaler Hemmungsmechanismen für die Schmerzfasern über Reizung afferenter rasch leitender A-β-Fasern (Gate-Control-Theorie von MELZACK und WALL, 1965). Die Schmerzleitung wird unterdrückt, jedoch nicht ausgeschaltet. Die Schmerzunterdrückung hält nach der Stimulation längere Zeit an, sog. Nachhalleffekt.

> **Indikationen:** chronische Schmerzsyndrome, die kausal nicht zu beeinflussen sind, z. B. chronische Kopfschmerzsyndrome, Radikulärsyndrome, Pseudoradikulärsyndrome, Arthralgien, Neuralgien, Stumpfschmerzen, postoperative Schmerzsyndrome.

Kontraindikationen: Erkrankungen, die einer Kausaltherapie zugeführt werden können, Herzschrittmacherträger, psychogene Syndrome, zentrale Schmerzsyndrome (Thalamussyndrom), anästhesierte Gebiete, Analgien. Kontraindiziert ist die Applikation über der Halsschlagader und über Metallimplantaten.

Applikation und Dosierung: Die optimale Elektrodenposition ist zu eruieren – örtlich (Querdurchströmung, Druckpunktbeh.) segmental, neural, vasal, gangliotrop. Niemals quer durch den Rumpf! Die Kathode kommt vorteilhaft auf die Schmerzregion. Der Patient wählt selbst Frequenz, Impulsbreite und Intensität. Behandlungsdauer zwischen 15 min und einigen Stunden am Tag. Auch andere Parameter sind möglich.

Impulsformen
Monophasische Rechteckimpulse t = 0,05 bis 0,5 ms, f = 10 bis 100 Hz, Intensität 0 bis 40 mA. Durch Wechsel der Stimulationsmuster und in der Elektrodenanlage kann evtl. der Therapieerfolg verändert werden.

oder

Niedrige Intensität (sensibel eben schwellige Intensität) und höhere Frequenz (50–100 Hz), zur Schmerzbehandlung genutzt. (Als *high freqency – low intensity TENS* bezeichnet)

Oder

akupunkturähnliche TENS (acupuncture like TENS = aol. TENS) Sie wird auch „low freqency – high intensity TENS" genannt. Es werden Rechteckimpulse mono- und bidirektional mit Frequenzen von 0,5–8 Hz verwendet. Um den Stromschmerz zu verringern, werden sog. „Bursts" angeboten.

Als Burst bezeichnet man eine Impulsgruppe mit speziell geformter Hüllkurve, ihr folgt eine verhältnismäßig lange Schwellpause (t_p) Innerhalb der Gruppe liegt die Frequenz aber etwa bei 80 Hz. Will man bipolar reizen, kann man die Polarität der Impulse oder Impulsgruppen jeweils verändern.

Ultrahochfrequenztherapie ↑ Dezimeterwellentherapie

(Neunundsechzig-Zentimeter-Wellentherapie)

Ultrareizstrom

nach TRÄBERT (auch **Reizstrommassage** genannt)
Lit.: 62, 96, 141, 151, 193, 194, 353, 387

Definition: Niederfrequenter Impulsstrom von 142 Hz, t = 2 ms, t_p = 5 ms, Rechteckstrom.

Wirkung: Analgesierung (hält anfangs 4 h an, später länger) durch den Verdeckungseffekt und andere nervale Beeinflussungen, Entzündungshemmung.

> **Indikationen:** Wirbelsäulenbedingte Schmerzsyndrome einschließlich Bandscheibenschäden, Arthrosen und Arthropathien, Meniskusläsionen, Zustand nach Prellungen, Verstauchungen, Zerrungen, Luxationen, myalgisches Syndrom und Myogelosen, Erkrankungen des rheumatischen Formenkreises, Neuralgien.

Kontraindikationen: Fieberhafte Erkrankungen, akute eitrige Prozesse, Träger von Herzschrittmachern, Herzerkrankungen besonders Herzrhythmusstörungen, Thrombose, Thrombophlebitis, Blutungen und Blutungsneigung, Gravidität und Menstruation (örtliche Behandlung), metallische Fremdkörper und Osteosynthesen, wenn sie ins Überlagerungsgebiet des Stromes kommen, spastische Paresen. Ultrareizstrom wird nicht eingesetzt: im Kopfbereich, ventral über dem Herzen und quer durch den Rumpf.

Applikation und Dosierung: Bipolare (zwei gleich große Elektroden) oder monopolare (eine kleine aktive, eine größere inaktive Elektrode). Applikation entweder quer durch ein Gelenk oder längs mit einem Zwischenabstand von 3 bis 4 cm. Die Kathode wird auf die schmerzende Region gelegt. Die Intensität wird je nach Verträglichkeit 15 min an der Toleranzgrenze bleibend gesteigert. Es darf nicht zu Muskelzuckungen dabei kommen. Nach der Behandlung muß Schmerzlinderung eingetreten sein. Sollte es nicht der Fall sein, müßte eine andere Applikation versucht werden. Die ersten 4 Beh. werden täglich durchgeführt, danach 3mal wöchentlich. 4 bis 8 Beh. sind als Serie zu verordnen. Nach anhaltender Schmerzbefreiung ist die Behandlung abzubrechen.

Modifizierter Ultrareizstrom nach GILLERT, RULLFS, BOEGELIN (1995)

Definition: Niederfrequenter Impulsstrom von 182 Hz, t = 0,5 ms, t_p = 5 ms, Rechteckstrom.

Wirkung: Bei dieser Stromform ist die sensible Belästigung der Schmerzfasern der Haut geringer als beim Ultrareizstrom von 142 Hz. Es werden daher höhere Stromstärken vertragen.

> Das einsetzende Muskelwogen detonisiert verspannte Muskeln und wird in der Nachbehandlung nach Muskelverletzungen vor allem zur Entstauung eingesetzt.

Applikation und Dosierung: S. oben. Die Dosis wird jedoch langsam erhöht, bis ein Muskelwogen einsetzt. Beim originalen

Ultrareizstrom soll die Muskelzuckung durch langsames Höherregeln des Stromes unterschlichen werden.

Ultraschalltherapie

Lit.: 5, 77, 89, 96, 182, 205, 206, 225, 254, 273, 297, 337, 339, 340, 341, 359, 360, 361

Definition: Mechanotherapie durch hochfrequente Mikrovibrationsmassage, die durch Übertragung der Longitudinalschwinungen des Ultraschallapplikators im Gewebe entstehen. Zur Zeit werden bei unseren Apparaten 800 kHz benutzt.

Wirkung: Besonders an den Grenzschichten der Gewebe entsteht durch Umwandlung von mechanischer Energie Wärme. Außerdem kommt es zur Verbesserung der Diffusion an den Zellmembranen. Die Durchblutungs- und Stoffwechselsteigerung ist bei Betrachtung einer gewissen Eindringtiefe (in 4 cm Gewebetiefe wirkt nur noch die Hälfte der eingestrahlten Energie) am Periost am stärksten. Die *mechanische Wirkung* ähnelt einer Mikrovibration. Sie kann bei Dosierungen über 1 W/cm^2 zu Kavitationen und Gewebeschädigung führen. Es werden deshalb nur darunter liegende Intensitäten eingesetzt. **Impulsschall** verringert die Wärmebildung.

Die *schmerzlindernde Wirkung* kleiner Dosierungen (0,1 bis 0,2 W/cm^2) ist wahrscheinlich auf neurale, besonders vegetative Einflußnahme und auf Verschiebung der Wasserstoffionenkonzentration nach der alkalischen Seite hin zurückzuführen. Von allen elektrotherapeutischen Verfahren hat der Ultraschall die größten Erfolge in der Schmerzlinderung. Eine muskeltonussenkende und trophikverbessernde Wirkung des Ultraschalls wird auch therapeutisch genutzt.

Biologische Wirkung nach CALLIES und RUSCH, 1995, in (339)

- Erhöhung der Mikrozirkulation und damit Verbesserung der örtlichen Durchblutung;
- Steigerung der Zellpermeabilität, damit Förderung der Diffusionsvorgänge;
- Beschleunigung der Stoffwechselvorgänge, Aktivierung der Enzymreaktionen;
- Zunahme der Dehnbarkeit der Kollagenfasern (SCHLAPBACH, 1991);
- Erhöhung der Schmerzschwelle, besonders, wenn sie mit Abnahme der lokalen Entzündung einhergeht;
- bei chronisch mesenchymalen Entzündungen in Knochennähe bewirkt Ultraschall einen zweckmäßig reaktiven Verlauf;

- entspannende Wirkung auf hypertone Muskeln, Gewebeauflockerung, dadurch Zunahme der Gelenkbeweglichkeit;
- Regenerationszunahme bei Wundheilungsstörungen.

Zur *Wirkung* des Ultraschalls *auf die Durchblutung* schreibt SCHREIBER et al. 1994:
Es fällt ein nichtlinearer Zusammenhang zwischen Leistungsdichte und Blutflußwert auf. Besonders deutlich steigt der Mittelwert der Durchblutungsänderung zwischen 0,7 und 0,8 W/cm^2 von 6,5 auf 12,2 Hz an. Ab einer Leistungsdichte von 0,9 W/cm^2 scheint ein Plateau für die lokale Durchblutungsänderung erreicht zu sein.

Indikationen: Nach KNOCH/KNAUTH (1991):
- aus Chirurgie und Orthopädie: Arthrosis deformans, vertebragene Syndrome bei degenerativen Wirbelsäulenerkrankungen, Muskelhartspann, Myogeleosen, traumatische Folgezustände (besonders Frakturen mit verzögerter Kallusbildung), Kontrakturen, Narben, Sudecksche Erkrankung im Stadium II und III, Zerrungen und Quetschungen des Weichteilgewebes, Kontusionen, Distorsionen), Schultersteife, Tendopathien, Periostosen, Dupuytrensche Erkrankung, Überlastungsschäden;
- aus der Inneren Medizin: Reflexzonenbehandlung im neuraltherapeutischen Aufbau bei chronischer Bronchitis, Asthma bronchiale, Silikose und Staublungenerkrankungen, bei chronischen funktionellen Erkrankungen des Magens und Zwölffingerdarms, bei chronischer spastischer Obstipation, Dyskinesien der Gallenwege. Zusatzbehandlung am Rücken bei peripheren arteriellen Durchblutungsstörungen im Stadium II nach Fontaine. Erkrankungen des Rheumatischen Formenkreises wie Rheumatoid-Arthritis, Bechterewsche Erkrankung, progressive Sklerodermie, Weichteilrheumatismus;
- aus der Neurologie: Neuralgien und Neuritiden, Dystrophia musculorum progressiva (Erb), *pyramidal-* und *extrapyramidalbedingte* hypertone und spastische Syndrome;
- aus der Hals-, Nasen- und Ohrenheilkunde: allergische und chronisch verlaufende Rhinopathien.

Kontraindikationen: Maligne Tumoren, Metastasen, akut entzündliche Prozesse, fieberhafte Erkrankungen, schlechtes Allgemeinbefinden, aktive Lungen- und Knochentuberkulose, akute Paresen der Rheumatoid-Arthritis, organische Herzerkrankungen, besonders Erkrankungen der Koronargefäße und Herzinfarkt, Herz-Rhythmus-Störungen, Herz-Kreislauf-Dekompensation, fortgeschrittene Arteriosklerose, Thrombose und Throm-

Ultraschalltherapie **1**

bophlebitis, Blutungen und Blutungsneigung, zur Perforation neigende Ulcera, Patienten mit Herzschrittmachern, generalisierte Ekzeme, Patienten, die z. Z. Röntgentherapie erhalten.
Örtlich ist Ultraschall kontraindiziert bei Hauterkrankungen, Akne, Pigmentanhäufungen (Nävi), bei funktionellen Herzbeschwerden, Thoraxbehandlung (Herzsegmente links $C_{3,4}$, Th_{1-8}, besonders die Region zwischen den Schulterblättern), Varizen, frischen Hämatomen, Ödemen, Schwangerschaft (untere Rumpfbeschallung), obliterierenden arteriellen Durchblutungsstörungen (nur im Stadium II noch segmentale Beschallung erlaubt), Sudeckscher Dystrophie im Stadium I (nur neuraltherapeutischer Aufbau oder segmentale Beschallung erlaubt).
Organe und Regionen, die *grundsätzlich* von Ultraschalltherapie ausgeschlossen sind: Gehirn, Rückenmark, Keimdrüsen, Auge, Herz, Lunge, Leber, Magen, Milz, Ventralseite des Rumpfes, Epiphysenlinien bei Kindern.
Beachte: Keine Kontraindikationen sind Metallimplantate, auch Endoprothesen nicht.
Applikation: Da Ultraschall von Luft reflektiert wird, bedarf es zur Einbringung in die Haut eines Mediums wie Öl oder Wasser. Die Einschallung von Medikamenten in die Haut (nur geringe Eindringtiefe) heißt ↑ Phonophorese. Bei statischer Beschallung bilden sich durch Reflexion an Grenzschichten zu dichteren Geweben stehende Wellen, die die eingestrahlte Intensität vervielfachen und dadurch schädigen können. Deshalb wird der Schallkopf stets langsam gleitend oder kreisend bewegt. Bei Beschallung im Wasserbad wird ein Abstand von 1 bis 2 cm zur Haut gehalten.
Zur örtlichen Beschallung gehören Schmerzzonen, Trigger points, Gelenke und umgebende Muskeln, soweit sie verspannt sind. Zusätzlich hat sich der sog. neuraltherapeutische Aufbau in der Ultraschalltherapie bewährt. Er ist *nur* segmentaler Beschallung signifikant überlegen. Beim *neuraltherapeutischen Aufbau kaudal* werden folgende Regionen überstrichen: unterer Kreuzbeinrand, Illosakralgelenk, Beckenkamm, dorsale Trochanterpartie, M. erector spinae im LWS- und unteren BWS-Bereich (bis 8. BW), zusätzlich Nackenpartie. Beim *neuraltherapeutischen Aufbau kranial*, wenn er allein eingesetzt ist, wird zwischen Beckenkamm und 3. Halswirbel paravertebral beschallt, außerdem Nacken- und Schulterpartie. Ohne Erkrankungen innerer Organe kann der neuraltherapeutische Aufbau von kaudal nach kranial in einer Behandlung durchgeführt werden. Die Region zwischen den Schulterblättern wird nur kurzzeitig überstrichen.
Dosierung: Niedrige Intensität (0,05 bis 0,3 W/cm^2), besonders vorteilhaft, wenn nicht örtlich über Hüftgelenken o. ä. größere

Eindringtiefe gewünscht ist. Neuraltherapeutischer Aufbau kaudal 0,2 bis 0,3 W/cm^2, kranial nicht über 0,2 W/cm^2. Gesamtbeschallungszeit pro Sitzung 5 bis 10, nicht länger als 15 min.
1 bis 2 Tage Intervall zwischen den Beschallungen ist vorteilhaft. Bei allen chronischen Erkrankungen sollten mindestens 10 Beschallungen zu einer Serie gehören. Wiederholung ist möglich.
Dosierungsstrategie nach CALLIES *(1995)* in 339:
niedrige Intensität – 0,3 W/cm^2
mittlere Intensität – 0,6 W/cm^2
hohe Intensität – 0,9 (evtl. höchstens 1,2) W/cm^2
kurze Zeit – 3 min
mittlere Zeit – 6 min
lange Zeit – 9 (evtl. 15) min
Kriterien für Dosierungsänderung sind der Schmerzverlauf. Dosierungsänderung frühestens nach der 3. Behandlung (Kontrolle!), spätestens nach der 6. Behandlung.
Klinisch werden zuweilen auch 3mal täglich Behandlungen durchgeführt, ambulant grundsätzlich täglich eine Behandlung. Mindestens 10 Behandlungen, maximal 18 Behandlungen gehören zu einer Ultraschallbehandlungsserie.
KNAUTH möchte auf sehr gute Erfolge bei niedriger Dosierung und mittlerer bis langer Behandlungszeit hinweisen. Auch reagierten die Patienten mit chronischen Syndromen (an Wirbelsäule und Gelenken) günstig auf 1 Tag Intervall ohne Ultraschallbehandlung.

Unterwasserdruckstrahlmassage

Lit.: 140, 232, 294

Definition: Anwendung eines unter Druck stehenden Wasserstrahls unter Wasser zur Massagetherapie.

Wirkung: Zur mechanischen Massagewirkung des Druckstrahls kommt die thermische Wirkung des unterschiedlich warm zu gestaltenden Wasserstrahls und der hydrostatische Druck und Wasserauftrieb im Wannenbad. Tiefgehende Auflockerung und Durchblutungsanregung der Gewebe, Verbesserung der Gewebstrophik und -reaktion.

> **Indikationen:** Degenerative Erkrankungen des Stütz- und Halteapparates, posttraumatische Beschwerdebilder, Muskelverspannungen verschiedenster Ursachen, trophische Störungen.

Kontraindikationen: ↑ Massage. Erkrankungen, die einer kleinflächigeren und exakt dosierbaren Massagebehandlung bedürfen, hypermobile Areale, Gewebe über einem Bandscheibenvorfall (auch wenn er lange zurückliegt, weil das Gewebe dort sich festigen soll), Varizen im Behandlungsgebiet, Blutungen und Blutungsneigung, Gravidität, Hypertonie [ab 26,6/13,3 kPA (200/100 mm Hg)], besonders sekundäre Hypertonien bei Organerkrankungen, z. B. Nierenerkrankungen, Zustand nach Herzinfarkt (6 Monate bei unkompliziertem Herzinfarkt, bei kompliziertem Herzinfarkt absolut), Angina pectoris, Herzinsuffizienz mit Zeichen von O_2-Mangel in peripheren Organen und Geweben, Varizen im Behandlungsgebiet, Thrombosen und Phlebitiden, arterielle Durchblutungsstörungen im Stadium III und IV, da Unterwasserdruckstrahlmassage den Gewebsuntergang beschleunigen könnte, nässende und ulzerierende Hauterkrankungen.

Durchführung: Je nach Diagnose und Behandlungsziel kann dosiert werden mit

- dem Strahldruck; zwischen 100 und 300 kPa (1 bis 3 kp/cm^2), meist 200 kPa (2 kp/cm^2) genutzt,
- dem Abstand der Düse vom Körper: zwischen 5 und 15 cm, meist 10 cm,
- dem Auftreffwinkel: 90 bis 30°, meist 60° und
- der Temperatur des Wannenwassers sowie der Temperatur des Druckstrahls.

Die entscheidenden Komponenten sind, wie bei der Massage, die Düsenführung (kreisend, streichend) und der Ort der Ausführung. Kombinationen sind evtl. mit Bewegungsübungen oder Extensionen sinnvoll. Nachruhe unbedingt erforderlich.

Unterwassergymnastik

(Schwimmtherapie)
Lit.: 67, 138, 140, 232

Definition: Gezielte Bewegungsformen unter Wasser mit Ausnutzung von Erleichterung und Erschwernissen zu prophylaktischen, therapeutischen und rehabilitativen Zwecken.

Wirkung: Mobilisierung der Wirbelsäule und Gelenke unter Entlastung, Muskelkräftigung, Herz-Kreislauf-Training, Konditionierung, vorteilhaftes Üben in Bewegungssynergien, bei allen Extremitätenübungen wird immer auch Beteiligung der Rumpfmuskulatur gefordert, Ermöglichung von Bewegungsformen in Teilbelastung, wenn Vollbelastung noch nicht erlaubt ist, Anregung zu vielfältigen Bewegungsformen, dadurch Förderung der Freude an der Bewegung.

Indikationen: Erkrankungen mit Störungen, Schmerzen, Schwächen am Bewegungsapparat, Patienten, die Körperabschnitte nicht voll belasten dürfen, z. B. Osteotomien, Erkrankungen, bei denen spezielle Erleichterungen oder Erschwernisse (auch Extensionen) die Bewegungstherapie effektiver gestalten, z. B. Radikulär- und Pseudoradikulärsyndrome, Arthrosen, Paresen, Durchblutungsstörungen (arterielle und venöse). Alle Erkrankungen, bei denen ↑ Bewegungstherapie indiziert ist und keine Kontraindikationen für Wasserbehandlung vorliegen.

Kontraindikationen: Ungenügende Herz-Kreislauf-Belastungsfähigkeit, ältere und kreislauflabile Patienten, akut entzündliche Erkrankungen, akute Infekte, Fieber, akutes Asthma bronchiale, Magen- und Mastdarmstörungen, Epilepsie, Ekzeme und offene Wunden.

Durchführung: Wassertemperatur knapp unter dem Indifferenzpunkt, 33 °C. Nutzung von Auftriebskörpern (Schwimmkragen, Armmanschetten usw.).

Erleichterung der Bewegung durch die Auftriebskraft (Wassertiefe), Auftriebskörper, Größe des übenden Körperteils, Üben mit der Strömung, langsame Bewegungsformen,

Erschwerung der Bewegung durch Bewegungsbeschleunigung, Reibungswiderstände, Üben gegen die Strömung, Üben in großen Muskelketten bzw. mit dem ganzen Körper, der Widerstand leistet. Bleischuhe oder Bleigurte (auch zur Extension bestimmter Gelenke), Tempowechsel und Wechsel der Ausgangsstellungen.

Einteilung der Übungsformen: Gewöhnungsübungen, Auftriebsübungen, Gleitübungen, spezielle therapeutische Übungen (↑ PNF-Techniken, ↑ Schlingengerät-Behandlung).

Einteilung der Trainingsformen: Training der Schwimmtechnik, Training der Grundlagenausdauer (Dauerschwimmen und Intervalltraining), Training der Grundschnelligkeit, Training der Schnelligkeitsdauer (Stehvermögen).

Ventilationssteigerungstechniken

Lit.: 70, 92, 98, 100, 103, 111, 112, 164, 177, 179, 217, 222, 223, 232, 241, 262, 378, 424

Definition: Anregung zu tieferen Atemzügen, die intermittierend und willkürlich in die Spontanatmung (Ruheatmung) eingeschaltet werden, ohne dabei eine Hyperventilation zu erzeugen.

Wirkung: Vergrößerung des Atemminutenvolumens, z. B. von 9 l/min auf 20 bis 30 l/min, durch vermehrte CO_2-Produktion beim Bewegen oder durch Rückatmung aus dem vorgeschalteten Totraum Beseitigung von Mikroatelektasen, Sekretlösung.

Indikationen: Erkrankungen, Verletzungen und postoperative Zustände mit verminderter Ventilationsleistung.

Kontraindikationen: Herz-Kreislauf-Insuffizienz, die eine Ventilationssteigerung nicht verarbeiten kann.

Maßnahmen und Dosierung:
- Schmalnaseneinstellung, sog. Nasenstenoseübungen mit Einhalten einer Pause auf der Höhe der Einatmung;
- Bewegungsserien mit schnellen Bewegungen von Händen/Armen und Füßen/Beinen und zwischengeschalteten Tiefatemzügen (früher Stoffwechselgymnastik genannt);
- Andrücken von Finger- oder Zehenkuppen anschwellend zur Einatmung, Pause auf der Höhe der Einatmung; abschwellend zur Ausatmung die Spannung lösen;
- scherenförmige Widerstände am Rumpf anschwellend zur Einatmung setzen, um den Zwerchfelleinsatz anzuregen und zu vertiefen;
- tönend geführte verlängerte Ausatmung mit nachfolgender Einatmungsvertiefung;
- Atmung mit dem *künstlichen Totraumvergrößerer* (Giebelrohr). Vorher die Atemfrequenz zählen. Während der Patient durch das Rohr atmet, ebenfalls die Atemfreqenz zählen. Erst nach 3 min ist die Kompensation erfolgt.

Beachte: Die Atemfrequenz muß unter 24 Atemzüge/min liegen. Liegt sie darüber, nimmt man 1 Ansatzstück weg; liegt sie darunter, wird 1 Rohr hinzugefügt, wenn es geht. Erwachsene können postoperativ meist einen Totraum von 200 bis 300 ml (= 2 bis 3 Rohre) kompensieren, Kinder weniger. Zur Verhütung und Beseitigung von Mikroatelektasen können stündlich kurzfristig (unter 10 min) Totraumvergrößerer zur Ventilationssteigerung eingesetzt werden.
Soll ein Hustenreiz ausgelöst werden, genügen meist 5 bis 15 Atemzüge durch einen großen Totraum.
Beachte: ↑ Abhustentechniken! Am Ende des Giebelrohres kann zur Atemanregung eine mit Kampfer o. a. getränkte Kompresse angebracht werden.

- Stündlich für 6–8 Atemzüge den sog. *Atemtrainer* einsetzen. Er soll Atelektasen eröffnen, die Sauerstoffverteilung, Diffusion und Vitalkapazität verbessern, die Sekretolyse fördern.
  - Als **atemflußorientierte** Geräte dienen u. a. Triflo II® und Mediflow®. Es geht um ein langsames und tiefes Einatmen (SMI = sustained maximal inspiration). Zur Ausatmung wird der Mund vom Gerät genommen. Ruhige geführte Ausatmung mit Abwarten der Pause danach, bis die Einatmung von allein einsetzen will.
  - Als **volumenorientierte** Geräte dienen Coach® oder Voldyne® oder andere spirometerähnliche Geräte. Die Volumenanzeige kann motivieren, birgt aber die Gefahr der Hy-

perventilation. Außerdem geht es um geführte Ausatmung **ohne** Preßatmung.
- *Intermittent positive pressure breathing = IPPB*
Während der Einatmung wird positive Druckluft eingeführt, die nach Erreichen der eingestellten Druckgröße abgebremst wird. Die Ausatmung erfolgt passiv.
Einsatz zur Dauerbeatmung bei Bewußtlosigkeit, Sauerstoffzufuhr, Verminderung der Atemarbeit, Eröffnung von Atelektasen, Sekretolyse.
- *Positive endexspiratory pressure „PEEP-Maske"*
Bei maschineller Beatmung kommt es zu einem positiven Druck am Ende der Ausatmung. Dies hat zum Ziel, am Ende der Ausatmung offene Bronchiolen und Alveolen vorzufinden, Atelektasen zu vermeiden.
- *Intrapulmonale Perkussion oder Jet-Inhalation = IPUP*
Durch ein Mundstück, durch Maske oder Tubus atmet der Patient für 5–10 min vibrierende Gasimpulse ein. Diese Kombination von Inhalation und durch Druckluft erzeugter Vibration dient der Verflüssigung von zähem Bronchialsekret.
- *Flutter (VRP I)*, ein trillerpfeifenähnliches Instrument, dem eine schwere Metallkugel einliegt. Wenn der Patient zur Ausatmung hineinbläst, entsteht durch das Schwingen der Kugel ein positiv schwankender Druck. Dies unterstützt das Öffnen der Bronchiolen und Alveolen und die Sekretolyse.

Vojta-Therapie

Lit.: 73, 117, 232, 399

Definition: Ein von Vojta (1976) entwickeltes neues Rehabilitationsprinzip bei der Behandlung zerebraler Bewegungsstörungen im Kindesalter. Es beinhaltet 2 Arten der Reflexlokomotion: das Reflexkriechen und Reflexumdrehen.

Indikationen: Zerebrale Bewegungsstörungen im Säuglingsalter. Jede Störung im neuromuskulären Gefüge, wenn eine Verbindung vom Zentralnervensystem zur Peripherie besteht.

Kontraindikationen: ↑ Bewegungstherapie.
Durchführung: Der wichtigste Unterschied zur spontanen Fortbewegung besteht darin, daß diese Art der Reflexlokomotion schon in der Neugeborenenzeit vorhanden ist. Die Reflexfortbewegungen sind die ersten Stadien der automatischen Steuerung der Körperlage, der Aufrichtung und der telekinetischen Motorik. Bei der Behandlung der infantilen Zerebralparesen sollen

die Reflexfortbewegungen in den Anfang der pathologischen Motorik eingreifen. VOJTA arbeitet mit zeitlicher und räumlicher Summation propriozeptiver Reize.

Yoga-Therapie

Lit.: 26, 92, 98, 187, 188, 267–269, 288, 425, 426

Definition: Yoga-Therapie nutzt den Einsatz von Übungsformen aus dem klassischen Yoga zu therapeutischen Zwecken. Es ist eine Ordnungs- und Gestaltungstherapie, die jedoch einen neuen Wirkungsbereich einbezieht.

Wirkung: Verbesserung der Entspannungsfähigkeit, der Dehnfähigkeit von Muskeln und Gelenken, nach vorangegangener Gefäßdrosselung in extremen Gelenkstellungen reaktive Durchblutungsförderung; Verbesserung der Ventilation und der Vollatembewegung. Das sog. Einleben in bestimmte Körperbereiche ist ein wichtiger Heilfaktor. Durch Verbesserung der sog. Körpertastarbeit wird der Ist-Zustand in den Muskeln und Geweben erkannt. Durch spezielle Atem- und Vorstellungslenkung kann ein gewünschter Soll-Zustand angebahnt werden. Entscheidend ist dabei, daß solche Maßnahmen, die auch wesentlich das vegetative Nervensystem im Sinne der Harmonisierung umstimmen, *nicht aktiv* vollzogen werden, sondern sich in einer großen passiven Kraft, im Geschehenlassen entwickeln. Es gilt für den Übenden nur, gelassen und im positiven Bild zu bleiben, dabei übend das Vertrauen zu den eigenen Regenerationskräften zu bewahren. Hier sind ein geistiges und ein körperliches Prinzip „aneinandergejocht". Yoga heißt Joch.

Indikation: Das Hauptgebiet ist die Prophylaxe und die Steigerung der Abwehrkräfte. Sind Störungen eingetreten, ist das Gleichgewicht neu zu erarbeiten.

Kontraindikationen: Psychosen.

Durchführung: Es sollte täglich, am besten vor dem Frühstück, geübt werden. Die Übungsfolge bestimmt ein Yoga-Lehrer. Sie wird von Woche zu Woche in den Anforderungen gesteigert. Das Kernstück bilden die Entspannungsübungen mit Körpertastarbeit in den verschiedenen Körperstellungen (Asanas). Sie werden mit Atemführung (Pranayama) verbunden, von symbolischen Gesten (Mudras) und zusammenschließenden Kontraktionen (Bandhas) ergänzt.

2

Behandlungsvorschläge, alphabetisch geordnet nach Diagnosen

Achillodynie

(schmerzhafte Achillessehne)

Ziel: Schmerzfreiheit.

Beh. Ges.: Durchblutungsförderung, Beseitigung funktionsbeeinträchtigender Kontrakturen.

Maßnahmen:
- Ultraschallbehandlung im Wasserbad, 0,2 W/cm^2 5 min
- Dehnübungen für M. triceps surae.

Adhäsionsbeschwerden

(Verwachsungsbeschwerden im kleinen Becken, postoperativ oder nach Entzündungen)

Beh. Ges.: Lösung der Adhäsionen, Verbesserung der Durchblutungsverhältnisse, Schmerzlinderung.

Maßnahmen:
- Peloidtherapie ↑ Adnexitis
  Die Moorbadekur beginnt am 4. bis 5. Tag nach der Periode, höchstens 3mal wöchentlich. 1 Tag Intervall ist nötig. Anschließend Nachruhe 45 bis 60 min.
- Sitzbäder mit Rheubalmin-Bad „neu"
  ↑ Bäder mit Medikamentenzusatz
- ↑ Kurzwellentherapie, Querdurchflutung des Unterleibs
  EHA aktiv, 2 bis 4 cm, passiv 4 bis 6 cm, Dosis II bis III, 3 bis 12 min, 3mal wöchentlich, 8 bis 12 Beh.

> **Kontraindikationen:** Schwangerschaft! Deshalb Behandlungsbeginn 5 Tage nach der Periode, da besondere Gefährdung der Frühschwangerschaft.

- ↑ Dehnlagerungen in Verbindung mit Atem- und Entspannungstherapie
- postoperativ Narbenmassage ↑ Narben

Adipositas

(Fettsucht)

Lit.: 13, 31, 32, 70, 98, 135, 158, 163, 168, 176, 217, 218, 220, 221, 223, 239, 269, 288, 312, 333, 339, 396

Ziel: optimales Körpergewicht und Energiegleichgewicht.

Beachte: Die wichtigste kausale Therapie ist Kalorienbeschränkung und entsprechende Ernährungserziehung. Es gilt, das Feingefühl im Körper zu entwickeln, *was* er braucht und *wieviel* davon.

Beh. Ges.: Bewegung zur Erhöhung des Energieverbrauchs und zur Regulierung des Energiestoffwechsels.

Maßnahmen:
- Herz-Kreislauf-Gymnastik im Rahmen der vorgegebenen Belastungsstufen, ↑ Herzerkrankungen
- Bewegungstherapie, besonders Sportarten, die ein Ausdauertraining ermöglichen wie längere Wanderungen, Lauftraining, Schwimmen ↑ Herz-Kreislauf-Training und ↑ Sporttherapie
- Tanzen, Singen ↑ Ausdrucksgymnastik
  Freude an Bewegungen und am Singen in jeder Weise wecken
- Vermeiden von längerem Stillsitzen, Beweglichmachen statischer Haltungen am Arbeitsplatz; den Arbeitsweg, wenn möglich, zu Fuß oder mit dem Fahrrad zurücklegen
- befundgerechte krankengymnastische Einzel- und Gruppenbehandlung
  Nach vorbereitenden erwärmenden Übungsformen oder -maßnahmen, Lockerung und Dehnung überwiegend tonischer Muskeln (↑ *Hypertonus der Muskulatur*, ↑ *Kontrakturen*).
  Kräftigung ungenügend aktiver und kraftgeminderter Muskeln, dabei auf vollen Bewegungsausschlag und Einsatz voller Muskelkraft achten. Besonders in den Endphasen der Bewegungsbahn gut durchspannen lassen, ↑ PNF-Techniken. Wenn möglich, Gebiete mit bevorzugter Fettgewebslokalisation, wie Hüfte, Gesäß, Bauch, Oberschenkel, in durchlaufender Innervation von der Peripherie her, fest anspannen lassen, Spannung 4 s halten. Dies wenigstens 1 mal am Tag. Später, wenn möglich, zum Kraft-Ausdauer-Training (↑ Sporttherapie) übergehen. Neben Schulung der Bewegungskoordination gilt es auch, optimale Haltung zur Verminderung von Fehlleistungen einzuregulieren.
- bei mangelnder aktiver Spannungsfähigkeit einiger Muskeln, z. B. der Unterbauchmuskeln, ↑ Schwellstrombehandlung für einige Male angezeigt.
  Aktive Spannungsübungen von der Peripherie her werden synchron zur elektrischen Kontraktion durchgeführt, damit das verlorengegangene Muskelspannungsgefühl wieder gebahnt wird. Es kann durch Mehrkanalreizung das richtige Nacheinander der Muskelkette gebahnt werden (↑ Beckenbodeninsuffizienz, ↑ Ptosen).

Beh. Ges.: Verbesserung der Haut-, Gefäß- und Verdauungsfunktion.

Maßnahmen:
- ↑ Unterwasserdruckstrahlmassage mit anschließender Packung
- Wechselwaschung, -bäder, -duschen, -güsse, -blitze ↑ hydrotherapeutisches Programm, ↑ Kneipp-Therapie.
  Auf besondere Anregung der unteren Extremitäten achten!

- Trockenbürsten, Bürstenbäder
- ↑ Bindegewebsmassage in Form der flächigen Technik, ↑ Shiatsu
- ↑ Sauna mit anschließenden Packungen
- ↑ Heliotherapie, viel Bewegung an frischer Luft, Freikörperkultur
- Umlagerungen
  Wenn möglich, täglich 1- bis 3mal die „Kerze" ausführen.
- aktive Durchblutung des kleinen Beckens und Dehnlagerungen für die dorsale Basisatembewegung zur Anregung der Verdauung und der Ovarialfunktion
  Jazzgymnastik, Päckchenlage, ↑ Ovarialinsuffizienz, ↑ Obstipation.

Beh. Ges.: Beseitigung – wenn möglich – kausaler Faktoren und Behandlung von Begleiterscheinungen und Komplikationen.

Maßnahmen:
- ↑ Ordnungstherapie
- ↑ Arteriosklerose, ↑ Diabetes mellitus, ↑ Herzerkrankungen, ↑ Hypertonie essentielle, ↑ Neurosen, ↑ Obstipation, ↑ Ovarialinsuffizienz, ↑ Vegetative Regulationsstörungen
- ↑ Arthrosis deformans, ↑ Coxarthrose, ↑ Deszensus uteri, ↑ Haltungsfehler, besonders muskulär bedingte Fehlhaltungen der Wirbelsäule, ↑ Knick-, Senk-, Spreizfuß, ↑ Spondylose/Osteochondrose, ↑ Venensystem-Erkrankungen, ↑ Ulcus cruris, ↑ X-Bein.

Adnexitis

(Entzündung der Eierstöcke und Eileiter)

Akut

Beh. Ges.: Hemmung der lokalen Entzündung.

Maßnahmen:
- strengste Bettruhe
- Eisbeutel (trockenes Handtuch unterlegen) 15–20 min
- kalte feuchte Umschläge, T-Wickel (Kältebeeinflussung 4 °C).

Beachte: Klingen die akuten Erscheinungen ab, sind Wärmemaßnahmen trotzdem für einige Tage kontraindiziert.

Subakut

Beh. Ges.: Förderung der Heilungsvorgänge.

Maßnahmen:
– strenge Bettruhe

- nach einigen Tagen feucht-warme Umschläge

  später (nach Entfieberung):
- feuchtwarme Umschläge

  werden die warmen Umschläge vertragen:
- ↑ Kurzwellentherapie im Kondensatorfeld, Impuls-Kurzwellentherapie
  EHA aktiv 2 bis 4 cm, passiv 4 bis 6 cm
  Dosis 1,3 bis 5 min jeden 2. Tag
- oder ↑ Dezimeterwellentherapie, Muldenapplikator 3mal wöchentlich, an Zwischentagen:
- ↑ Bäder mit Medikamentenzusatz.

Chronisch

Beh. Ges.: Durchblutungsförderung, Verbesserung der Reaktionslage.

Maßnahmen: wenn keine erhöhte Temperatur mehr vorliegt:
- ↑ Kurorttherapie – Moorbadekur (3mal wöchentlich, an freien Tagen warme Solbäder)
- ansteigende Sitzbäder – auch mit Zusätzen, z. B. Rheubalmin-Bad „neu" oder Hoevenol®, ↑ Bäder mit Medikamentenzusatz
- abwechselnd mit den Sitzbädern gynäkologische Gymnastik zur aktiven Durchblutung der Organe des kleinen Beckens
- warme bis heiße Umschläge, Sandsäcke, Pelose- oder Fangopackungen
- ↑ Sauna (1mal wöchentlich)
- ↑ Kurzwellentherapie, siehe subakut oder ↑ Dezimeterwelle, Muldenapplikator
- ↑ Interferenzstromverfahren: rhythmische Frequenz, 0 bis 100 Hz
- Iod-Sole-Scheidentherapie
- Infrarot- und UV-Therapie (↑ Phototherapie) der Reflexzonen (s. Abb. 11a und b)
- vaginal Moor-Brei-Applikationen in Kombination mit anderen Mooranwendungen
  Sie haben pH-regulierende Wirkung, antibakterielle und antivirale Effekte. Durch langfristige Wärmewirkung kommt es zur Steigerung der Genitaldurchblutung (STUNDER, 1987).

Beachte: Nach KOVARIK (1988) beginnt die Balneotherapie nach Normalisierung der Leukozytenzahlen und Rückgang der BKS.

Er empfiehlt:
- vaginale Moorapplikation 39 bis 40 °C, 30 bis 120 min täglich
- Moorbreihalbbad 39 bis 40 °C, 15 bis 20 min wechselnd mit

- Kohlensäurebad (s. S. 13), 28 bis 33 °C, 5 bis 15 min bzw.
- Luftsprudelbad als mechanische Vibrationstherapie 37 °C, 15 min.

> **Kontraindikationen** (für Bäder und Resorptionstherapie): akutes und subakutes Stadium und Genitaltuberkulose. Bei Temperatursteigerung und Schmerz werden vorübergehend wieder feuchtkalte Umschläge verabreicht.

Amenorrhoe ↑ Ovarialinsuffizienz

(Ausbleiben der Regelblutung)

Amputation

(Absetzung)

Amputation der unteren Extremität

Ziel: Wiedererlangung eines einwandfreien Gangbildes mit der Prothese. Bewahrung des Selbstvertrauens.

Präoperative Phase (besonders bei Durchblutungsstörungen)

Beh. Ges.: Förderung der arteriellen Durchblutung des gesunden Beines und Aufrechterhaltung der Durchblutung des späteren Stumpfes, Vorbereitung der Maßnahmen nach der Operation.

Maßnahmen:
- Kreislaufgymnastik
- Übung der Hüftstreckung auf der Seite, die amputiert werden soll,
- Massage und Kräftigungsübungen für die gesunde Seite evtl. Intervalltraining, siehe Seite 196
- Gehen mit 2 Unterarmstützen erlernen, Balanceübungen mit den Stützen.

Postoperative Phase bis zur Wundheilung (10. bis 12. Tag)

Beh. Ges.: Kreislaufbeeinflussung, Verhinderung von Kontrakturen (in Flexion/Abduktion/Außenrotation) und Atrophien.

Maßnahmen:
- Lagerungen, Umlagerungen

Bei Unterschenkelamputation Gipsschale zur Streckung des Kniegelenks, bei Oberschenkelamputation Pflasterextension, beides tags stundenweise und während der ganzen Nacht, statt Sandsack 3mal täglich – je nach Verträglichkeit – Umlagerungen von Rücken- zu Bauch- und Seitlage, später kann dies der Patient selbst ausführen. Hüftstreckung betonen!

- Kreislaufgymnastik, Anregung zur Tiefatmung
- Spannungsübungen für Becken, Hüfte und Oberschenkel der amputierten Seite
- Kräftigungsübungen für das gesunde Bein und für die Arm- und Schultergürtelmuskulatur.

Nach Fädenentfernung

Beh. Ges.: Durchblutungsförderung und Tonisierung der Muskulatur und der Haut des Stumpfes, Narbenlösung, Formung des Stumpfes, Sicherung der Überstreckungsfähigkeit, Schmerzbekämpfung.

Maßnahmen:
- Narbenlösung, evtl. mit Salbe (z. B. Lymphdiasal-Salbe®)
- Bürstenmassagen
- abendliche kalte Waschungen mit anschließendem Frottieren sowie Massagehandgriffen, die den Weichteilmantel des Stumpfes nach unten schieben
- isometrische Spannungsübungen des Stumpfes nach allen Bewegungsrichtungen (auch in Verbindung mit Phantomübungen und ↑ PNF-Techniken)
- ↑ Neurom- und Phantomschmerz
- Bandagierungen des Stumpfes
  Aus Seitenlage und in diagonalen Touren, nicht zirkulär-dachziegelförmig, Bandagierung aller 5 h wechseln.

Beh. Ges.: Beziehung zum Kunstbein schaffen, Belastungsübungen, Erlernen eines guten Gangbildes, Gebrauchsübungen, Konditionsverbesserung.

Maßnahmen:
- täglich mehrmals die Prothese anziehen und damit stehen.
  Festhalten dabei, der Weichteilmantel muß sich erst an die Prothese gewöhnen. Spiegelkontrolle. Erlernen der Kniegelenksperrung in der Senkrechten, Stumpf fest anspannen und nach hinten-außen nachspannen.
- Gewöhnungsübungen auf der Bodenmatte
  Drehbewegungen von Bauch- und Rückenlage und zurück: Prothesenbein anheben, Kopf anheben und drehen.
- Stabilisations- und Kräftigungsübungen für Rumpf und Stumpf und für gesundes Bein
- Koordinationsübungen für Rumpf, Kopf, Arm- und Beinarbeit
  Einprägen von Bewegungsmustern, die dann beim Prothesengehen automatisch eingehalten werden.
- Korrekturübung für den Stumpf
  Grundübung aus Seitenlage: Extension und Adduktion gegen Widerstand.

- Phantomübungen zur Erhaltung feinmotorischer Regulationen und zur Verhinderung von Phantomschmerzen
- Belastungsübungen
  Erst Standsicherheit auf beiden Beinen, gleichmäßig belastet, dann Seitwärtsgehen, dabei Festhalten an der Sprossenwand; Vorwärtsgehen: nach Verlagerungsübung aus Schrittstellung, erst das Prothesenbein anheben, vorsetzen, Gewichtsverlagerung, Stumpf dabei fest nach hinten drücken. Dies erst mehrmals an der Sprossenwand üben, ehe Unterarmstützen gegeben werden.
- Erklären, wie der Patient sich bei einem Sturz zu verhalten hat.
  Beide Stützen wegwerfen, sich mit beiden Händen vorn abfangen und den Kopf hochnehmen.
- Erlernen von Gebrauchsübungen, Treppengehen und Hindernisse überwinden
  Treppauf: erst gesundes Bein, dann Prothesenbein setzen,
  Treppab: erst Prothesenbein, dann gesundes Bein setzen.
- Versehrtensport, Schwimmen, Herz-Kreislauf-Gymnastik
- Intervalltraining bei Beh. von ↑ Durchblutungsstörungen
- berufliche Ein- und Wiedereingliederung.

Amputation der oberen Extremität

Postoperative Phase bis zur Wundheilung

Beh. Ges.: Vermeidung von Herz-Kreislauf-Komplikationen, Kontrakturenverhütung.

Maßnahmen:
- Atem-Kreislauf-Gymnastik
- Lagerung, Umlagerungen.

Nach Abschluß der Wundheilung

Beh. Ges.: Durchblutungsförderung, Pflege, Tonisierung und Formung des Stumpfes.

Maßnahmen:
- Hautpflege mit Vasenolöl zum Erweichen der Krusten, sobald die Hautverhältnisse es erlauben
- Stumpfmassage, Narbenlösung, Stumpfwicklung
- tägliche Waschung mit lauwarmen Wasser und milder Seife, anschließend Stumpfabhärtung durch Frottieren, Bürstenmassage, Einreibung.

Beh. Ges.: Verbesserung der Muskelkoordination und -kraft.

Maßnahmen:
- isometrische Spannungs- und Widerstandsübungen für alle

2 Behandlungsvorschläge, alphabetisch geordnet nach Diagnosen

A

Bewegungsrichtungen im Sinne der rhythmischen Stabilisation und der ↑ PNF-Technik
Gesunde Seite zuerst beüben zur konsensuellen Anregung, Einbeziehung von Phantomübungen zur Verbesserung der feinmotorischen Einstellung

- Kräftigung der Rumpfmuskulatur, Neueinstellung der Statik, Koordinierung von Rumpf- und Armbewegungen
- ↑ Schlingengerät-Behandlung, ↑ Unterwassergymnastik, Übungen am Rollenzug, an der Sprossenwand und anderen Geräten
- Erlernen des Umganges mit der Behelfsprothese
Technik, Übungen am Rollenzug oder Verwendung in der Gymnastik und in der Werkstatt, Gehmuster als Umkehrbewegung aus Rückenlage üben.

Beh. Ges.: Konditionsverbesserung, berufliche Ein- und Wiedereingliederung.

Maßnahmen:
- allgemeine Gymnastik
Geschicklichkeits- und Gleichgewichtsübungen, ↑ *Herz-Kreislauf-Training*
- ↑ Sporttherapie
Spiele wie Tischtennis, Federball, Basketball, Laufspiele u. a.
- ↑ Hydrotherapeutisches Programm
- Erlernen des Umgangs mit der endgültigen Prothese
Beratung mit Arzt, Bandagisten und Physiotherapeuten, Gewöhnung an die Prothese, Pflege der Prothese, Greifübungen mit der Prothese in der Werkstatt und im Garten
- funktionelle ↑ Ergotherapie mit individuellen Variationen der Arbeitstechnik, der Arbeitsmittel und des Materials
Es sind vorteilhafte Bewegungsabläufe bei optimaler Kraftaufwendung und evtl. notwendige Ausgleichsbewegungen zu regulieren.
- Berufsberatung unter Verwendung von Professiogrammen unter Hinzuziehung der örtlichen Rehabilitationszentren zur Berufsbildung und -vermittlung
- Dispensairebetreuung und psychologische Führung
Das Aufgenommensein in der Familie und im Arbeitskollektiv, das Betriebsklima und der Wert der geschaffenen Arbeit sollen dem Patienten volles Selbstbewußtsein wiedergeben und festigen.

Amputation der Mamma ↑ Mamma-Amputation

Aphasie

(zentrale Störung der Sprache)

Motorische (Broca-) Aphasie
(Wortbildungsstörungen)

Ziel: gutes Sprechen

> **Beh. Ges.:** Wiedererlangen der Koordinaten der Sprachwerkzeuge und der Fähigkeit, sich sprachlich richtig zu äußern.

Maßnahmen:
- krankengymnastische und logopädische Behandlung
  Zuerst Nachsprechen und Singen von Vokalen mit vollem Stimmklang und möglichst bei Tiefstellung des Kehlkopfes (Vorstellen des Lautes noch vor dem Tönen). Erst A und O, dann U, zuletzt E und I, dann Konsonanten üben, indem sie vom Mund abgelesen werden. Es folgt dann das Wörtersprechen und zuletzt das Sätzesprechen.

Sensorische (Wernicke-) Aphasie
(Störung des Verständnisses von gesprochenen Wörtern)

Ziel: Wiedergewinnung des Sprachverständnisses.

> **Beh. Ges.:** Wiedererarbeiten eines Wortverständnisses unter Zuhilfenahme der Wahrnehmung äußerer Vorgänge über intakte Sinnesgebiete (Gesichtssinn, Tastsinn) und bewußtes neues Lernen.

Maßnahmen:
- krankengymnastische, psychotherapeutische und logopädische Behandlung
  Die Wörter als Ganzes erkennen lassen, nicht in Laute zerlegen, Zeigen und Benennen von Teilen des Körpers, von Gegenständen usw.
- funktionelle ↑ Ergotherapie
  Es gilt besonders, feinmotorische Fertigkeiten zu üben, um von der Hand her Einfluß auf die zentrale Störung zu nehmen. Bei Rechtshändern sollten besonders die rechte Hand, bei Linkshändern die linke Hand gefördert werden.

Arteriosklerose

Ziel: adäquate Durchblutungsverhältnisse.

> **Beh. Ges.:** Korrektor der Stoffwechselstörung, Beseitigung von Risikofaktoren, adäquate Anforderungen an die Gefäße, Gefäßtraining.

> **Beachte:** „Gewebe, die kein Blut fordern, bekommen auch keins!" (Ratschow)

Maßnahmen:
- ↑ Bewegungstherapie, je nach Möglichkeiten – bis ins hohe Alter: Ausdauertraining
- ↑ Vermeidung von längerer Ruhigstellung, Druckbelastungen, mechanische Stenosierungen der Gefäße, auch durch andauernden ↑ Hypertonus der Muskulatur u. a.

- ↑ Stabile Galvanisation, absteigend von kranial nach kaudal, von proximal nach distal
- stabile Galvanisation im ↑ Hydroelektrischen Zwei- oder Vierzellenbad, auch in Verbindung mit Iontophorese einer 0,05%igen Kaliumiodidlösung
  Kathode: distal, Anode: im Segment beim Zweizellenbad
  Kathode: Füße, Anode: Hände beim Vierzellenbad.
  Langsames Ein- und Ausschleichen des Stromes ist wichtig. Dosierung sensibel unterschwellig bis eben schwellig. Beh.dauer nicht über 15 bis 20 min, ein Zusatz von ca. 20 ml einer 0,05%igen Kaliumiodidlösung zum Wasser der negativ geschalteten Zellen kann zweckmäßig sein.
- geregelter Tagesablauf mit täglicher Bewegung an frischer Luft und ausreichende Erholungs- und Ruhepausen, adäquate Lebensführung ↑ Ordnungstherapie
- ↑ Diabetes mellitus, ↑ Hypertonie (essentielle), ↑ Herzerkrankungen, ↑ Durchblutungsstörungen (periphere arterielle), ↑ Fettstoffwechselstörungen, ↑ Venensystem-Erkrankungen, ↑ Adipositas u. a.
- Pflege der Haut und Schleimhäute als Ableitung von unangepaßten Reaktionen des Gefäß- und Nervensystems
  ↑ Hydrotherapeutisches Programm, ↑ Kneipp-Therapie

Zerebrale Arteriosklerose

Beh. Ges.: Verbesserung der Hirndurchblutung, Behandlung der Schlafstörungen, Angehen der Stoffwechselstörung, täglich 30 bis 45 min spazierengehen, Pflege eines Ausdauertrainings.

Maßnahmen:
- komplexe ↑ Kurortherapie, bei Frühstadien ↑ Meeresheilkunde
- Salzbäder
  Serie von 12 Wannenbädern von 36,5 °C und mit einem Solegehalt von 0,57 %, Bromgehalt 0,0087 %, Iodgehalt 0,021 %. Es soll sich durch diese Beh. das Gedächtnis, die Merkfähigkeit und die geistige Aktivität steigern.
- ↑ Stabile Galvanisation
  Anode: über den Augen, Kathode: am Hinterkopf
  sensibel unterschwellig (0,04 bis 0,5 mA), 10 bis 15 min, täglich oder jeden 2. Tag, 10 Beh. als Serie
- wechselwarme oder ansteigende Fußbäder
- Pflege der Haut und Schleimhäute
  morgens kalte Waschungen, mehrmals täglich Gesichts- bzw. Obergüsse
- für ausreichenden Schlaf sorgen ↑ Schlafstörungen
- bei Blockierung der HWS ↑ Manuelle Therapie
- Nackenmassage und Schultergürtellockerung, langsame – aber bis zu Endstellungen durchgeführte – Kopfbewegungen, aktive Kopfstreckung, dann stabilisieren

- befundgemäße ↑ Atemtherapie, besonders Nasenwegübungen zur Zwerchfellanregung, Auslösung von Tiefatemreflexen (Gähnen u. a.). Umlagerungen, Ausnutzen aller Atemräume
- dosierte ↑ Bewegungstherapie, ↑ Herzerkrankungen, ↑ Hypertonie
- dosierte funktionelle ↑ Ergotherapie, ↑ Ordnungstherapie
- adäquate Lebensgestaltung mit ausreichenden Anforderungen an die zerebrale Durchblutung, Schaukelstuhl, Aufgenommensein in einer Gemeinschaft

Arthritis

(Gelenkentzündung)

Ziel: defektlose und rasche Heilung.

Akut

Beh. Ges.: Entzündung zum Abklingen bringen, Schmerzlinderung.

Maßnahmen:
- Ruhigstellung und Lagerung in Schmerzentlastung bzw. Arthrodesenstellung
- ↑ Eisbehandlung 15 min (211)
  - kalte Fango-, Pelose-, Heilerde- oder Lehmpackungen
- triefendnasse kalte Wickel, häufig gewechselt (196)
- kalte Abgießungen, wiederholt bis zur Schmerzfreiheit (196)
- ↑ Iontophorese mit Kaliumiodid, Phenylbutazon®, Prednisolon, Natriumsalicylat
- ↑ Hydroelektrische Bäder mit Zusatz von Kaliumiodid
- ↑ Kurzwellentherapie örtlich subthermisch, Impuls-Kurzwellentherapie
  Kondensatorfeldmethode EHA aktiv 2 bis 4 cm, passiv auch 2 bis 4 cm, Dosis I, 1 bis 3 min, täglich.

Subakut

Beh. Ges.: Unterstützung der Heilungsvorgänge, Verhinderung von Kontrakturen und Muskelatrophien, Schmerzlinderung.

Maßnahmen:
- ↑ krankengymnastische Übungsbehandlung im schmerzfreien Raum
- ↑ Rheumatoid-Arthritis

Chronisch

- ↑ Rheumatoid-Arthritis, ↑ Arthrosis deformans, ↑ Coxarthrose, ↑ Kontrakturen, ↑ Gelenkergüsse und Reizgelenke mit Neigung zu Ergüssen, ↑ Periatropathia humeroscapularis, ↑ Kniegelenkschädigungen, traumatische.

Arthritis urica

(Gicht)

Ziel: Ausgeglichene Stoffwechsellage, Schmerzfreiheit, volle Gelenkfunktionen.

■ **Beh. Ges.:** Lokale Beeinflussung der Entzündung und des Schmerzes (nicht im akuten Gichtanfall).

Maßnahmen:
- Lagerung in Schmerzentlasung
- ↑ Ultraschalltherapie örtlich und segmental (225)
  örtlich im Wasserbad 0,1 bis 0,2 W/cm² 5 min, dazu neuraltherapeutischer Aufbau kaudal 0,2 W/cm² bis 0,3 W/cm² 5 min oder kranial 0,1 bis 0,2 W/cm² 5 min, Beh. jeden 2. Tag, 12 Beh. als Serie
- warme Moor- und Schlammpackungen, örtlich und segmental gleichzeitig
- ansteigende Teilbäder (oder heiße Kompressen) mit anschließendem Wickel
- isometrische Spannungsübungen in optimalen Gelenkstellungen und geführtes Durchbewegen der Gelenke
- weitere Maßnahmen der Bewegungs-, Thermo- und Elektrotherapie ↑ Arthrosis deformans und ↑ Rheumatoid-Arthritis
- 3 bis 5 medizinische Blutegel am Gelenkspalt ansetzen.

■ **Beh. Ges.:** Allgemeinbehandlung.

Maßnahmen:
- UV-Ganzkörperbestrahlung (fördert die Harnsäureausscheidung durch die Niere) ↑ Phototherapie
- ↑ Kurorttherapie in Rheumabädern, besonders Radonbäder, auch Trink- und Inhalationskuren
- ↑ Bäder mit Medikamentenzusatz, Moorbäder
- Sorge für ausreichende Bewegung in allen Gelenken
- ↑ Herz-Kreislauf-Training, Wandern, Radfahren, ↑ Sporttherapie, ↑ Unterwassergymnastik.

Arthrosis deformans

(chronisches Gelenkleiden auf degenerativer Grundlage)
Lit.: 61, 67, 109, 131, 225, 232, 333, 339, 378, 408, 414, 418

Ziel: volle und gesicherte Funktion, Leistungsfähigkeit, Schmerzfreiheit.

Prophylaxe

Beh. Ges.: Vermeidung eines Mißverhältnisses von Last und Belastbarkeit, Vermeidung nichtfunktionsgerechter Beanspruchung.

Maßnahmen:

- ausreichende und adäquate Bewegungsfunktionen, ↑ Sporttherapie
  viel Gehen mit weichen Schuhsohlen, Fußkräftigung, Schwimmen, Radfahren, Lockerungsübungen, Konditionstraining, Vermeidung von Überlastung
- für gute Durchblutungsverhältnisse sorgen, statische Fehl- oder Dauerbelastungen und auch längere Ruhigstellungen vermeiden.

Stadium I und II (Kapselverspannung, Muskelverspannung und -verhärtung)

Ziel: Gleichgewicht der muskulären Kräfte, volle Funktion, Schmerzfreiheit.

Beh. Ges.: Lockerung von Kapsel und Muskulatur, Verbesserung der Durchblutung, Erhaltung der Gleitbahnen des Gelenks, dadurch Verhinderung von Stadium III und IV.

Maßnahmen:

- ↑ Manuelle Therapie
  Nach umfassender Befunderhebung örtliche Wiederherstellung des Gelenkspiels durch Traktions- und Gleitmobilisation und Mobilisations- und Stabilisationstechniken für die kontraktilen Gewebsstrukturen, auch als Selbstübungsprogramm dem Patienten zu lehren. Darüber hinaus muß segmental im zugehörigen Wirbelsäulenabschnitt auf Gelenkstörungen hin untersucht und evtl. behandelt werden.

- ↑ Ultraschalltherapie, örtlich (einschließlich umgebende Muskelgruppen) und im neuraltherapeutischen Aufbau, beste Ergebnisse (225)!
  Vorangehend neuraltherapeutischer Aufbau kaudal mit 0,2 bis 0,3 W/cm^2 5 min oder kranial mit 0,1 bis 0,2 W/cm^2 5 min, anschließend verspannte umgebende Muskelgruppen und Trigger points mit 0,1 W/cm^2 2 min, möglichst in Dehnstellungen, danach das betroffene Gelenk in wechselnden Gelenkstellungen (distale Gelenke am besten im Wasserbad) mit 0,2 bis 0,3 W/cm^2 (Kniegelenk bis 0,5 W/cm^2, Hüftgelenk bis 0,7 W/cm^2) 5 min beschallen. Eine Serie von 12 Beh. ist erforderlich, um eine etwa 1 Jahr anhaltende Be-

schwerdefreiheit zu gewähren. Im Anschluß an die Ultraschallbeh. stets passiv-aktiv durchbewegen unter Zug und Stabilisierung des Gelenks in achsengerechter Stellung.

- befundgemäße krankengymnastische Übungsbeh.
  Dehnung und Lockerung kontrakter und zur Verkürzung neigender Muskulatur, passiv-aktives Durchbewegen unter Zug, Wiederherstellung des Gelenkspiels und der adäquaten Kapselspannung, isometrische Spannungsübungen unter Zug und Betonung der Entspannung, ↑ Mobilisationstechniken.
  ↑ PNF-Techniken und ↑ Stemmführungen zur Koordinierung der Bewegungssynergien und Muskelkräftigung der zur Schwäche neigenden Muskulatur. Fehlbelastungen von Nachbargelenken ausgleichen. Nach örtlicher Behandlung die ganze Extremität und dann Rumpf und Kopf in durchlaufenden schwingenden Bewegungen einregulieren.
- ↑ Shiatsu
- tägliches Hausübungsprogramm für mindestens 5 min
  Gleichmäßiges Durchbewegen der Gelenke unter Vermeidung von statischer Belastung, z. B. durch Radfahren, Schwimmen, Pendelübungen, lockere Schwünge, Automobilisation und evtl. -stabilisation.

> **Kontraindikationen:** Bewegungsformen, die zu plötzlichen Drucksteigerungen, Scherkräften oder Torsionen im Gelenk führen, wie Hüpfen, Springen, Kniebeugen

- ↑ Kurorttherapie, frühzeitig größte Heilungsquote
- ↑ Sauna, 1mal wöchentlich
- adäquate Gestaltung des Arbeitsplatzes, der Arbeitsbewegungen und der Ausgleichsbewegungen
- weitere therapeutische Möglichkeiten, siehe auch Stadium III und IV

Stadium III und IV (Abbau von Knorpel- und Knochengewebe, Kontrakturen mit Fehlstellungen)

Ziel: Besserung des Beschwerdebildes, Abklingen von Reizzuständen, bestmögliche Verhaltensformen finden!

Beh. Ges.: Durchblutungsförderung örtlich und segmental, Herabsetzen eines erhöhten Muskeltonus, Schmerzlinderung.

Maßnahmen:
- Übergewicht abbauen
- stabile ↑ Interferenzstrombehandlung (139)

Gesamtbeh. der befallenen Gliedmaßen: 50 bis 100 Hz 5 min sensibel überschwellig, anschließend Lokalbehandlung der einzelnen Gelenke: 1 bis 20 Hz, 15 min motorisch überschwellig; Hüft- und Kniegelenke können auch 20 bis 25 min behandelt werden. Sind mehrere Gelenke betroffen, jedes nicht länger als 10 bis 15 min behandeln.

Arthrosis deformans 2

- kinetische ↑ Interferenzstrombeh. für die gelenknahe Muskulatur, insbes. bei Hüft- und Schultergelenkarthrosen
  motorisch überschwellig, um auch die tiefen Muskelschichten zu erfassen
- ↑ Interferenzstrombeh. mit Saugglockenmethode
  motorisch überschwellig

Beachte: Beim Auftreten frischer Schübe eine Reizpause einschalten, evtl. auf stabile Interferenzstrombeh. übergehen:

100 Hz, 5 min sensibel unterschwellig
50 bis 100 Hz, 5 min sensibel unterschwellig

- ↑ Ultraschalltherapie siehe Stadium I und II
- Impulsströme im ↑ Hydroelektrischen Zellenbad nach TRÄBERT
- ↑ Hydroelektrische Bäder mit Zusatz von Kaliumiodid
- ↑ Iontophorese als Quergalvanisation oder gezielt auf Schmerzpunkt oder schmerzhafte Tendomyosen, Nutzung auch diadynamischer Ströme (DF) zur Iontophorese
  3%ige Lösung aus Natriumsalicylat unter der Kathode 10 bis 30 min oder Bienengiftsalbe unter der Anode verreiben, 5 bis 10 min behandeln oder 0,002%ige Histamindihydrochloridlösungen unter der Anode 5 min sensibel angenehm
- ↑ Ultrareizstrom als Querdurchströmung des Gelenks, Triggerpoint-Beh. mit kleinen aktiven Elektroden und auch als segmentale Applikation
  Kathode auf Schmerzregion, Anode bei distalen Gelenken gegenüber, am Rumpf und an der Wirbelsäule im Abstand von 3 cm nach kranial (jedoch nie höher als 3. Halswirbel!)
- ↑ Diadynamische Ströme, Applikation wie Ultrareizstrom, siehe oben
  nach Einregulierung des Basistromes 2 min DF, dann 6 min CP oder LP
- Magnetfeldtherapie
- feuchte lokale Wärmeanwendung (evtl. auch segmental)
  Pelose-, Fango-, Moor-, Paraffinpackungen, Wickel mit Heublumenabsud oder Schwefellösungen, Dampfduschen, Gußbehandlung
- ↑ Kneipp-Therapie (Tab. 4)
- ↑ Ultraviolett-Therapie, Reizserie, ↑ Phototherapie
- ↑ Unterwasserdruckstrahlmassage
- klassische ↑ Massage oder Segmentmassage.

Beh. Ges.: Beseitigung von Einschränkungen der Gelenkbeweglichkeit der muskulären Dysbalance.

Maßnahmen:
- ↑ Manuelle Therapie, siehe Stadium I und II
  bei chronisch rezidivierenden Blockierungen Automobilisations- und evtl. auch Autostabilisationsübungen zeigen

2 Behandlungsvorschläge, alphabetisch geordnet nach Diagnosen

A

Tabelle 4 Behandlungsplan für die 1. Woche der Kneipp-Therapie bei Arthrosis deformans des Kniegelenks ohne Reizerscheinungen (32)

	Früh	Vormittags	Nachmittags	Abends
Montag	Trockenbürstung Oberkörper	Heusack auf Knie	Armbad mit Rosmarin	
Dienstag	Oberkörperwaschung	Wechselkniguß	Sauna	
Mittwoch	Trockenbürstung Unterkörper	Dampf auf Knie	Wechsel-Brustguß	Wechsel-Fußbad
Donnerstag	Oberkörperwaschung	Dreiviertelbad mit Moor	ansteigendes Fußbad	
Freitag	Unterkörperwaschung	Armguß und Gesichtsguß	Heusack auf Knie	Wasser treten
Samstag	Oberkörperwaschung	Dreiviertelbad mit Heublumen und Bürsten		Wechsel-Fußbad

- befundgezielte krankengymnastische Übungsbehandlung nach vorangehender durchblutungsfördernder und die Muskulatur auflockernder Beh., siehe oben, evtl. auch ↑ Eisbehandlung, kurzzeitig
  - ↑ Mobilisationstechniken
  - Übungen in Entlastung und unter Zug (zur Dehnung des Gelenkspaltes)
  - Durchbewegen in vollem Bewegungsausmaß, anschließend 15 weiche Federungen am Bewegungsende durchführen
  - isometrische Spannung der Antagonisten in weitmöglichster Dehnstellung
  - Dehnung des Antagonisten in der Erschlaffungsphase
  - isometrische Spannung der Agonisten in der erreichten Endstellung des Gelenks unter Zug und von der Peripherie her eingeleitet
  - ↑ PNF-Techniken zur Kontrakturenbeh., Massagehandgriffe und Schüttelzüge einschalten
  - achsengerechte Dehnlagerungen, Pendelübungen, Schwünge
  - nach Beseitigung von Muskelkontrakturen und -verspannungen, Auftrainieren insuffizienter Muskelgruppen und Einschleifen adäquater Bewegungsstereotype
  - Schulung der optimalen Statik und Dynamik in durchlaufenden Muskelketten von den Zehen, Fingern und vom Kopf aus einreguliert, Vierpunktbelastung über den Füßen (Ferse, kleine Zehen, große Zehe und Großzehenballen!) und evtl. Besonderheiten zur Einflußnahme auf gestörte Gelenkverhältnisse
- ↑ Unterwassergymnastik, ↑ Schlingengerätbeh.
- Hausübungsprogramm, Sporttherapie, siehe Stadium I und II

■ **Beh. Ges.:** Befundgerechte Behandlung einer Kniearthose.

Arthrosis deformans 2

Maßnahmen:
- Kräftigung des M. quadriceps am besten aus etwa erhöhter Sitzstellung heraus: Achsengerecht üben!
  Tritt ein retropatellarer Schmerz auf, gilt es unter Längszug auf das Kniegelenk (Physiotherapeutin eine Hand auf Kniegelenk, eine Hand gibt Zug von Fußgelenk aus) aktiv-passive Streckbewegungen durchzuführen und erst in der Endstellung angepaßten Haltewiderstand zur Kräftigung zu geben.
  Bei der Gegenbewegung in die Knieflexion muß hingegen zur Entlastung des Patellagleitlagers kräftiger Widerstand gegeben werden. Dadurch wird die Kniebeuge schmerzfrei.
  Beim alleinigen Üben zu Hause muß sich der Patient auf statische Muskelarbeit in Streckstellung des Kniegelenks beschränken.
- ↑ Stabilisationstraining für das Kniegelenk

> **Kontraindiziert** ist das Trainieren von Kniebeugen und Treppensteigen, weil die hohen Drücke für Kniegelenk und Patella unvorteilhaft sind.
> Jede Überdehnung des Kapsel-Band-Apparates ist zu vermeiden. Bei Beinhochlagerungen die Kniegelenke nicht durchhängen lassen! Beim Sitzen die Beine nicht übereinanderschlagen, sondern Fußgelenk achsengerecht unter dem Kniegelenk mit aktivem Zeheneinsatz am Boden gestalten.

■ **Beh. Ges.:** Allgemeinbehandlung, Konditionierung.

Maßnahmen:
- regelmäßiger ↑ Saunabesuch mit nachfolgenden Wickeln
- ↑ Bäder mit Medikamentenzusatz
  Schwefel, Moor, Sole, Heublumen, Rheubalmin-Bad „neu"
- ↑ Kurorttherapie
- Ausschalten von Überlastungen und Fehlbelastungen, evtl. orthopädische Hilfen durch Einlagen, Stock usw.
- adäquate Arbeitsplatzgestaltung und Ausgleichsbewegungen
- individuelles Übungs- oder Trainingsprogramm
  ↑ Krankengymnastische Übungsbeh., ↑ Herz-Kreislauf-Training
- ↑ Coxarthrose

Asbestose

(durch Einatmung von Asbeststaub zunehmende Bindegewebsvermehrung in der Lunge)

↑ Lungenfibrosen, ↑ Ventilationsstörungen, obstruktive und restriktive

Asthma bronchiale

(Zustand von krampfhafter Atemnot, bei dem die Ausatmung nur mühsam erfolgt)

Llt.: 26, 35, 37, 60, 70, 98–101, 111–113, 140, 158, 172, 201, 215, 217–223, 232, 257, 268, 282, 301, 312, 329, 339, 381, 425

↑ Ventilationsstörungen (obstruktive) und ↑ Bronchospasmus
Ziel: freie Atemwege, ungehinderte und adäquate Belüftung.

Behandlung im Asthmaanfall

> **Beh. Ges.:** Aufrechterhaltung der notwendigen Ventilation, möglichst kausale Beeinflussung über Brechung des Bronchospasmus, Lösung von Hypersekretion und Dyskrinie, Abschwellen der allergischen oder infektiösen Bronchialwandschwellung oder Weitstellung der großen Luftwege zur Verhinderung eines exspiratorischen Brochiolenkollaps.

Maßnahmen:

- ↑ Inhalationstherapie
- Einnehmen bestimmter Lagerungen oder Stellungen, die die Belüftung der basalen Lungenabschnitte begünstigen und die nur geringe Atemarbeit erfordern (98, 100)
  Reitsitz auf einem Stuhl, Blick zur Lehne, Kopf und Arme auf der Lehne gelagert, Lendenwirbelsäule kyphosiert
  Fersensitz bei weiter Kniestellung am Boden, Kopf und Arme auf einem Hocker gelagert
  Knie-Ellbogen-Lagen
  Schneidersitz, Oberkörper etwas nach vorn gelagert
  Embryolage (Seitenlage im Bett)
- manuelle Lockerung des Schultergürtels in dieser Stellung
- manuelle Lockerung der Nackenmuskulatur in dieser Stellung, Packegriffe in der Flanke, ↑ Entspannungsbehandlung
  ↑ Bindegewebsmassage nach Dicke, spezielle Strichführungen: unterer Brustkorbrand, Atemwinkel, Interkostalstriche, großer Ausgleichsstrich, Pectoralis- und Clavicula-Ausgleichstriche, Zwerchfellstrich (= Leberstrich, rechts und links gezogen)
- spezielle Nasen- und Mundeinstellung, Atemführung
  Bei Bronchospastik mittleren Grades: gähnend einatmen mit geschlossenem Mund, dabei die Rippen spreizen. Kurze Pause auf der Höhe der Einatmung, Ausatmung durch Lippenbremse.
  Beachte: Der gleichmäßige Luftwiderstand beim blasenden (Lippenbremse) Ausatmen kann einen Tracheobronchalkollaps verhindern. Kopfstreckung gegen den Widerstand der Hand der Physiotherapeutin erleichtert das Absinken der Rippen ohne Nachpressen von den Bauchmuskeln her.
- Einwirkung auf den Atemrhythmus (Einatmung zu Ausatmung im Verhältnis 1:2) durch Hineinschwingen des Patienten in den Rhythmus: zur Einatmung Zurückverlagerung, Kyphosierung

der Lendengegend, rundum Weitwerden in der Rumpfmitte, zur Ausatmung Vorverlagerung, Streckung der Wirbelsäule, Erleichterung des Absinkens der Rippen durch gute aufgerichtete Brustbeinhaltung.
- Anregung der Sekretion und des Abräusperns durch ansteigende Arm- oder Beinbänder; bis zum Dünsten der Haut und Feuchtwerden der Schleimhäute steigern.
- Erleichterung der Atemarbeit durch dehnende Streichungen in den Interkostalräumen während der Einatmung zur Verbesserung der Thoraxelastizität, auch Packegriffe in der Flanke.
- ↑ Ventilationssteigerungstechniken

> **Kontraindikationen:** Ausgangsstellungen, die eine Engstellung des Thorax und eine Behinderung der Basis- und Flankenatembewegung herbeiführen, Nachpressen bei der Ausatmung, weil es zum „Airtrapping" führt und die Luft nicht heraus kann.

Beachte: Im Anfall mit schwerer Sauerstoffnot ist die (gepreßte) Ausatmung sofort abzubrechen und die erneute Einatmung mit Weitwerden im Flankengebiet und Rippenausspreizen zu betonen. Danach Ausatemführung mit Lippenbremse auf püh.

Behandlung außerhalb des Asthmaanfalls

Ziel: Anfallsfreiheit durch Ausschaltung kausaler Faktoren.

Beh. Ges.: Analyse der Ursachen (exogen allergisch, infektallergisch, chemisch, physikalisch irritativ, psychogen) und funktioneller Störungen.

Maßnahmen:
- ↑ Atemtherapie nach vorangegangener exakter Atembefundaufnahme
  Ausschalten von Fehlatemformen, besonders von Atemhilfsmuskeln ↑ Ventilationsstörungen, abstruktive
- Herdsuche und -sanierung, besonders ↑ Schleimhautinfekte und ↑ Sinusitis maxillaris behandeln, ↑ Infektanfälligkeit
- Allergenelimination bzw. -karenz, auch Nahrungsmittelallergene ausschalten oder Hyposensibilisierung
- Selbsthilfe im Asthmaanfall erlernen
- ↑ Inhalationstherapie
- Klimatherapie, ↑ Kurorttherapie, ↑ Thalassotherapie
- ↑ Yoga-Therapie

- Verbesserung der Haut- und Schleimhautfunktionen und Beseitigung von Wärmehaushaltstörungen durch adäquates ↑ hydrotherapeutisches Programm und Schleimhaupflege.

Beh. Ges.: Beseitigung von Reflexzonen (s. Abb. 4a und b), vertebragenen Störungsfeldern, vegetative Umstimmung.

Maßnahmen:
- ↑ Bindegewebsmassage oder Segmentmassage oder Periostbeh., besonders auch Nasenbeh.
- ↑ Shiatsu
- ↑ Manuelle Therapie bei Blockierungen, zugleich Beseitigung einer Dysbalance zwischen tonischer und phasischer Muskulatur
- ↑ Yoga-Therapie
- ↑ Ultraschalltherapie im neuraltherapeutischen Aufbau.
  0,2 bis 0,1 W/cm^2 5 min, evtl. in Päckchenlage, 2- bis 3mal wöchentlich, 12 Beh. als Serie. Wenngleich die Ultraschalltherapie keine so umstimmende Wirkung wie z. B. die Bindegewebsmassage ausübt, so verbessert sich doch die Ansprechbarkeit auf die medikamentöse Therapie durch eine Ultraschallserie.
- ansteigende Arm- oder Fußbäder mit anschließendem Brust- oder Kreuzwickel
- ↑ Bäder mit Medikamentenzusatz, auch als Inhalationsbäder
- Schöpf-, Plansch-, Halb- bis Dreiviertelbad.
  36 bis 38 °C, 8 bis 20 min, abschließend kalten Abguß für Rücken und Brust in der Pause nach der Ausatmung als Tiefeinatmungsreiz, auch als Inhalationsbad günstig.
- Bürstenmassagen (im Segmentverlauf am Rumpf!) oder Bürstenbäder
- ↑ Sauna, 1- bis 2mal wöchentlich
- ↑ Kurorttherapie, Klimatherapie, ↑ Thalassotherapie
- ↑ Kneipp-Therapie (Tab. 5).

Beh. Ges.: Verbesserung der Entspannungsfähigkeit, Rhythmisierung, Einschleifen neuer Atem- und Bewegungsgewohnheiten, Konditionierung, Stabilisierung.

Maßnahmen:
- ↑ Entspannungsbehandlung, ↑ Dehnlagerungen, ↑ Atemtherapie
- Rhythmisierung der Atmung über rhythmische Bewegungen
  Das Finden des eigenen Rhythmus ist dabei besonders wichtig.
- ↑ Ausdrucksgymnastik
- Nasenwegs-, Lippen-, Zungenübungen

Tabelle 5 Behandlungsplan für die 1. Woche der Kneipp-Therapie bei Asthma bronchiale (32)

	Früh	Vormittags	Nachmittags	Abends
Montag	Trockenbürstung Oberkörper	ansteigendes Fußbad	Armbad rechts	
Dienstag	Trockenbürstung Unterkörper	Wechsel-Armguß	Wechsel-Fußbad	
Mittwoch	Oberkörperwaschung	Wechsel-Kniceguß	Wechsel-Armbad	Wassertreten
Donnerstag	Unterkörperwaschung	Heißblitz Rücken	Armguß	
Freitag	Oberkörperwaschung	Kniceguß	Armbad mit Thymian	Wassertreten
Samstag	Unterkörperwaschung	Sauna oder Brustguß		Wechselwaschung/ Essig

- Erlernen der peripheren Atemantriebe zur Koordinierung von Atmung und Bewegung
- Haltungsschulung, von den Füßen her aufgebaut, ↑ Stemmführungen
- mangelnde Basisatembewegung, besonders dorsal, und mangelnde Flankenatmung unbedingt korrigieren und optimales Verhalten im Asthmaanfall üben
- Kräftigung des Zwerchfells und der Mm. intercostales über tönende Ausatmung und Singeübungen, auch in Verbindung mit rhythmischem Schreiten und schwingenden Armbewegungen
- Angehen der Sprachstörung
  Beim Sprechen soll alle Luft abgegeben werden können. Befreiende Ausrufe üben! Verse sprechen und schreiten.
- Schwimmtraining, Ausdauertraining, ↑ Sporttherapie, ↑ Herz-Kreislauf-Training
- Psychotherapie ↑ Neurosen, Familien- und Berufsberatung, evtl. Milieuwechsel, ↑ Ordnungstherapie
- funktionelle ↑ Arbeitstherapie
- ↑ Bronchiektasen, ↑ Bronchitis, ↑ Bronchospasmus, ↑ Dystonie, neurozirkulatorische, ↑ Infektanfälligkeit, ↑ Laryngitis, ↑ Lungenemphysem, chronisches, ↑ Lungenfibrosen, ↑ Schleimhauterkrankungen der Nase und des Rachens, ↑ Ventilationsstörungen, obstruktive, ↑ Vegetative Regulationsstörungen.

Ataxie

(Störung der Koordination, des Zusammenspiels der Muskulatur bei Haltung und Bewegung)

Lit.: 22, 23, 31, 34, 59, 71, 73, 76, 117, 132, 133, 137, 200, 223, 228, 231, 232, 279, 289, 404, 413, 419

Neurale Ataxie (z. B. bei Polyneuritis)

Beh. Ges.: Spezielles Angehen der Lähmung und ihrer Ursachen.

Maßnahmen:
- Erlernen der durchlaufenden Innervation von peripher nach zentral in Muskelsynergien
- ↑ PNF-Techniken
- ↑ Paresen, schlaff

Spinale (Hinterstrang-)Ataxie

Ziel: Regulierung des Muskeltonus, adäquate Dosierung der Muskelspannung in Bezug auf Kraft, Weg und Zeit und Rückmeldung nach zentral.

Beh. Ges. Umstrukturierung durch verstärkten Gebrauch der Großhirnrinde für die Willkürmotorik.

Beachte: Für jede Bewegung müssen erst die statischen Voraussetzungen geschaffen werden.

Maßnahmen:
- Gleichgewichtstraining
- Übung einfacher Bewegungsabläufe mit Bahnung durch taktile Reize und Führungswiderstände unter optischer Kontrolle
- Kompensierung verminderter somato-sensorischer Meldungen durch bewußte Wahrnehmung; Augen- und Gehörkontrolle der Bewegungen.

Beh. Ges.: Tonusregulierung durch adäquate Widerstände.

Maßnahmen:
- manuelle oder gedachte Widerstände
- elastische Widerstände durch Expander, Elastikseil u. a.
- Widerstände durch Bewegungen unter Wasser oder Reibungen auf der Matte oder im Bett oder gegen Gewichte
- ↑ Stemmführungen
- Stauchung oder Festhalten an einem Gegenstand.

Vestibuläre Ataxie

(von den Vorhofbogengängen und dem Gleichgewichtsapparat ausgehend)

Lit.: 29

Beh. Ges.: Physikalisches Lagetraining unter Ausnutzung der Kopfeinstellung und der Augenkontrolle zur Koordinationsverbesserung.

Maßnahmen:
- aktive Kopfbewegungen unter gleichzeitiger Fixaktion eines stationären Sehzieles (vorgehaltener Finger)
- Balance-, Zielbewegungs- und Gehübungen
- Stabilisationsübungen unter statischen und dynamischen Bedingungen
- aus sitzender Ausgangsstellung auf einer Liege werden Seitenlagerungen mit etwas schräger Kopfstellung nach links und rechts 20 bis 30 s eingenommen, auch wenn Drehschwindel eintritt. Dies 5mal wiederholen und 5- bis 10 mal am Tag üben. Der Schwindel verschwindet auf diese Weise meist zwischen 1 bis 3 Wochen.

Zerebelläre Ataxie

(durch eine Kleinhirnerkrankung verursachte A.)

Ziel: Koordinationsverbesserung durch Kompensation ausgefallener Gehirnteile durch noch vorhandene gesunde.

Beh. Ges.: Normalisierung des Muskeltonus, Schulung des Gleichgewichts, der Stabilität und der Zielsicherheit.

Maßnahmen:
- Stabilisierung des Rumpfes in verschiedenen Ausgangsstellungen
- ↑ Stemmführungen, wenigstens Dorsalextension der Hände
- langsame Bewegungen gegen Führungswiderstand (auch gedachten Widerstand !), um die Bremswirkung der Antagonisten mit einzusetzen
- Zielübungen mit richtungsweisenden Widerständen, die Endstellung dann stabilisieren
- Übungen für die Feinmotorik, z. B. Figuren zeichnen lassen;
- Gangschule.
  Ferse mit doralextentiertem Fuß zuerst aufsetzen, das vermeidet ausfahrende Bewegungen, weiches Abrollen im Fuß, Zehen andrücken und mit den Zehen abdrücken, geführte reziproke Armbewegungen dazu.

> **Beachte:** Durch Augenkontrolle erzielt man meist keine Koordinationsverbesserung. Das langsame und bewußte üben von Haltungen und Bewegungen sowie deren häufige Wiederholungen schleifen neue Impulsmuster ein.

Zerebrale Ataxie

(meist Halbseitenataxie)

> **Beh. Ges.:** Ausnutzung propriozeptiver Hilfen zur Wiedererlangung der Sensibilität.

Maßnahmen: ↑ Hemiplegie, ↑ Zerebralparese im Kindesalter.

> **Beh. Ges.:** Erlernen von Zielbewegungen in verschiedenen Ausgangsstellungen.

Maßnahmen:

- mit einer Hand oder einem Fuß bestimmte Körperregionen erreichen
  Die Physiotherapeutin gibt starken Widerstand gegen die Bewegungsrichtung, besonders gegen die Rotationskomponente. Steigerung durch geringeren Widerstand, zuletzt gedachten Widerstand, der aber durch kräftige distale Dorsalextension (z. B. der Hand) das Spannungsmoment unterstützt.
- aus Seitenlage über eine Wischbewegung mit der Hand Ziele vor dem Körper erreichen (Reibungswiderstand)
- Behandler versucht über Stauchen oder Stabilisieren an verschiedenen Schlüsselpunkten die Seitenlage zu erhalten
- Üben des Drehens von der Rücken- zur Bauchlage
- Stabilisierung der Kopfhaltung im Unterarmstütz, danach Zielübungen mit Arm oder Bein
  Die Physiotherapeutin gibt dabei Stauchungsreize an der Schulter zur Stabilisierung. Widerstand gegen die Bewegung wird durch Schieben auf der Unterlage oder durch Stemmführungen erreicht.
- Verlagerungsübungen im Vierfüßlerstand, dann eine Hand oder ein Bein von der Unterlage lösen, steigern bis zu Kriechformen
- Sitz auf einem Stuhl, Füße werden dabei fest gegen den Boden gestemmt, und eine Hand hält sich an der Tischkante oder an einem Stab fest
- Kniestand vor der Sprossenwand, mit Händen abstützen und so freie Bewegungen entwickeln
- Stand mit leicht gebeugten Knien, die Physiotherapeutin stabilisiert von den Knien, vom Becken und vom Schultergürtel aus
- Stand, mit einem Bein auf dem Boden gleitend verschiedene Ziele erreichen

- Gehübungen
  Die Schritte werden gegen den Widerstand der Physiotherapeutin am Beckenkamm ausgeführt, oder der Widerstand wird durch Schlürfen der Füße am Boden entwickelt. Als visuelle Hilfe für das richtige Setzen der Füße werden 2 parallele Linien auf den Boden gezeichnet.
- Als Hilfe beim Gehen ist ein Gehgestell nützlicher als ein Gehwagen oder Stockstützen.

Atelektasen

(Verlust des Luftgehalts kleinerer oder größerer Lungenabschnitte)

Ziel: Einbeziehung in den Gasaustausch.

> **Beh. Ges.:** Beseitigung der Ursachen der Atelektasen, mangelnde Lungenbelüftung durch Zwerchfellhochstand o. a., Nachwirkung der Narkose, Sekrete, Aspiration von Erbrochenem o. a.

Maßnahmen:
- Freihalten der Bronchien von Sekret
  Hilfen zum Abräuspern geben, Abhustenschulung, Vorbereitung evtl. durch Drainagelagerungen, siehe Seite 30, Summübungen, Vibrationen und Klopfungen.
- Aerosoltherapie ↑ Inhalationstherapie
- intensive Atemtherapie gleich nach der Operation
  Abklopfen des Thorax, besonders der betroffenen Seite.
- häufiger Lagewechsel
- Frühaufstehen nach der Operation
- Regulierung der Peristaltik ↑ Obstipation, ↑ Meteorismus
- Enghalten der Nasenflügel an zu erprobenden Stellen, die eine Atemlenkung in die gewünschten Gebiete fördern
- Einnehmen von Ausgangsstellungen, die atemmechanisch das Weitwerden in den atelektischen Gebieten begünstigen
- Ventilation über einen künstlichen Totraumvergrößerer, ↑ Ventilationssteigerungstechniken.

Athetose

(langsame, wurmförmige, bizarre, unwillkürliche Bewegungen bei Gehirnerkrankung)

> **Beh. Ges.:** Allgemeine Beruhigung und Ausschalten der unwillkürlichen Bewegungsunruhe, Befreiung aus athetotischen Haltungen.

Maßnahmen:

- ↑ Hydroelektrisches Vollbad (Stangerbad)
  absteigende Galvanisation, Anode: Kopf, Kathode: Füße, 37 bis 38 °C, 20 min, wirkt beruhigend

- ↑ Ultraschalltherapie paravertebral oder im neuraltherapeutischen Aufbau
  0,1 W/cm^2 3 bis 5 min, dabei langsames Herabstreichen von kranial nach kaudal neben der Wirbelsäule zur Beruhigung

- manuelles langsames und rhythmisches Herabstreichen am Rücken zum Gesäß hin 3 min lang vor dem Übungsbeginn, dient der Beruhigung in der gewählten Ausgangsstellung und bahnt den willkürlichen Bewegungsbeginn

- ruhiges Bürsten der kurzen Nackenmuskeln bahnt die Fixierung in einer bestimmten Stellung (aber nicht die Bewegung!)

- Abschwächung des Muskeltonus durch reflexhemmende Stellungen, danach Wiederaufbau der normalen Reflex- und Bewegungsentwicklung, Zusammensetzung der Bewegung aus Halteübungen (21–23)

- ↑ Stemmführungen

- passive große Gelenkbewegungen im Atemrhythmus
  Bewegungssynergien, die den pathologischen Bewegungsmustern entgegengesetzt sind, rasch und kraftvoll durchführen

- Gangschule
  Vorwärtsgehen gegen Widerstand der Physiotherapeutin am Becken verbessert die Gangsicherheit.
  Das innenrotierte und gebeugte Bein von der Ferse aus nach außen-unten stoßen, kann evtl. den Schritt erleichtern.

Beh. Ges.: Herstellung des Gleichgewichts zwischen isotonischer, isometrischer und exzentrischer Funktion.

Maßnahmen:

- Kraftaufbau einer Muskelgruppe:
  - isometrische Kontraktion aus einer Ausgangsstellung im inneren Bewegungsumfang
  - exzentrische Funktion – vom inneren zum mittleren Bewegungsumfang isotonische Kontraktion des Protagonisten zurück zur Ausgangsstellung gegen maximalen Widerstand

Beachte. Hat sich die isotonische Funktion gebessert, kann die isometrische Haltefunktion überflüssig werden. Man läßt dann nur noch die isotonische Funktion durchführen.

- ↑ PNF-Techniken
  Zunächst nur ein Gelenk in spiralig-diagonaler Richtung bewegen; maximaler Widerstand! Dadurch werden Impulse zu den synergistischen Gelenken geleitet.

- Übung der Grundbewegungen auf Matten (Rollen, Kriechen, Knien, Sichaufrichten)
  Leichter Widerstand beim Erlernen einer Bewegung hilft, die unwillkürlichen Bewegungen auszuschalten.
- evtl. freies Experimentieren mit der Bewegung und Sammeln eigener Bewegungserfahrung, anschließend Ausnutzen des Einschleifens der Bewegung durch häufiges Wiederholen
- ↑ Hyperkinetisch-hypotones Syndrom, ↑ Torticollis spasmodus.

Bandscheiben-Syndrome (Übersicht)

↑ Diskopathien ohne neurologische Ausfälle, ↑ Haltungsfehler, ↑ Hyperalgetische Zonen, ↑ Hypertonus der Muskulatur, ↑ Kompressionssyndrome, ↑ Lumbalgie, ↑ Myofasziales Syndrom, ↑ Neuralgie/Neuritiden, ↑ Parästhesien, ↑ Paresen, schlaffe, ↑ Querschnittslähmung, ↑ Radikulärsyndrom, ↑ Pseudoradikuläre Syndrome im Beckenbereich, ↑ Ischias/Ischialgie, ↑ Skoliose, ↑ Spondylose/Osteochondrose, ↑ Überlastungsschäden, mechanische, ↑ Zervikalsyndrom

Bechterewsche Erkrankung

(Spondylitis ankylosans)
Lit.: 24, 33, 34, 43, 44, 61, 67, 98, 147, 217, 223, 232, 300, 376, 412

Ziel.: Bestmögliche Gelenkbeweglichkeit, Schmerzfreiheit, gute Haltung, Ausheilung.

Behandlung in Phasen hoher Aktivität

■ **Beh. Ges.:** Schmerzlinderung.

Maßnahmen:
- kalte Fangopackungen für 20 bis 30 min oder ↑ Eisbehandlung
- mehrmals täglich feucht-kühle Rumpfwickel oder leicht-warme Heublumenwickel zur Schmerzlinderung, Prießnitzwickel.

■ **Beachte:** Keine ausgesprochenen Wärmemaßnahmen!

- Lagerungen, Umlagerungen und ↑ Entspannungsbehandlung.

Nach Abklingen der akuten Entzündungserscheinungen

■ **Bes. Ges.:** Allgemeine vegetative Umstimmung.

Maßnahmen:
- ↑ Ultraschalltherapie im neuraltherapeutischen Aufbau
  0,2 W/cm^2 5 bis 10 min, 3mal wöchentlich, 12 bis 20 Beh. als Serie; Nachruhe in optimaler oder in Dehnlagerungen bei entspannter Muskulatur

- ↑ Bindegewebsmassage, Segmentmassage, Periostbehandlung, Reflexzonenbeh. am Fuß
- ↑ Sauna, anschließend Packungen 1- bis 2mal wöchentlich
- UV-Ganzkörperbestrahlung, ↑ Phototherapie oder ↑ Heliotherapie
- Kurorttherapie mit Moor-, Radon-, Schwefel-, Solebädern oder Akratothermen.

Beh. Ges.: örtliche Durchblutungsförderung, Schmerzlinderung, Lösung muskulärer Verspannungen, Dehnung kontrakter Muskeln, Mobilisation von stammnahen Gelenken, WS und Thorax.

Beachte: Nach genauer Befundaufnahme sollten die kontrakten Muskeln und Gelenke in eben möglicher Dehnstellung die physikalische Behandlung erhalten.

Maßnahmen:
- ↑ Ultraschalltherapie in Dehnlagerungen, dabei ↑ Phonophorese von Rheumasalben (225)
- ↑ Manuelle Therapie zur Mobilisation bewegungseingeschränkter Gelenke der Wirbelsäule, der Rippengelenke und der Iliosakralgelenke
- Packungen mit Pelose, Fango oder Moor
- ↑ Bäder mit Medikamentenzusatz z. B. Heublumen, Moorextrakt oder Moorlauge, Rheubalmin-Bad „neu", Schwefel, bei belastungsfähigem Kreislauf Überwärmungsbäder
- ↑ Hydroelektrische Bäder mit Zusatz von Natriumsalicylat
- Dampfdusche, anschließend Ölungen
- ↑ Unterwasserdruckstrahlmassage oder ↑ Massage
- ↑ Stabile Galvanisation längs, auch als ↑ Iontophorese mit Apisarthron-Salbe® oder Natriumsalicylat 2- bis 3%ig
- ↑ Ultrareizstrom (kann auch im akuten Stadium versucht werden)
  Kathode: schmerzende Stelle der WS, Anode: 3 cm davon entfernt, möglichst nach kranial (nur niemals höher als 3. Halswirbel!). Soll die ganze Wirbelsäule behandelt werden, sind 4 Applikationen notwendig. Es empfiehlt sich, pro Sitzung nur 2 bis 3 Anlagen vorzunehmen, die anderen an einem anderen Tag.
- ↑ Diadynamische Ströme, auch als ↑ Kombinationstherapie Ultraschall und Reizströme oder in Verbindung mit ↑ Iontophorese, siehe oben
  Werden nur diadynamische Ströme verabreicht, Applikation wie beim Ultrareizstrom direkt über der Wirbelsäule oder paravertebrale Anlagen und Querdurchflutung von links nach rechts und umgekehrt, kaudal beginnend, dann nach kranial aufsteigend. 2 min DF, 3 bis 6 min CP oder LP oder kürzer. Als Kombinationstherapie wird nicht direkt über der Wirbelsäule beschallt,

Bechterewsche Erkrankung 2

nur paravertebral im Sinne des neuraltherapeutischen Aufbaus und unter Einbeziehung verspannter und schmerzender Muskelbereiche.

- **stabile ↑ Interferenzstrombehandlung (139)**
  Elektrodenapplikation abschnittsweise, Elektrodengröße: 100 bis 200 cm² paravertebral.
  Die befallenen Wirbelsäulenabschnitte sollen im Überlagerungsgebiet der Ströme liegen, 50 bis 100 Hz, sensibel überschwellig. Es kann auch die Saugmassagemethode (Vakuummassage) angewendet werden.
  Die Beh.dauer eines Abschnitts soll 10 min nicht überschreiten, Gesamtbeh.dauer nicht mehr als 30 min. Beh. täglich oder 3mal wöchentlich. Bei täglicher Beh. empfiehlt es sich, stabile und kinetische Interferenz abwechselnd durchzuführen. Bei mehr diffusen Beschwerden die ersten 3 bis 4 Beh. im Sinne einer Allgemeinbeh. der WS durchführen.

- **kinetische ↑ Interferenzstrombehandlung (Handschuhmethode)**
  Auflockerung der verspannten Rückenstrecker motorisch überschwellig, Schmerzpunkte und Myogelosen mit Schmerzpunktbeh.

- **↑ Dezimeter-Wellentherapie, Muldenapplikator, abschnittsweise**
  Dosis II, 5 bis 10 min, jeden 2. Tag, 12 Beh. als Serie

- **↑ Kurzwellentherapie im Kondensatorfeld**
  Längsdurchflutung der WS, EHA aktiv 2 bis 4 cm, passiv 2 bis 4 cm, Dosis II bis III, 10 bis 15 min, jeden 2. Tag, 12 Beh. Die Kurzwelle löst Verspannungen in der Muskulatur und im Bindegewebe, bei Dosis I kann sie für 2 bis 3 min auch im entzündlichen Stadium eingesetzt werden. Spulenfeldmethode und 69-cm-Welle sind zur Wärmebeh. (nicht akut!) noch günstiger, als alleinige Therapie aber unzureichend.

Beh. Ges.: weitmöglichste Erhaltung der Gelenkfunktionen, Kräftigung insuffizienter Muskelgruppen zur Erzielung einer optimalen Aufrichtung und Atembewegung (aktive Streckung längs der Körperachse, Einbeziehung der Flanken- und Brustatmung), Verbesserung der Vitalkapazität, Koordinationsschulung, Ausdauertraining.

Maßnahmen:

- vorangehend Befundaufnahme und Aufstellung eines Behandlungsplanes für Einzel- und Gruppengymnastik und für das Hausübungsprogramm, regelmäßige Befundkontrolle

- Vorbereitung der Übungsbehandlung zur Lockerung verspannter Muskelgruppen mit Massagen oder Wärmemaßnahmen
  Packegriffe in Dehnlagerung als Atemreizgebung

- krankengymnastische Einzelbehandlung
  Sie beginnt im Liegen mit Mobilisation der WS, danach Hüft- und Schultergelenke ↑ Manuelle Therapie, wenn angezeigt. ↑ Mobilisationstechniken, PIR-Techniken oder andere Dehnung verspannter Ischiocruralen, Hüftbeuger, Adduktoren, M. pectoralis, M. trapezius – oberer Ast, Mm. intercostales und je nach Befund weitere Muskeln. Langsame rhythmische Bewegungen bis an das Bewegungsende durchführen, evtl. passiv weiterdehnen. Kopfbewegungen von den Augen aus einleiten!

2 Behandlungsvorschläge, alphabetisch geordnet nach Diagnosen

Mit ↑ PNF-Techniken endgradig beüben.
↑ Stemmführungen zur Muskelkräftigung und Sicherung der Aufrichtung bei Entlastung der WS.
Übungen im Bewegungsfluß bis zu Dehnlagerungen, die immer eine rotierende Komponente enthalten sollen, damit die Flankenatmung angeregt wird (Rollübung, Hockdrehlage, Seitdrehlage, Drehsitz). Korrektur falscher Bewegungsmuster, Eintrainieren vorteilhafter Bewegungssynergien (Streck-Drehmuster vom Kopf und von den Armen aus eingeleitet, zugleich als periphere Atemantriebe), Eintrainieren von Spezialübungen für das Hausübungsprogramm.

- Hausübungsprogramm, befundgemäß aufgestellt, täglich 2mal 5 min
- ↑ Yoga-Therapie (bes. täglich den Drehsitz üben)
- ↑ Unterwassergymnastik, Rückenkraulen, jedoch das Zurückbiegen der HWS dabei vermeiden
- ↑ Schlingengerät-Behandlung
- krankengymnastische Gruppenbildung, in den ersten 10 min der Übungsstunde: allgemeine Lockerung und Mobilisierung, aktive Erwärmung, ansteigende Belastung
  Beginnen im Stand oder Gang mit Schwungübungen für Arme und Beine in Verbindung mit Kopf- und Wirbelsäulendrehungen, langsam beginnen, allmählich steigern, feine Federungen in den Sprung- und Kniegelenken usw.

  Hauptteil 25 min: Schwere Übungen für Wirbelsäule, Hüft- und Schultergelenke, Flanken- und Brustatmung anregend, Statik aufbauend
  Übungen für die WS aus Grätschstellung (Abstemmen mit Zehen und Ferse eines Fußes, diagonale Weiterleitung mit WS-Rotation zur gegenseitigen Hand, die nach hinten oben schwingt, der Kopf schaut zur Hand) Übungen für die WS aus Kniestand und Vierfüßlerstand und zur Überstreckung des Hüftgelenks, Kräftigung der Rückenmuskulatur, über ↑ Stemmführungen, Übungen an Geräten: Hangübung mit aktiver WS-Streckung, Kopfbewegungen, speziell ausgewähltes Spiel.

  in den letzen 10 min der Übungsstunde: Beruhigung und Entspannung
  Entspannungslagerung evtl. auch Dehnlagerungen und Körpertastarbeit, ↑ Entspannungsbeh., Nasenstenoseübungen zur Aktivierung der Zwerchfellspannung, Pendelübungen, Schwimmen, Gleichgewichtsübungen, Singen zur Kräftigung der Atemmuskulatur, Regulierung der Feineinstellung

- ↑ Sporttherapie, z. B. Skiwandern, Schwimmen, Wasserspielsport, Tanzen, Tanztherapie, ↑ Herz-Kreislauf-Training
- Singegruppe als Atemtherapie

Mittelphase

Ziel.: Die Wirbelsäule soll in *aufrechter* Stellung versteifen.

Beh. Ges.: Dehnung der ischiocruralen Muskulatur, Lordosierung der Lendenwirbelsäule und weitmöglichst auch der

Bechterewsche Erkrankung 2

Brustwirbelsäule, damit das Gewicht des Brustkorbs beim Einsteifungsprozeß die obere Brustwirbelsäule nicht kyphosiert, sondern die Wirbelsäule in Streckung gehalten werden kann.

Maßnahmen:
- Die Dehnfähigkeit des Bindegewebes nimmt unter Einfluß von Cortison zu, deshalb sollten während der Gabe von Steroiden Dehnübungen durchgeführt werden.
- ↑ Yoga-Therapie in speziell abgestimmter Form: Rollübungen über periphere Bewegungsansätze, Krokodilübungen, Drehsitz, Hockdrehlage, Bogenstellung mit diagonaler Handfassung, Rutschhalte, Fisch (223)
- ↑ Fingerstrecktechniken bei aufgerichteter Brustwirbelsäule aus Rückenlage, Sitz und Stand
- Schulung des Gefühls für die aufrechte Haltung
- Erarbeitung der aktiven Kopfstreckung
- Erarbeitung der Wahrnehmung für kosto-abdominale Atembewegungen
- Ausdauerübungen zur Konditionsverbesserung, dabei sinnvolle Muskelzüge üben
- Gangschulung mit elastischem Fußabrollen und Mitbewegungen der Arme.

Weitere *Beh. Ges.* siehe vorn.

Spätphase

Ziel: Beschwerdefreiheit, Leistungsfähigkeit.

Beh. Ges.: Entspannung hypertoner Muskeln, Erhaltung der verbliebenen Beweglichkeit und der Atemfunktion, Osteoporoseprophylaxe, Leistungsfähigkeit im Alltag.

Maßnahmen:
- Alltags- und Arbeitsbewegungen in optimaler Koordination üben
- elastische Schuhe, Gummiabsätze, federndes Gehen und
- Arbeitsplatzgestaltung, z. B. mit schrägem Lese- und Schreibpult
- täglich eine Stunde in Bauchlage ausruhen, Kopf auf den Händen
- vorteilhafte nächtliche Lagerungen zeigen
- tägliches Hausübungsprogramm von 20 min
  Dabei allgemeine Ausdauerübungen und isometrische Spannungsübungen in Dehnendstellungen

- warme Bewegungsbäder
- Fango- und Paraffinpackungen
- ↑ Bindegewebsmassage, besonders flächige Technik.

Kontraindiziert sind stauchende Bewegungen und Stoßerschütterungen.

Beckenbodeninsuffizienz

(Schwäche des Beckenbodens)

Ziel: Elastischer Beckenboden, ausgewogene Statik durch Gleichgewicht zwischen tonischer und phasischer Muskulatur.
„Pelvic reeducation"

Beh. Ges.: Durchblutungsförderung, Tonisierung, Vermittlung eines Spannungsgefühls, Kräftigung abgeschwächter Muskeln.

Maßnahmen:
- Sitzbäder mit anschließendem T-Wickel
- Wechselstrahlduschen auf Becken- und Bauchgebiet
- ↑ Sauna mit anschließenden kalten Strahlduschen auf Becken- und Bauchgebiet
- Beckenbodengymnastik
  - isometrische Spannungsübungen
    Der vordere Beckenboden steht in Verbindung mit den Innenrotatoren und Adduktoren der Hüfte, seine Anspannung kann mit der Vorstellung des Urinverkneifens gebahnt werden. Der hintere Beckenboden steht in Verbindung mit den Außenrotatoren und Abduktoren der Hüfte, seine Anspannung kann mit der Vorstellung des Stuhlanhaltens gebahnt werden.
  - ↑ PNF-Techniken
    vorderer Beckenboden: Flexion, Adduktion, Innenrotation mit Kniebeugung
    hinterer Beckenboden: Flexion, Abduktion, Außenrotation mit Kniebeugung
- Bauchmuskelschulung
  - ventrale Muskelkette bahnen
    Aus Rückenlage über Zehen- und Vorfußheben, Knie anbeugen, Hüfte anbeugen, Kreuz auf den Boden drücken, Kopf über die Weite anbeugen und zu den Zehen schauen in durchlaufender Innervation die Ventralseite anspannen; erst die diagonale Kette, danach die gerade üben. (223)
  - isometrische Spannungsübungen
    Durch Widerstand am Vorfuß gegen Dorsalextension und Supination in Verbindung mit Kopfanbeugen (s. o.) isometrische Anspannung der Bauchmuskeln, auch hier erst diagonal, dann gerade spannen lassen.
  - ↑ PNF-Techniken
  - ↑ Schwellstromtherapie der Bauchmuskeln, dabei die elektrische Kontraktion mit der Willkürkontraktion verstärken

- Gesäßmuskelschulung
  - dorsale Muskelkette bahnen
  Aus Bauchlage über Zehen und Vorfuß in die Weite dehnen, gestrecktes Bein abheben, Kopf schaut über die gegenüberliegende Schulter. (223)
  - isometrische Spannungsübungen
  Durch Widerstand an Zehen, Vorfuß und Ferse in verschiedenen Ausgangsstellungen Gesäßmuskeln anspannen lassen.
  - ↑ PNF-Techniken
  - ↑ Schwellstromtherapie der Gesäßmuskeln dabei die elektrische Kontraktion mit der Willkürkontraktion verstärken.

Beachte: Bei Ptosen werden die Spannungsübungen in Beckenhochlagerung und am besten am Ende der Ausatmungsphase durchgeführt.

■ **Beh. Ges.:** Schulung des Muskelzusammenspiels.

Maßnahmen:
- ↑ Stemmführungen
- Bewegungserziehung zur durchlaufenden Muskelinnervation
- Haltungsschulung, Verhaltensschulung
- ↑ Atemtherapie, besonders Ausschaltung einer Preßatmung.

■ **Beh. Ges.:** Ausschalten von Störfunktionen und Begleiterscheinungen.

Maßnahmen: ↑ Adipositas, ↑ Adhäsionsbeschwerden, ↑ Arthrosis deformans, ↑ Blasenschließmuskellähmung, ↑ Inkontinenz, ↑ Knick-, Senk-, Spreizfuß, ↑ Obstipation, ↑ Prostatahypertrophie, ↑ Pseudoradikuläre Syndrome im Beckenbereich, ↑ Ptosen, ↑ Überlastungsschäden, mechanische, ↑ Venensystem-Erkrankungen.

Blasenschließmuskellähmung

(nach Operation)
Lit.: 12, 25, 96, 141, 209, 232, 237, 383

Ziel: Kontinenz der Blase.

■ **Beh. Ges.:** Durchblutungsförderung.

Maßnahmen:
- ansteigende Unterschenkelbäder, Knie mit überspült
- Sitzbäder mit anschließenden T-Wickel
- heiße Rolle über dem Kreuzbein
- kombinierte ↑ Phototherapie, Infrarot- und UV-Therapie segmental (Reflexzonen der Blase, s. Abb. 10)

■ **Beh. Ges.:** Indirekte und direkte Anregung der Innervation des Blasenschließmuskels.

Maßnahmen:

- isometrische Spannungsübungen für den vorderen Beckenboden, ↑ Beckenbodeninsuffizienz
- ↑ Schwellstrombehandlung zur Reizung der quergestreiften Muskulatur des Blasenschließmuskels (soweit keine nervale Schädigung vorliegt, dann müßte Exponentialstrombeh. ↑ Paresen, schlaffe, erfolgen oder ↑ Funktionelle elektrische Stimulation)
  Kathode: über der Blase, Anode: über dem Kreuzbein, isometrische Anspannung der Muskulatur des vorderen Beckenbodens mit der Intension des Urinverkneifens synchron zum Elektroreiz, deshalb nicht mehr als 15 Schwellungen/min, 10 min behandeln, evtl. Reizerholungspausen einschalten.
- Elektrostimulation der Streßinkontinenz mit Mittelfrequenzstrom
  Indirekte Elektrode unter der Symphyse oder auf dem Kreuzbein, großflächig. Stimulationselektrode rektal oder anal.
  Geschwellter Mittelfrequenzstrom 50 Hz moduliert.
  Durch die Stimulation sollen Kontraktionen des muskulären Beckenbodens ausgelöst werden (GILLERT, RULFFS, BOEGELIN 1995).
- Stimulierung des Blasenschließmuskels mit Interferenzstrom nach KOLSTER 1995
  2 Elektroden über der Harnblase, je 1 Elektrode an der proximalen Oberschenkelinnenseite.
  0–100 Hz im Intervall; 8–10 min

Beachte: Anregung des N. pudendus kann auch unter dem Gesichtspunkt der Hemmung übermäßiger parasympathischer Blaseninnervation eingesetzt werden.

- ↑ Funktionelle Elektrostimulation FESÖ

Beh. Ges.: Verhaltenstraining, Beckenbodengymnastik, Erlernen der Spannung, Verminderung des abdominalen Druckes.

- ↑ Beckenbodeninsuffizienz
- Koordinierung von Atmung und Bewegung
- Vermeiden belastender Stellungen
- evtl. Biofeedback-Training
- Exponentialstrombehandlung der glatten Blasenschließmuskulatur
  Elektroden 100 bis 200 cm^2, Kathode: über der Symphyse, Anode (gleichgroß): über dem Kreuzbein, 19 bis 50 Imp/min = 0,37 bis 0,83 Hz, t = 200 ms, t_{an} = 200 ms, t_{ab} etwa 20 ms, Stromstärke bis 15 mA, höchstens 20 mA hochregeln, 10 bis 15 min Beh.
- Reizstromtherapie zur vagotonen Umstimmung bei vegetativen Blasenstörungen
  Anode: über der Blase, Kathode: Kreuzbein
  19 Hz, t = 20 ms, t_{an} = 20 ms, t_{ab} = 20 ms, sensibel unterschwellig, 10 bis 15 min, 6 Beh. als Testserie.

Beachte: Es gibt auch Katheterelektroden.

- ↑ Inkontinenz

Bronchiektasen

(irreversible Erweiterung der Bronchien)
Lit.: 60, 98, 112, 217, 222, 223, 232, 241, 339, 424

Ziel (bei konservativer Behandlung): ausreichende Belüftung, gute Expektoration, Infektfreiheit.

Beh. Ges.: Infektprophylaxe, Unterstützung der ausreichenden Expektoration.

Maßnahmen:
- ↑ Infektanfälligkeit
- Unterstützung des Sekrettransportes durch gezielte ↑ Drainagelagerungen, mindestens jeden Morgen zur sog. Bronchialtoilette
  Die Patienten müssen so gelagert werden, daß ein Gefälle von den Bronchiektasen zur Trachea gegeben ist. Schnüffelndes Einatmen ist günstig. Müssen mehrere Lappen drainiert werden, erst die oberen, danach die unteren Segmente lagern.
- Unterstützung der Schleimhautverdünnung und -lösung durch ↑ Inhalationstherapie, heiße Rolle über den befallenen Brustkorbabschnitten oder Vibrationen und Klopfungen, summende Ausatmung auf stimmhafte Konsonanten m-n-w-l-s
- zur Verbesserung der Expektoration Atemfrequenz kurzfristig erhöhen
- Abräuspern, spezielle ↑ Abhustenschulung!
  Gähnend einatmen mit geschlossenem Mund, dann erst die Hälfte der eingeatmeten Luft wieder ablassen, die Rippen aber weitgestellt lassen, über Anspannung der Unterbauchmuskeln gegen das gespannte Zwerchfell mit lockeren Lippen und weiter Kehleinstellung abräuspern. Erlernen der Autogenen Drainage.

Beachte: Werden statt der Unterbauchmuskeln zur Expektoration erst die Oberbauchmuskeln angespannt, wird das Sekret eher hineingezogen statt herausbefördert!

- ↑ Ventilationsstörungen, obstruktive, ↑ Bronchitis, ↑ Bronchospasmus, ↑ Infektanfälligkeit, ↑ Laryngitis, unspezifische, ↑ Lungenemphysem, ↑ Lungenfibrosen, ↑ Mukoviszidose, ↑ Pleuritis, ↑ Pneumonie, ↑ Schleimhauterkrankungen der Nase und des Rachens, ↑ Sinusitis maxillaris
- ↑ Kurorttherapie.

Beh. Ges.: Infektbekämpfung, Verbesserung der Atmungssituation durch Elastisierung des Brustkorbs, des Zwerchfells und, soweit möglich, auch des Lungengewebes, Verbesserung der Kreislauf- und Stoffwechsellage, vegetative Umstimmung.

Maßnahmen:

- ↑ Inhalationstherapie zur antibiotischen Behandlung nach vorheriger Resistenzbestimmung der Erreger
  Die antibiotische Beh. ist immer erst nach Expektoration im Anschluß an die Drainagelagerung sinnvoll.

- gezielte Atemübungen für bronchiektatische Bezirke
  Durch bestimmte Lagerungen, bei denen Gebiete, die vermindert in die Atembewegungen einbezogen sind, gedehnt werden. Mit Hilfe von gezielten Massagehandgriffen, Packegriffen und peripheren Atemantrieben sollen diese Areale sich synchron zur Einatmung mit ausweiten und synchron zur Ausatmung verschmälern. Zur Spannung bei der Ausatmung können ↑ PNF-Techniken genutzt werden, auch manuelle Richtungshilfen am Thorax gegeben werden.

- passive und aktive Brustkorb- und Wirbelsäulenmobilisation
  Handtuchübungen, ↑ Schlingengerät-Behandlung, ↑ Unterwassergymnastik

- ↑ Yoga-Therapie

- Nasenwegsübungen, Tön- und Singeübungen, auch in Verbindung mit lockeren Armschwüngen

- ↑ Hydrotherapeutisches Programm

- ↑ Bindegewebsmassage (s. a. Abb. 4a und b)

- ↑ Sporttherapie, Haltungsschulung und allgemeines Ausdauertraining, bes. bei Jugendlichen.

Bronchitis

(Entzündung der Bronchialschleimhaut)
Lit.: 60, 70, 98, 99, 100, 217, 222, 223, 225, 232

Ziel: Infektfreiheit, ↑ Ventilationsstörungen, obstruktive.

Prophylaxe

Beh. Ges.: Ausschaltung verursachender Noxen, Funktionsverbesserung der Schleimhäute.

Maßnahmen:

- Erziehung zum Nichtrauchen
- Bekämpfung der Luftverseuchung und schädigender Noxen am Arbeitsplatz
- viel körperliche Betätigung an frischer Luft
- Nacktkörperkultur, Training der Kälteadaptation
- tägliche Schleimhautpflege, siehe Seite 405
- ↑ Thalassotherapie, ↑ Sporttherapie, ↑ Yoga-Therapie
- ↑ Infektanfälligkeit, ↑ Schleimhauterkrankungen.

Einfache chronische Bronchitis

Ziel: Rasche Abheilung, Ausschaltung der Ursachen.

Beh. Ges.: Schleimlösung, Erleichterung des Sekrettransportes, Abhustentechniken ohne Schmerzen. Pneumonieprophylaxe.

Maßnahmen:
- Freiluftbehandlung
- ↑ Inhalationstherapie mit Sekretolytika, ↑ Abhustenschulung
- ↑ Sauna mit anschließendem Brustwickel
- ansteigende Teilbäder mit Brustwickel
- ansteigendes Halbbad bis zum Dünsten, anschließend Brustwickel mit Dunstpackung, unterstützt durch heiße schleimlösende Tees
- heiße Rolle über dem Brustkorb oder andere örtliche Wärmemaßnahmen
- summende Ausatmung, dabei Vibrationen auf dem Brustkorb, danach Hilfen beim Abhusten geben
- Klimatherapie, ↑ Kurorttherapie bei rezidivierenden Bronchitiden.

Eitrige chronische Bronchitis

Ziel: Ausheilung.

Beh. Ges.: Infektionsbekämpfung, Sekretlösung und Abhusten unter Vermeidung exspiratorischer Kompression der Atemwege, Vermeidung einer Bronchopneumonie, Verbesserung der Perfusion durch spezielle Lagerungen und Umlagerungen.

Maßnahmen:
- ↑ Einfache chronische Bronchitis
- ↑ Drainagelagerungen zur Förderung des Sekrettransportes
- ↑ Inhalationstherapie
  antibiotische Beh. erst nach der Expektoration
- tägliche Bronchialtoilette, am besten morgens
  Das Bettende 30 cm hochstellen und 5 min in rechter, 5 min in linker Seitenlage, Beine angebeugt, liegen. Durch Schmalstellen der Nasenflügel während der Einatmung und summende Ausatmung kann der Atemzug vertieft und die Expektoration unterstützt werden.
- Hustenhilfen geben, ↑ Abhustenschulung
  Verlangsamung der Einatmung durch gähnendes Einatmen mit geschlossenem Mund oder Schmalstellen der Nasenflügel, dann kurze Pause, da-

nach mit kleinen Hustenstößen und lockeren Lippen abhusten unter Anspannung der Unterbauchmuskeln. Letzteres kann durch das Legen der Hand auf den Unterbauch oder Wickelung des Unterbauches unterstützt werden.

- Schleimhautpflege, siehe Seite 405
- ↑ Bäder mit Medikamentenzusatz als Überwärmungsbäder, wenn es die Kreislaufsituation gestattet
- befundgemäß orientierte ↑ Atemtherapie, Abstellen von Fehlatemformen und Erlernen spezieller Atemführungen, ↑ Ventilationsstörungen, obstruktive
- UV-Reflexzonenbestrahlung ↑ Phototherapie (s. Abb. 4a und b)
- ↑ Massage zur Schultergürtellockerung, ↑ Bindegewebsmassage
- segmentale Wärmemaßnahmen
- ↑ Kurzwellen- oder ↑ Dezimeterwellen-Therapie
  Querdurchströmung des Thorax, EHA 4 cm ventral und dorsal bei Kondensatorfeldmethode, Muldenapplikator direkt von ventral her anlegen, Dosis I 3 min, solange noch eitriges Sekret vorhanden ist, später Dosis II 5 bis 8 min, in akuter Phase täglich Beh., sonst jeden 2. Tag, 6 Beh. als Serie
- ↑ Bewegungstherapie zur Mobilisierung und Konditionierung
- Klimatherapie, ↑ Kurorttherapie.

Obstruktive chronische Bronchitis

Ziel: Beseitigung der bronchiolären Obstruktion.

Beh. Ges.: Ist die Ursache der Obstruktion Hypersekretion und Dyskrinie, sind Sekretolytika, Sekretmotorika, Sekretdrainage, Expektorations- und Ventilationsförderung angezeigt.

Maßnahmen:

- ↑ Inhalationstherapie: Aerosoltherapie mit Kochsalz-, Sultanol®- oder Atrovent®-Inhalationslösung
- Antiobstruktive Stufentherapie als Langzeitbehandlung (232)
  Stufe I – Inhalative Glukokortikoide, z. B. Sanasthamax® (2- bis 3mal 2 Hübe)
  – bei ausgeprägter Obstruktion Vorinhalation eines ß$_2$-Sympathikomimetikum
  Stufe II – ß$_2$-Sympathikomimetika als Aerosol, z. B. Salbutanol® (4mal 2 Hübe)
  – Wenn die inhalative Verabreichung nicht möglich ist, orale Gabe von z. B. Terbutalin (z. B. Bricanyl®)
  Stufe III – Zusätzlich Theophyllin-Präparat (z. B. Bronchoretard®)
  Stufe IV – Zusätzlich systemische Gabe von Glukokortikoiden.

Bronchitis

- ↑ Drainagelagerungen und Lagewechsel
  Fußende des Bettes 45 bis 50 cm hochgestellt, Patient verbringt 2- bis 3mal täglich 15 min in Kopftieflage bei rechter oder linker Seitenlage, gut Abräuspern hinterher.
- Vorwärmen des Thorax oder über dem Sternum: heiße Rolle, heiße Kompressen, Senfmehlbrustwickel, Auflage von heißen gepreßten Kartoffeln in Säckchen
- ↑ Kurzwellen- oder ↑ Dezimeterwellentherapie der Bronchien, s. eitrige chronische Bronchitis
  Dosis II, 8 bis 12 min jeden 2. Tag, 12 Beh. insgesamt
- Summübungen, Vibrationen, Klopfungen und Thoraxerschütterungen, synchron zur Ausatmung, Einatmung kann durch periphere Atemantriebe spezifisch gelenkt und vertieft werden
- spezielle Atemführungen gegen die Obstruktion: gähnendes Einatmen mit geschlossenen Lippen, Ausatmung blasend durch die Lippenbremse, nicht nachpressen
- Erlernen guter Hustentechnik, ↑ Abhustenschulung
  - weiches Anhusten mit breiten Lippen – b-b-b
  - 3 tiefe Atemzüge mit Rippenspreizen entweder durch Schmalstellen der Nasenflügel unterstützt oder gähnender Einatmung bei geschlossenen Lippen, blasende Ausatmung.
  - in aufrechter Rumpfhaltung gähnend mit geschlossenem Mund einatmen, dabei auf gute Rippenspreizung achten, dann erst die Hälfte der eingeatmeten Luft ablassen, den Brustkorb aber weitgestellt lassen, durch Anspannung der Unterbauchmuskeln gegen das gespannte Zwerchfell (evtl. mit einer Hand die Unterbauchmuskelspannung verstärken oder Bandagierung des Unterbauchs) mit weichen Lippen abhusten
  - bei unproduktivem Husten kann die Reizung der Hustenrezeptoren vermindert werden durch: gähnendes Einatmen mit geschlossenem Mund, danach die Luft anhalten und oberflächlich langsam weiteratmen; wenn nötig – Anhusten gegen die geschlossenen Lippen
- Autogene Drainage siehe Seite 6
- bei Atemwegskollaps unter Belastung müssen Hilfen gegen die exobronchiale Obstruktion der Atemwege gelehrt werden
- Thoraxmobilisation über periphere Bewegungsansätze, Thoraxstabilisation über scherenförmige Widerstände, bei denen Zwerchfelleinsatz und Zwerchfellkraft geübt werden
- Erlernen von Atemtechniken, bei denen die basalen Lungenabschnitte besonders belüftet werden
- Ventilationsförderung im Rahmen eines ↑ Herz-Kreislauf-Trainings (Ausdauertraining mit Lippenbremse 6 bis 10 min mindestens).

Beh. Ges.: Ist die Ursache der Obstruktion Schleimhautschwellung, so sind angezeigt bei infektiöser Genese antibakterielle Therapie, bei allergischer Genese Allergenkarenz,

-elimination, spezifische und unspezifische De- bzw. Hyposensibilisierung.

Maßnahmen:
- ↑ Inhalationstherapie, ↑ Ventilationssteigerungstechniken
- Schleimhautpflege siehe Seite 405
- ↑ Sauna mit anschließendem Brustwickel
- ansteigendes Halb- oder Teilbad mit anschließendem Brust- oder Rumpfwickel und Dunstpackung für 2 bis 8 h, am Ende der Packung Wechselwaschung, täglich oder jeden 2. Tag
- ↑ Bäder mit Medikamentenzusatz
- Freiluftbehandlung, ↑ Heliotherapie, Klimatherapie ↑ Kurorttherapie
- befundgemäße ↑ Atemtherapie zur Verbesserung der Atemtechnik, ↑ Ventilationsstörungen, obstruktive
- Abhärtungsmaßnahmen ↑ Infektanfälligkeit.

Beh. Ges.: Ist die Ursache der Obstruktion Bronchospasmus, so sind angezeigt broncholytische Therapie (medikamentöse, inhalativ), sowie entspannende, spasmuslösende, atemweg- und atembewegungsregulierende physiotherapeutische Maßnahmen.

Maßnahmen:
- ↑ Inhalationstherapie

Beachte: Ein Bronchialspasmus kann mit Schleimhautschwellung und Hypersekretion kombiniert sein, evtl. sind auch Inhalationen mit antiphlogistischen Mitteln und Sekretolytika (kein Mucosolvin®!) zu geben.

- ↑ Entspannungsbehandlung
- befundgemäße ↑ Atemtherapie zur Optimierung der Atembewegung und spezieller Atemwegseinstellung (98, 217)
  Einnehmen von Ausgangsstellungen, die der Basisatembewegung und der Flankenspreizung keinerlei Behinderungen geben.
  Erlernen von Entspannungstechniken in diesen Ausgangsstellungen, Massagehandgriffe zur muskulären Lockerung und Atemlenkung (z. B. Packegriffe in der Flanke).
  Schmalhalten der Nasenflügel zur Anregung der Zwerchfellinnervation, gähnend einatmen mit geschlossenen Lippen, blasend auf püh o. a. ausatmen, Rücken dabei strecken.
  Hineinschwingen in den optimalen Atemrhythmus durch Zurückverlagerung und Weitwerden synchron der Einatmung, Vorverlagerung und Streckung synchron der Ausatmung.
- ↑ Massagebehandlung des Nackens, viele Vibrationen über dem 7. Halswirbel

- ↑ Bindegewebsmassage
- Ultraschalltherapie im neuraltherapeutischen Aufbau (225)
  0,2 W/cm² kaudal, 01, W/cm² ab 7. BW nach kranial bis 3. HW, 5 bis 10 min, jeden 2. Tag, 12 Beh. als Serie.
  Außer muskulärer Lockerung kommt es durch die Ultraschalltherapie zu einem verbesserten Ansprechen auf die medikamentöse Beh.
- Haltungsschulung, ↑ Haltungsfehler
- ↑ Bewegungstherapie zur Konditionierung, bes. Ausdauertraining
- Psychotherapie, ↑ Neurosen
- ↑ Kurorttherapie, Klimatherapie, Milieuumstellung
- funktionelle ↑ Ergotherapie evtl. zur Findung eines neuen Arbeitsplatzes in Allergenfreiheit.

Bursitis

(Schleimbeutelentzündung)

Ziel: Normale, reizfreie Funktion.

Akut

Beh. Ges.: Herausfinden der Ursache der Reizung (↑ Cyriax-Therapie, ↑ Brügger-Therapie), Entzündungshemmung, Schmerzlinderung, entlastende Lagerung.

Maßnahmen:
- Ausschalten von Einklemmungen, Druckbelastungen
- ↑ Manuelle Therapie: Schmerztraktion, Mobilisation nach kaudal
- passives und aktives Durchbewegen, evtl. unter Traktion
- in Entlastungsstellung ↑ Ultrareizstrom
  Kathode kleinflächig auf Bursa, Anode gegenüber oder 3 cm entfernt nach proximal. Wenn es richtig angelegt war, müßte 4 h Schmerzfreiheit gegeben sein. Dies kann auch 2mal am Tag durchgeführt werden.
- ↑ Transkutane elektrische Nervenstimulation TENS
- ↑ Cyriax-Therapie, ↑ Brügger-Therapie
- ↑ Bursitis subakromialis deltoidea, S. 366

Chronisch

Beh. Ges.: Ausheilung, Ausschalten von chronischen Fehlbelastungen oder Überlastungen.

Maßnahmen:
- Beseitigung einer Dysbalance zwischen tonischer und phasischer Muskulatur, ↑ Hypertonus der Muskulatur

- bei Blockierungen ↑ manuelle Therapie
- ↑ Ultraschalltherapie
  örtlich: 0,1 bis 0,2 W/cm² bewegt, 1 bis 2 min
  segmental: 0,1 bis 0,2 W/cm² 3 bis 5 min
- ↑ Kurzwellentherapie, Kondensatorfeldmethode, Impuls-Kurzwellentherapie
  aktive El. Ø 2 cm, EHA 1,5 bis 2 cm
  inaktive El. größer, EHA 2,5 bis 3 cm
  Dosis I, 1 bis 3 min täglich, 6 bis 8 Beh.
  Später Dosis II bis III, 3 bis 10 min, jeden 2. Tag, insgesamt 8 bis 12 Beh.
- lokale UV-Bestrahlung, jeden 2. Tag ↑ Phototherapie
- warme Pelose-, Fango-, Heilerdeauflage oder -umschlag
- Infrarotbestrahlung 15 bis 20 min, gut warm
- befundgerechte Haltungs- und Bewegungsschulung, die keine unphysiologischen Reize in die Region des Schleimbeutels bringt.

Cholelithiasis

(Gallensteinleiden)

Ziel: Abgang kleiner Gallensteine, Schmerzfreiheit.

Bei Koliken

■ **Beh. Ges.:** Ruhigstellung, Spasmolyse, Schmerzlinderung.

Maßnahmen:
- ansteigendes Fußbad – am Bettrand sitzend – zugleich kleine Dampfkompressen im Gallensegment (s. Abb. 9a und b)
  Segment C₃/₄ Th₆ – 10, Maximalpunkt Th₈ rechts dicht neben dem 12. Brustwirbel, auch in Th₂ neben dem 2. Brustwirbel, 5 bis 7 min. Die Kompressen reichen von der Wirbelsäule bis zum epigastrischen Winkel.
  Bei Applikation der Kompressen am liegenden Patienten müssen zugleich auch heiße Kompressen an den Füßen aufgelegt werden. Die Wärmezufuhr ist so lange durchzuführen, bis der Patient gut durchwärmt ist. Dünsten ist erwünscht.
- bei Nachlassen der Schmerzen Leibauflage, gut zudecken und noch nachdünsten
- Periostbehandlung im Segment (s. Abb. 9a u. b) und siehe Maßnahmen im Intervall, auch nach Angaben des Patienten richten
- nach dem Anfall Bettruhe bei gleichmäßiger Durchwärmung.

Im Intervall

Beh. Ges.: Spasmolyse, Ausschalten von disponierenden und schädlichen Faktoren, Beeinflussung über Reflexzonen.

Maßnahmen:

- akute ↑ Cholezystitis
- Serie von ansteigenden Fußbädern mit anschließendem Leibwickel, ↑ Hydrotherapie
- Kolonbehandlung, die den Punkt 2 an der rechten Flexur ausläßt
- Serie von Periostbehandlungen im Segment
  rechter Rippenbogen, unteres Drittel des rechten Schulterblattes, Querfortsätze der oberen Lendenwirbel
- ↑ Bindegewebsmassage, Vibrationen in hypertonen Muskelgebieten
- ↑ Entspannungsbehandlung, Körpertastarbeit auf Weitwerden in der Rumpfmitte und Aktivierung der Zwerchfellbewegung über Schmalnaseneinstellung
- ↑ Kurzwellentherapie im Kondensatorfeld oder ↑ Dezimeterwellentherapie mit Muldenapplikator
  Kondensatorfeld: EHA ventral 3 bis 4 cm, dorsal 6 bis 7 cm, Dosis II, 2 bis 5 min täglich oder jeden 2. Tag.

Postoperative Beschwerden

Beh. Ges.: Je nach Ergebnis der Ursachenanalyse, Durchblutungsförderung, Beseitigung noch vorhandener Reflexzonen und Schonhaltungen.

Maßnahmen:

- ↑ Kurzwellentherapie der Lebergegend oder ↑ Dezimeterwellentherapie, siehe oben
- ↑ Ultraschalltherapie im neuraltherapeutischen Aufbau
  0,1 bis 0,2 W/cm², 5 min, jeden 2. Tag, 10 bis 12 Beh. als Serie
- ↑ Bindegewebsmassage oder Periostbehandlung im Segment
- bei Blockierungen ↑ Manuelle Therapie
- krankengymnastische Beh. zur Optimierung der Atembewegung und Wirbelsäulenmobilisation
- ↑ Gallenwegsdyskinesie, ↑ Hepatitis, ↑ Hyperalgetische Zonen, ↑ Meteorismus, ↑ Narben, ↑ Obstipation, ↑ Ptosen.

Cholezystitis

(Gallenblasenentzündung)

Ziel: Entzündung zum Abklingen bringen, Spasmolyse.

Akut und subakut

Beh. Ges.: Ruhigstellung, Infektionsbekämpfung, Spasmolyse.

Maßnahmen:
- ↑ Eisbehandlung im akuten Stadium, 15–20 min
- kalter Leibumschlag, je nach Fieberhöhe zum Rumpfwickel erweitern, durch Waden- und Oberschenkelwickel ergänzen
  auch nachts die Umschläge erneuern bei schlechtem Schlaf
- auf ausgeglichenen Wärmehaushalt achten: bei kalten Füßen ansteigendes Fußbad oder Fußkompressen als Vorbereitung des Leibumschlags, auch bei Fieber!
- Lagerungs- und ↑ Entspannungsbehandlung.

Chronisch

Beh. Ges.: Therapie über Reflexzonen, Verbesserung der Abwehrlage, Beseitigung der Gallenwegsdyskinesien.

Maßnahmen:
- ↑ Bindegewebsmassage, Periostbehandlung (s. Abb. 9a und b)
- ↑ Gallenwegsdyskinesien.

Colitis mucosa

(Colon irritabile, Reizkolon)

Ziel: Beschwerdefreiheit.

Beh. Ges.: Hyposensibilisierung, Dämpfung der parasympathischen Erregungsstörungen, Angehen der neurovegetativen Dysfunktion.

Maßnahmen:
- Dampfkompressen über dem verkrampften Darmabschnitt
  meist Colon descendens, gezielte Dampfkompressen sind vorteilhafter als breite Auflagen, Heizkissen und anderes
- Entspannungslagerung mit Körpertastarbeit auf Basisatembewegung
  regelmäßig nach dem Essen Entspannungslagerung einnehmen, ↑ Gastritis
- Serie von ansteigenden Bädern mit anschließenden Packungen oder
- warme Sitzbäder mit anschließendem Leibwickel
- UV-Ganzbestrahlung, ↑ Phototherapie und ↑ Heliotherapie oder Segmentbehandlung
- ↑ Bindegewebsmassage, Periostbehandlung (s. Abb. 7 und 8)
- Rehabilitatives Training unter Betonung von Spannungsübungen für die untere Körperhälfte
- ↑ Vegetative Regulationsstörungen, ↑ Neurosen.

Commotio cerebri

(Gehirnerschütterung)

Nachbehandlungsphase

Ziel: Beschwerdefreiheit.

Beh. Ges.: Beseitigung vasomotorischer und anderer vegetativer Störungen, reflektorische Beeinflussung postkommotioneller Beschwerden.

Maßnahmen:
- zuerst milde ↑ Hydrotherapie mit Teilwickeln bzw.
- später Gefäßtraining mit stärkeren Temperaturreizen
  Wechselwaschung, Wechselbäder
- ↑ Bindegewebsmassage nach DICKE
  von kaudal aufsteigend, nur bis in Höhe des 7. Halswirbels
- Periostbehandlung
  Kreuzbeinränder und Querfortsätze der Lenden- und Brustwirbelsäule, später auch der Halswirbelsäule und des Hinterkopfes (starke Einwirkung auf die zerebrale Durchblutung!)
- bei Blockierungen der HWS ↑ Manuelle Therapie
- ↑ Ultrareizstrombeh. der HWS
  Kathode: ab 3. Halswirbeldornfortsatz kaudal, Anode: in 3 cm Abstand davon über der oberen Brustwirbelsäule, 3 bis 5 Beh., die ersten 3 täglich
  Beachte: Ultrareizstrom ist auch bei Prellungen und Stauchungen der HWS angezeigt!
- ↑ Stabile Galvanisation
  Anode: über den Augen oder auf der Stirn, Kathode: im Nacken oder am Kreuzbein, 0,3 bis 0,5 mA (sensibel unterschwellig!), 10 min, 3mal wöchentlich, 6 bis 10 Beh.
- Kreislaufstabilisierung über ein ↑ Herz-Kreislauf-Training mit Übungen in Intervall- und Dauerform
- ↑ Schädel-Hirn-Traumen.

Coxarthrose

(Hüftgelenkleiden auf degenerativer Grundlage)

Lit.: 61, 67, 109, 131, 225, 232, 333, 339, 378, 408, 414, 418

Ziel: Beschwerdefreiheit, bestmögliche Funktion.

Beh. Ges.: Vergrößerung des Gelenkspiels, Dehnung der zur Verkürzung neigenden Muskulatur, Mobilisation eingeschränkter Gelenkbeweglichkeit, Kräftigung der zur Schwäche neigenden Muskulatur, Aufbau vorteilhafter Statik und Bewegungsweisen, Instruktionen über gelenkschützendes Verhalten.

Maßnahmen:

- ↑ Manuelle Therapie zur Vergrößerung des Gelenkspiels (Mobilisation)

■ **Beachte:** In schmerzfreien Gelenkstellungen arbeiten.

- täglich selbst Dehnlagerungen einnehmen in schmerzfreien Positionen
  Entspannung der Hüft- und Kniebeuger besonders wichtig

- Pendelbewegungen im einbeinigen Stand auf der Fußbank ausführen
  Festhalten an der Wand, das freie Bein gut entspannen und pendeln lassen.

- aktive Dehnung verkürzter Muskeln, ↑ Mobilisationstechniken
  PIR-Techniken: Dehnungsstellung einnehmen, die gerade noch schmerzfrei ist, aus dieser Stellung maximale isometrische Kontraktion der Antagonisten durchführen, 7 bis 12 s halten

- ↑ Schlingengerät-Behandlung
  aus Rückenlage Ab- und Adduktionsbewegungen
  aus Seitenlage Flexions- und Extensionsbewegungen
  Aufhängepunkt über dem Hüftgelenk. Soll jedoch – wie bei den Umkehrbewegungen – die Beckenmuskulatur gekräftigt werden, ist der Aufhängepunkt über den Kniegelenken zu wählen.
  Zu Hause kann mit Elastikgurten, die am Türrahmen befestigt werden, geübt werden.

- Standfahrradfahren gegen ganz geringen Widerstand
  Vorher achsengerechte Gelenkführung einüben

- Adäquates Ausdauertraining ist wichtiger als das Krafttraining!

- ↑ PNF-Techniken der wiederholten Kontraktionen
  Flexion-Abduktion-Innenrotation, Extension-Abduktion-Innenrotation
  Beachte: Verkürzt sind meist die Hüftbeuger und Hüftadduktoren, abgeschwächt M. glutaeus maximus und medius, die Bauchmuskeln und die ischiocurale Muskulatur.

- ↑ Unterwassergymnastik
  Bei Nutzung von Auftriebskörpern für den oberen Rumpf und von einem oder zwei Bleischuhen gelingt schmerzlose Kapseldehnung. Auftriebstherapie in 30 °C warmem Wasser, in Thermalbädern oder im Schwefelbad besonders günstig.

- Korrektur der gestörten Statik und des fehlenden Muskelgleichgewichts, Gangschule
  Erhöhung des Schuhes bei einer Beinverkürzung bis zum Beckengeradstand, evtl. weicher Pufferabsatz, bei Gang- und Haltungsschulung im Gehbarren erst das Becken aufrichten lassen, dann gibt die Physiotherapeutin Widerstand an der Spina ilica ventralis beim Vorwärtsgehen.

■ **Beh. Ges.:** Durchblutungsförderung und Schmerzlinderung durch Maßnahmen der Elektro- und Hydrotherapie.

Coxarthrose 2

Maßnahmen:

- ↑ Ultraschalltherapie (optimale Erfolge, 225)
  Beginn mit neuraltherapeutischem Aufbau in Bauchlage: unterer Kreuzbeinrand, Ileosakralgelenke, Beckenkamm, dorsale Trochanterpartie, neben der LWS mit 0,3 W/cm^2 3 min, danach neben der BWS und HWS (nur bis 3. HW), Nacken- und Deltapartie mit 0,1 W/cm^2 3 min. Trochanter major wird in Seitenlage des Patienten (oberes Bein 90° in der Hüfte angebeugt, mit gebeugtem Knie vor dem Rumpf gelagert) mit 0,5 bis 0,7 W/cm^2 5 min kreisend beschallt; anschließend kann in Rückenlage Adduktorendehnlagerung mit 0,1 W/cm^2 eine Lockerung verspannter Adduktoren versucht werden. Die Beh. wird 3mal wöchentlich durchgeführt. 12 Beh. gehören zu einer Serie. Eine Steigerung des Erfolges kann durch eine vorangehende Serie von 6 bis 12 Dezimeterwellenbeh. oder Kurzwellenbehandlungen, Kondensatorfeldmethode, siehe unten, erreicht werden.

- ↑ Kombinationstherapie Ultraschall und Reizströme, bei der gezielt die schmerzhaften Muskelreizpunkte in die Behandlung einbezogen werden

- ↑ Interferenzstrombehandlung, ↑ Arthrosis deformans

- ↑ Dezimeterwellentherapie örtlich und segmental, Muldenapplikator
  örtlich: Muldenapplikator in Seitlage des Patienten direkt anlegen, Dosis II bis III, 10 min, 12 Beh., 3mal wöchentlich.
  Beachte: An jeder Hüfte einzeln anlegen!
  segmental: Muldenapplikator in unterpolsterter Bauchlage des Patienten über Kreuzbein und LWS anlegen, Dosis II, 3 bis 5 min

- ↑ Kurzwellentherapie, örtlich und segmental, Kondensatorfeldmethode
  örtlich: große El. 17 cm Ø, EHA 4 cm dorsal und ventral des Hüftgelenks, jede Hüfte einzeln, Dosis II bis III, 10 bis 15 min, 12 bis 18 Beh., 3mal wöchentlich
  segmental: eine Weichgummielektrode in Höhe der unteren BWS, die andere im Wechsel rechts und links in Höhe der mittleren Gesäßfalte anlegen, Patient in Rückenlage mit Knierollen, Dosis II, jede Seite 3 bis 5 min

- Peloidpackungen

- ↑ Unterwasserdruckstrahlmassage, örtlich und den ganzen Rücken

- Dampfbeh. oder ↑ Sauna mit anschließender Packung.

Stadium III und IV

Ziel: Linderung der Beschwerden, Verbesserung des allgemeinen Wohlbefindens.

Beh. Ges.: Abklingen von Reizzuständen, vorsichtige Dosierung der aktivierenden und gelenkfunktionserhaltenden Maßnahmen, Entlastung, Anpassung.

Maßnahmen:

- die im Stadium I und II genannten – solange wie möglich – fortsetzen

- Korrektur der Fehlhaltung und des Gangbildes
- befundgemäße Behandlung der angrenzenden Gelenke und Erarbeitung von Kompensationsmöglichkeiten
- Anpassung eines fixierenden und entlastenden Apparates und Üben im Apparat und mit Hilfsmitteln
- Hilfestellung bei Lagewechsel, Aufstehen und Alltagsbewegungen geben
- Traktionsbehandlung der Hüftgelenke
  Aus Rückenlage des Patienten wird das Bein in der Hüfte 20° gebeugt, 20° abduziert und 20° außenrotiert. Dies ist die entspannteste Haltung für das Hüftgelenk. Der Patient wird mit einem Gurt nach kranial zu an der Liege fixiert. Der Behandler umfaßt mit beiden Händen Fuß- und Sprunggelenke und sichert diesen Griff mit einem Gurt, der nach der Handschlinge über seinen Rücken geführt ist. Alle 10 s wird eine Traktion durchgeführt, 5 bis 10 min. Bei Verträglichkeit wird diese Behandlung 3mal wöchentlich ausgeführt, und es ergibt sich eine funktionelle Verbesserung und Schmerzlinderung daraus.
- funktionelle ↑ Ergotherapie an einem Kufenwebstuhl, an dem Ab- und Adduktion, Beugung und Streckung des Hüftgelenks vorteilhaft beeinflußt werden.

Dekubitus

(Wundliegen)

Lit.: 103, 262, 326 u. nach Knipp, A. u. Kolster, B. in 232 (1995)

Prophylaxe

Beh. Ges.: Vermeidung längerer Druckbelastung (länger als 2 h kann zu einer ischämischen Nekrose führen), Hautpflege

Maßnahmen:
- Abreibungen mit Frotteehandtuch, evtl. Bürstungen, dabei Kontrolle der gefährdeten Partien auf begrenzte Hautrötung
- nur alkalifreie Seifen verwenden, keine Fettsalben, sondern W/O Emulsionen (z. B. Nachtcremes)
- Schweiß abwaschen, danach Haut trocken halten
- glatte, krümelfreie Unterlage, gefährdete Stellen abpolstern
- Umlagerungsplan am Bett, alle 2 h wechselnd
  z. B. Rückenlage/30° linke Seitenlage/Bauchlage, wenn möglich, sonst auslassen/30° rechte Seitenlage/Rückenlage
  Dabei großflächige Auflagen anstreben. Zur Vermeidung eines Fersendekubitus das ganze Bein unterlagern und die Ferse frei lassen.
- wenn möglich, dem Patienten Lagerungswechsel und vorteilhafte Bewegungsführung zeigen

- Anleitung des Patienten, mehrmals täglich die Beine anzustellen, Füße und Hände fest auf die Unterlage zu drücken, das Gesäß fest anzuspannen und das Becken von der Unterlage abzuheben
- wenn nötig, spezielle Unterlagen einsetzen, deren Druck kleiner als der im Körper herrschende Kapillardruck ist (sog. Clinton®-Einheit)

> **Nicht geeignet sind** Gummiunterlagen, Föhnen (Keimzahlvermehrung, Verbrennungsgefahr), Hautdesinfektionsmittel (Zerstörung der Hautflora, Resistenzbildung)

- Spezialmatratzenteil mit Öffnung und Bettschüssel darunter für inkontinente Patienten
- Anti-Dekubitor-Matratze, bei der die querlaufenden Rippen unterschiedlich aufgepumpt werden können
- Drehbett
- Lagerung auf einem Netz aus Polyethylenschaum.

■ **Beh. Ges.:** Lokale Anregung der Wundheilung.

Maßnahmen:
- aktivierende Wundversorgung mit z. B. Hydrogel-, Hydrokolloid-, Kollagen- und Alginat-Verbänden bzw. -kompressen
- evtl. Entfernung nekrotischer Bezirke durch Verbandsmaterialien mit eiweißabbauenden Eigenschaften (z. B. Fibrolan®, Varidase®). Zur Granulationsförderung Granugelol® (232)
- krankengymnastische Erarbeitung der Lagewechsel und Druckentlastung.

■ **Beh. Ges.:** Allgemeine Roborierung.

Maßnahmen:
- ↑ Herz-Kreislauf-Training, Kreislauf-Gymnastik
- kalte oder wechselwarme Waschungen
- ↑ Bindegewebsmassage, Segmentmassage
- UV-Ganzbestrahlung, ↑ Phototherapie, ↑ Heliotherapie, Freiluftbehandlung.

Dermatosen, chronische

(chronische Hauterkrankungen)
Lit.: 32, 88, 89, 91, 142, 151, 201, 202, 205, 239, 240, 242, 244, 245, 328, 329, 416

Ziel: Optimierung physiologischer Vorgänge durch physiotherapeutische Reizserienbehandlung – zusätzlich zur medikamentösen Beh.

Ekzem, endogenes und vulgäres

Akut (St. mididans)
- Feuchte Umschläge mit Wasser.

Subakut
- Bäder mit Weizenkleie, Bolus alba, Kaliumpermanganat
  ↑ Bäder mit Medikamentenzusatz.

Chronisch
- Bäder mit Steinkohlenteer (Hoepixin®), Kalmus
- Überwärmungsbäder bei endogenem Ekzem
- Güsse, ↑ Hydrotherapie
- ↑ Sauna
- ↑ Heliotherapie, Klimabehandlung.

Ekzem, seborrhoisches

Akut und subakut (ekzematisiert)
- Bäder mit Kaliumpermanganat, Bolus alba, Weizenkleie
  ↑ Bäder mit Medikamentenzusatz.

(Sub)chronisch
- Zuweilen Klimabehandlung.

Mykosis fungoides im Stadium I und II

- ↑ Heliotherapie
- UV-Therapie, ↑ Phototherapie
- PUVA-Therapie (Photochemotherapie).

Parapsoriasis en plaques

- ↑ Heliotherapie
- UV-Therapie, ↑ Phototherapie
- PUVA-Therapie (Photochemotherapie).

Prurigo chronica

- Güsse, ↑ Hydrotherapie
- Klimabeh.

Psoriasis vulgaris

St. incrementi
- Sanierung, keine Heliotherapie!

- Bäder mit Schmierseife oder Teer
- Bürstenbäder

St. decrementi
- Bäder mit Schmierseife, Teer
- Bürstenbäder
- ↑ Heliotherapie
- UV-Therapie, ↑ Phototherapie
- PUVA-Therapie (Photochemotherapie).

Psoriasis arthropathica
- ↑ Unterwasserdruckstrahlmassage
- ↑ Hydroelektrisches Vollbad
- Radiumbäder
- ansteigende Teilbäder, anschließend Dreiviertelpackungen
- ↑ Heliotherapie je nach Befund
- ↑ Kneipp-Therapie (Tabelle).

Tabelle Behandlungsplan für die 1. Woche der Kneipp-Therapie bei Psoriasis (32)

	Früh	Vormittags	Nachmittags	Abends
Montag	Oberkörperwaschung	Wechsel-Kniceguß	Armbad	Wassertreten
Dienstag	Unterkörperwaschung	Vollbad mit Weizenkleie	Wechsel-Fußbad	Wassertreten
Mittwoch	Ganzwaschung	Brustguß	Kniceguß	Wassertreten
Donnerstag	Oberkörperwaschung	Schenkelguß	Armbad	Fußbad mit Weizenkleie
Freitag	Ganzwaschung	Kurzwickel	Fußbad	Wassertreten
Samstag	Taulaufen	Vollbad mit Weizenkleie oder Milch/Molke		Wassertreten

Urticaria chronica recidivans
- Kalte Güsse ↑ Hydrotherapie
- Klimabeh.

Descensus uteri

(Gebärmuttersenkung)

Ziel: Normale Lage.

■ **Beh. Ges.:** Verhütung einer Gebärmuttersenkung.

Maßnahmen:
- gezielte Wochenbettgymnastik und anschließend
- Beckenboden- und Bauchdeckengymnastik für längere Zeit
- bei Rectusdiastase Kräftigung der schrägen Bauchmuskeln
- evtl. Leibbinde tragen bis zum Erreichen der aktiven Spannungsfähigkeit der Bauchdecken
- Fußgymnastik und Haltungsschulung
  Vierpunktbelastung des Fußes, gut mit der Ferse abstemmen
- Vermeidung statischer Belastungen, schweren Hebens und Tragens und der Preßatmung.

Beh. Ges.: Durchblutungsförderung und Tonisierung der Unterleibsorgane, gezieltes Muskeltraining, Gleichgewicht zwischen tonischer und phasischer Muskulatur.

Maßnahmen:
- ↑ Bäder mit Medikamentenzusatz, z. B. Moorbäder, führen zu verstärkter Durchblutung
- Dehnung verkürzter, Kräftigung geschwächter Muskelgruppen
- Aufbau einer guten Beckenhaltung
- ↑ Unterwassergymnastik
- hydrotherapeutisches Trainingsprogramm in Verbindung mit krankengymnastischer Übungsbehandlung
  - 6 bis 8 Beh. mit ansteigenden Sitzbädern, anschließend T-Wickel, 2- bis 3mal wöchentlich
  - 6 bis 8 Beh. absteigende Bürstenhalbbäder mit kalten Güssen, 2- bis 3mal wöchentlich
  - kalter oder wechselwarmer Blitzstrahl auf Becken- und Bauchregion, 2- bis 3mal wöchentlich.
  An den Zwischentagen krankengymnastische Übungsbeh. zur Spannung des Beckenbodens und der Bauchdecken aus Beckenhochlagerung (↑ Beckenbodeninsuffizienz). Die Anspannungen erfolgen am Ende der Ausatmungsphase. Erlernen von ↑ Stemmführungen.
- ↑ Schwellstromgymnastik der Bauchdecken, ↑ Ptosen
- bei Rektusdiastase intensives Training der schrägen und queren Bauchmuskeln
- ↑ Haltungsfehler, ↑ Ptosen, ↑ Ovarialinsuffizienz.

Diabetes mellitus

(Zuckerkrankheit, Zuckerharnruhr)

Ziel: Normalisierung der Stoffwechsellage, Verbesserung der Kondition, Rückgang der schnellen Ermüdbarkeit.

Beh. Ges.: Verbesserung der Sauerstoffausnutzung im Gewebe, Stoffwechselanregung, adäquate Verhaltenseinstellung.

Maßnahmen:
- befundgerechte krankengymnastische Übungsbehandlung
  Dehnung verkürzter, Kräftigung abgeschwächter Muskeln, Ökonomisierung der Bewegung einschließlich der Atembewegung
- ↑ Yoga-Therapie
  Im Rahmen der Allgemeinbehandlung Aufstellen eines Hausübungsprogramms mit Speziallagerungen und -stellungen, die die Bauchspeicheldrüse zusammenpreßt und reaktiv besser durchblutet wie: Langsitz, Kopf auf die Knie, anschließend Rückenlage, danach Kerze, Absinkenlassen der Beine hinter den Kopf, anschließend Rückenlage u. a.
- leichtes Ausdauertraining im aeroben Bereich
- bei ↑ Hypertonie nach submaximalen Dauerbelastungen Entspannung in leichten Dehnlagerungen, ↑ Atemtherapie mit Betonung der Pause nach der Ausatmung
- ↑ Herz-Kreislauf-Training zur Konditionierung
- Intervalltraining bei ↑ Durchblutungsstörungen S. 198
- ↑ Arteriosklerose, ↑ Polyneuropathien.

Diskopathien ohne neurologische Veränderungen

(Schmerzen auf Grund einer Bandscheibenveränderung)

Lit.: 9, 14, 24, 27, 30, 33, 34, 36, 43, 51, 61, 67, 79, 85, 95, 96, 98, 108, 124, 136, 141, 151, 159, 165, 170, 193, 223, 225, 232, 271, 307, 312, 320, 332, 335, 339, 345, 394, 397, 418

Ziel: Schmerzfreiheit, Bewegungsfreiheit.

Beh. Ges.: Schmerzbeseitigung, Ursachenanalyse und -behandlung.

Maßnahmen:
- ↑ Eisbehandlung
- Lagerung in Schmerzfreiheit, evtl. Stufenlagerung
- isometrische Spannungsübungen der Rückenmuskulatur in entlastender Stufenlagerung
  Würfel in Rücken- und Bauchlage mit 90° gebeugten Hüften und Knien, scherenförmige Widerstände geben oder
- ↑ Brügger-Therapie

2 Behandlungsvorschläge, alphabetisch geordnet nach Diagnosen

- ↑ Traktionsbehandlung, wenn sie schmerzlindernd wirkt
- bei Blockierungen ↑ Manuelle Therapie, weiche Mobilisationstechniken
- Behandlung einer Dysbalance zwischen tonischer und phasischer Muskulatur, ↑ Hypertonus der Muskulatur
- befundgemäße krankengymnastische Übungsbehandlung
  Dehnlagerungen, z. B. Päckchenlage, besonders die dorsale Basisatembewegung einregulieren, Kyphosierungsübungen im warmen Wasserbassin (↑ Unterwassergymnastik), ↑ PNF-Techniken, Spezialübungen, ↑ Stemmführungen, Aufbau einer besseren Statik und Bewegungsumschulung, wenn nötig
- ↑ Ultraschalltherapie im neuraltherapeutischen Aufbau und über ausstrahlenden Schmerzarealen
  0,2 W/cm² bis 10 min, jeden 2. Tag, 10 Beh. als Serie, Beh. kann auch in Päckchenlage ausgeführt werden.
- Wärmetherapie mit Peloiden: Pelose, Fango u. a.
- ↑ Unterwasserdruckstrahlmassage
- ↑ Bäder mit Medikamentenzusatz, z. B. Schwefelbäder
- Histamin- ↑ Iontophorese an den schmerzenden Stellen
- ↑ Massage, ↑ Bindegewebsmassage, Segmentmassage
- Reizstromtherapie im Nieder- und Mittelfreqenzbereich ↑ Ischias/Ischialgie, ↑ Zervikalsyndrom
- ↑ Fibrositis, ↑ Haltungsfehler, ↑ Lumbalgie, ↑ Myalgie, ↑ Myofasziales Syndrom, ↑ Neuralgien/Neuritiden, ↑ Osteoporose, ↑ Pseudoradikuläre Syndrome im Beckenbereich, ↑ Skoliose, ↑ Spondylose/Osteochondrose, ↑ Tendomyose ↑ Überlastungsschäden, mechanische,
  Bei Drucksymptomatik ↑ Kompressionssyndrome, ↑ Paresen, schlaffe, ↑ Querschnittslähmung.

Distorsion / Luxation

(Gelenkstauchung/Gelenkverrenkung)
Lit.: 58, 68, 74, 108, 139, 215, 223, 225, 232, 263, 321, 429

Ziel: Festigkeit und Elastizität der Gelenkkapsel und Bänder, volle, gesicherte und schmerzfreie Funktion.

Beh. Ges.: Sofortige erste Hilfe bei Distorsionen, Schmerzlinderung, Gelenksicherung.

Maßnahmen:
- ↑ Eisbehandlung
  Auflegen von Eispackungen, festwickeln mit elastischer Binde, 15–20 min liegen lassen, 2- bis 3mal am Tag, zwischendurch:

- Kompressionsverband
  Abpolstern von Knochenvorsprüngen mit Schaumstoff, evtl. Verstärkung der Kompression durch Pflasterstreifen
- sofortiges Gehen mit dem Kompressionsverband, dabei Fuß gut von der Ferse über den Außenrand zur kleinen, dann großen Zehe abrollen.

Kontraindikationen: Wärmemaßnahmen in allen akuten Phasen.

Beachte: Luxationen müssen erst eingerenkt und bis zur Kapselheilung ruhiggestellt werden.

Beh. Ges.: Schmerzlinderung, Verbesserung der örtlichen Durchblutungsverhältnisse, Wiederherstellung von Funktion und Muskelkräftigung (ab 2. Tag bei Distorsionen, bei Luxationen später).

Maßnahmen:
- ↑ Ultraschalltherapie örtlich im Wasserbad
  0,2 W/cm^2 5 min, evtl. täglich
- ↑ Eistherapie, kalte Bäder oder Wickel (nach einer Woche bei Distorsionen, bei Luxationen später)
- aktive Bewegungsübungen bis zur Dehnungsgrenze zur Vermeidung von Kontrakturen, danach Widerstandsübungen und isometrische Spannungsübungen zur Gelenksicherung.
  Beachte: Keine passiven Bewegungen und keine extremen Bewegungen! Schultergelenkluxation siehe Seite 191. Bei Fußgelenkverstauchungen vor Belastung Fuß mit elastischer Binde stützen.
- ↑ Diadynamische Ströme (Querdurchströmung und Schmerzpunkte)
- ↑ Kombinationstherapie Ultraschall und Reizströme
- ↑ Interferenzstromverfahren, ↑ Mittelfrequenz-Stimulationstherapie
- Reizströme im ↑ Hydroelektrischen Zellenbad nach TRÄBERT
- ↑ Iontophorese
- ↑ Ultrareizstrom
- ↑ Diadynamische Ströme
  – Querdurchströmung des Gelenks DF, danach CP
  – Schmerzpunktapplikation (Kathode auf Schmerzpunkt) DF, danach CP. Die erste Behandlung möglichst bald nach dem Trauma, evtl. 2mal an einem Tag, die weiteren Behandlungen täglich, nach Schmerzfreiheit (meist 5 bis 6 Beh.) noch 4 Beh. 2tägig. Ältere Fälle kann man folgendermaßen behandeln:

Basis (1 bis 2 mA) und CP 2 min bis Toleranzgrenze
Basis (1 bis 2 mA) und LP 2 min bis Toleranzgrenze.
Bei einer schmerzreflektorischen Atrophie der proximal des Gelenks liegenden Muskulatur:
bipolare Anlage, RS, motorisch überschwellig
1 min pro Muskelgruppe.

> **Kontraindikationen:** Frakturen.
> Sind nach der 2. bis 3. Behandlung umschriebene Stellen noch besonders schmerzhaft, ist dies stets frakturverdächtig.

- ↑ Kurzwellentherapie im Kondensatorfeld, örtlich
  EHA aktiv und passiv 2 bis 4 cm, Dosis II bis III, 5 bis 15 min.

> **Kontraindikationen:** Frische Blutergüsse

- ↑ Dezimeterwellentherapie, örtlich
  Muldenapplikator, Dosis II, 5 bis 8 min, Kontraindikation siehe oben

- stabile ↑ Interferenzstrombehandlung (139)
  Bei tiefem Schmerz: Querdurchströmung des Gelenks mit Flachkissenelektroden (direkt der schmerzenden Stelle gegenüber).
  Bei mehr oberflächlichem Schmerz: eine Flachkissenelektrode proximal, eine distal vom Schmerzpunkt oder Plattenelektroden, so daß das Gelenk im Überlagerungsgebiet der Ströme liegt, zuerst
  100 Hz 5 min sensibel schwellig bis überschwellig, danach
  50 bis 100 Hz 5 min sensibel schwellig bis überschwellig.
  Je frischer die Verletzung, um so kürzer die Behandlungszeiten.
  Die Stromintensität kann später bis zur Toleranzgrenze gesteigert werden.

- kinetische ↑ Interferenzstrombehandlung
  Punktbehandlung mit Handschuhelektroden, die mit den Fingerspitzen in etwa 2 bis 3 cm Abstand so aufgesetzt werden, daß der Schmerzpunkt genau zwischen den Elektroden liegt.
  Intensität bis zur Toleranzgrenze steigern, 1 min warten, bis Schmerz abklingt, dann noch 1- bis 2mal weitersteigern und warten, bis Schmerz zuletzt ganz abklingt, anschließend Bewegungsversuche.

> **Beachte:** Bei *Distorsionen* ist die frühzeitige Beseitigung der hypertonen muskulären Spannungen entscheidend für die Abkürzung der Beschwerden, deshalb kann

- ↑ Ultraschall örtlich und segmental vorteilhaft eingesetzt werden
  0,2 bis 0,3 W/cm^2 örtlich im Wasserbad und im Segment
  5 bis 10 min Behandlung täglich oder jeden 2. Tag.

> **Beachte:** Bei *Luxationen* ist die Wiederherstellung des gestörten Muskelgleichgewichts wichtig.

- Intensive Spannungsübungen! Keine passiven und keine extremen Bewegungen.

Beispiel für die Behandlung einer Schulterluxation

nach ZÜRN (1995)

Beh. Ges.: Gelenksicherung durch festen Muskelmantel herstellen.

Maßnahmen bei konservativer Behandlung nach Abnahme des Dausault-Verbandes bei Übungsstabilität:
- Muskelkräftigung (steht *vor* Mobilisation) unter Vermeidung der Luxationsrichtung
  - viel statische Muskelarbeit und Kokontraktionen zur Stabilisierung des Gelenks (rhythmische Stabilisation, Stemmführungen)
  - bei dynamischer Muskelarbeit sind in den ersten Wochen **zu vermeiden** Flexion, Abduktion über 90°, Rotationen, Extension über die Nullstellung hinaus.

Bei Belastungsstabilität:
- Kräftigung und Mobilisation mit ↑ PNF-Techniken
- ↑ Schlingengerät-Behandlung

Maßnahmen bei postoperativer Behandlung:

Beachte: Anfangs *keine* Rotationsbewegungen (sie sind nur statisch in der Nullstellung möglich); *keine* Flexion und Abduktion über 90°. Die Luxationsrichtung ist beim Üben zu verhindern. Auch später beim Brustschwimmen und Kraulen unbedingt vorsichtig sein. S. auch S. 408

Dupuytrensche Kontraktur

(zunehmende Beugekontraktur, vorwiegend des 4. und 5. Fingers durch Schrumpfung der Palmaraponeurose)

Ziel: Aufhalten der Schrumpfung.

Beh. Ges.: Elastisierung und Dehnung der Kontraktur und des Narbengewebes, Kräftigung der Fingerstrecker.

Maßnahmen:
- ↑ Ultraschalltherapie örtlich und segmental, ↑ Phonophorese
  Segmental: Die Halswirbelsäule wird paravertebral mit 0,2 W/cm^2 3 min beschallt, zusätzlich noch 2 min mit gleicher Dosis die verspannte Nackenmuskulatur.
  Örtlich: Anschließend wird die Palmaraponeurose im Wasserbad mit 0,2 bis 0,5 W/cm^2 beschallt. Es muß darauf geachtet werden, daß die Beh. im Längsverlauf der betroffenen Beugesehnen bei weitmöglichster Streckstellung der Finger (Nachhilfe durch passive Dehnung) erfolgt. Danach wird die Hohlhand mit Aminosin-Salbe® eingerieben und darüber mit Ölankopplung

und kleinem Schallkopf mit 0,3 bis 0,5 W/cm² 2 min beschallt oder ↑ Phonophorese zur Narbenbeh.
- Stabilisierung der erreichten passiven Dehnung durch isometrische Spannungsübungen der Fingerstrecker in Streckstellung
- örtliche ↑ Massagebehandlung mit Einreiben von Aminosin-Salbe® (auch als Selbstbehandlung), danach Kontrakturbehandlung, tägliches Hausübungsprogramm vermitteln
- ↑ Bäder mit Medikamentenzusatz z. B. Rheubalmin-Bad „neu", Bewegungsübungen und Selbstmassage im Wasserbad, hinterher einölen der Hand.

Postoperativ
Ziel: Baldmöglichste Wiedereingliederung der Hand in das normale Arbeits- und Greifverhalten.

> **Beh. Ges.:** Beseitigung des Ödems und – wenn vorhanden – eines Hämatoms, Verhinderung eines Sudeckschen Syndroms, Entspannung verspannter Beugemuskulatur, Üben der Gleitfähigkeit der Beugesehnen, Kräftigung der Fingerstrecker, erst danach der Fingerbeuger.

Maßnahmen:
- sofort nach Anlegen des Verbandes Bewegungsübungen aller nicht fixierten Gelenke, Arme über den Kopf erheben und Fingerspiel, 50mal am Tag
- nach 4 bis 7 Tagen, wenn die Unterarmschiene entfernt ist, aktives Beüben des Handgelenks
- 14 Tage nach der Operation, wenn die Fäden entfernt sind, freie aktive Bewegungen aller Muskeln und Gelenke.

> **Beachte:** Aktive Durchblutungsförderung durch Bewegung ist am günstigsten; Handbäder, wenn überhaupt, nur lauwarm!

- ↑ Eisbehandlung zur Unterstützung der Übungsbehandlung
- Funktionsschulung.

Durchblutungsstörungen, periphere, arterielle

Lit.: 60, 70, 82, 83, 96, 98, 101–103, 111–113, 151, 172, 192–194, 215, 223, 225, 232, 236, 262, 295, 333, 339, 353, 381, 393, 394

Chirurgische Eingriffe am arteriellen Gefäßsystem
Präoperative Behandlung

> **Beh. Ges.:** Präoperative Atemtherapie zur Vermeidung einer Sekretretention in den Bronchien, einer Atelektasenbildung,

einer Hypostase von Lungenblut in den dorsalen Lungenabschnitten, zur Erlernung schonender und effektiver Hustentechniken.

Maßnahmen:
- Ventilationssteigerung über mehrmals eingeschaltete Tiefatemzüge
  Tiefes Einatmen mit Rundum-Weitwerden in der Rumpfmitte, dann 1 bis 2 s Pause, Ausatmung auf „sch" mit Schnutenbildung, am Ende der Ausatmung erst die Unterbauch-, dann die Oberbauchmuskeln anspannen. Nach 3 bis 5 solcher Tiefatemzüge einige normale Ruheatmungen kommen und gehen lassen. Innerhalb von 10 min sollen 10 bis 20 Tiefatemzüge eingefügt werden.
- Ventilationssteigerung über Ausatmung durch einen weitlumigen Schlauch gegen Wasserdruck (verschiedene Höheneinstellungen) in einer Flasche, dadurch bleiben Alveolen länger entfaltet
- inspiratorische Vergrößerung des Atemzugvolumens durch Einatmen gegen ein Strömungsvolumen („Triflo-Gerät", dabei steigen Bällchen in den Röhren hoch)
- Ventilationssteigerung über Atmen durch den künstlichen Totraumvergrößerer nach GIEBEL
  Meist 200 bis 300 ml (= 2 bis 3 Rohre), nicht mehr als 24 Atemzüge/min, dies 8mal am Tag für 10 min präoperativ üben.
- ↑ Ventilationssteigerungstechniken
- Erlernen der Abhustentechnik ↑ Abhustenschulung
  Nach tiefer *langsamer* Einatmung mit Rundum-Weitwerden in der Rumpfmitte eine Hand zum Narbenschutz auf das Wundgebiet legen (am Bauch, bei Thoraxeingriffen Unterarm gegen den Brustkorb drücken), die andere Hand stützt – wenn möglich – die Kraft der Unterbauchmuskeln. Erst abhusten, wenn der Schleim als Rasseln im mundnahen Bereich gehört und empfunden wird.

Beh. Ges.: Präoperative Vorbereitung der Patienten mit arteriellen Verschlüssen der unteren Extremität.

Maßnahmen:
- Atemtherapie s. o.
- Fußtretbewegungen in Verbindung mit Atemtherapie
  Hockersitz, Beine schräg ausgestreckt: Dorsal- und Plantarflexion der Füße im Tempo 1 bis 2 Bewegungen/s. 20- bis 30mal treten, dann 10 bis 20 s Pause. Tritt Schmerz auf – kürzere Zeiten.
- Zur Erhaltung der allgemeinen Ausdauer und der lokalen Muskelausdauer des erkrankten Beines soll jeder mehrmals am Tag das erlernte Gehtraining im Intervall oder die erlernten gezielten Übungen für das Intervalltraining der Muskeln distal des Verschlusses üben.
- Patienten im Stadium III und IV s. S. 202, evtl. statische Muskelkontraktionen proximal des Verschlusses als Haltübungen

mit geringer Kraft von 5 s Dauer, zwischendurch passive und unterstützte Bewegungen. Schmerzen und Abblassen von Hautstellen durch Tieflagerung verhindern.
- Fußtretbewegungen und Halten mehrmals täglich mit dem gesunden Bein üben.

Beh. Ges.: Präoperative Vorbereitung der Patienten mit Durchblutungsstörungen der oberen Extremität.

Maßnahmen:
- Schwerpunkt der Vorbereitung liegt in der Atemtherapie, s. v., da ein thorakaler Eingriff vorgesehen ist.

Beachte: Bis zum Abschluß der Wundheilung keine extremen Bewegungen mit der operierten Extremität ausführen.

- Am Tage nach der Operation möglichst aufstehen und im Intervall gehen – außer Patienten mit Leistenschnitten und peripherem Bypaß. Bei Schmerzen in der Wade bei gewohntem Gehtempo Arzt informieren.
- Bei Thorakotomie vorsichtige Schulterbewegungen ausführen lassen und die Fingergelenke aktiv, wenn nötig auch passiv, bewegen.

Funktionelle arterielle Durchblutungsstörungen

(M. RAYNAUD)

Ziel: Reguläre Durchblutung, Ausschalten einer Anfallsbereitschaft, vegetative Stabilisierung.

Beh. Ges.: Sympathikusdämpfung, Verbesserung des Blutstromes in den Digitalarterien durch Beeinflussung der Vasomotorenstarre, adäquates Muskeltraining zur Durchblutungsförderung, Ausschaltung von Schädlichkeiten (bes. Kälteeinwirkungen) und Reflexzonen.

Maßnahmen:
- heiße Rolle über der Leberregion, dann Nacken-Schultergegend
- ↑ Massage der verspannten Nackenmuskeln
- Trockenbürstung, vom Pat. selbst durchgeführt
- ganz langsam ansteigendes Unterarmbad von indifferent bis 38 °C.

Beachte: Im Alltag gelassen reagieren, nicht aufregen! Im Anfall nur langsam erwärmen (evtl. über ein langsam ansteigendes Unterarmbad s. o.), Hitze wie Kälte vermeiden. Zyanose der Haut ist ein Zeichen von Vasomotorenlähmung, sie sollte vermieden werden. Im Winter Wattehandschuhe tragen. Bei Auskühlung etwas Warmes trinken.

- Umlagerung
  Arme hochhalten bis zum Beginn des Ablassens (nicht bis zum Schmerz), dann Arme locker hängen lassen (auch schmerzfrei!); 3mal im Wechsel
- ↑ Blockade des Ganglion stellatum mit Reizströmen
- ↑ Bindegewebsmassage und Periostbehandlung
  genaue Angaben, siehe Seite 201
- ↑ Stabile Galvanisation im Wasserbad (indifferente Temperatur)
  Kathode: Wasserbad, Anode: 3. bis 7. Halswirbel, sensibel eben schwellig, 10 bis 20 min, täglich oder 3mal wöchentlich
- ↑ Hydroelektrisches Zellenbad mit vagotonisierenden Impulsströmen
  Anode: Wasserbad, Kathode: großflächig und dick unterpolstert 3. bis 7. Halswirbel
  17 Hz, t = 20 ms, t_{an} = 20 ms, t_{ab} = 20 ms, sensibel unterschwellig, 15 min, 3mal wöchentlich, kann auch mit Iontophorese mit Acetylcholin kombiniert werden
- ↑ Iontophorese von Acetylcholin im Wasserbad
  1 Ampulle Acetylcholin zu 0,1 g auf 1 l Wasser, dies entspricht einer Lösung von 0,01 %, Anode: Wasserbad, Kathode: Kreuzbein, sensibel unterschwellig bis eben schwellig, 10 bis 15 min, 2mal wöchentlich
- ↑ Bäder mit Medikamentenzusatz: Kohlensäurebäder
- Intervalltraining für Digitalarterien
  isometrische Spannungsübungen durch Andrücken der Fingerkuppen gegen die Unterlage – anschwellend zur Einatmung, abschwellend zur Ausatmung; Faustschlußübungen gegen Schaumstoffbällchen im Intervallprinzip (s. S. 199), auch Stemmübungen und Liegestütze einsetzbar
- ↑ Entspannungsbehandlung und Körpertastarbeit für Basisatembewegung, auch Übungen in Kopftieflagerung
- befundgemäße krankengymnastische Übungsbehandlung
- ↑ Kurorttherapie, ↑ Ordnungstherapie

Verschlußkrankheiten, periphere, arterielle

(PAVK)

Stadium II (nach FONTAINE)

Ziel: Verbesserung der Bewegungsleistung

Beh. Ges.: Wiederherstellung adäquater Durchblutung durch Umverteilung der Blutstrombahn und Funktionsverbesserung des Kollateralkreislaufs. Durch systematische Belastung der hinter dem Strombahnhindernis liegenden Muskulatur in Form des Intervalltrainings, ist eine Mehrdurchblutung der

Kollateralen zu erreichen. Nach EHRENBERG (1987) gilt das nur, wenn der Verschluß nicht länger als ein Jahr besteht. Danach geht es um Unterstützung der arteriolären Vasodilatation und um günstigere Blutstromverteilung in der minderdurchbluteten Muskulatur (s. a. S. 200)

Maßnahmen:
- Verschlußgezieltes Intervalltraining, das jede Woche neu ausgetestet wird und mit $^2/_3$ der Testleistung bis zu ersten Schmerzvorboten als Trainingseinheit mit vorgegebenen Pausenzeiten 3mal hintereinander täglich 3mal zu trainieren ist.

Tabelle 7   Verschlußlokalisation mit gezieltem Intervalltraining für Lumenzunahme der Kollateralgefäße

Verschlußlokalisation	Gezieltes Intervalltraining
Unterschenkel-, Fuß- und Digitalarterienverschlüsse	Fußübungen, Rollübung (ist für alle Becken-, Beinverschlüsse geeignet)
A.-femoralis-Verschlüsse (sog. Oberschenkeltyp)	Zehenstände, Gehübungen, Sportkreiselübungen
A.-iliaca-Verschlüsse (sog. Beckenverschlüsse)	Kniebeugen, Treppensteigen, Ausfallschritte, Radfahren, aus Rückenlage Gesäß anheben
Schultergürtelarterienverschlüsse	Hantel stemmen, Liegestütze
A.-axillaris, A.-brachialis-Verschlüsse	Bällchen drücken, Faustschlüsse mit Gummiblasen-Handtrainingsgerät

Beachte: Die Belastung kann nur im Intervallprinzip durchgeführt werden, da bei Dauerbelastung ein schädliches Mißverhältnis zwischen Blutzufuhr und -bedarf eintritt. Der Reiz für Lumenzunahme der Kollateralgefäße ist die Steigerung der Blutstromgeschwindigkeit. Diese findet in der Pause nach der Kontraktion statt.

Techniken und Einsatzvarianten beim Intervalltraining:
- Fußübungen im Intervall für die kleinen Fußmuskeln
  Sitz auf Hocker. Auf weicher Unterlage Zehen einkrallen, strecken, spreizen üben. Pausen einschalten, sobald die Akren an Zehen und Fußrücken abblassen. Gesamtbelastung: 10 min.

- ↑ Ratschow'sche Rollübungen (bei Verschlüssen im Unterschenkelbereich besonders geeignet)
  Test: Rückenlage, Beine 90° hochheben oder in 45 bis 60° auf Stuhlkante lagern.
  Übung: Fußkreisen (aus Plantarflexion zur Supination und Dorsalextension kreisen) im Tempo 1 Kreis/s oder 1mal auf- und abbewegen/s, bis Schmerz in der Wade auftritt (sog. Schmerzzeit). Dann hinsetzen, Beine herabhän-

Durchblutungsstörungen, periphere, arterielle

Tabelle 8 Formular für Beinteste zum Intervalltraining für 4 Wochen nach EHRENBERG/v. UNGERN-STERNBERG (103)

Übung und Woche	Testzahl	1. Röte	Venenfüllung	vollst. Röte	Trainings- zahl
	re/li	re/li s s	re/li s s	re/li s s	re/li
Rollübung					
1. Woche					
2. Woche					
3. Woche					
4. Woche					
Zehenstände					
1. Woche					
2. Woche					
3. Woche					
4. Woche					
Kniebeugen					
1. Woche					
2. Woche					
3. Woche					
4. Woche					

gen lassen, Pause von 3 bis 5 min einhalten. Zeit für 1. Rötung, Venenfüllung, vollständige Röte rechts und links in der Tabelle eintragen.
Trainingsprogramm: $2/3$ der Übungsanzahl in der Hochhaltezeit werden mit Pausen von 2 bis 3 min bei hängenden Beinen 2mal hintereinander geübt. Gesamtbelastung 10 bis 15 min.

- Intervalltraining für Zehenstände
  Es wird am besten aus leichter Schrittstellung heraus geübt (Ferse des vorderen Fußes 5 cm vor dem Längsgewölbe des hinteren Fußes). Der Auftrag lautet: Zehen an den Boden drücken, dann Fersen heben (1 s), Fersen senken, danach Zehen und Vorfuß heben (1 s). Ein aktiver und ein hoher Zehenstand muß erreicht werden. Bei halbhohem Zehenstand kommt es zur Insuffizienz des Quergewölbes. Da der Patient anfangs nicht so viel Fußgefühl hat, empfehlen sich vorbereitende Übungen, z. B. zur Entspannung der kleinen Fußmuskulatur beim Stehen längs auf einer Stange (GINDLER-Übung). Isoliertes Üben mit jeder einzelnen Zehe: Streckung in Mittel- und Endgelenk, Beugung im Grundgelenk gegen Widerstand; Erheben in den hohen Zehenstand aus Halbbelastung über Ferse, Außenrand, kleine bis große Zehe, danach Ferse etwas nach innen drehen, abwärts auch wieder über kleine Zehe Außenrand zur Ferse; stehend Vierpunktbelastung aufspüren: Ferse, kleine, große Zehe und Großzehenballen; Haltungsaufbau von Fußsohlenbelastung, Knie nicht ganz durchgedrückt, Becken aufgerichtet, Schultergürtel locker, Hinterkopf streckt sich in die Höhe.
  Zwischendurch auch einmal Dorsalflexion mit Supination und Pronation üben, zur Anregung der tibialen und fibularen Muskulatur.
  Auch Übungen für die kleine Fußmuskulatur zur Spannung von Längs- und Quergewölbe zwischenschalten.

2 Behandlungsvorschläge, alphabetisch geordnet nach Diagnosen

Variationen:
- Parallelstellung der Füße, wechselseitig üben, mit jedem Fuß das ganze Körpergewicht hochstemmen
- Zehenstand mit Drehung: nach einseitigem Zehenstand die Ferse des erhobenen Fußes zur Spitze des unteren Fußes drehen
- auf dem Sportkreisel balancierend, abwechselnd Druck mit Vorfuß und Ferse geben
- Gehtraining im Intervall
- Gehtest, 120 Schritte/min nach Metronom
  Bei Vorboten von Hypoxieschmerzen stehen bleiben. Von dieser Gangeinheit $2/3$ der Schrittzeit (oder Schrittzahl) auswählen, 2 min stehen bleiben, $2/3$ gehen, 1 min stehen bleiben, $2/3$ gehen.
- täglich 3mal Gehtraining im Intervall nach obiger Einstellung.

> **Beachte:** Übt der Patient stets bis an die Grenze des Hypoxieschmerzes, hat dies schädigenden Einfluß. Wenn nach Leistungsüberprüfung am Wochenende vom Behandler keine Besserung festgestellt wird, liegt es möglicherweise daran, daß der Patient mehr als diese $2/3$ Belastung geübt hat. Es ist dies dann eindringlich zu korrigieren.
> Die Belastungseinheit kann auch nicht grenzenlos gesteigert werden. Dafür reichen die Energiereserven nicht aus. Beim Erreichen einer angemessenen Leistung sollte die Trainingseinheit in dieser Höhe belassen werden.

> **Kontraindikationen:** Ungenügende Durchblutungsreserve, d. h. im Stadium III und IV (Ruheschmerz und/oder Hautläsion), Herzinsuffizienz, schwere Grade der koronaren Herzkrankheit. Vorsicht ist geboten, wenn die Patienten über schmerzhafte Muskelspannung klagen.

- Intervalltraining für Kniebeugen
  Ausgangsstellung: Stand, Füße parallel, Rücken gerade, Arme 90° vor hoch erhoben, evtl. Gleichgewichtssicherung an der Wand.
  Übung: Zehen zum Boden drücken, Fersen heben, dann beide Knie beugen (nicht zu stark), danach kräftig hochstemmen (das wichtigste beim Intervalltraining ist die Hubarbeit beim Kniestrecken), danach über den Außenrand des Fußes abrollend die Fersen wieder senken. 2 Bewegungen/s. Pausen im Sitzen mit hängenden Beinen oder im Stand 2 bis 3 min.
  Trainingsprogramm: $2/3$ der Übungsanzahl bis Schmerzbeginn, Gesamtumfang 15 min.
  Variation: Kniebeugen aus Schrittstellung, dabei mit dem vor- und zurückstehenden Bein abwechseln. Es kann gestaffelt werden: erst 2 halbe Kniebeugen, dann eine tiefe Kniebeuge, abschließend ein hoher Zustand.

- Ausfallschritt als Intervallarbeit
  Wechselweise rechtes und linkes Bein vorn aufsetzen, kraftvoll zurückstoßen. Schmerzfreie Anzahl austesten, 2/3 davon im Intervall üben. Reizumfang nicht über 10 min!

- Anheben des Gesäßes aus Rückenlage als Intervalltraining
  Ausgangsstellung: Rückenlage mit ausgestellten Beinen.

Durchblutungsstörungen, periphere, arterielle 2

Übung: Zehen herunter, Fersen heben, dann Gesäß heben, bis Oberschenkel und Becken in einer Ebene stehen, danach Gesäß senken, Fersen senken, Zehen und Vorfuß heben.
Trainingsprogramm: Schmerzfreie Anzahl austesten, $2/3$ davon zum Intervalltraining nehmen. Reizumfang nicht über 10 min!

- **Radfahren auf ebener Strecke oder auf dem Heimtrainer**
  Nach EHRENBERG (1987) haben sich beim Beckentyp 2 Trainingsformen bewährt. Die Trainingspulsfrequenz wird vom Arzt festgelegt, sie darf meist 120/min nicht überschreiten.
  - Radfahren in kontinuierlicher Dauerform mit wechselnden Geschwindigkeiten
    2 min Radfahren auf Belastungsstufe 25 Watt
    1 min Radfahren auf Belastungsstufe 75 Watt
    Diesen Wechsel 2- bis 3mal wiederholen.
  - Radfahren in kontinuierlicher Dauerform
    5 min Radfahren auf Belastungsstufe 25 Watt als Trainingsbeginn. Der Reizumfang (Dauer des täglichen Trainings) wird innerhalb von 2 Monaten auf 20 min gesteigert.

- **Intervalltraining für Hanteln stemmen**
  Aus Hockersitz werden Hanteln von $1-1^{1}/_{2}$ kg mit gebeugten Ellbogen gefaßt und schräg hoch gestemmt. Anzahl bis zum Auftreten von Schmerzen testen, $2/3$ davon ergibt das Trainingsprogramm. In den Pausen Arme herunterhängen lassen, Gewichte auf den Boden legen. 1. Rötung, Venenfüllung, vollständige Röte eintragen.

- **Intervalltraining für Liegestütze**
  Aus Bauchlage. Beine geschlossen, Füße angestellt, Hände unter den Schultern, wird der Körper nach oben gestemmt, Ellbogen dabei nicht ganz durchgedrückt. Anzahl bis zum Auftreten von Schmerzen testen, $2/3$ davon als Trainingszahl nehmen. Wichtig ist, daß nicht über die Schmerzschwelle hinaus geübt wird und daß die Pausen 3 bis 5 min (länger als bei Beinübungen) eingehalten werden, weil beim Stemmen und bei Liegestützen die Energie anaerob bereitgestellt werden muß.

- **Intervalltraining für Faustschlüsse bei der Bällchenübung**
  Hockersitz, Arme schräg hochgehalten und außenrotierend (bei 180°-Hebung kann A. subclavia gedrückt werden), wechselweise rechts und links ein Bällchen zusammendrücken, bis Schmerzbeginn beim Test, $2/3$ davon beim Training. In den Pausen von 2 bis 4 min Arme herunterhängen lassen und Bällchen weglegen.

- **Intervalltraining für Faustschlüsse mit dem Luftblasenhandtrainingsgerät**
  Zwei luftgefüllte Blasen sind in der Mitte so verbunden, daß die Luft hin- und hergedrückt werden kann.
  Test: Hockersitz, das Trainingsgerät wird vor dem Brustkorb gehalten. Abwechselnd von links nach rechts und umgekehrt die Luft drücken, bis zum Auftreten von Schmerzen. Dann Arme herabhängen lassen.
  Trainingsprogramm: $2/3$ der Testanzahl, Pausen 2 bis 4 min, 3 bis 5 Bewegungsserien als Einheit durchführen.

- **Training der peripheren Verschlußtypen an den Händen (Digitalarterienverschlüsse) nach** SCHRÖDER (1970).
  - In einem warmen Raum (25 °C) einleitend zur allgemeinen Erwärmung eine schnellkräftige Gymnastik durchführen.

- Danach ein Armbad von 38 bis 39 °C für 10 min. Hierbei dürfen die Hände nicht mit eingetaucht werden!
- Anschließend Faustschlußübungen mit erhobenen Armen bis zum Abblassen der Fingerkuppen (Faustschlüsse 5mal wiederholen). In der Pause nach den Faustschlüssen den Oberkörper nach vorn beugen, und die Arme locker herabhängen lassen. Diese Pause wird bis zur Rötung der Fingerspitzen eingehalten. Diese Gesamtbehandlung von Armbad und Faustschlußtraining dauert etwa 20 min und sollte 2mal täglich durchgeführt werden.

- für alle Verschlußtypen gymnastische Zusatzbehandlung
- ↑ Unterwassergymnastik 2 mal wöchentlich bei 28 bis 30 °C Wassertemperatur und 1,50 m Wassertiefe
  Übungen im Bad auch entsprechend der Verschlußlokalisation.
- Allgemeingymnastik, einschließlich 3mal 3 min Pause
- Gangschule
- Optimierung der Atembewegung und Ausschalten einer Preßatmung.

Kontraindiziert sind Wärmflaschen, Heizkissen, warme Bäder, Wechselbäder, örtliche Massage.

Beh. Ges.: Durchblutungsverbesserung durch befundspezifische Maßnahmen der Elektro- und Hydrotherapie.

Maßnahmen:
- ↑ Diadynamische Ströme, modifiziert nach AMOSOW, JENRICH als eine Art Elektrogymnastik (96, 198)
  Anode: auf dem Kreuzbein, Kathode: auf der Wadenmuskulatur, großflächige Elektroden.
  Basis plus CP, Intensität hochregeln bis in der 50-Hz-Phase die Wadenmuskulatur sich kontrahiert, in der 100-Hz-Phase jedoch wieder locker läßt. Die Intensität darf nicht so hoch geregelt werden, daß in beiden Phasen eine Kontraktion erfolgt, das schädigt. Es darf auch nicht bei Nachlasen der Kontraktionsintensität in der 50-Hz-Phase die mA-Intensität erhöht werden, sondern muß eine Reizerholungspause wegen Ermüdung eingeschaltet werden.

- ↑ Kombinationstherapie: Ultraschall und Reizströme
  Vor oben aufgezeigter Beh. mit diadynamischen Strömen kann vorteilhaft Ultraschalltherapie im neuraltherapeutischen Aufbau kaudal appliziert werden 0,2 W/cm² 5 min. Sehr gute Ergebnisse (96)!

- ↑ Mittelfrequenz-Stimulationstherapie
  Sie kann auch im Sinne einer Elektrogymnastik eingesetzt werden.

- ↑ Blockade des Ganglion stellatum mit Reizströmen

- stabile ↑ Interferenzstrombeh. für die untere Extremität (139)
  Längsdurchströmung anfangs in tripolarer Anlage, später tetrapolar nur die erkrankte Seite behandeln, ein Elektrodenpaar liegt in Höhe L_1 bis L_3, das andere am Fuß.
  100 Hz konstante Frequenz, 10 min vorsichtig bis Toleranzgrenze steigern, 50 bis 100 Hz rhythmische Frequenz, 5 min vorsichtig bis Toleranzgrenze steigern.

Durchblutungsstörungen, periphere, arterielle 2

- stabile ↑ Interferenzstrombeh. für die obere Extremität
  2 gleichpolige Elektroden der verschiedenen Stromkreise werden zu beiden Seiten der HWS angelegt, die beiden anderen Elektroden an den Handgelenken. Letztere verbindet man mit einem besonderen Kabel, so daß sie zu einer Elektrode werden, die nun mit beiden Stromkreisen an der HWS verbunden ist.
  100 Hz konstante Frequenz, 5 min sensibel überschwellig, 50 bis 100 Hz rhythmische Frequenz, 5 min (oder kürzer) sensibel überschwellig.

- Impulsströme im ↑ Hydroelektrischen Zellenbad nach TRÄBERT auch mit Pausen von 2 min im Sinne eines Intervalltrainings zu gestalten

- ↑ Hydroelektrische Bäder mit Zusatz von Acetylcholin
  Kleinere Zellenbäder, anodisch gepolt, Kathode großflächig über Kreuzbein und LWS, 1 Ampulle Acetylcholin zu 0,1 g auf 1 l Wasser. In diesem Bad evtl. Intervalltraining mit Zehen andrücken oder Fuß supinieren üben.

- ansteigende Fernteilbäder (keine örtlichen Heiß- oder Kaltanwendungen!)
  Bei Erkrankung der Beine können ansteigende Unterarmbäder durchgeführt werden, auch im Liegen zur Minderung des Ruheschmerzes in den Beinen anzuwenden, 35 bis 39 °C in 10 min, Dauer bis 30 min.

- Kohlesäuregasbäder
  18 bis 20 °C, 65 % relative Luftfeuchtigkeit, täglich 30 min, 10 Tage Behandlungsdauer.

Beh. Ges.: Vegetative Umstimmung, Ausschalten von Störfaktoren, Durchblutungsförderung durch segmentale Beeinflussung, Ausnutzung Blutbedarf senkender Mechanismen.

Maßnahmen:
- ↑ Bindegewebsmassage, Unterhaut- und Faszientechnik
  Bei Erkrankung der unteren Extremität finden sich Spannungserhöhungen meist in den Segmenten Th_{6-12}, L_{1-5}, S_{1-5}. Charakteristische Bindegewebszonen sind am unteren Kreuzbeinrand, am Trochanter major und Tractus iliotibialis, am Beckenkamm und paravertebral.
  Bei Erkrankung der oberen Extremität sind die Segmente C_{3-8}, Th_{1-5} besonders wichtig. Die charakteristischen Bindungsgewebszonen sind ausgedehnter, sie finden sich in allen paravertebralen Gebieten (auch sacral und lumbal), an den lateralen Latissimussepten und in der Umgebung der Achselhöhe. Es wird nur am Rumpf behandelt, zusätzlich Trochanter major und der proximale Anteil des Tractus iliotibialis (nur von distal nach proximal ausziehen, da Ausziehen nach distal Gefäßspasmen auslösen kann!).
  Eine Unterhaut- und Faszientechnik ist Methode der Wahl, da sie zugleich eine vegetative Ganzbehandlung darstellt.
  Nach der 3. bis 5. Beh. kommt es während der Massage im Sitzen meist zum Erlebnis der Blutdurchströmung nach peripher.
  Beachte: Die Bindegewebsmassage ersetzt nicht das verschlußgezielte Intervalltraining, das zusätzlich zu absolvieren ist.

- Kombination Periostbehandlung mit Bindegewebsmassage
  Charakteristische Periostzonen befinden sich am Kreuzbein, Beckenkamm, Schulterblatt und besonders an der Schulterblattgräte.

- ↑ Ultraschalltherapie im neuraltherapeutischen Aufbau
  0,2 W/cm² bis 10 min, 3mal wöchentlich, 12 Beh. als Serie.

> **Kontraindikationen:** Herzerkrankungen oder -beschwerden, fortgeschrittene Arteriosklerose, Nierenerkrankungen.

- ↑ Unterwasserdruckstrahlmassage im bindegewebigen Aufbau nur am Rumpf, keine Extremitäten

> **Kontraindikationen:** Jede örtliche Massage, Heiß- oder Kaltmaßnahme.

- ↑ Ultrareizstrom an der Wirbelsäule im Segment oder Triggerpoint-Beh. mit kleinen Elektroden in der Unterschenkelmuskulatur
- bei Blockierungen ↑ Manuelle Therapie
- Warmhalten der Extremität durch Watteschuhe oder nicht zu enge Socken
- arterielle Drosselungen
- Optimierung der Muskelkoordination durch Einsatz von peripheren Atem- und Bewegungsantrieben, damit der O_2-Bedarf für diese Bewegung sinkt.

> **Beachte:** Nach EHRENBERG (1987) ist auch muskuläre Adaptation durch Änderung im Enzymmuster der Zelle, die zu vermehrter Ausschöpfung des verminderten Blutangebots führt, möglich. Dadurch wird die alaktizide anaerobe Kapazität gesteigert.

- ↑ Kurorttherapie.

Stadium III und IV (nach FONTAINE)

Ziel: Erhaltung von Gelenk- und Muskelfunktion in der betroffenen Extremität, Senkung eines erhöhten Sympathikotonus.

> **Beh. Ges.:** Schmerzlinderung, Verbesserung der Durchblutungsverhältnisse, Vermeidung von Druckstellen, Muskelatrophie und Gelenkversteifungen, Osteoporose; segmentale Einflußnahme; Gefäßerweiterung mittels Schwerkrafteffekt.

Maßnahmen:
- Lagerung zur Vermeidung von Druckstellen und evtl. 10 bis 15° unter die Horizontale zur vermehrten Durchblutung der Endstrombahn, bei Ödemen zeitweise auch horizontal lagern.
- Wattepackungen oder wärmeerhaltender Strumpf (keine heißen Fußbäder!)

- passive und unterstützte Gelenkmobilisation, dabei in verschiedenen Gelenkstellungen für wenige Sekunden leichte Haltephasen einfügen, 1mal am Tag, bei Abblassen der Haut: Tieflagerung
- vorsichtige Druckbelastung (kurzes Hinstellen vor das Bett) gegen Osteoporose, wenn möglich auch täglich ein paar Gehübungen im gepolsterten Schuh
- Ausdauerbelastungen über Armbewegungen
- heiße Rolle über dem Kreuzbein und in der Fossa ischiorektalis zur Dämpfung des Sympathikus
- Weitstellen der Hautgefäße über Trockenbürstung erst des gesunden Beines, danach des kranken, jedoch nur proximal der sichtbaren Hautveränderungen
- ↑ Bindegewebsmassage, Unterhaut- und Faszientechnik
  Besteht im Stadium IV eine Nekrose, wird diese nach Vorarbeit am Rumpf und Oberschenkel, bei der 5. bis 6. Beh. strahlenförmig angehakt.
- Kohlensäuregasbäder s. S. 13.

Beachte: Der Sauerstoffbedarf der Muskulatur darf durch die Maßnahmen nicht wesentlich erhöht werden. Treten vermehrte Schmerzen auf, war die Belastung zu groß.
Bei Schmerzen, die nur in Horizontallagerung auftreten, kann bei tiefgelagertem oder herabhängendem Bein mit vorsichtiger Belastung begonnen werden. Treten bei herabhängendem Bein Schmerzen auf, ist diese Therapie nicht anwendbar.

Kontraindikationen: Wechselbäder, Wärmflaschen, Heizkissen, selbst ansteigende Teilbäder örtlich über 37 °C, örtliche muskuläre Massage (außer leichten Lockerungen).

Dysmenorrhoe

(schmerzhafte Regelblutung)

Ziel: Schmerzfreie Regelblutung.

■ **Beh. Ges.:** Allgemeinbehandlung.

Maßnahmen:
- achten auf geregelte Lebensweise, Ordnung gestörter Biorhythmen
- ansteigendes ↑ Hydrotherapeutisches Programm
- ↑ Sauna, 1mal wöchentlich
- ↑ Bindegewebsmassage, Reflexzonenmassage

- krankengymnastische Übungsbehandlung je nach Befund, vor allem Lockerung und Dehnung verspannter tonischer Muskulatur
- ↑ Entspannungsbehandlung
- ↑ Atemtherapie mit viel peripheren Bewegungsantrieben von den Füßen her und Verbesserung der Basisatembewegung
- ↑ Unterwassergymnastik mit viel lockeren Beckenbewegungen
- ↑ Sporttherapie, Gesundheitssport ↑ Bewegungstherapie
- Überprüfen von Arbeitshaltungen und -bewegungen auf Behinderungen der Basisatembewegung.

■ **Beh. Ges.:** Spezielles Einwirken bei Hypoplasia uteri.

Maßnahmen:
- ↑ Bäder mit Medikamentzusatz: Moorextrakt und Moorlaugenbäder, Schwefelbäder
- ↑ Bindegewebsmassage mit speziellen Reizgriffen
- Gymnastik zur aktiven Durchblutung der Organe des kleinen Beckens, günstig als ↑ Unterwassergymnastik oder Jazzgymnastik, gleichmäßig rhythmische Beckenbewegungen
- ↑ Kurzwellentherapie, Kondensatorfeldmethode oder ↑ Dezimeterwellentherapie, Muldenapplikator
  Kondensatorfeldmethode: EHA ventral 2 bis 4 cm, dorsal 4 bis 6 cm, Dosis II, 3 bis 10 min, 3mal wöchentlich, 12 Beh. Da besondere Gefährdung bei Frühschwangerschaft vorliegt, beginnt die Beh. immer erst im Anschluß an die Regelblutung.
- ↑ Ovarialinsuffizienz.

■ **Beh. Ges.:** Spezielles Einwirken bei Dysmenorrhoe auf vegetativspastischer Grundlage.

- ↑ Bäder mit Medikamentenzusatz: Solebäder

Kontraindikation: Moortherapie, auch bei psychogen bedingter Dysmenorrhoe und bei Endometriose.

- lockernde Gymnastik, örtlich und allgemein
- ↑ Entspannungsbehandlung, ↑ Ordnungstherapie

Dystonie, neurozirkulatorische

(Symptomatik: nervöse Herz-Kreislauf-Beschwerden)

Ziel: Homöostase, adäquate Gefäßzirkulationen.

■ **Beh. Ges.:** Training der Gefäßregulationen.

Maßnahmen:

- ↑ Hydrotherapeutisches Programm in ansteigenden Reizstufen
Wechselwaschung, Wechselbäder, Wechselgüsse, Sauna mit Guß
- Bürstenmassagen mit anschließenden kalten Waschungen oder Güssen
- ↑ Yoga-Therapie in spezieller Abwandlung
Beginnen mit 1 bis 3 Dehnlagerungen in der Horizontalen
  - Hockdrehlage, Seitdrehlage, halbmondförmige Lagerung, Bogenstellung, evtl. auch Päckchenlage, jede Übung 3 bis 5 min, anschließend ebenso lange Entspannung in Rücken- oder Bauchlage
  - anschließend 1 bis 3 Stellungen in der Senkrechten
  Schneidersitz, Fersensitz, Drehsitz, Baumstellung u. a., jede Übung 3 bis 5 min, anschließend gleichlange Entspannung in Rücken- oder Bauchlage
  - 1 bis 2 Umkehrstellungen (Kopf nach unten)
  Kerze oder Kopfstand, evtl. auch Lagerung auf der schiefen Ebene mit dem Kopf nach unten. Durchführung, solange es angenehm ist – angefangen mit ganz kurzen Zeiten, Nachruhe in Rückenlage – ohne den Kopf zwischendurch zu erheben.

> **Kontraindikationen** für Umkehrstellungen: Arteriosklerose, Hypertonie, Organerkrankungen, bei denen solche Bewegungsbelastung nicht zugemutet werden kann.

- Laufen, Radfahren und Schwimmen eignen sich am besten als Kreislauftraining. Ohne organische Veränderungen kann ein Training auf 130 Pulsschläge/min durchgeführt werden, siehe Tabelle 3, Seite 109.
- ■ **Beh. Ges.:** Vegetative Umstimmung, Reflexzonenbehandlung.

Maßnahmen:

- ↑ Bindegewebsmassage, Segmentmassage, Periostbehandlung
- ↑ Phototherapie UV-Felderbestrahlung, Herzsegment, siehe Abbildung 3
- ↑ Herzerkrankungen, ↑ Vegetative Regulationsstörungen
- jeden Morgen eine kalte Waschung und ohne sich abzutrocknen $1/2$ Stunde nachdünsten im warmen Bett.
- ↑ Kneipp-Therapie, ↑ Ordnungstherapie.

Encephalomyelitis disseminata

(Multiple Sklerose)
Lit.: 71, 123, 132, 133, 186

Ziel: Bestmögliche funktionelle Wiederherstellung, Aktivierung und Erlernen im Rahmen der gegebenen Möglichkeiten, selbständig zu leben.

Beh. Ges.: Verhüten von Muskelkontrakturen und Gelenkeinschränkungen.

Maßnahmen:
- Lagerung auf Schaumstoff verschiedener Formung und regelmäßige Umlagerungen einschließlich Bauchlage
  Lagerungsplan über das Bett hängen. Spastikhemmende Ausgangsstellungen wählen, totale Beuge- und Streckmuster werden dissoziiert, pathologisch angenäherte Muskelketten werden gedehnt. In den Lagerungsplan einbezogen ist außer Kontrakturenverhütung noch Dekubitus-, Thrombose- und Pneumonieprophylaxe.
- Entspannungs- und Lösungsmaßnahmen in ↑ Dehnlagerungen.

Beh. Ges.: Tonusregulierung und Überwinden der spastischen Parese durch Hemmen der spastischen Innervationen und Bahnen koordinierter Haltungs- und Bewegungsmuster.

Maßnahmen:
- ↑ PNF-Techniken und ↑ Bobath-Behandlungsprinzipien, ↑ Vojta-Therapie
  Beginnen mit der Körperpartie, die am wenigsten eingeschränkt ist. Das ist meist der Rumpf. Zunächst Bewegungen versuchen, die aus den vorherrschenden pathologischen Mustern herausführen. Dehnende Ausgangsstellung. Dehnreiz für die gesamte Muskelkette, mit Rotation beginnen, optimaler Widerstand, genaue Bewegungsbahnung, Druck und Zug auf Gelenke, gezielte Hautreize. Unwillkürlich reflektorische Innervation soll möglichst mit Willkürinnervation zusammentreffen. Das hilft, die Spastik zu überwinden. (Es muß in ruhiger Umgebung geübt werden, damit der Patient gut entspannen und sich konzentrieren kann.) Viele Bewegungen in großen Muskelketten, koordiniert, rotierend und dehnend durchgeführt, befreien den durch Spastik eingeengten Patienten. Tempo und Widerstand so, daß er aktiv mitarbeiten kann.
- ↑ Eisbehandlung
  Eintauchen in Eis-Wasser-Mischung oder Auflegen eines Eishandtuches auf die spastische Muskelkette.
- indifferentes Bewegungsbad oder Eisbad
  Erniedrigung der Körpertemperatur führt zur Verbesserung der neurologischen Symptome.

Beachte: Alle Behandlungsmaßnahmen vorsichtig beginnen und die Reaktion abwarten. Dann nachdrängend steigern. Symptomverstärkung oder Auftreten neuer Symptome sind Zeichen eines noch akuten oder neuen Schubes.

Beh. Ges. bei Schädigung des Hinterstrangsystems: Förderung der epikritischen Sensibilität und des Lage- und Stellempfindens, Verbesserung der Koordination.

Maßnahmen:
- Körpertastbarkeit in verschiedenen Lagerungen, auch ↑ Dehnlagerungen
- ↑ PNF-Techniken.

Encephalomyelitis disseminata

Beh. Ges. bei Störungen am Kleinhirnsystem: Verbesserung der Gleichgewichtsregulation, Tonisierung und Schulung der Koordination.

Maßnahmen:
- Stabilisationsübungen in Stellungen, die noch gehalten werden können, danach
- Gewichtsverlagerungen gegen Widerstand, später ohne Widerstand
- Übungen auf Schwebebalken, Schaukelbrett, Rolle u. a.
- ↑ Reittherapie
- Üben der Bewegungsübergänge vom Liegen bis Stehen, dann Gehen.

Beachte: Zur Tonisierung aktive und besonders statische Muskelarbeit fordern und die Kraftentfaltung durch Reize lenken.

Beh. Ges.: Beseitigung von Störungen im vegetativen Nervensystem, besonders deren Einwirkung auf die Blasenfunktion.

Maßnahmen:
- Elektrostimulation der Blase zur vegetativen Umstimmung, s. a. ↑ Blasenschließmuskellähmung
  Anode: großflächig über der Blase, Kathode: gleichgroß auf das Kreuzbein. 10 bis 19 Hz, t = 20 ms, t_{an} = 20 ms, t_{ab} = 20 ms, sensibel unterschwellig, 10 bis 15 min pro Beh., bei günstiger Wirkung längere Behandlungsserie.
- Spannungsübungen für den hinteren Beckenboden (Außenrotation und Abduktion in der Hüfte) mit Betonung der Entspannung für vorderen Beckenboden (Innenrotation und Adduktion in Hüfte). ↑ Beckenbodeninsuffizienz.

Beh. Ges.: Vermeidung längeren Liegens, baldmöglichst Aufstehen und Selbständigwerden, Kontaktaufnahme in einer Gemeinschaft.

Maßnahmen:
- viele Übungen auf der Bodenmatte oder auf dem Tisch (nicht im Bett), ↑ Schlingengerätbehandlung
- Nutzung von Hilfsmitteln wie Kipptisch, Orthesen, Stützen, Rollstuhl
- Üben der Gebrauchsbewegungen
  Nacheinander steigern, wie beim gesunden Säugling die sensomotorische Entwicklung abläuft: Bauchlage, Drehen, Sich-Aufrichten zum Sitz, Vierfüßlerstand, Aufstehen, Gehen.
  ↑ PNF-Techniken und Hemmen und Bahnen nach ↑ Bobath-Prinzipien
- ↑ Rollstuhltraining

- ↑ Ergotherapie, ↑ Ordnungstherapie
- häusliches befundgerechtes Übungsprogramm
- Gruppenbehandlung
  Wechselnde Beanspruchung verschiedener Muskelketten. Ausnutzen des Dehnreizes direkt vor Beginn und wiederholt während jeder Muskelaktivität. Noch ehe die Muskelermüdung einsetzt, wird der Dehnreiz gegeben. Häufige kleinere und größere Übungspausen.

Epikondylitis

(Reizung der Knochenhaut am Ellenbogen)

Ziel: Voll funktionsfähiges, reiz- und schmerzloses Ellbogengelenk.

Beh. Ges.: Ursachenanalyse, Beseitigung des Reizzustandes, Schmerzlinderung, Wiederherstellung eines optimalen Gelenkspiels und schonender Bewegungsführungen.

Maßnahmen:
- befundgerechtes Dehnen verkürzter hypertoner Muskulatur mit PIR-Technik (↑ Mobilisationstechniken) und Periostbehandlung. Bei Schmerzen am medialen Epikondylus sind meist die Beuger verspannt (Werferellbogen). Bei Schmerzen am lateralen Epikondylus sind meist die Strecker verspannt (Tennisellbogen).
  ↑ Cyriax-Therapie, ↑ Brügger-Therapie
- bei Blockierungen ↑ Manuelle Therapie örtlich und segmental (260, 331)
  Meist ist das laterolaterale Federn im Ellbogengelenk eingeschränkt.
- ↑ Ultraschalltherapie örtlich im Wasserbad und segmental örtlich
  0,1 bis 0,2 W/cm^2 bis 5 min, zusätzlich auch die hypertonen Muskelgruppen mit beschallen, segmental: paravertebral der HWS und Nackenmuskulatur 0,2 W/cm^2 5 min, Beh. 3mal wöchentlich, 10 Beh. als Serie
- ↑ Diadynamische Ströme auch als ↑ Iontophorese mit Calciumchloridlösung 1- bis 3%ig
  örtlich: Quer- oder Längsdurchströmung des Gelenks, kleinere aktive Elektrode auf den Schmerzpunkt legen, kathodisch polen ohne Iontophorese, siehe oben, anodisch polen mit Iontophorese. Basis plus 2 min DF, 6 min CP oder LP, segmental: Kathode über der HWS, Anode seitlich über dem oberen Trapeziusast, Basis plus 2 min DF und 4 min CP
- ↑ Kombinationstherapie Ultraschall und Reizströme
- ↑ Ultrareizstrom, örtlich und segmental
- ↑ Mittelfrequenz-Stimulationstherapie
- Kontrolle der Arbeitsbewegungen, Ausschalten von Fehl- und Überbelastungen, Einschleifen vorteilhafter Bewegungssynergien und ausreichender Erholungspausen

- abends ↑ Bäder mit Medikamentenzusatz, Teilbäder mit nachfolgendem Wickel
- ↑ Periostitis, ↑ Überlastungsschäden, mechanische, ↑ Zervikalsyndrom.

Erfrierungen/Frostschäden, örtliche

■ **Beh. Ges.:** Allgemeine Wiedererwärmung.

Beachte: Der Sauerstoffzufluß muß bei Wiedererwärmung mit dem gesteigerten Sauerstoffbedarf übereinstimmen. Dazu ist schnellste Beseitigung der Vasokonstriktion erforderlich.

Maßnahmen:
- Übererwärmung des ganzen Körpers (mit Ausnahme des erfrorenen Abschnitts) im Vollbad
- erfrorene Gliedmaße stufenweise zum Auftauen bringen (mit 10 °C beginnen und innerhalb von 30 min auf 40 °C steigern)
- aktive Bewegungen der erfrorenen Extremität
- ↑ Blockade des Ganglion stellatum mit Reizströmen.

■ **Beh. Ges.:** Verbesserung der Durchblutung.

Maßnahmen:
- ↑ Iontophorese mit Acetylcholin, besser noch ↑ Hydroelektrische Bäder mit Acetylcholin
- Impulsströme im ↑ Hydroelektrischen Zellenbad nach TRÄBERT
- ↑ Ultraschalltherapie im adäquat warmen Wasserbad
  0,1 bis 0,2 W/cm^2 intermittierend 5 min, auch
- ↑ Phonophorese gefäßerweiternder Mittel
- ↑ Bäder mit Medikamentenzusatz: Eichenrinde – Bäder gegen Frostbeulen
- ↑ Diadynamische Ströme auch kombiniert mit ↑ Iontophorese
  Längs- und Querdurchströmung, 2 min DF, 5 min CP
- ↑ Stabile Galvanisation
  Anode: proximal der Schadenstelle, Kathode: distal der Schadenstelle, sensibel unterschwellig bis eben schwellig, 5 bis 10 min
- ↑ Kurzwellentherapie im Kondensator- und Spulenfeld
  Kondensatorfeld: EHA aktiv 2 bis 3 cm, passiv 6 cm
  Spulenfeld (Wirbelstromelektrode: anliegend)
  Frühbeh.: Dosis I, 5 bis 10 min
  Spätbeh.: Dosis I bis II, 5 bis 10 min
- ↑ Dezimeterwellentherapie, Muldenapplikator (Dosierung wie KW)
- ↑ Mikrowellentherapie
  lokal frisch: Rundfeldstrahler, EHA 10 bis 15 cm, Dosis I (20 bis 30 Watt), 3 bis 8 min täglich, insgesamt 3 bis 6 Beh., zusätzlich segmentale Bestrahlung günstig, lokal später: Dosis I bis II, 10 min täglich, 15 Beh.

Fazialisparese

(Lähmung des N. facialis)

Ziel: Volle Regeneration.

Periphere Fazialisparese

Akute Phase

■ **Beh. Ges.:** Förderung der Heilungsvorgänge.

Maßnahmen:
- ↑ stabile Galvanisation
  Anode: gesunde Seite, Kathode: kranke Seite, sensibel eben schwellig, 10 min täglich, danach
- ↑ Exponentialstrombehandlung der paretischen Muskeln
  0,5 Hz, t_{an} = etwa 100 ms, t = 250 ms, motorisch schwellig, wenn es sensibel vertragen wird.
  direkt und indirekt punkten, ↑ Paresen, schlaffe
- passive oder passiv-aktive Bewegungsübungen vor dem Spiegel
- Warmhaltung des Gesichts (vor Abkühlung schützen)
- mit elastischer Binde (nachts) schlaffe Muskulatur hochbinden.

Nach 8 bis 10 Tagen

Beh. Ges.: Bahnung der aktiven Innervation, Verhinderung der Inaktivitätstrophie.

Maßnahmen:
- Vorbehandlung mit Wärme, z. B. Rotlicht 10 bis 15 min
- lockernde Massage der gesunden Seite, anregende Handgriffe auf der paretischen Seite, Stimulation
- evtl. auch Vorbereitung mit stabiler Galvanisation siehe oben
- ↑ Exponentialstrombehandlung der paretischen Muskeln
  direkt (s. Abb. 19) punkten mit entsprechenden Anstiegszeiten, ↑ Paresen, schlaffe, bei direkter Reizung Anode am Nervenstamm, bei ASZ > KSZ mit Anode punkten, anschließend
- gezielte mimische Übungen passiv, passiv-aktiv, später aktiv gegen Widerstand vor dem Spiegel.

> **Beachte:** Vorbehandlung, Exponentialstrombehandlung und Bewegungsübungen möglichst täglich durchführen. Bewegungsübungen daheim auch mehrmals am Tag vor dem Spiegel durchführen. Bei Ausbildung von Kontrakturen muß die Elektrotherapie abgesetzt werden.

■ **Beh. Ges.:** Allgemeinbehandlung.

Maßnahmen:
- kausale Faktoren eliminieren
- Regelung der Biorhythmen, besonders für ausreichenden Schlaf sorgen
- Ausschalten von Foci und schädigenden Einflüssen.

Zentrale Fazialisparese

- Behandlung kausaler Faktoren, siehe dort
- bei schlaffen Paresen, Behandlung siehe Seite 357
- bei spastischen Paresen nur ↑ Stabile Galvanisation
  Anode: auf der spastischen Muskulatur, Kathode: im Nacken oder am Kreuz oder an den Füßen
  0,5 bis 1 mA, 10 min täglich.

Nachbehandlung nach operativer Behandlung des N. facialis

Phase der völligen Lähmung

■ **Beh. Ges.:** Bahnung neuer Innervation

- Täglich ↑ Stabile Galvanisation
  Kathode: an der kranken, Anode: an der gesunden Seite, sensibel eben schwellig, 10 min
- unterstützende ↑ Phototherapie, UV-Bestrahlung oder Rotlicht
- ↑ Kurzwellentherapie, Impuls-Kurzwellentherapie
  Dosis I bis II, 3 bis 8 min
- evtl. Massage und passive Bewegungsübungen.

Phase der klinischen Erholung

- ↑ Exponentialstrombehandlung direkt und indirekt
  2mal täglich 15 min, später 2mal wöchentlich (bis aktive Innervation möglich ist)
- dann aktive mimische Übungen vor dem Spiegel
  jede Stunde 5 min gezieltes Training.

Beachte: Bei übermäßiger Tonisierung und bei Kontrakturen müssen Elektrotherapie und forcierte Bewegungstherapie abgesetzt werden!

Fettstoffwechselstörungen

Lit.: 54, 163

Definition: Erkrankungen, die entweder mit einer Erhöhung des Serumgesamtcholesterins und/oder der Serumtriglyzeride einhergehen sowie Störungen mit verändertem Lipoproteinmuster (CEDIP, 1993).

Ziel: Regulärer Fettstoffwechsel, Ausschalten von Risikofaktoren.

Basistherapie: Ernährungsumstellung und ganzkörperliches Training in Ausdauerform.

Beachte: Die Erfolge sind erst nach 6–12 Monaten nachweisbar.

■ **Beh. Ges.:** Physische Konditionierung.

Maßnahmen:
- Ein Ausdauertraining, das die aerobe Kapazität erhöht. Besonders geeignet sind Wandern, Langlauf, Skilanglauf, Schwimmen, Radfahren, Rudern und Tennis.
  Regelmäßig jede Woche 2–3 h aerobe Sportarten betreiben vermindert das Infarktrisiko um 50 %.
  Vor Beginn des Laufes mit gymnastischen Übungen Muskeln und Gelenke lockern.
  Vor Aufnahme des Trainings EKG und ärztliche Untersuchung.

> **Kontraindikationen.** Akute und chronische Infekte (Myokarditis), Angina pectoris bei Belastung und Herzrhytmusstörungen.

- ↑ Herz-Kreislauf-Training, ↑ Kneipp-Therapie, ↑ Ordnungstherapie, ↑ Sporttherapie.

Fibrositis

(Weichteilrheumatismus)

Lit.: 42–44, 56, 70, 87, 193, 232, 266, 339

Bursitis

(Rheumatismus der Schleimbeutel und Sehnenscheiden)

↑ Bursitis, ↑ Dupuytrensche Kontraktur, ↑ Periarthropathia humeroscapularis, ↑ Rheumatoid-Arthritis, ↑ Tendovaginitis

Intramuskuläre Fibrositis

(sog. Muskelrheumatismus, myalgisches Syndrom)

Ziel: Rasche Heilung ohne Rezidive.

Beh. Ges.: Entzündungshemmung, Schmerzlinderung, Entspannung.

Maßnahmen:
- entspannende Lagerungen

- ↑ Ultraschalltherapie segmental oder im neuraltherapeutischen Aufbau, nur versuchsweise auch örtlich, wenn nötig
  segmental oder neuraltherapeutischer Aufbau: mit 0,2 W/cm² 5 min, 3mal wöchentlich, 12 Beh. als Serie
  örtlich: in entspannter Dehnlagerung der schmerzenden Muskeln oder im Wasserbad mit 0,05 W/cm² oder Impulsschall 3 min
- ↑ Ultrareizstrom, örtlich
  Kathode: auf die schmerzende Region, Anode: gegenüber oder proximal in 3 cm Entfernung, täglich 3 Beh. oder mehr bis zur Schmerzfreiheit, wenn die Beh. anschlägt.
- ↑ Diadynamische Ströme, Längsdurchströmung des Muskels, auch in Verbindung mit ↑ Iontophorese
  Basis plus 2 min DF und 4 min CP
- ↑ Kombinationstherapie Ultraschall und Reizströme
- ↑ Interferenzstrombeh., siehe Seiten 289, 316, 343, 397, 460
- ↑ Manuelle Therapie bei Blockierungen und Ausschalten einer Dysbalance zwischen tonischer und phasischer Muskulatur.

Beh. Ges.: Allgemeinbehandlung, Reaktionstraining, Durchblutungsförderung, Haltungserziehung.

Maßnahmen:
- ↑ Sauna
- ↑ Bäder mit Medikamentenzusatz, z. B. Rheubalmin-Bad „neu"
  adäquate Bewegungsübungen im Bad, anschließend Wickelbehandlung
- ↑ Unterwasserdruckstrahlmassage, kombiniert mit lockernden Bewegungsübungen
- befundgerechte Haltungs- und Bewegungserziehung
- ↑ Kurorttherapie
- UV-Ganzkörperbestrahlung ↑ Phototherapie, ↑ Heliotherapie
- ↑ Hypertonus der Muskulatur, ↑ Myalgie, ↑ Myogelosen, ↑ Pseudoradikuläre Syndrome im Beckenbereich, ↑ Myofasziales Syndrom, ↑ Zervikalsyndrom

Periartikuläre Fibrositis

↑ Epikondylitis, ↑ Periarthropathia humeroscapularis, ↑ Rheumatoid-Arthritis

Tendinosen

(s. auch S. 425, 427)

(Rheumatismus des sehnen- und gelenkumgebenden Bindegewebes)

Ziel: Ausheilung, volle Gelenk- und Muskelfunktion.

Beh. Ges.: Ausschalten von statischen Fehl- und Überbelastungen, Durchblutungsförderung, muskuläre Auflockerung, Schmerzlinderung.

Maßnahmen:
- ↑ Ultraschalltherapie im neuraltherapeutischen Aufbau und örtlich
- ↑ Ultrareizstrom örtlich und segmental
- ↑ Diadynamische Ströme örtlich und segmental
- ↑ Kombinationstherapie Ultraschall und Reizströme
- ↑ Iontophorese mit Histamin, kombiniert mit vagotonisierenden Impulsfolgen
  Anode: Schmerzregion (Unterlage mit 0,002%iger Histaminlösung getränkt), Kathode: gegenüber, am Rumpf nach distal zu, 17 Hz, t = 20 ms, t_{an} = 20 ms, t_{ab} = 20 ms,
  sensibel eben schwellig, 5 min, Beh. 2- bis 3mal wöchentlich, 6 Beh. insgesamt.
- ↑ Interferenzstromverfahren, siehe Seiten 148, 368, 397
- ↑ Mittelfrequenz-Reizstromtherapie, örtlich
- ↑ Manuelle Therapie bei Blockierungen und Ausgleich einer Dysbalance zwischen tonischer und phasischer Muskulatur
- ↑ Befundgemäße krankengymnastische Übungsbehandlung und Aufbau von Haltungs- und Bewegungsformen, die Fehl- und Überbelastungen vermeiden
- ↑ Arthrosis deformans, ↑ Arthritis, ↑ Dupuytrensche Kontraktur, ↑ Epikondylitis, ↑ Myofasziales Syndrom, ↑ Periarthropathia humeroscapularis, ↑ Periostitis, ↑ Pseudoradikuläre Syndrome im Beckenbereich, ↑ Rheumatoid-Arthritis, ↑ Tendovaginitis, ↑ Überlastungsschäden, mechanische.

Frakturen

(Knochenbrüche)
Lit.: 19, 58, 68, 93–96, 122, 154–156, 181, 216, 225, 232, 261, 262, 263, 287, 296, 394, 429

Konservative Verfahren

Funktionelle Behandlung

Beh. Ges.: Vermeidung von schwer zu behebenden Bewegungseinschränkungen, Frakturheilung auch ohne fixierende Verbände möglich (z. B. subkapitale Oberarmfraktur, Fersenbeinfraktur).

Maßnahmen:
- sachgemäße Lagerung

- nach Abklingen akuter Schmerzsymptome aufbauende Übungsbehandlung unter Muskelmantelspannung.

Beachte: Die Behandlungsmaßnahmen richten sich nach den vom Arzt vorgegebenen Stabilitätsgraden.

A. Bei Lagerungsstabilität/sonst Instabilität

Beh. Ges.: Schmerzlinderung, Förderung der Durchblutung und Resorption, Atem- und Kreislaufanregung, Vermeidung von Schädigungen in nicht ruhiggestellten Gelenken und Muskelbereichen, psychische Betreuung.

Maßnahmen:
- zur Schmerzlinderung s. S. 38 und S. 353
- zur Durchblutungs- und Resorptionsförderung
  - Üben mit der nichtbetroffenen Seite zur konsensuellen Anregung statisch und dynamisch, Alltagsbewegungen
  - statische Übungen mit der betroffenen Seite
- Fragen und Anleiten zum Selbstbeobachten von Durchblutung, Sensibilität und Motorik distal der Verletzungsstelle.

Kontraindizierte Maßnahmen:
- Dynamische Bewegungen im Bereich der ruhiggestellten Gebiete, konsensuelles Üben, das in Weiterleitung der Bewegung die Lagerungsstabilität beeinträchtigt.
- Auslösung von Abschermechanismen oder Hebelwirkungen auf das ruhiggestellte Gebiet bei Lagerungen, Umlagerungen oder gewählten Ausgangsstellungen.
- Massage oder Wärmeeinwirkungen im Frakturgebiet (Sudeckgefahr!)
- Maßnahmen, die den Heilungsprozeß stören könnten.

B. Bei Übungsstabilität/Bewegungsstabilität

Beh. Ges.: Verhinderung einer „Frakturkrankheit", Verhinderung von Durchblutungsstörungen, Verlust an Kraft und Beweglichkeit.

Beachte: Kontraindiziert sind noch
- passive Bewegungen und Nachdehnen
- Widerstände distal der Frakturstelle bei dynamischen Übungen
- PNF-Techniken mit Druck, Zug oder Stretch, auch Abschermechanismen und Hebelwirkungen auf das Frakturgebiet
- Massagen, bes. Friktionen und Knetungen im betroffenen Gebiet.

Erlaubte krankengymnastische **Maßnahmen**:
- Dynamische Bewegungen in allen Bewegungsebenen im eben möglichen endgradigen Bewegungsausmaß
- Statische Muskelarbeit mit Halten der Eigenschwere des betroffenen Körperabschnitts (keine Widerstände!)
- Manuelle Therapie mit Untersuchungs- und Mobilationstechniken bei guter Fixation der Fraktur. Es darf jedoch keine weiterlaufende Bewegung in den Frakturbereich stattfinden.
- ↑ Schlingengerätübungen im erlaubten Bereich
- Bewegungsbad im erlaubten Bereich
- Auslösen von Gleichgewichtsreaktionen über die gesunden Abschnitte
- Gangschule mit Hilfsmitteln, mit oder ohne Sohlenkontakt – je nach Fraktur.

> **Beachte:** Bei Osteosynthesen z. B. durch Versorgung mit Platten, Marknagel, Zuggurtung, Fixateur externe – besteht häufig sofortige Übungsstabilität. Der Arzt gibt die Belastungsmöglichkeiten an!

C. Bedingt Übungsstabilität/Bewegungsstabilität

> **Beh. Ges.:** siehe unter B, jedoch mit Einschränkung bzw. Begrenzung bestimmter Bewegungsrichtungen.

Erlaubte krankengymnastische **Maßnahmen**:
- Dynamische Bewegungen nur hubfrei oder gegen die Schwerkraft mit Verbot oder Begrenzung bestimmter Bewegungsrichtungen.
- Statische Muskelarbeit und Halten
- Manuelle Therapie: Untersuchung und Mobilisation bei guter Fixation der Fraktur.

Kontraindikationen s. unter B.

D. Belastungsstabilität

> **Beh. Ges.:** Adäquat ansteigend dosierte Belastung zur Rehabilitation.

Maßnahmen:
- Statisches und dynamisches Üben auch mit Widerständen. Die distalen Widerstände vorsichtig entsprechend der Belastbarkeit setzen.
- Einsatz von Geräten zum Üben
- Gangschule mit zunehmender Belastung.

> **Kontraindiziert** sind noch immer Abschermechanismen.

E. Volle Belastbarkeit

Beh. Ges.: Vorbereitung auf den Alltag und den Beruf. Konditionierung.

Maßnahmen:
- Erlaubt sind jetzt alle krankengymnastischen Maßnahmen, sie sind nur individuell ausgewählt und dosiert einzusetzen. ↑ Krankengymnastische Übungsbehandlung.

Operativ versorgte Frakturen ↑ Osteosynthesen

Schlecht heilende Frakturen

Beh. Ges.: Verbesserung der Kallusbildung.

Maßnahmen:
- ↑ Ultraschallbehandlung (216, 225)
  örtlich: 0,2 (0,3) W/cm², 2 min
  segmental-paravertebral: 0,2 W/cm², 2 bis 3 min zusätzlich

- UV-Bestrahlung ↑ Phototherapie, lokal, Tonisierung bis Reizdosis
  (Dies bewirkt zwar keine Verbesserung der Kallusbildung, aber ein schnelleres Festwerden des Kallus.)

- ↑ Kurzwellentherapie im Kondensatorfeld, Impuls-Kurzwellentherapie
  örtlich. EHA aktiv 2 cm, passiv 4 cm, Dosis I bis II, 3 bis 5 min (beschleunigt und verstärkt die Kallusbildung).

> **Beachte:** KW nicht bei frischen Blutergüssen, nicht bei Nagelung! Zusätzlich segmentale Applikation Dosis I, 3 min, ist immer vorteilhaft.

- elektrische Knochenstimulation (96, 154, 156, 216, 296).

Frakturen der Brust- und Lendenwirbelsäule

nach Kolster, 1995

Ziel: Rasche und komplikationslose Heilung.

Bei Übungsstabilität

Beh. Ges.: Schmerzlinderung, Dekubitus-, Kontrakturen-, Pneumonie- und Thrombosefreiheit (DKPT)

Maßnahmen:
- Flache und harte Lagerung im Bett; bei Rückenlage evtl. ein Lordosekissen einfügen. Wenn die flache Lagerung schmerzt, evtl. Stufenlagerung (Hüft- und Kniegelenke in 90° Flexion).

> **Kontraindiziert** sind Bewegungen der Wirbelsäule in Kyphosierung, Seitneigung oder Rotation. Auch von den Extremitäten her keine zur Wirbelsäule weiterlaufenden Bewegungen durchführen.

Beachte: Maximale Flexion in der Hüfte führt zur Kyphosierung in der Lendenwirbelsäule, ist also zu vermeiden.

- ↑ Transkutane elektrische Nervenstimulation (TENS) und ↑ Elektrotherapeutische Verfahren zur Schmerzbehandlung
  Zur Schmerzfreiheit möglichst Streckung der Wirbelsäule in flacher Lagerung beachten.
- ↑ Dekubitus-, ↑ Kontrakturen-, ↑ Pneumonie- und Thromboseprophylaxe S. 182, 308, 372, 440

Beh. Ges.: Krafterhaltung in den Extremitäten mit Ausstrahlung auf die aufrichtende Rumpfmuskulatur, Durchblutungsförderung und Kreislaufanregung.

Maßnahmen:
- ↑ Herz-Kreislauf-Training
- Anspannungen der Extensorenkette statisch und möglichst symmetrisch, eingeleitet von den Füßen, dann Beinen, dann Armen, vom Rumpf und vom Kopf.
- ↑ Stemmführungen
- ↑ PNF-Techniken:
  - Arm- und Scapulamuster, bilateral-symmetrisch, z. B. beide Arme in Flexion/Abduktion/Außenrotation, dazu die Schulterblätter in die posteriore Depression bringen.
  - Beine statisch in die Extension/Abduktion/Innenrotation bringen.
  - Rückenmuskelkräftigung über Anspannungen von Kopf- Scapula- und Extremitätenmuster.
- Übungen mit Geräten wie Hanteln, Theraband u. a.

Beachte: Drehungen von Rückenlage zu Bauchlage und zurück nur bei Schmerzfreiheit und nur „en bloc" durchführen.

- Stabilisationsübungen in Ellenbogenstütz, Ellenbogen-Kniestand und im Vierfüßlerstand.

Bei Belastungsstabilität

Beh. Ges.: Weitere Kraftsteigerung der Rückenmuskulatur, vorsichtige Erarbeitung der Wirbelsäulenbeweglichkeit und der Alltagsbewegungen.

Maßnahmen:

- Fortsetzung der Übungen aus der Übungsstabilität, zusätzlich Erarbeitung und Stabilisierung von Sitzstellungen und Stand
- hubfreie und hubarme Mobilisation
- ↑ Manuelle Therapie – je nach Befund
- Kontrakte Muskeln vorsichtig von den Antagonisten her dehnen
- Übungen auf dem Pezziball
- Aufstehen vom Bett über Seit- und Bauchlage üben
- Alltagsbewegungen adäquat durchführen lernen
- Übungen im Hockersitz und Stand (Gehwagen), Streckung sowie Seitbeuge der WS üben, zuletzt Beugung
- Atemkorrektur nach Atembefund
- Erlernen der Automobilisationsübung.

■ **Beh. Ges.:** Konditionsverbeserung.

Maßnahmen:

- ↑ Ultraschallbehandlung des Rückens
  neuraltherapeutischer Aufbau, 0,2 W/cm², 5 bis 10 min, 3mal wöchentlich, 12 Beh.
- ↑ Unterwasserdruckstrahlmassage
- Schwimmen
- tägliches Kreislauftraining ↑ Sporttherapie

Furunkel

(Entzündung eines Haarfollikels)

■ **Beh. Ges.:** Rasche Heilung.

Maßnahmen:

- ↑ Kurzwellentherapie (Impuls-Kurzwellentherapie) mit Furunkelelektrode, im Anfangsstadium Methode der Wahl, sonst zur Unterstützung der antibiotischen und chirurgischen Therapie
  EHA aktiv mit Furunkelelektrode 1 cm, passiv 4 cm mit größerer Elektrode, Dosis I, 1 min täglich
  Im Anfangsstadium (kleines Blütchen) gelingt es oftmals mit *einer* Behandlung das Zurückgehen zu erreichen. Im fortgeschrittenen Stadium erfolgt die Einschmelzung in der Richtung, die bei der Applikation gewählt wurde. Dies ist besonders bei Nasenfurunkeln zu nutzen. Tiefsitzende uneröffnete Furunkel evtl. EHA 2 cm, 2 min behandeln.

Beachte: Höhere und länger Dosierung birgt die Gefahr der Ausbreitung! Bei eröffneten Furunkeln muß die Wunde trocken sein, sonst besteht Verbrennungsgefahr. Chirurgische Indikation beachten!

- ↑ Mikrowelle
  Rundfeldstrahler, EHA 7 bis 10 cm, Dosis I bis II (20 bis 40 Watt, 1 bis 3 min täglich, insgesamt 2 bis 5 Beh.
- UV-Ganzkörperbestrahlung ↑ Phototherapie als unspezifische Reizkörpertherapie, besonders bei Furunkulose.

Gehörgangsfurunkel

- ↑ Kurzwellentherapie im Kondensatorfeld, 1 min (Impuls-Kurzwellentherapie)
  EHA krankes Ohr 1,5 cm, Ohrmuschel gut andrücken
  EHA gesundes Ohr oder im Nacken mit etwas größerer Elektrode 3 cm, Dosis I, 1 min täglich
  Im Anfangsstadium genügt oft nur eine Beh.

Gallenwegsdyskinesien

(schmerzhafte Fehlsteuerung im Ablauf von Bewegungsvorgängen der Gallenwege)

Ziel: Schmerzfreiheit.

Beh. Ges.: Bei hypertoner Dyskinesie Entspannung, vegetative Umstimmung, Beseitigung von Reflexzonen und belastender Zusatzfaktoren.

Maßnahmen:
- Dampfkompressen bei Kolik
- Periostbehandlung am rechten Rippenbogen und nach Angaben des Patienten (Umgebung des rechten unteren Schulterblattwinkels), siehe auch Abbildung 9
- Kolonbeh. entsprechend den Palpationsbefunden
- ansteigendes Fußbad, anschließend langliegenden Leibwickel
- ↑ Bindegewebsmassage
- ↑ Ultraschalltherapie im neuraltherapeutischen Aufbau
  0,1 bis 0,2 W/cm^2 5 min im Aufbau wie die Bindegewebsmassage
- ↑ Entspannungsbeh., autogenes Training
- auf geregelten Tagesablauf und Ruhe während und nach dem Essen achten
- ↑ Bäder mit Medikamentenzusatz zur Beruhigung
- ↑ Cholezystitis, ↑ Colitis mucosa, ↑ Gastritis, ↑ Hyperalgetische Zonen, ↑ Neurosen, ↑ Obstipation, spastisch-hyperkinetische Form, ↑ Überforderungssyndrom, ↑ Vegetative Regulationsstörungen.

Beh. Ges.: Bei hypotoner Dyskinesie vegetativ tonisierende Behandlung, bei Frauen Behebung hormonaler Dysfunktionen.

Maßnahmen:
- ansteigende Sitzbäder mit anschließendem Leibwickel
- ↑ Ovarialinsuffizienz
- Periostbehandlung segmental
  kurmäßig zur Beeinflussung der veränderten Trophik
- ↑ Bewegungstherapie zur Tonisierung
  Schnellkraftübungen, Spannungsübungen, ↑ Sporttherapie mit Läufen und Sprüngen, ↑ Reittherapie
- ↑ Kurorttherapie, ↑ Kneipp-Therapie, ↑ Ordnungstherapie
- ↑ Bindegewebsmassage, Unterhaut- und Faszientechnik.

Gastritis

(Magenschleimhautentzündung)

Ziel: Rasches Abklingen der Entzündung, Schmerzfreiheit.

Akute Phase

■ **Beh. Ges.:** Entlastung, Beruhigung, Schmerzlinderung.

Maßnahmen:
- Bettruhe und Regulierung eines unausgeglichenen Wärmehaushaltes
- ↑ Entspannungsbehandlung in linker Seitenlage
  Beine angebeugt, rechte Hand schalenförmig auf die Magenregion gelegt, zur Ausatmung die Magenregion wie in die Hand absinken lassen, evtl. „ö" dazu tönen. Vermeiden, daß bei der Ausatmung die Oberbauchmuskeln sich anspannen. Das hemmt die reguläre Magenschleimhautdurchblutung. Deshalb ist das Tönen und Kontaktspüren zur Hand wichtig.
- Periostbehandlung am linken Rippenbogen und über dem Sternum
- feuchte Wärme am Oberbauch (Kompressen, Auflagen, Wickel, Heusack u. a.) oder
- kalter Leibwickel oder Rumpfwickel, liegenlassen bis er trocken und warm ist.

Beachte: Lokal applizierte Wärme bewirkt beim normal funktionierenden Magen-Darm-Trakt Anregung der Peristaltik, krankhaft gesteigerte Peristaltik wird dagegen durch Wärme gedämpft. Kälte setzt Tonus und Peristaltik herab.

Subakute und chronische Phase

Beh. Ges.: Abklären der Ursachen, Ausschalten von Schädlichkeiten, Reflexzonen- und Neuraltherapie, vegetative Umstimmung, Regulierung der örtlichen Durchblutung.

Maßnahmen:
- morgens Trockenbürstungen oder wechselwarme Waschungen auch abwechselnd,
- ansteigende Fußbäder mit anschließendem kalten Leibwickel
Anstatt Fußbad kann auch ein Schenkelbad sinnvoll sein. Der Leibwickel sollte tagsüber 3 h, nachts langliegend appliziert werden.
- ↑ Kneipp-Therapie (Tab. 9), ↑ Ordnungstherapie

Tabelle 9 Behandlungsplan für die 1. Woche der Kneipp-Therapie bei Gastritis chronica (32)

	Früh	Vormittags	Nachmittags	Abends
Montag	Trockenbürstung Oberkörper	Heusack auf Rücken Th_{5-9} links, s. Abb. 5a		
Dienstag	Trockenbürstung Unterkörper	Armbad mit Rosmarin	Fußbad mit Fichtennadel	
Mittwoch	Trockenbürstung Oberkörper	Heusack auf Oberbauch	Fußbad mit Kalmus	
Donnerstag	Trockenbürstung Unterkörper	Leibauflage mit Quark	Armbad mit Heublumen	
Freitag	Oberkörperwaschung	Heusack auf Leib	Fußbad mit Rosmarin	
Samstag	Trockenbürstung Unterkörper	Dreiviertelbad mit Heublumen		

- Lagerungsübungen in Verbindung mit Atem- und Entspannungstherapie nach ENGELING
Der Magen wechselt Form und Lage je nach Füllungszustand und der Körperstellung. Die Lagerungen sind besonders wichtig nach den Mahlzeiten:
1. linke Seitenlage, Rumpf gebeugt, Knie angebeugt, linker Arm unter dem Kopf, rechte Hand über der Magengegend;
2. stabile Seitenlage links, d. h. oberen Rumpf zur Bauchlage gedreht, linker Arm hinter dem Rücken;
3. stabile Seitenlage links, jedoch beide Arme im Bogen um den Kopf gelegt;
4. Bauchlage, linkes Bein seitlich angebeugt, Kopf und oberer Rumpf nach links geneigt.
Bei Ulcus duodeni dasselbe nach rechts ausführen.

- isometrische Spannungsübungen mit Betonung der Entspannung für die linksseitige Bauch- und Interkostalmuskulatur Th_{5-9}
Sie werden am günstigsten in den angeführten Lagerungen durch Widerstandsgebung an den Füßen oder Händen in durchlaufender Innervation zum Rumpf hin ausgeführt. Die Widerstände gibt sich der Patient selbst durch atemrhytmisches, langsam anschwellendes und abschwellendes Andrücken an das Bett, die Wand oder gegen den Widerstand des anderen Fußes oder der anderen Hand. Dies ist mehrmals am Tag und für längere Zeit durchzuführen. Dadurch wird außer Durchblutungsförderung auch eine Schmerzlinderung in Selbsthilfe erreicht!
- später feine Rollübungen von Rücken- zu Bauchlage und zurück unter Konzentration auf das Nacheinanderabrollen der einzelnen Wirbel
Die Bewegungen werden vom Kopf oder von den Füßen aus eingeleitet. Es soll damit erreicht werden, daß die Brustwirbelsäule in das Gesamtgefüge der Wirbelsäule richtig mit einbezogen wird. Außerdem bringt die Konzentration auf dorsale Abschnitte eine Befreiung von ventralen Spannungszuständen.
- ↑ Manuelle Therapie bei Blockierungen
- besteht eine Dysbalance zwischen tonischen und phasischen Muskeln, ist diese befundgemäß zu korrigieren
- ↑ Bindegewebsmassage, Segmentmassage, Periostbehandlung siehe Abbildung 5
- Ultraschalltherapie im neuraltherapeutischen Aufbau
0,1 bis 0,2 W/cm^2 aufsteigend wie bei Bindegewebsmassage, Nachruhe in Entspannungslagerungen, siehe S. 222
- ↑ Kurzwellentherapie oder ↑ Dezimeterwellentherapie, Muldenapplikator
Kondensatorfeldmethode: EHA ventral 2 bis 4 cm, dorsal 6 bis 8 cm, Dosis I bis II, 5 bis 10 min.
Die Kurzwelle wirkt hyperämisierend, spasmenlösend und schmerzstillend. Akut jedoch keine KW einsetzen, höchstens 1 bis 2 min, Dosis I, Impuls-Kurzwellentherapie
- ↑ Ptosen, ↑ Neurosen, ↑ Vegetative Regulationsstörungen.

Gelenkergüsse und Reizgelenke mit Neigung zu Ergüssen

Ziel: Resorption der Ergüsse, Abklingen des Reizzustandes.

Beh. Ges.: Abklingen des Reizzustandes, Schmerzlinderung, Resorption des Ergusses, Kontrakturenbehandlung.

Maßnahmen:
- Eisbehandlung in entspannter Lagerung und isometrische Spannungsübungen als Frühbehandlung (bes. an Knie- und Ellenbogengelenken, nach Distorsionen, Prellungen, Opera-

tionen wegen Meniskusriß, bei Stanzungen wegen Osteochondritis dissecans)
Eisbeutel aus Plastik (bis 1,5 °C), damit die Wundnarbe vor Feuchtigkeit geschützt wird, und unter Eiswirkung von der Peripherie her gleichmäßig anschwellende isometrische Spannungsübungen der ganzen Muskelkette durchführen. Beh. sehr kurz, möglichst 2mal am Tage. Ein Erguß klingt durch Eisanwendungen besser ab als durch Wärme.
Ist der Reizerguß zurückgegangen, schließt sich ↑ Kontrakturenbehandlung mit Eis an.
Bei myogenen Kontrakturen Eishandtuch auf die kontrakte Muskulatur; bei kapsulären Kontrakturen Eishandtuch um das Gelenk legen.

> **Beachte:** Eisbehandlung nach Verletzungen nur in den ersten 15–20 min zur Schmerzlinderung

- ↑ Kontrakturenbeh. mit PNF-Techniken
- ↑ Manuelle Therapie bei Blockierungen
- befundgemäße Krankengymnastik, Aufbau einer optimalen Statik und Bewegungsführung unter Schonung des Gelenks
- ↑ Arthritis, ↑ Arthrosis deformans, ↑ Fibrositis, ↑ Kniegelenksschädigungen, traumatische, ↑ Rheumatoid-Arthritis, ↑ Überlastungsschäden, mechanische.

Hallux valgus

(X-Stellung der Großzehe)

Ziel bei konservativer Behandlung: Korrektur, Wiederherstellung des Muskelgleichgewichts, Verhinderung einer noch stärkeren Deformation

> **Beh. Ges.:** Nach vorangehender Durchblutungsförderung Dehnung des verkürzten M. adductor hallucis und evtl. des M. extensor hallucis longus, danach Kräftigung des M. abductor hallucis.

Maßnahmen:

- ↑ Unterwasserdruckstrahlmassage
- Wechselfußbäder, anschließend Massage
  Beim Fuß besonders Quer- und Längsgewölbe durcharbeiten und unter Abduktion und Beugung der großen Zehe deep-friction-Massage quer über die Strecksehne der großen Zehe. ↑ Cyriax-Therapie
- bei Blockierungen ↑ Manuelle Therapie, Wiederherstellung des Gelenkspiels im Großzehengrundgelenk
  Passive Dehnung des M. adductor hallucis unter geringer Traktion bei außenrotierter Großzehe. Zur Verhinderung der lateralen Kapsel- und Bandschrumpfung können kleine Gleitbewegungen nach lateral ausgeführt werden, wenn keine Subluxation besteht.

- bei Schmerzhaftigkeit lokale Eisabreibung
- passive Stellungskorrektur der Großzehe durch Tragen eines Zehenkeils oder eines ringförmigen Schaumstoffpolsters, einer Hallux-Spezialsandale, evtl. Nutzung einer Hallux-Nachtschiene unter Vermeidung von engen Strümpfen und Schuhen
- befundgerechte krankengymnastische Übungsbeh.
  Große Zehe (unter Zug in Längsrichtung) abspreizen, beugen und die Beugung im Grundgelenk gegen Widerstand in dieser Korrekturstellung halten lassen.
- Übungen mit Schlingen, mit Geräten, am Hocker
- Übungen gegen ↑ Knick-Senk-Spreizfuß und ↑ Spreizfuß
- Tastübungen auf dem Stab bei abgespreizter großer Zehe
- Gangschule unter Beachtung des richtigen Einsatzes der großen Zehe und durchlaufender Innervation von der großen Zehe bis zum M glutaeus maximus
- tägliche Fußübungen daheim unter besonderer Beachtung des kraftvollen Beugens der großen Zehe im Grundgelenk bei abduzierter Ausgangsstellung
- ↑ Schwellstrombeh. der insuffizienten kleinen Fußmuskulatur, besonders Mm. abductor und flexor hallucis brevis, s. auch ↑ Elektromyostimulation.

Haltungsfehler

Ziel: Verbesserung der Haltungsdisposition und der Wahrnehmungsfähigkeit für den Körper, Haltungs- und Bewegungsgefühl.

Prophylaxe

Beh. Ges.: Vermeidung von schädigenden Einflüssen, Konditionsverbesserung.

Maßnahmen:
- Aufrechterhaltung des Gleichgewichts zwischen tonischer und phasischer Muskulatur
- Verhüten eines Fußverfalls durch häufiges Barfußgehen auf Wiesen und im Sand, Tragen fußgerechten Schuhwerks mit elastischer Sohle, freien Zehen und Fersen.

Beachte: Mit dem Fußverfall beginnt der Haltungsverfall, ihm folgt der Atmungsverfall!

- Koordinationsschulung für optimale Bewegungsabläufe und ökonomisches Verhalten in Statik und Bewegung
- Nutzung der ↑ Stemmführungen für den Streckimpuls und für gesicherte Bewegungen

- ↑ Atemtherapie, ↑ Yogatherapie
- ausreichend körperliche Betätigung, wenn möglich tägliche Turnstunde und 1mal wöchentlich Schwimmen
- physiologisch angepaßte Schulsitzmöbel mit Rückenlehne, schräg gestaltete Schreibtischplatte, variationsreiches Sitzen mit peripheren Atemantrieben und Stemmführungen von den Füßen her lehren, zu Hause viel in Bauchlage lesen und lernen
- Gestaltung des Tagesablaufes in der Schule mit ausreichenden Phasen der Bewegung und Aufrichtung
- Schutz vor sympathikotoner Reizüberflutung und Überbeanspruchung
- ausreichend Schlaf
- ↑ Ordnungstherapie, ↑ Kneipp-Therapie.

> **Beh. Ges.:** Haltungen und Bewegungen im täglichen Leben so gestalten, daß alle Strukturen ihrer Funktion entsprechend optimal beansprucht werden. Der beste Bildungsreiz für den Knochen sind richtige Zug- und Druckverhältnisse. Biegespannungen sind auf ein Mindestmaß zu reduzieren. Aufzeigen vorteilhafter Haltungs- und Bewegungsmuster nach BRÜGGER, 1990.

Maßnahmen:
- ↑ Brügger-Therapie
- im Stehen: Beckenkippung, Brustkorbanhebung, Nackenstreckung.
    - Füße unter den Hüftgelenken, alle 5 Zehen mit Endglied am Boden, Fußspitzen leicht nach außen gerichtet.
    - Kniegelenke locker (nicht fest) gestreckt,
    - Becken gekippt, Beckenkämme nähern sich den Oberschenkeln,
    - Brustbein aufgerichtet, Nacken gestreckt,
    - großer Schulter-Ohr-Abstand, Schulterblätter in mittlerer Position
- beim Gehen Fußabrollen von der Ferse (leicht lateral von der Mitte der Ferse) über den Außenrand zum Kleinzehenballen und dann zum Großzehenballen (bei Pronationsstellung des Vorfußes)
    - In der Standbeinphase: Extension und leichte Innenrotation in der Hüfte,
    - in der Spielbeinphase: Flexion und Außenrotation in der Hüfte,
    - Arme in leichter Außenrotation, schwungvoll im Kreuzgang pendelnd
- vorteilhafte Sitzstellung
    - Beine überhüftweit abduziert zur Erleichterung der Beckenkippung, Sprunggelenke unter Kniegelenken, Fußspitzen zeigen leicht nach außen,
    - Becken gekippt, Belastung liegt vor den Sitzbeinhöckern,
    - Brustbein angehoben, Nackenstreckung,
    - Schulterblätter in mittlerer Position. Bei Armbewegungen sind sie erst in posteriore Depression zu bringen. Dabei sind sie aber nicht zusammenzupressen und nicht hochzuziehen.

- vergleiche mit „funktionsverbessernde Übungen" (KNAUTH, 1993) und ↑ Ausdrucksgymnastik und Ausdruckstanz (REINERS, KNAUTH, 1995).

Haltungsfehler im Kindes- und Jugendalter

Ziel: Gute Haltung und Haltungsgefühl, Leistungsfähigkeit, Bahnung der richtigen Entwicklung und der Freude am Sich-Bewegen.

Beachte: Es muß stets befundgerecht behandelt werden, und im Prinzip ist zwischen hypermobilen und hypomobilen Konstitutionen zu unterscheiden. Außer Aufnahme des Gelenkstatus sind tonische Muskeln auf Verkürzung und phasische auf Abschwächung zu prüfen. Die Analyse der Haltungs- und Bewegungsgewohnheiten gibt weitere Behandlungshinweise.

Beh. Ges.: Allgemeine Tonisierung, Dehnung verkürzter Muskeln, Kräftigung insuffizienter Muskeln, Erlernen optimaler Bewegungskoordination bei Grundbewegungen, Schaffung eines guten Haltungsgefühls, Stabilisierung der guten Haltung. Herz-Kreislauf-Training.

Maßnahmen:
- ↑ Hydrotherapie (Kneippgüsse, Wassertreten u. ä.) zur allgemeinen Tonisierung, ↑ Kneipp-Therapie, ↑ Ordnungstherapie
- zweckgerichtete Haltungsgymnastik (Muskelaufbautraining s. S. 113)
  - Muskelerwärmung
    einfache Ganzkörperübungen, Lockerungsformen und Vorbereitung von speziellen Übungen
  - Muskeldehnung (erst nach Erwärmung) für die tonischen Muskeln
    behutsame Dehnübungen, nur bis zur Schmerzgrenze, anfangs nicht zu intensiv, 10 bis 15 Wiederholungen, niemals ruckhaft üben, nach Dehnübungen unbedingt die Muskulatur lockern
  - Muskellockerung
    freies Ausschütteln und Schwingen der Extremitäten, später auch nach jeder Belastung eine Muskellockerung durchführen, fördert die rasche Wiederherstellung
  - Beweglichmachung (nach guter Vorwärmung!)
    Dehn- und Schwungübungen mit großer Schwingungsbreite
  - Muskelkräftigung, dynamisch und statisch für die phasischen Muskeln (s. a. S. 109)
    Wiederholte Spannung und Entspannung der Muskulatur in wechselnden Gelenkstellungen führt zur Elastizitätsverbesserung (Längenveränderungen).
    Statische Halteübungen erhöhen die innere Spannung des Muskels. (Die Muskellänge verändert sich dabei nicht, nur die Spannung. Der Kraftzuwachs kommt besonders durch Spannungszuwachs!)
    Spiegelkontrolle für gute aufrechte Haltung. Diese dann mit scherenförmigen Widerständen stabilisieren.
  - Koordinationsverbesserung
    Erarbeitung der Grundbewegungen in neurophysiologischer Bahnung:

Rollen, Kriechen, Sich-Aufrichten aus Rückenlage oder Sitz, Gehen, Laufen, Federn, Hüpfen, Springen, Schwingen, Alltagsbewegungen, Arbeitsbewegungen usw.

Augen-Hand-Koordination (Greifbewegungen, Anpassung an Partner und Geräte, statische und dynamische Balance, Reaktionsschulung), Schulung der Anpassung (Handgeräte wie Bälle, Reifen, Stäbe), Zielübungen, Gleichgewichtsübungen.

Durch häufiges Wiederholen der Bewegungen verbessert sich die Koordination, deshalb:

Üben in weiterlaufenden Bewegungen, Einleitung der Bewegung von den Zehen, dem Kopf, den Fingern koordiniert Atmung und Bewegung,

Üben aktiver Widerlagerungen mit vertiefter Zwerchfellatmung,

Üben gegengelagerter Gesamtabläufe, Ausnutzen der ↑ Stemmführungen zur Sicherung der Bewegung,

Schulen und Automatisieren von Gesamtabläufen im Sinne der Grundbewegungen.

- allgemeine Konditionsverbesserung
  - Ausdauertraining
  Die Übungsauswahl sollte im korrigierenden Sinn getroffen werden. Die vorher auf Spannung und Kraft geschulten Muskeln werden jetzt in optimaler Koordination eingesetzt.
  Fast pausenloses Aneinanderreihen einfacher Übungen mit großer Wiederholungszahl und abwechselnder Muskelbeanspruchung (auch als Kreistraining). Dadurch verbessert sich die Widerstandsfähigkeit gegen Ermüdung und die allgemeine und lokale Muskelausdauer.
  - orthopädisches Schwimmen ↑ Unterwassergymnastik
  - orthopädisches Reiten ↑ Reittherapie

Flachrücken

Beh. Ges.: Spezielle Einstellung auf einen Flachrücken, bei dem die gesamte Rumpfmuskulatur hypoton insuffizient ist, besonders die Bauchmuskeln, M. glutaeus maximus und die Rückenstrecker.

Maßnahmen:
- ↑ Manuelle Therapie
- Mobilisation der LWS in Richtung Extension (hubfrei/hubarm)
- Kräftigung der gesamten Rumpfmuskulatur
- Üben der lumbosakralen Verankerung
- Stabilisation der BWS (nicht kyphosierend arbeiten)
- ↑ Brügger-Therapie s. oben

Hohlrundrücken

Beh. Ges.: Spezielle Einstellung auf einen Hohlrundrücken, bei dem meist die Hüftbeuger, die Extensoren der LWS und HWS, M. quadratus lumborum und M. pectoralis major verspannt und hyperton, dagegen die Bauchmuskeln, M. erector spinae im BWS-Bereich und die unteren Schulterblattfixatoren kraftgemindert sind.

Maßnahmen:
- Dehnung der kontrakten Muskulatur, ↑ Dehnlagerungen
- Mobilisation des Beckens, der LWS und HWS, evtl. auch Thoraxmobilisation ↑ Mobilisationstechniken
- Korrektur der Beckenstellung ↑ Brügger-Therapie
- Kräftigung der Bauchmuskeln, M. erector spinae im BWS-Bereich und der unteren Schulterblattfixatoren
- Stabilisation der BWS in guter Haltung (vom Kopf aus!)

Totaler Rundrücken

> **Beh. Ges.:** Spezielle Einstellung auf einen totalen Rundrücken, bei dem meist die Hüftbeuger, M. pectoralis major und die HWS-Extensoren hyperton und verspannt sind, dagegen die Bauchmuskulatur, M. glutaeus maximus, M. quadriceps, vastus medialis und lateralis, M. erector spinae im LWS- und BWS-Bereich und die unteren Schulterblattfixatoren, evtl. auch die tiefen Halsbeuger kraftgemindert sind.

Maßnahmen:
- Dehnung kontrakter Muskeln, Lockerung verspannter Muskeln
- Mobilisation von LWS, BWS, evtl. auch HWS und Thorax, Korrektur der Beckenstellung ↑ Mobilisationstechniken, ↑ Brügger-Therapie
- Kräftigung der insuffizienten Muskeln
- Stabilisierung der guten Haltung vom Kopf aus.

Haltungsfehler bei Erwachsenen, die durch Dysbalance zwischen tonischen und phasischen Muskeln bedingt sind

Lumbale Hyperlordose

> **Beh. Ges.:** Lockerung und Dehnung der verkürzten Hüftbeuger und Rückenstrecker im Lumbalbereich, Kräftigung der geschwächten Bauch- und Gesäßmuskulatur, Entlastung der überlasteten Lumbalsegmente.

Maßnahmen:
- nach vorbereitenden Wärmemaßnahmen und Massagen in Dehnlagerungen aktive Dehntechniken (↑ PNF-Techniken) für die Hüftbeuger und M. erector spinae im Lumbalbereich. Siehe auch ↑ Mobilisationstechniken
- nach Bahnung der adäquaten Bewegungskoordination Kräftigung der Bauch- und Gesäßmuskulatur, ↑ PNF-Techniken, ↑ Stemmführungen

- Haltungs- und Bewegungsschulung bzw. -umschulung ↑ Brügger-Therapie

Lateralverschiebung des Beckens

Beh. Ges.: Entlastung des überlasteten lumbosakralen Überganges durch Kräftigung der Hüftabduktoren.

Maßnahmen:
- nach Vorwärmung und Bahnung richtiger Bewegungskoordination, Kräftigung der Hüftabduktoren mit ↑ PNF-Techniken
- Haltungs- und Bewegungsschulung bzw. -umschulung, ↑ Brügger-Therapie

Beachte: Bei vertebragenen Beschwerden keine schnellkräftige Frühgymnastik, weil das Gammasystem im Schlaf gehemmt ist und erst eine Anlaufzeit braucht.

Zervikale Hyperlordose ↑ Zervikalsyndrom

Sonstige muskulär bedingte Fehlhaltungen der Wirbelsäule

Ziel: Gleichgewicht zwischen tonischem und phasischem System, Schmerzfreiheit, Leistungsfähigkeit.

Beachte: Die funktionelle Befundaufnahme muß die Überprüfung der tonischen Muskeln auf Verkürzung, der phasischen Muskeln auf Abschwächung, der Gelenke auf Beweglichkeit, der Haltung, der Bewegungsgewohnheiten (Reihenfolge der Aktivität der Muskelfunktion, Stützreaktionen, Schwerpunktverlagerungen, Ausweichbewegungen, Gehen) enthalten.

■ **Beh. Ges.:** Beseitigung der passiven Insuffizienz.

Maßnahmen:
- Dehnung der verkürzten Weichteilstrukturen (Muskel, Sehne, Faszie) ↑ Cyriax-Therapie, ↑ Mobilisationstechniken
- Vorbereitung mit Wärmemaßnahmen (bei akuten Syndromen ↑ Eisbeh.) und Massagetechniken.

■ **Beh. Ges.:** Beseitigung der aktiven Insuffizienz.

Maßnahmen:
- Aktivierung der geschwächten Nerv-Muskel-Einheit mit ↑ Stemmführungen, ↑ PNF-Techniken, evtl. ↑ Schwellstrombehandlung, ↑ Elektromyostimulation

■ **Beh. Ges.:** Beseitigung falscher Bewegungsmuster.

Maßnahmen:
- Korrektur der muskulären Fehlsteuerung ↑ Brügger-Therapie
- Nutzung peripherer Atem- und Bewegungsansätze
- Verbesserung der Feinmotorik.

Hypermobilität (nach BROKMEIER, 1980)

Beh. Ges.: Erkennen der reflektorischen Zusammenhänge im Arthron (Hemmung, Hartspann, Schmerzirradiation ↑ Tendomyosen, ↑ pseudoradikuläre Syndrome) und befundspezifisches Angehen.

Maßnahmen:
- funktionelle Verbände, die nur die Bewegung in Richtung des Schadens bremsen, alle anderen Gelenkfunktionen zulassen
- ↑ Eisbehandlung bei akuten Beschwerden, 15 min
- direkte gezielte Druckeinwirkungen auf die Trigger points
- ↑ Kombinationsbehandlung Ultraschall und Reizströme

Beh. Ges.: Detonisieren und Dehnen der hartverspannten Muskeln. Stoffwechselsteigerung durch aktive Hyperämisierung.

Maßnahmen:
- ↑ Mobilisationstechniken
- Muskel maximal anspannen lassen, Spannung 7 s halten, danach gut entspannen (Sherrington 1)
- aktive wiederholte Bewegungen langsam und gegen Widerstand entspannen den Antagonisten durch reziproke Hemmung (Sherrington 2)
- aus bestmöglicher passiver Dehnung maximal anspannen lassen, 7 s halten, langsam entspannen und passiv weiterdehnen, 5mal hintereinander (postisometrische Relaxation)
- aus Dehnstellung heraus ↑ Massagebehandlung
- aus Dehnstellung Quermassage nach CYRIAX am Übergang vom Muskel zur Sehne, an der Sehne und am Übergang der Sehne zum Periost, langsam und rhythmisch arbeiten ↑ Cyriax-Therapie
- Periostbehandlung ↑ Massage

Beh. Ges.: Kräftigung der Gesamtheit der Muskeln, so daß sie die Hypermobilität des Gelenks stabilisieren und kompensieren können.

Maßnahmen:
- statisches Krafttraining: nach Entspannen der Agonisten, Kräftigung der Antagonisten
- sind Agonisten und Antagonisten gleich stark, werden beide Gruppen mit einem dynamischen Krafttraining zur Sollstärke entwickelt
- Koordinationsschulung mit ↑ PNF-Techniken unter Beachtung der gelenksichernden Funktion, s. auch ↑ Brügger-Therapie

- ↑ Stemmführungen, ↑ Stabilisationstraining für das Kniegelenk.

Beachte: Nicht über die Ermüdungsschwelle hinaus arbeiten. Täglich wenigstens 5 min üben ist vorteilhaft.

Hämophilie

(Bluterkrankheit)

Lit.: nach SCHIMPF und EBERSPÄCHER in 70, 262

Ziel: Verhinderung von Blutungen durch Substitutionstherapie und adäquates Verhalten, Erreichen und Erhalten optimaler Gelenk- und Muskelfunktionen.

- **Beh. Ges.:** Anleitung für adäquates Verhalten.

Maßnahmen:
- Besprechen und Üben der Selbstwahrnehmung beginnender Gelenk- und Muskelblutungen, der Frühbehandlung durch Selbstinjektion zur Substitution, das Führen von Kontrollbögen darüber in Absprache und mit Kontakt zum behandelnden Arzt und einem Hämophiliezentrum.
  Regelmäßige sichtbare, tastbare, meßbare Kontrolle (Umfangmessungen) im Seitenvergleich. Kniegelenk auf tanzende Patella hin überprüfen. Tonuserhöhungen und Druckempfindlichkeiten im M. iliopsoas können durch eine Hüftgelenk- oder Psoasblutung ausgelöst sein. Bei größeren Blutungen kann durch Kompression von Nerven auch eine Lähmung entstehen.

- Erarbeiten eines guten Körper- und Bewegungsgefühls, dabei alle Bewegungen wie gegen gedachten oder gegen realen Widerstand ausführen.
  Das gibt Gelenksicherung. Beuger und Strecker sind gleichzeitig innerviert. Gefährdete Gelenke mit Verbänden sichern, auch nachts.

Kontraindikationen: Den Widerstand nicht plötzlich wegnehmen, keine ruckhaften Bewegungen ausführen. In durchlaufenden Muskelketten üben mit innerer Beteiligung. Die Gelenke achsengerecht belasten, Rotations-, Scher- und Zugbelastungen ausschalten.
Keinen Vierfüßlerstand, keinen Kniestand ausführen.
Kein Hüpfen, Springen, Stoßen, Schlagen, Ziehen.
Keine Partnerübungen ober Ringkämpfe.
Keine Wärmeanwendungen, keine Massagen, keine harten Unterlagen.
Keine Ausdauerbelastungen (nicht länger als 4 km Wandern), viele kleine Pausen mit Hochlagerungen einfügen.

Hämophilie 2

Beh. Ges.: Schmerzlinderung, Resorptionsförderung, Kontrakturverhütung und Rehabilitation nach *Blutungen ins Kniegelenk*.

Maßnahmen:
- Lagerung des Kniegelenks in 25° Flexion ist schmerzlindernd und am besten entspannend für die bindegewebigen Gelenkanteile. Sobald der Schmerz es zuläßt, sollte aber in Streckstellung gelagert werden.
- Nach Substitutionstherapie ist in 2 bis 3 Tagen isometrische Anspannung des M. quadriceps günstig.

> **Kontraindiziert** ist 2 bis 3 Wochen 25° Beugestellung im Kniegelenk, weil danach die Streckfähigkeit nicht wieder erreicht wird.

- ↑ Eisbehandlung
  Die isometrische Anspannung des M. quadriceps wird vorteilhaft durch druckfreies Längsstreichen mit einem Eiswürfel stimuliert. In Gelenknähe wird mit dem Eiswürfel gestrichen, bis eine Analgesie (nur kurz andauernd!) eingetreten ist. Gleich danach üben, aktiv!

> **Kontraindiziert** sind Eispackungen oder Eisbeutel, da die reaktive Hyperämie zu intensiv ist.

- Nach 3 bis 4 Tagen wird ein Schaumstoffpolster mit einer elastischen Binde um das Knie gewickelt, so fest, daß nur achsengerechtes Bewegen möglich ist, Rotations- und Seitbewegungen ausgeschlossen sind.
- In dieser Sicherung vorsichtig und aktiv strecken (bes. Vastus medialis des M. quadriceps) und noch vorsichtiger beugen üben. Eventuell mit der Gegenseite vorher üben!
- ↑ PNF-Technik nur achsengerecht in der Sagittalebene durchführen.

> **Kontraindiziert** sind Kniebeugungs- und Rotationskomponenten; Traktion, Approximation und Stretch (Anwendung des Dehnungsreflexes) auch nicht einsetzen!

- Bei Streckhemmung in Knie- und Hüftgelenk zur Vermeidung von Fehlbelastung der Wirbelsäule den Schuh so weit erhöhen, daß mit der ganzen Sohle aufgetreten werden kann.
- Bei Spitzfuß Absatzerhöhung, orthopädische Schuhe.
- Bei instabilen und fehlgestellten Gelenken evtl. Schienen zum Anschnallen anfertigen.

- Schulung der Gesäßmuskulatur auf dem Therapieball und in ↑ Schlingengerätbehandlung bei gesicherten Gelenken.

> **Beh. Ges.:** Schmerzlinderung, Resorptionsförderung, Kontrakturverhütung und Rehabilitation nach *Blutungen ins obere Sprunggelenk.*

Maßnahmen:
- Hochlagerung, exakte Null-Stellung im oberen Sprunggelenk
  (90° Dorsalextension), kleines Polster unter der Achillessehne, Rolle unter Kniegelenk (leichte Knieflexion entspannt den M. triceps surae), Spitzfußkasten.
- als Kreislauftraining Sohlenkontakt spüren (nicht belasten)
- mit Eiswürfeln das Gelenk umstreichen, danach im Tape-Verband gesichert aktiv vorsichtig bewegen
- zur Stabilisierung aktives Üben gegen dosierten Widerstand
  Die Physiotherapeutin fixiert die Ferse in Dorsalextension des Fußes (90°) und gibt den Auftrag zur aktiven Kniebeugung. So spannt sich der M. gastrocnemius an.
- Kräftigung der Fußheber durch Widerstand an der Dorsalseite des Fußes, Steigerung durch zusätzliche Anspannung des M. quadriceps (durchlaufende Innervation vom M. tibialis anterior zum M. quadriceps)
- Üben der Plantarflexion des Fußes
  Eine Hand gibt Gelenksicherung, eine Hand umfaßt die Ferse. Der Unterarm der Physiotherapeutin liegt an der Fußsohle.
- bei Mobilisation PIR-Techniken, ↑ Mobilisationstechniken.

> **Beh. Ges.:** Schmerzlinderung, Resorptionsförderung, Kontrakturverhütung und Rehabilitation nach *Blutungen ins Hüftgelenk.*

Maßnahmen:
- schmerzlindernde Beugehaltung in der Hüfte sollte baldmöglichst aufgegeben werden

> **Kontraindiziert** sind passive Dehnungen aus Bauch- und Rückenlage!

- aktives Üben der Hüftstreckung und Abduktion aus Seitlage auf der gesunden Seite
  Die Physiotherapeutin nimmt einen Teil der Schwere des Beines ab und gibt Widerstand gegen aktive Abduktion und Hüftstreckung.

> **Beachte:** Schwäche oder Ausfall des M. quadriceps weist auf eine Druckschädigung des N. femoralis bei einer Iliopsoasblutung hin!

- ↑ Unterwassergymnastik sehr günstig

- ↑ Schlingengerät-Behandlung
  Knie- und Sprunggelenke mit Schaumstoff und Bandagen gesichert in den Schlingen, so beidseitig-wechselseitig Gehübungen durchführen, dabei darf der Widerstand nur gegen Hüft- und Kniestreckung gegeben werden.

> **Beh. Ges.:** Schmerzlinderung, Resorptionsförderung, Kontraktverhütung und Rehabilitation nach *Blutungen ins Ellbogengelenk*.

Maßnahmen:
- richtige Lagerung am wichtigsten, sobald wie möglich volle Ellbogenstreckung anstreben! Wechsel zwischen Supination und Pronation bei gestrecktem Ellbogengelenk im Sitzen, Stehen und Liegen.

> **Kontraindiziert** sind Biceps-Dehnungen (wie Tasche tragen usw.), weil M. biceps gegen die Dehnung arbeitet und dies Blutungen begünstigt.

- Kräftigung der Ellbogenstrecker Methode der Wahl, evtl. unterstützt durch ↑ Fingerstrecktechniken bei möglichst gestrecktem Ellbogengelenk
- Üben der Gebrauchsbewegungen.

> **Beh. Ges.:** Allgemeinbehandlung, Konditionierung.

Maßnahmen:
- milde ↑ Hydrotherapeutische Reize, jedoch keine Wärmemaßnahmen und keine größeren Eisbehandlungen als Bestreichen mit Eiswürfeln
- Radfahren im Intervallprinzip
- ↑ Unterwassergymnastik mit gesicherten Gelenken.

> **Beachte:** Kein Brustschwimmen mit Beinschlag, nur Rückenschwimmen und dabei mit den Beinen kraulen.

Hämorrhoiden

(Erweiterung des Gefäßknäuels der Rektum-Analregion)

Ziel: Beschwerdefreiheit.

> **Beh. Ges.:** Lokale Entstauung, Vermeidung von schädigenden Einflüssen, Hautpflege.

Maßnahmen:
- nachts Fußende des Bettes etwas erhöhen oder Becken-Bein-Hochlagerung

- Spannungsübungen für den hinteren Beckenboden (s. ↑ Beckenbodeninsuffizienz) in Becken-Bein-Hochlagerung
- Tiefatemübungen unter Weitstellung des Basis- und Flankengebietes in Becken-Bein-Hochlagerung oder Kopf-Tieflagerung, am besten in Kerzenstellung, wirken sehr entstauend. Vermeidung von Nachpressen bei der Ausatmung, weil dadurch die Strömungsgeschwindigkeit in den kaudalen Venen sinkt.
- Angehen einer statischen Insuffizienz wie ↑ Knick-, Senk-, Spreizfuß, ↑ X-Bein, ↑ Haltungsfehler
- Vermeiden von langem Stehen und Sitzen und ungenügenden Bewegungsreizen
- viel Schwimmen
- kalte Waschungen stets nach dem Stuhlgang, kalte Tauchsitzbäder, auch mit Eichenrindezusatz, danach After ölen
- Heilerdeauflage (kühl) auf die Analgegend und Maßnahmen gegen den Juckreiz ↑ Bäder mit Medikamentenzusatz
- nachts mit T-Wickel schlafen
- für weichen Stuhlgang sorgen
- ↑ Beckenbodeninsuffizienz, ↑ Obstipation, ↑ Ptosen, ↑ Venensystem-Erkrankungen.

Handchirurgische Eingriffe

Lit.: 58, 69, 74, 87, 108, 109, 121, 123, 154, 155, 221, 223, 224, 232, 255, 262, 276, 287, 350, 351, 353, 357, 366, 368, 382

Ziel: Wiederherstellung der bestmöglichen Funktion der Hand.

Vor der Operation

- Vorstellung bei der Physiotherapeutin, damit sie die Ausgangssituation für die Nachbehandlung kennt.

Nach der Operation

Beh. Ges.: Herstellung regulärer Durchblutungsverhältnisse, Entspannung der Hand- und Fingermuskulatur.

Maßnahmen:
- Lagerung in Mittelstellung als Ausgangsstellung zum Üben
  Fingergelenke in mittlerer Beugestellung, Handgelenk in leichter Dorsalflexion, Arm in leichter Abduktion im Schultergelenk und Außenrotation (Hand hochgelagert)
- Hochheben des Armes mit gestrecktem Ellbogen
  mindestens 50mal am Tag, dabei mit den vom Verband freigelassenen Gelenken Fingerspiel ausführen.

Handchirurgische Eingriffe **2**

> **Beachte:** Keine Armtragetücher anlegen, weil die Blutzufuhr dadurch beeinträchtigt wird und es leicht zu Kapselschrumpfung im Schultergelenk kommt!

- ↑ Eisbehandlung im Wechsel mit isometrischen Spannungsübungen
  von proximal nach distal mit einem Eisbeutel abtupfen, danach isometrisches Anspannen von Unterarm- und Handmuskeln (anfangs gibt die Physiotherapeutin, später der Patient sich selbst Haltewiderstand), längere Entspannungsphasen einhalten, nie Schmerzgrenze überschreiten.

Nach Abschluß der Wundheilung

■ **Beh. Ges.:** Spannungsaufbau.

Maßnahmen:
- ↑ PNF-Techniken
  erst kräftigere proximale Muskelgruppe spannen lassen und durch „overflow" die schwächere fördern
- in der Übungspause evtl. ↑ Eisbehandlung
- alle Gelenke einzeln und auch koordiniert im Zusammenspiel bewegen, dabei Handgeräte nutzen
  Ausdrücken von Bällen und Schwämmen, Arbeiten mit Gummibändern, Plastikmasse, Handknete u. a.
- funktionelle ↑ Ergotherapie.

■ **Beh. Ges.:** Aktive Mobilisation.

Maßnahmen:
- ↑ PNF-Techniken
  Mobilisationstechnik „langsame Umkehr" (halten, entspannen, aktiv weiterziehen), rhythmische Stabilisation als Entspannungstechnik zwischendurch nutzen.

> **Beachte:** Schmerz, Schwellung, Temperaturerhöhung zeigen an, daß die Dosierung zu hoch war!

■ **Beh. Ges.:** Vermeidung von Atrophien, Kräftigung, Schulung der Geschicklichkeit und Sensibilität.

Maßnahmen:
- Einzelbewegungen, besonders Greifformen und Muskelkettenbewegungen auf Ausdauer und Kraft üben
  Haltewiderstand z. B. am Ober- oder Unterarm geben und dabei die Finger dynamisch bewegen lassen oder konzentrischen Widerstand für wiederholte Kontraktionen geben. Bei der Fingerbeugung wird das Handgelenk in Dorsalflexion stabilisiert. Bei der Fingerstreckung wird evtl. am Tischrand die Mittelhand fixiert.
  Nach Bandverletzungen muß achsengerechte Gelenkführung gesichert sein.

> **Beachte:** Größte Vorsicht mit passiven Dehnungen! Nicht die Schmerzgrenze dabei überschreiten. Passive Bewegungen

sind nur erlaubt nach Sehnendurchtrennung, die nicht primär versorgt wurde und evtl. nach Rheuma-Operationen.

- funktionelle ↑ Ergotherapie.

> **Kontraindikationen:** Wärmeanwendungen wie heiße Bäder, Heißluft, Kurzwelle, da sie die Entstehung des Sudeckschen Syndroms begünstigen.

Nach Muskel- oder Sehnentranspostion

■ **Beh. Ges.:** Einschleifen der Bewegungs- und Zugrichtung.

Maßnahmen:
- einige Behandlungen mit ↑ Schwellstrom oder ↑ Exponentialstrom, s. auch ↑ Elektromyostimulation
- Bandagenversorgung wie z. B. nachts Faustverband, Quengelhandschuh mit Radialisschiene
- bei Läsionen peripherer Nerven ↑ Lähmungen, schlaffe
- Bewegungsbehandlung mit dem Ziel aktiver Durchblutungsförderung, Dehnung und Entspannung verspannter und verhafteter Gewebsteile, aktive Mobilisation, danach funktionsgerechte Kräftigungs- und Koordinationsübungen, Funktionsschulung.

Nach Sehnennaht

Ziel: Volle Funktion der Hand als Greif- und Tastorgan.

■ **Beh. Ges.:** Lösung von Verhaftungen zwischen Sehnen und Umgebung und Erhaltung der Gleitfähigkeit.

Maßnahmen:
- ↑ Eisbehandlung, Kurzzeitapplikationen oder Paraffinkneten
- Entlastung der Nahtstelle durch Annäherung von Ursprung und Ansatz des Muskels
- nach Abheilung Einreiben mit Narbensalbe
- Verschieben der Gewebsschichten gegeneinander
- Mobilisieren der Karpo-Metakarpalgelenke
- Zug der Sehne an der Narbe durch isometrisches Anspannen.

> **Beachte:** Die Zugbeanspruchung ist der physiologische Reiz für die Narbenreifung. Nach Sehnennähten ist Narben-Verschiebetechnik gleichzeitig mit aktivem Zug der Sehne (isometrische Anspannung) der wichtigste Teil der Nachbehandlung (LANZ u. a., 1980).

- jede Stunde 10- bis 20mal Muskel in Annäherung anspannen und lösen.

■ **Beh. Ges.:** Entstauung.

Maßnahmen:
- Hochlagerung
- mehrmals stündlich z. B. Arme über den Kopf erheben und die freien Finger bewegen
- tief einatmen mit Weitwerden in der Rumpfmitte.

■ **Beh. Ges.:** Kontrakturenbehandlung.

Maßnahmen:
- ↑ PNF-Techniken wie Gegenspannen – Entspannen, rhythmische Stabilisation an der Bewegungsgrenze, passiv weiterziehen – aktiv halten
- PIR-Techniken ↑ Mobilisationstechniken.

Nach Nervennaht

Ziel: Volle Wiederherstellung der Nervenfunktion.

■ **Beh. Ges.:** Erhaltung der Gelenkbeweglichkeit.

Maßnahmen:
- vorsichtiges passives Durchbewegen der Gelenke unter totaler Entlastung der Nahtstelle.

■ **Beh. Ges.:** Erhaltung der kontraktilen Substanz und des Bewegungsgefühls.

Maßnahmen:
- selektive ↑ Exponentialstrombehandlung (s. auch S. 37)
  Man nimmt vorteilhaft Dreiecksimpulse mit t_{an} = 200 bis 300 ms, damit keine zu plötzliche Zuckung erfolgt. Die Elektroreizung muß unter isometrischen Bedingungen zustandekommen, jeder Bewegungsausschlag muß durch Haltewiderstand ausgeschlossen sein. Die kleinen Handmuskeln sind einzeln mit Punktelektrode (Reizpunkte s. Abb. 21a u. b) zu stimulieren. Täglich bis zu 30 statischen Kontraktionen pro Muskel, der ab Nervennaht (s. Abb. 12–14) ausgefallen ist, reizen.
- als Vorbereitung zur Exponentialstrombehandlung und zur Förderung der Gewebsregenerierung im Nerven ↑ Stabile Galvanisation im Wasserbad
  Anode: an der Nervenwurzel, Kathode: im Wasserbad (37 °C), sensibel angenehm, 10 bis 15 min
- sensorisches Training
  Nach Bewußtmachen der sensorischen Einschränkungen, Gegenstände oder plastische Zeichnungen erst anschauen lassen, dann tastend wiedererkennen lassen.

- Intensionsübungen, verbunden mit aktiven, passiv-aktiven oder passiven Bewegungen (gesunde und kranke Seite zugleich) und dem Versuch der Bahnung der Innervation.

> **Beachte:** PNF-Techniken und Bewegungskomplexe sind ebenso wichtig wie das mentale Training der Bewegungsabläufe.

Hemiplegie

(Halbseitenlähmung nach Schlaganfall)
Lit.: 21, 23, 27, 59, 71, 75, 76, 89, 96, 98, 105, 107–109, 133, 137, 141, 151, 185, 193, 199, 200, 215, 221–223, 226, 232, 236, 228, 231, 279, 289, 314, 318, 333, 384, 388, 404, 419

Ziel: Lähmungsrückbildung, Verhinderung von Kontrakturen und Atrophien.

Hemiplegie-Behandlung des Erwachsenen nach dem Bobath-Konzept (nach 232 u. a.)

Stadium I (Frühphase): schlaffes Stadium mit starker Tonusminderung

Ziel: Vermeidung von spastikfördernden Stellungen und ungünstigen Kompensationsbewegungen, Lähmungsrückbildung.
Bei einer Hemiplegie entsteht meist eine Beugespastik des Armes und eine Streckspastik des Beines. Die gezeigte Behandlung ist auf dieses Muster abgestimmt. Abwandlungen sind beim Auftreten weiterer Symptome, z. B. der Pusher-Symptomatik, vorzunehmen.

> **Beh. Ges.:** Hemmung pathologischer Bewegungsmuster, Bahnung physiologischer Bewegungsmuster. In hemmend wirkenden Ausgangsstellungen werden an bestimmten Schlüsselpunkten manuelle Hilfen gegeben, damit physiologische Bewegungsmuster gebahnt werden.

Maßnahmen:
- Sofort nach Eintritt der Hemiparese ist der Patient spastikhemmend zu lagern und alle 2 h umzulagern. Hartes flaches Bett, feste Matratze.
  1. Seitlage auf der kranken Seite
     Kopf auf Kissen, horizontal eingestellt. Die betroffene Schulter wird vorgezogen und der Arm in Schulterhöhe nach vorn ausgestreckt, Handfläche zeigt zur Decke.
     Das kranke Bein ist im Hüftgelenk gestreckt, im Kniegelenk leicht gebeugt.
     Das gesunde Bein liegt angebeugt nach vorn auf einem Kissen vor dem kranken Bein.

Hemiplegie 2

Im Rücken des Patienten liegt ein Kissen, das ein Zurückrollen verhindern soll.

2. **Seitlage auf der gesunden Seite**
Kopf auf Kissen, horizontal eingestellt, der gesunde Arm liegt angebeugt vor dem Patienten, der kranke Arm ist nach vorn ausgestreckt auf einem Kissen. Hand und Finger sind geöffnet, das Schulterblatt von der Wirbelsäule entfernt.
Das gesunde Bein liegt gestreckt, das kranke Bein liegt mit *weniger* als 90° Knie- und Hüftbeugung vorn auf einem Kissen.

3. **Rückenlage**
Kissen unter dem Kopf, so daß die Halswirbelsäule leicht gebeugt ist. Der Kopf ist zur kranken Seite gedreht, bzw. geneigt. Das kranke Bein wird im Kniegelenk leicht gebeugt und in Mittelstellung zwischen Innen- und Außenrotation gelagert. Durch Sandsäcke an der Außenseite des Beines muß die Neigung zur Außenrotation verhindert werden.
Der Arm wird abwechselnd gelagert.
   a) Kranker Arm und Schulter liegen auf einem Kissen neben dem Rumpf, Ellenbogen gestreckt, Hand geöffnet, Finger gestreckt.
   b) Kranker Arm liegt auf einem Kissen neben dem Kopf, Handfläche zeigt zur Decke.

Die betroffene Gesäßhälfte wird etwas unterlagert, um eine Retraktion zu verhindern.

Beachte: Lagerung auf der betroffenen Seite ist am günstigsten, weil sie die Körperwahrnehmung dieser Seite fördert. Rückenlage ist am ungünstigsten, weil sie den Streckspasmus fördert. Fußkontakt am Bettende führt zu einem Extensorenstoß. Durch Schwerkrafteinwirkung wird die Becken- und Schulterretraktion gefördert.
Der Sitz auf einem Stuhl bietet eine optimale Hemmung.

- Gestaltung des Sitzens auf einem Stuhl vor einem Tisch, horizontale harte Sitzfläche, feste Rückenlehne, Armlehnen.
Füße ganzflächig am Boden. Zur Beckenkippung evtl. Brügger-Kissen im Rücken. Mit Oberkörpervorlagerung sind die Arme auf dem davorstehenden Tisch gelagert und die Hände zur Selbsthemmung gefaltet, der kranke Daumen liegt oben.

- Spezielle Vorgehensweisen bei Umlagerungen
  - **Beine anstellen:** Erst das gesunde Bein anstellen lassen, dann das kranke Bein mit der Ferse auf der Unterlage heranschleifen lassen, der Behandler faßt mit einer Hand die Zehen in Dorsalextension und mit der anderen in die Kniekehle und unterstützt so das Heranschleifen.
  - **Rumpf an den Bettrand verlagern:** Der Behandler legt eine Hand unter das Gesäß, die andere oberhalb des kranken Knies. Bei dem Auftrag „Gesäß hochheben und zu mir herüberlegen" wird Druck vom Knie her gegen den Fuß gegeben und das Beckenanheben unterstützt.
  - **Unterschenkel an der Bettkante hinabführen:** Erst das gesunde Bein ausstrecken lassen, dann das kranke Bein an den Zehenkuppen bzw. am Fußaußenrand fassen, die andere Behandlerhand unterstützt von den Kniekehlen aus den Auftrag: „Unterschenkel an der Bettkante entlang spürsam herunterführen!"

- **Aufsitzen am Bettrand:** Der Behandler greift mit einem Arm von hinten um die kranke Schulter (hält sie dabei in Protraktion) bis hin zur gesunden Schulter, die andere Hand faßt oberhalb des Knies den kranken Oberschenkel (bahnt dabei Außenrotation). Bei dem Auftrag „Aufsetzen!" schiebt der Patient seinen gesunden Arm über die Mittellinie nach vorn zu.

> **Beachte:** Jetzt kein Händefalten üben, da am kranken Arm erst einmal der Ellbogenstütz gebahnt werden soll (KIESEWETTER, 1995 in 232).

- Rumpfmobilisation zur Beeinflussung der Spastik von den zentralen Schlüsselpunkten zur Hemmung her: Sternum und Schultern.
  Der Behandler steht oder kniet hinter dem Patienten, er legt seine Unterarme unter die Achseln und seine Fingerkuppen fassen am Brustbein. Z. B. beim Auftrag: „Seitneigung nach rechts!" führt die eine Hand das Sternum nach rechts, der andere Unterarm hebt den Arm in Abduktion, beide Unterarme geben Zug nach kranial (232).

- krankengymnastische Frühbehandlung als Kreislauf- und Atembehandlung, 2- bis 3mal täglich 10 min
  große Gelenkbewegungen (konsensuell beginnend), Anregung der Lungenatmung, besonders der paretischen Seite (auch durch Schmalnaseneinstellung dieser Seite) von der Peripherie her, Becken anheben zur Glutaenkräftigung

- krankengymnastische Übungsbehandlung aus reflexhemmenden Ausgangsstellungen
  oftmals am Tag den Patienten auf die gesunde Seite legen. Schulter und Arm der kranken Seite etwas nach vorn legen (Rückenlage verstärkt das Streckmuster, in Seitlage treten seltener pathologische Reflexmuster auf), auch aus Seitlage auf der kranken Seite üben, siehe Seite 240

- Rollen aus Rückenlage in die Seitlage exakt üben
  mit gesundem Bein abstoßen, Rumpfdrehung entspannt die Extremitäten; außerdem wird die erkrankte Seite bewußter wahrgenommen

- möglichst zeitig die Körpermitte und die Taille stabilisieren
  Gewichtsverlagerungen im Liegen, Sitzen, Stehen; wird das beherrscht, dann

- Beinübungen aus allen Ausgangsstellungen, danach

- Stabilisierung der Schulter gegen den Rumpf
  Stützübungen aus den verschiedensten Lagen, erst danach

- Extremitätenübungen im Sinne von ↑ PNF-Techniken mit Ausnutzung von Massensynergien
  nicht den gesunden Arm zum Üben mit dem kranken nutzen, sondern symmetrisch üben (TODD)!

- ↑ Stemmführungen

- Schultergürtellockerung (stets vor den Armbewegungen)
  täglich alle Rotationsformen im Schultergelenk üben, beidseitig mit Stab oder Tuch üben, auch die Ellbogenstreckung üben!

- große Koordinationsübungen von Arm und Bein im Liegen und Sitzen zur Vorbereitung des Ganges, erst später

- Feinarbeit für Hand und Fuß, durch ein kurzes Tauchbad in Eiswassermischung (↑ Eisbehandlung) vorbereitet
- aus Sitzstellung rhythmische Gewichtsverlagerungen, dabei das Bein der Gegenseite vom Boden lösen
- spezielle Massagebehandlung
  Es werden nur feine bis große Schüttelungen zur Lockerung und Entspannung der Muskeln durchgeführt, auch Pinselungen bzw. feine Fingerspitzenstreichungen oder Eisbestreichungen zur Muskelstimulierung, jedoch nicht an Handflächen und Fußsohlen!

↑ Aphasien, ↑ Arteriosklerose, ↑ Ataxie, ↑ Blasenschließmuskellähmung, ↑ Dekubitus, ↑ Hypertonie, essentielle, ↑ Paresen, schlaffe, ↑ Pneumonie, ↑ Thrombophlebitis/Phlebothrombose, ↑ Zerebralparese im Kindesalter.

Stadium II: Spastisches Stadium mit Tonussteigerung

Ziel: Erlangen der Selbständigkeit, Gehen ohne fremde Hilfe.

Beh. Ges.: Minderung der Spastizität, Verbesserung der Sensorik.

Maßnahmen:
- Lagerung in spastikhemmender Stellung in Druckmanschetten nach JOHNSTONE (1980). Der Druck der Luftkissen, die sich der Extremität anformen, mindert vorübergehend die Spastik.
- ↑ PNF-Techniken und ↑ BOBATH-Methode mit anliegenden Manschetten oder kurz danach.
  Durch die eng anliegenden Druckmanschetten wird das sensorische Unterscheidungsvermögen verbessert.

Beh. Ges.: Bahnung eines neuen Gleichgewichtssinnes.

Maßnahmen:
- Übungen auf dem Hocker, dabei Bewegungen in die entgegengesetzte Diagonale ausführen lassen.

Beh. Ges.: Bei Verlust der Sensibilität, besonders der Tiefensensibilität: Ausnutzung propriozeptiver Hilfen zum Wiedererlangen der Sensibilität (23).

Maßnahmen:
- Gewichtsverlagerungen auf das befallene Bein üben bzw. die Belastungsreaktion auslösen
  Beachte: Keine Übungen ausführen lassen, die das Schwergewicht auf die gesunde Seite legen!
- Einleitung der Bewegung von proximal
  Zur Erleichterung der Arm-Hand-Fingerbewegung ist die Mobilisation des Schultergelenks ausschlaggebend. Zur Erleichterung der Bein-Fuß-Bewegungen sind Beckengürtelbewegungen notwendig.

- **Wahl der optimalen Ausgangsstellungen für die Bewegung**
  Der Patient hat die Fähigkeit verloren, sein sensomotorisches System zu dirigieren, deshalb sind optimale Ausgangsstellungen, die die distalen Bewegungen erleichtern und nicht blockieren, notwendig. Dies entspricht auch der ökonomischen Bewegungsbahnung.
- kreative Beschäftigungen wie Malen, Formen üben

Beachte: Hemiplegiker nie überlasten, auf Ermüdungserscheinungen achten!

- Elektrotherapie der Spastik, siehe Seiten 457–459.

Beh. Ges.: Rehabilitation nach dem Bobath-Konzept (232)
Durchbrechung des Regelkreises: abnormer Haltetonus – abnormale Bewegung – abnormale sensomotorische Rückmeldung

Maßnahmen:
- Abbau der tonischen Stützreaktion
  - Auslösezone (Rezeptorenfeld) sind der Fußballen und die langen Zehenflexoren. Druck und Berührung am Fußballen sowie Dehnung der langen Fußflexoren führen zu einer *Beugeantwort* (Flexion der Zehen und Inversion/Supination/Plantarflexion im Fußgelenk, Knieflexion und Flexion/Innenrotation/Adduktion in der Hüfte) oder zu einer Streckantwort (Flexion der Zehen und Inversion/Supination/Plantarflexion im Fußgelenk, mechanische Kniestreckung und Flexion/Innenrotation/Adduktion der Hüfte.
    Der Tonus erhöht sich dabei von distal nach proximal. Diese Auslösezone am Fußballen muß desensibilisiert werden in unterschiedlichen Ausgangsstellungen.
    Beispiel:
    Sitz auf dem Stuhl, Kg am Boden, manipuliert am Zehenballen des kranken Beines. Gelingt dies ohne positive Stützreaktion, wird anschwellend Druck auf den kranken Fuß ausgeübt. Der Patient übernimmt diese Aufgabe, belastet selbst diesen Fuß ohne die Ferse vom Boden abzuheben. Steigerung: abwechselnd Be- und Entlastung des Zellenballens üben.
    Auch weich-wiegend drehende Bewegungen an der Achillessehne und der Wadenmuskulatur und die Aufforderung: Ferse zum Boden absinken zu lassen, können hilfreich sein.
  - Hilfen geben beim Aufstehen aus dem Sitz
    Im Sitz gleichmäßig beide Füße belasten, dann mit gerader Wirbelsäule den Rumpf nach vorn verlagern, bis der Kopf sich über den Füßen befindet.
    Die Kg sitzt vor dem Patienten und gibt beim Aufstehen in Höhe der Gesäßmuskulatur Schub nach vorn/innen/oben. Dazu: „Bauch zu mir hin bringen!" Gleichzeitig wird von der Kg durch Zug am Knie nach vorn versucht, das Knie vor Hypertension beim Aufstehen zu bewahren.
    Wenn sich der Bewegungsvollzug eingeschliffen hat, können die taktilen Hilfen abgebaut werden.

■ **Beh. Ges.:** Einschleifen neuer Bewegungsmuster

Maßnahmen:
- Aktivierung von Arm und Bein aus
- Rollübung
- Üben des Beckenanhebens
- Üben von Hüftlexion und Rotation
- Bauchlage mit Ellbogenstütz
- Knie-Ellbogenstütz
- Vierfüßlerstand, Kniestand, Aufstehen vom Stuhl.

Stadium III: Relative Wiederherstellung

Ziel: Bekämpfung der Risikofaktoren der zerebrovaskulären Insuffizienz, allgemeine Konditionierung, Fortführung der funktionellen bzw. adaptativen Rehabilitation und damit Erreichung einer optimalen sozialen Integration (MÜLLER, 1987).

Beh. Ges.: Gute symmetrische Haltung in allen Lebenslagen, bestmögliche Rehabilitation, wenn möglich Erlangung der Erwerbsfähigkeit.

Maßnahmen:
- beim Aufstehen vom Sitzen soll das kranke Bein führen und das Körpergewicht zuerst auf dieses Bein verlagert werden. Becken gut nach vorn bringen!
- beim Hinsetzen soll sich die kranke Hand zuerst abstützten
- beim Gehen die Spina ilica ventralis der kranken Seite nach vorn bringen, dies lockert das Knie für die Schwungphase, und es kann zum Anheben das Bein flektiert werden
- täglich Treppensteigen und eine bestimmte Strecke gehen, dabei auf regelmäßige Ausatmung achten
- täglich 2mal 6 verschiedene Übungen (befundgemäß aufgestellt) je 7- bis 10mal hintereinander ausführen als Konditionstraining
- ↑ Unterwassergymnastik, Schwimmtherapie, besonders in Form eines Intervalltrainings
- ↑ Sauna, abschließend Duschen
- funktionelle ↑ Ergotherapie
- ↑ Rollstuhl-Training
- Einsatz der Physiotherapie entsprechend dem vorhandenen Rehabilitationspotential
- ↑ Ordnungstherapie.

Hepatitis

(Leberentzündung)

Ziel: Ausheilung.

Nach Abklingen des akuten Stadiums

Beh. Ges.: Verbesserung der Leberdurchblutung und des Allgemeinbefindens.

Maßnahmen:
- Periostbehandlung am rechten Rippenbogen zur Schmerzlinderung und bei ↑ Gallenwegsdyskinesien
- langliegende, häufig wiederholte Leib- und Rumpfwickel, bei unausgeglichenem Wärmehaushalt als Vorbereitung vom Bett aus ansteigende Arm- und Fußbäder.
Wickel 2- bis 3mal pro Tag für 2 bis 3 h (oder bis sie trocken sind) anlegen, evtl. die ganze Nacht angelegt lassen oder
- heiße Rolle über der Leber
vorsichtig abrollen von kaudal nach kranial zu am rechten Rippenbogen, Erschütterungen der Leber dabei vermeiden
- feuchte Wärme über dem rechten Oberbauch, wenn als angenehm empfunden
- ↑ Kurzwellentherapie der Leber, Kondensatorfeldmethode oder ↑ Dezimeterwellentherapie, Muldenapplikator
Kondensatorfeldmethode: EHA ventral 2 bis 4 cm, dorsal 6 cm, Dosis I bis II, 5 bis 10 min, jeden 2. Tag, insgesamt 12 Beh.
- Bürstenmassage zur Förderung der peripheren Durchblutung.

Beachte: In horizontaler Lage ist die Leber besser durchblutet als in der senkrechten.

Kontraindikationen: Warme Vollbäder (signifikante Abnahme der Leberdurchblutung).

Chronisch

Beh. Ges.: Langfristige Einstellung spezieller Lebensgewohnheiten, kurmäßig durchgeführte Umstimmungen, Reflexzonenbehandlung.

Maßnahmen:
- feuchte Wärme und Wickelbehandlung nach dem Essen
- zirkulär angelegte Peloid-Packungen, besonders bei Meteorismus
- segmentale Kataplasmen mit Fango, Leinsamen

- ansteigende Arm- oder Fußbäder, anschließend langliegende Wickel oder Packungsserien
- UV-Ganzkörperbestrahlung oder Reflexzonenbestrahlung (s. Abb. 9a und b) ↑ Phototherapie
- ↑ Kurorttherapie
- ↑ Gallenwegsdyskinesie, ↑ Hyperalgetische Zonen, ↑ Meteorismus, ↑ Obstipation, ↑ Ptosen, ↑ Schlafstörungen, ↑ Venensystem-Erkrankungen.

Herpes zoster ↑ Zoster

(Gürtelrose)

Herzbeschwerden, funktionelle

Mit vegetativ bedingten Stenokardien, Tachykardien, Herzklopfen, ↑ Dystonie, neurozirkulatorische.

Ziel: Beschwerdefreiheit, Leistungsfähigkeit.

Beh. Ges.: Regulierung des vegetativen Gleichgewichts, vegetative Umstimmung und psychische Beruhigung.

Maßnahmen:
- ↑ Bindegewebsmassage, Periostbehandlung und Vibrationen in verspannten muskulären Arealen, siehe Abbildung 3a–c und ↑ Angina pectoris
- ↑ Entspannungsbehandlung, ↑ Dehnlagerungen
- Yoga-Therapie in spezieller Abwandlung, siehe Seite 205
- ↑ Stellatum-Blockaden mit Reizströmen bei erhöhtem Sympathikotonus
- ↑ Hydrotherapeutisches Programm in ansteigender Dosierung
- täglich Trockenbürstungen
- Regelung der Biorhythmen und der Lebensweise
- ↑ Ordnungstherapie, Psychotherapie, ↑ Neurosen
- ↑ Sauna, 1mal wöchentlich
- problemlose Betätigung in der Natur, Gartenarbeit, besonders als Ausgleich bei geistig Arbeitenden
- ↑ Kneipp-Therapie (Tab. 10)

Tabelle 10 Behandlungsplan für die 1. Woche der Kneipp-Therapie bei Angina pectoris vasomotorica (32)

	Früh	Vormittags	Nachmittags	Abends
Montag	Trockenbürstung Oberkörper	Fußbad mit Rosmarin	Armbad mit Fichtennadelextrakt, rechter Arm	
Dienstag	Unterkörperwaschung	kalte Herzkompresse	Wechsel-Fußbad	
Mittwoch	Oberkörperwaschung	Wechsel-Kniguß	Armbad mit Rosmarin	
Donnerstag	Unterkörperwaschung	Wechsel-Armguß	Fußbad mit Heublumen	Wassertreten
Freitag	Trockenbürstung Oberkörper	Kniguß	Wechsel-Armguß und Gesichtsguß	Wadenwickel
Samstag	Unterkörperwaschung	Dreiviertelbad mit Rosmarin und Bürsten		Wassertreten

- Gymnastik oder Sport, wobei eine rhythmische Betätigung mit den Füßen bei Lockerlassen des Schultergürtels günstig ist, Gehen, Laufen, zunächst als Intervalltraining.

Beachte: Nach Wiederherstellung der allgemeinen und muskulären Entspannungsfähigkeit sowie der guten Koordination von Atmung und Bewegung gilt es, den Funktionskreis der Haut und der Muskulatur systematisch aufzutrainieren. Dies entlastet das Nervensystem und bewahrt das Gefäßsystem vor unangepaßten Reaktionen.

Herzerkrankungen – Übersicht

Lit.:16, 18, 31, 32, 56, 60, 70, 98, 99–103, 111–113, 134, 143–146, 164, 180, 217–223, 232, 236, 243–245, 282, 311–314, 358, 362, 363, 373, 374, 378, 422

Sie sind nachzuschlagen:

↑ Herzbeschwerden, funktionelle. S. 247

Herzinsuffizienz, S. 249 (Linksherzinsuffizienz S. 249, Rechtsherzinsuffizienz S. 252, Globalinsuffizienz S. 253)

Herzklappenfehler S. 255

Herzkrankheiten, ischämische S. 257 (Angina pectoris S. 257, Herzinfarkt S. 260)

Herz-Kreislauf-Beschwerden im Alter S. 265

Herzschrittmacherbehandlung S. 265

Herzinsuffizienz

Unvermögen des Herzens, bei ausreichend venösem Blutangebot mit dem Auswurfvolumen den metabolischen und zirkulatorischen Anforderungen der Organe zu entsprechen.
Akute Herzinsuffizienz ist meist Folge eines größeren Ausfalls kontraktiler Substanz, z. B. Infarkt.

Linksherzinsuffizienz

Die akute Linksherzinsuffizienz weist ein erheblich reduziertes Auswurfvolumen auf, es kommt zur Lungenstauung und zum Lungenödem.

Ziel: Periphere Gefäßerweiterung zur Senkung der Nachlast.

> **Beh. Ges.:** Herabsetzung des peripheren Widerstandes durch Weitstellung der Kapillaren (zur Erleichterung der Arbeit des Herzmuskels).

Maßnahmen:
- Hautreizgriffe, Trockenbürstungen, Waschungen mit Frottierung
- leichte Erwärmungen der Körperoberfläche
- isometrische Spannungsübungen mit Betonung der Entspannung für periphere Muskeln
  Senkung des Muskeltonus erniedrigt auch die Spannung der Gefäßwände. Die Übungen werden anschwellend zur Einatmung, langsam abschwellend zur Ausatmung durchgeführt, dann 2 bis 3 Atemzüge nur der Entspannung nachspüren.
- aktive Bewegungen in den peripheren Gelenken.

> **Beachte:** Vergrößerung des peripheren Widerstandes bedeutet vermehrte Herzarbeit. Jede Muskelarbeit wirkt auf den arteriellen Schenkel. Damit ist auch ein veränderter Strömungswiderstand gegeben. Die isometrischen Spannungsübungen wirken nur auf den arteriellen Schenkel. Die freien aktiven Bewegungen fördern die arterielle Durchblutung bei gleichzeitiger venöser Rückstromförderung.

> **Kontraindikationen:** Ausgesprochen rückstromfördernde Maßnahmen.

Nach Abklingen der Stauungen im kleinen Kreislauf

Ziel: Ökonomische und ausgewogene Hämodynamik.

> **Beachte:** Sind keine erheblichen Stauungen im kleinen Kreislauf, darf der Rückstrom begrenzt gefördert werden, weil

dadurch das linke Herz entlastet wird und mit der größeren Kammerfüllung ein größeres Schlagvolumen entsteht, dessen Bewältigung für den Herzmuskel auf die Dauer ökonomischer ist als die hohe Schlagfrequenz.

Beh. Ges.: Steigerung des venösen Angebots in den Kammern (Rückstromanregung).

Maßnahmen:
- herzwärts gerichtete Massage (Streichungen, Drückungen)
  mit der Einatmung unter leichtem Druck herzwärts streichen, während der Ausatmung drucklos zurückgehen,
  während der Einatmung mit anschwellender Kraft drücken, während der Ausatmung langsam lösen
- ↑ Herz-Kreislauf-Training
- vertiefte Atmung unter guter Zwerchfellbeteiligung, bei der eine Sogwirkung auf die Venen entsteht.

> **Kontraindikationen:** Stauungen im kleinen Kreislauf und Stenosen an Herzklappen.

Beh. Ges.: Erhöhung der Effektivität der Herzleistung durch Ökonomisierung der Bewegung und Verbesserung der Atembewegung im Basis- und Flankenbereich.

- Einnehmen von Lagerungen und Stellungen, die besonders die Atembewegung im dorsalen Basisgebiet und die Flankenatmung begünstigen
- Korrektur einer brustbein-schlüsselbeinwärts gerichteten Hochatmung bei ungenügender oder fehlender Basis- und Flankenatembewegung
- lockernde Nackenmassage zur Ausschaltung von Atemhilfsmuskeln
- Korrektur einer Preßatmung, befundgerecht!
  verpreßte Mundeinstellung, Nachdrücken von den Oberbauchmuskeln her bei der Ausatmung abgewöhnen
- Einregulierung eines optimalen Atemrhythmus
  Die Ruheatmung sollte Einatmung, Ausatmung und Pause im Verhältnis etwa 3:3:2 aufweisen. Bei Herzpatienten ist oftmals die Einatmungsphase länger als die Ausatmung, und die Pause fehlt. Bei der Therapie wird zunächst versucht, die Ausatmungsphase über Massagehandgriffe oder tönendes Ausatmen etwas zu verlängern. Der Einatmungsbeginn muß jedoch immer autonom bleiben. Er darf weder kommandiert noch vom Patienten durch Überaktivität willkürlich reguliert werden. Das gilt auf jeden Fall in der Entspannungbehandlung.
- Nasenstenoseübungen zur Zwerchfellanregung, jedoch nur, wenn dabei kein Einsatz von Atemhilfsmuskeln erfolgt

Herzinsuffizienz 2

- geführte und tönende Ausatmungsübungen zur Kräftigung von Zwerchfell und Mm. intercostales: Strömungslaute, Summen, Vokale
- Korrektur einer erhöhten Atemfrequenz (20 bis 25 Atemzüge/min sind zu hoch) über atemrhythmische Massage in der Peripherie oder atemrhythmische aktiv-passive Bewegungen in peripheren Gelenken. Dabei wird zunächst nur die Ausatmungsphase etwas verlängert.
- Dosiert ansteigende Bewegungsbelastung (Atemminutenvolumen soll durch Atemzugvertiefung und nicht durch Frequenzsteigerung erhöht werden!):
  1. atemregulierende isometrische Spannungsübungen von den Füßen her, synchron zur Einatmung dosiert anschwellenden Widerstand geben, synchron zur Ausatmung langsam die Muskeln entspannen. Thorax und Bauchdecken sollen dabei bei der Ausatmung absinken. Nach jeder Übung 1 bis 2 unwillkürliche Atemzüge als Nachatmung vergehen lassen.

  Beachte: Die Widerstände an den Zehen und Füßen so setzen, daß es dabei nicht zum Atemanhalten kommt.

  2. ↑ Entspannungsmaßnahmen und Körpertastarbeit durch Schwerwerden des Körpers, Tastarbeit für die aufliegenden Körperflächen, Füße oder Hände hinausdehnen bis zu Dehnlagerungen, dabei lösende Massagehandgriffe, dem Luftweg in der Nase nachspüren, Schultergürtel entspannen.

Beh. Ges.: Allmähliche Verbesserung der Belastbarkeit im Bett.

Maßnahmen:
- aktive Bewegungen, zuerst in kleinen peripheren Gelenken, allmählich mehr Gelenke und Muskelgruppen einbeziehen, ↑ Herz-Kreislauf-Training
- als Steigerung aktive Bewegungen und Widerstandsübungen
  Die für die aufrechte Haltung so wichtigen Streckergruppen an den Beinen und am Rumpf betont beüben.

  Beachte: Zur Erzielung eines Ausdauereffektes ist mehrmaliges Wiederholen einer Übung mit zwischengeschalteten Pausen notwendig (Intervallprinzip).

- Aufrichteübungen vom Liegen zum Sitzen und Sitz an der Bettkante unter Vermeidung von Preßatmung
  bei Preßatmung Aufrichtehilfen geben, insuffiziente Bauch- und Rückenmuskeln von der Peripherie her kräftigen,
  beim Sitz an der Bettkante Füße auf eine Bank setzen, nicht baumeln lassen, Beine vorher wickeln

  Beachte: Die Verbesserung der Koordination des Bewegungsablaufs bedeutet eine Verringerung des Sauerstoffverbrauchs während der Übung, ist somit eine indirekte Herzentlastung.

- Übungen im Bett, Bettkantensitz, Stand vor dem Bett, anschließend wieder hinlegen

Steigerungsmöglichkeiten:
- Übungen im Sitz, auch kombiniert mit Gehen im Zimmer, Hinlegen
- Gehen mit Pausen im Sitzen
- Gehen mit Pausen im Stehen
- Gehen, Treppensteigen mit Pausen im Sitzen oder Stehen
- Gehübungen 60 bis 100 bis 120 Schritte/min und Dauer von 10 bis 30 min, evtl. im Intervall schneller und langsamer gehen
- Geh- und Steigeübungen (Oertelsche Terrainkur)
- Alltagsbewegungen unter vorteilhafter Verbindung von Atmung und Bewegung, Vermeidung von Atemanhalten und Preßatmung: Hinlegen, Aufstehen, Bücken, Wiederaufrichten, Tragen usw.

Rechtsherzinsuffizienz

Akute Rechtsherzinsuffizienz ist meist Folge der Linksherzinsuffizienz.

Cor pulmonale chronicum: Herzveränderung durch chronische Widerstandserhöhung im Lungenkreislauf.

Ziel: Verbesserung der Ventilation.

Dekompensiert

Beh. Ges.: Entlastung des Kreislaufs, Verbesserung der Atmungsfunktion, Ausschalten von schädigenden Einflüssen.

Maßnahmen:
- Optimale Lagerung
  Rückenlage im Bett, Oberkörper schräg erhöht, Knie weit auseinander auf einer Rolle gelagert, kleines Kissen unter das Steißbein zur Rundung des Rückens (verbessert die Einbeziehung des hinteren Zwerchfellschenkels in die Atembewegung), Kopf aus Streckstellung zur Seite gedreht, Schultergürtel entspannt, Arme gelagert, Schaumgummipolster am Fußende für Fußtretbewegungen und Sohlendruck.

- Lösung verspannter Muskelgruppen, besonders in der Nackengegend, durch leichte Massagehandgriffe

- Anregung der Zwerchfelltätigkeit über Nasenübungen; Mundatmung unbedingt abstellen

- Ausschaltung der Preßatmung (s. a. ↑ Ventilationsstörungen, obstruktive), Erlernen vorteilhafter Atemführung
  evtl. gähnend einatmen mit geschlossenen Lippen, blasend auf „pöh, püh" ausatmen

- evtl. Unterleib mit elastischer Binde wickeln
  Bei zu geringer Lungenelastizität wird etwas Bauchmuskelkraft zur Ausatmung gebraucht. Es müssen erst die Unterbauchmuskeln und danach die Oberbauchmuskeln anspannen, sonst erfolgt Atempressung mit der Gefahr des „air trapping". Über die ventrale Muskelkette von den Füßen her während der Ausatmung eingesetzt, kann das Nacheinander der Bauchmuskelspannung vorteilhaft gebahnt werden.

- ↑ Inhalationstherapie
- Massage der Hände, Füße und Waden, auch Bürstenmassagen
- Anregungen für leichte aktive Bewegungen mit Händen und Füßen geben
- ↑ siehe unten Entlastungsphase.

Kompensiert

Beh. Ges.: Erwerb von adäquaten Lebensgewohnheiten, befundgemäße krankengymnastische Behandlung.

Maßnahmen:
- befundgemäße ↑ Atemtherapie und Abstellen von Fehlatemformen, Ökonomisierung der Atmung
- ↑ Asthma bronchiale, ↑ Bronchitis, chronische, ↑ Lungenemphysem
- vorsichtig einschleichende Bewegungstherapie, die körperliche Belastbarkeit ist relativ gering.

Globale Herzinsuffizienz

Es besteht eine Links- und Rechtsherzinsuffizienz.
Beispiel für eine phasengerechte Behandlung, die aus der Dekompensation herausführen soll.

Ziel: Kompensierter und leistungsfähiger Kreislauf.

Entlastungsphase

Beh. Ges.: Allgemeine Entlastung.

Maßnahmen:
- Lagerung
  Entspannung der Haltemuskulatur, keinerlei Behinderungen für Basis- und Flankenatembewegung, siehe auch Cor pulmonale Seite 252
- leichte Bewegungen der Extremitäten, leichte Knetungen der Beine
  absolute Bettruhe ist nicht Optimum für den Kreislauf
- auf ausgeglichenen Wärmehaushalt achten
  Hände und Füße warmhalten
- Bürstungen oder Reibungen, gliedmaßenweise heiße oder wechselwarme Waschungen zur Verminderung der Arteriolenspannung und damit der peripheren Widerstände.

Beachte: Es besteht verminderte Belastbarkeit. Keine Eisanwendungen, keine Klopfungen, kein Stretch.

Beh. Ges.: Anregung des pulmonalen Kreislauf unter Ausnutzung segmentaler Hautreize.

Maßnahmen:
- Abreibung mit Senfbrei oder Senfauflage im Rücken in Höhe der Lungenbasis

Messerrückendick aufstreichen, mit Folie bedecken, liegenlassen, solange wie der Patient es aushält, intensive Rötung ist erwünscht, jedoch keine Blasenbildung, Rötung bleibt 20 bis 24 h bestehen

- feuchte, wechselwarme Bürstung am Rücken
- feuchte Frottierung oder Abklatschung im Rücken, heiß
- UV-Erythembestrahlung (↑ Phototherapie) im dorsalen Herzsegment, siehe Abbildung 3a.

Phase der dosierten Belastung

Beh. Ges.: Wiedergewöhnung an Belastung und Förderung adäquater Kreislaufregulationen.

Maßnahmen:
- dosierte Muskelarbeit ↑ Herz-Kreislauf-Training Belastungsstufe I und II
  Übungstherapie im Liegen: beginnend an den Extremitäten, dann aufsteigen bis zum Rumpf.
  Erst aktive Übungen, dann isometrische Spannungsübungen, danach Übungen gegen Führungswiderstand, später Führungs- und Haltewiderstand. Die Übungen sind langsam an- und abschwellend im Atemrhythmus einzusetzen. Zuerst wird die Streckmuskulatur angesprochen, weil von ihr stärkere Atemimpulse ausgehen.
  Bei den Beinen wird mehr auf Standfestigkeit geachtet. Die Bauchmuskeln werden angespannt. Von den Armen aus werden Dehn- und Rekelbewegungen durchgeführt und auf Elastizität des Brustkorbs hingewirkt.
  Zur besseren Muskelkapillarisierung bedarf es des Ausdauertrainings: mehrmalige Wiederholungen jeder Übung mit zwischengeschalteten Pausen nach dem Intervallprinzip.
  Allmähliches Training von Umlagerungen bis zum Sitz im Bett und an der Bettkante. Füße aufstellen, nicht baumeln lassen!
- Korrektur von Fehlatemformen und Vermeidung von Preßatmung
  Die Bewegungen in den kleinen Gelenken sollen als periphere Atemantriebe genutzt und gezielt zum Einsatz gebracht werden.
- Übung der Wärmeregulation durch vorsichtige Maßnahmen der kleinen ↑ Hydrotherapie.

Beachte: Heiße oder kalte Luft, Wasser und besonders der hydrostatische Druck stellen große Anforderungen an die Kreislaufregulation, die das kranke Herz u. U. nicht aufbringen kann.

Stabilisierungsphase

Sie beginnt, wenn der Patient das erste Mal aufsteht.

Beh. Ges.: Stabilisierung einer guten Kreislaufregulation, Optimierung der Bewegungsführung.

Maßnahmen:
- Bürstenbäder
- wechselwarme Duschen
- krankengymnastische Übungsbehandlung, s. u. ↑ Herz-Kreislauf-Training Belastungsstufe II und III

Auch Gymnastik (sog. orthostatische Kreislaufübung als Üben in verschiedenen Ausgangsstellungen für Herzkranke mit zusätzlicher erheblicher Kreislauflabilität).

> **Beachte:** Bei kreislaufstabilen Herzkranken Beine wickeln und ruhiges Sitzen und Stehen zunächst vermeiden. Durch eingeschaltete Beinmuskelübungen kann beim Stehen und durch eingeschaltete Armmuskelübungen beim Sitzen ein präkollaptischer Zustand gemildert oder behoben werden.

- Gehtraining, Rekonvaleszentengymnastik.

Herzklappenfehler

> **Beachte:** Es muß den jeweils vorliegenden hämodynamischen Verhältnissen entsprochen werden.

Mitralinsuffizienz

Ziel: Ausgeglichene hämodynamische Verhältnisse.

> **Beh. Ges.:** Bessere Kreislaufregulationen, Erprobung der Belastungsgrenze, Abbau von Fehlatemformen und Ökonomisierung der Bewegung.

Maßnahmen:
- siehe Behandlungsaufbau bei Linksherzinsuffizienz, Seite 249

Mitralstenose

Ziel: Beschwerdefreiheit.

> **Beh. Ges.:** Bei bettlägerigen Patienten zu Beginn der Behandlung hämodynamische Entlastung.

Maßnahmen:
- Massagen, die die peripheren Geräte weitstellen, z. B. Bürstenmassagen
- isometrische Spannungsübungen mit mittlerer Kraft für die Peripherie
- ↑ Bindegewebsmassage, Reflexzonenmassage, siehe Abbildung 3a–c
- ↑ Entspannungsbehandlung, befundgerechte ↑ Atemtherapie
- auf warme Füße und Hände achten, evtl. kleinste ↑ Hydrotherapie
- leichte Schulter-Nacken-Massage und -Lockerung.

Kontraindikationen: Alle rückstromfördernden Maßnahmen!

Beh. Ges. *der weiteren Behandlung:* Optimale Einstellung der Kreislaufregulationen im Rahmen der möglichen Belastbarkeit.

- Dosierte krankengymnastische Behandlung unter allmählicher Hinzunahme von aktiven dynamischen Übungen im Bett, später Gehübungen, ↑ Herz-Kreislauf-Training
- geringe Atemvertiefung, Abbau von Fehlatemformen
- Verhaltensschulung für das tägliche Leben, ↑ Ordnungstherapie

Operierte Herzklappenfehler

Vor der Operation

Beh. Ges.: Vorbereitung des Patienten auf die postoperative Situation, Erleichterung der Übungsausführung.

Maßnahmen:
- ↑ Abhustenschulung ohne hohe intrathorakale Drücke, Wundschutz
- Erlernen der peripheren Atemantriebe, ↑ Dehnlagerungen und ↑ Entspannungsbehandlung zum Wahrnehmen der Atembewegungen in allen Thoraxabschnitten
- leichte Bewegungen in kontinuierlicher Dauerform (↑ Herz-Kreislauf-Training) zur Erhaltung der Muskelkraft.

Nach der Operation mit prothetischem Klappenersatz

Beh. Ges.: Beruhigung, Optimierung der Atembewegung, Pneumonie- und Thromboseprophylaxe, Erhaltung der Thoraxbeweglichkeit und Pleuraverschieblichkeit, Narbenbehandlung, Kontrakturverhütung, allgemeine Konditionierung.

Maßnahmen:
- ↑ Herz-Kreislauf-Training Stufe I, später II
  aktive Bewegungen in intermittierender und kontinuierlicher Dauerform kleinerer und mittlerer Muskelgruppen im Liegen und Sitzen
- ↑ Entspannungsbehandlung mit Wahrnehmen der Atembewegung in allen Thoraxabschnitten, einfühlsames Vergrößern der kostoabdominalen Atembewegung
- Abhustenhilfen mit Nahtschutz geben.

> **Kontraindiziert** sind in den ersten Wochen Übungen mit starker Extension und Rotation der Wirbelsäule, da das Sternum nur mit einer Draht-Cerclage zusammengehalten wird; anstrengende und Widerstandsübungen, wegen Gefahr des Pressens; Dehnlagerungen, Schüttelungen und Erschütterungen.

- Sprechübungen mit ruhiger Ausatmungsführung
- später Übungen auf dem Hocker, Gehen ebener Strecken
- siehe Behandlung nach Schrittmacherimplantation S. 265.

Nach Entlassung aus der chirurgischen Klinik

Ziel: Wiedererlangen adäquater Kreislaufregulationen.

■ **Beh. Ges.:** Verhinderung von Narbenzügen und Kontrakturen.

Maßnahmen:
- Atemübungen gegen evtl. Restriktion zur Erhaltung des vollen Atemvolumens
- Bewegungsübungen gegen Behinderung im linken Schultergelenk.

■ **Beh. Ges.:** Beseitigung der Kreislaufstabilität und Verbesserung der Kreislaufregulation.

Maßnahmen:
- Extremitätenmassage und Bürstenmassage
- krankengymnastische Bewegungsbehandlung in ansteigender Dosierung
- ↑ Kurorttherapie.

Nach aortokoronarem Bypass

■ **Beh. Ges.:** Langsame Steigerung der Belastung, Vermeidung von plötzlicher Steigerung des Herzminutenvolumens, ökonomisches Bewegungsverhalten mit adäquater Atmung ohne Pressen.

Maßnahmen:
- ↑ Entspannungsbehandlung, ↑ Atemtherapie
- ↑ Herz-Kreislauf-Training Stufe I, dann II
- ↑ Herzinfarkt, es kann jedoch schneller gesteigert werden.

Herzkrankheiten, ischämische

Angina pectoris

(anfallsweise auftretende Herzschmerzen infolge Sauerstoffmangel des Herzmuskels)

Ziel: nach REINHOLD (1986):
- Verminderung des myokardialen O_2-Verbrauchs (Herabsetzung der Druck-Volumen-Arbeit des Herzens)

- Verbesserung des myokardialen O_2-Angebots (Vergrößerung des koronaren Blutangebots)
- Stabilisierung der vegetativen Funktionen, Abbau der Ergotropie
- Verminderung von Risikofaktoren.

Beh. Ges.: Verbesserung der koronaren Durchblutung durch Beseitigung von Störimpulsen aus Reflexzonen.

Maßnahmen:
- befundgerechtes Eingehen auf Reflexzonen des Herzens, siehe Abbildung 3a–c
Reflexzonen des Herzens sind $C_{3/4}$, C_8, Th_{1-8}, besonders Th_{3-6} auf der linken Seite.
Bindegewebige Spannungserhöhungen (nach TEIRICH-LEUBE, 1976):
Dorsalseite links: Übergang vom Hals zum Nacken, dicht unterhalb der Spina scapulae, medialer Schulterblattrand, das Gewebe zwischen dem 2. und 4. Brustwirbeldornfortsatz nach lateral über das Schulterblatt zur Achselhöhle hin verlaufend, unterer Brustkorbrand.
Ventralseite links: Fossa jugularis, Ursprünge des M. sternocleidomastoideus, das Gewebe nahe der Klavikula, Mohrenheimsche Grube, das Gewebe über dem Sternum an den Rippenansatzstellen, das Gewebe über dem M. pectoralis major, die vorderen Flankenpartien in der Medioklavikularlinie, unterer Brustkorbrand.
Periostzonen nach VOGLER/KRAUS (1986):
Dorsal am unteren Teil der Skapula und an den Rippen, ventral zum Herzsegment gehörige Rippen und Rippenansatzstellen am Sternum, alles links.

- Periostbehandlung
Hat sich bei Angina pectoris besonders bewährt. Zur Anfallskupierung und auch im Intervall zur Reduzierung der Anfallshäufigkeit läßt sie sich vorteilhaft einsetzen.

- ↑ Bindegewebsmassage
Hat zugleich eine Wirkung auf das gesamte Vegetativum.

- Segmentmassage
Geht reflektorische Veränderungen in allen Geweben an. Die kardiale Belastungsfähigkeit ist dabei zu beachten.

- lockernde ↑ Massage in der Nackengegend und Vibrationen in den Interkostalräumen

- UV-Erythemdosis (↑ Phototherapie) in den Reflexzonen am Rücken, siehe Abbildung 3a–c.
8 bis 15 Bestrahlungen vermindern die Anfallshäufigkeit, auch als Infarktprophylaxe.

- Dehnlagerungen, besonders Hockdrehlage mit Dehnung der linken Flanke.
Entspannungstraining und Körpertastarbeit in dieser Lagerung sollte jeden Abend 5 min lang vor dem Einschlafen durchgeführt werden, auch zur Vermeidung von Anfällen. Wahrscheinlich ist die Hämodynamik besonders günstig in dieser Ausgangsstellung. Periostbehandlung ist auch vorteilhaft in Hockdrehlage durchzuführen.

Herzkrankheiten, ischämische 2

> **Beh. Ges.:** Reflektorische Steigerung der koronaren Durchblutung ohne Steigerung des Herzminutenvolumens.

Maßnahmen:
- Periostbehandlung in Hockdrehlage
- ansteigende Unterarmbäder von 36 auf 30 °C (höher hat keine größere Wirkung, evtl. sogar Gefahren) innerhalb von 15 bis 20 min.
  Eventuell rechts beginnen (Ausnutzung der konsensuellen Reaktion), bei Verträglichkeit links durchführen, beidseitig ungünstig. Statt ansteigenden Armbädern können heiße Armwaschungen, heiße Senf-Armwickel (erst kurz rechts angelegt, später links), zur Ableitung bei Hypertonie auch ansteigendes Fußbad u. ä. angewendet werden.

> **Beachte:** Bei Koronarsklerose und bei vasospastischer Komponente nicht mit einer Kaltmaßnahme abschließen!

- ↑ Stabile Galvanisation des Herzens
  Elektroden 10 x 10 cm, Anode: ventral auf die Fläche der relativen Herzdämpfung, Kathode: dorsal gegenüberliegend. Elektroden gut unterpolstern. Dosierungsschema wie von AGIRBICEAU bei Hypertonikern angegeben:
  1. Beh. 5 min, 0,5 mA; 2. Beh. 6 min, 0,8 mA; 3. Beh. 6 min, 0,8 mA; 4. Beh. 6 min, 1 mA; 5. Beh. 7 min, 1 mA; 6. Beh. 7 min, 1 mA; 7. Beh. 7 min, 1,5 mA; 8 Beh. 7 min, 1,5 mA; 9. Beh. 7 min, 1,5 mA; 10. Beh. 8 min, 1,5 mA; 11. Beh. 8 min, 1,5 mA; 12. Beh. 8 min, 1,5 mA; 13. Beh. 9 min, 1,5 mA; 14. Beh. 9 min, 1,5 mA; 15. Beh. 9 min, 1,5 mA; 16. Beh. 10 min, 1,5 mA; 17. Beh. 10 min, 1,5 mA; 18. Beh. 10 min, 2 mA; 19. Beh. 10 min, 2 mA; 20. Beh. 10 min, 2 mA;
  Behandlung täglich 2mal (früh und mittags) oder 3mal wöchentlich.
- ↑ Manuelle Therapie bei Blockierungen
- Bürstenmassage, besonders der Arme und Beine, am Rumpf nur im Segmentverlauf
  Entlastung des Herzens durch Weitstellung der Hautgefäße!
- befundgerechte ↑ Atemtherapie
  Entspannung erarbeiten, Atemhilfsmuskeln ausschalten, Basisatembewegung und kosto-abdominale Atmung regulieren, Ausschalten einer Preßatmung, Nasenstenoseübungen zur Verbesserung der Zwerchfellinnervation, Einwirkung auf den optimalen Ruheatemrhythmus mit der Pause nach der Ausatmung, Wirbelsäulen- und Brustkorbmobilisation zur Verringerung der Atemarbeit usw.

> **Beh. Ges.:** Systematisch ansteigende Belastung von Herz und Kreislauf durch vorsichtige Erhöhung des Herzminutenvolumens je nach Leistungsfähigkeit des Herzens (Kontrolle durch Ergospirometrie).

Maßnahmen:
- Spaziergänge, evtl. im Intervallprinzip
- ↑ Ergometertraining
- leichte Gymnastik.

Beachte: Bei Stenokardien auf der Grundlage einer Koronarsklerose stehen entlastende Maßnahmen, entspannende Atemtherapie, Einwirkung über Reflexzonen im Vordergrund.

■ **Beh. Ges.:** Adäquate Lebensgestaltung.

Maßnahmen:
- Gleichmäßige und geordnete Tagesgestaltung, am Wochenende Erholung und Freizeithobby
- Ausschalten von Reizüberflutung, besonders von Lärm und Hast
- Erlernen des Autogenen Trainings und ↑ Entspannungsbehandlung, ↑ Ordnungstherapie
- Klärung und Lösung von Konfliktsituationen, ↑ Neurosen
- ausreichende Bewegungsantriebe möglichst im Freien
- Aufgenommensein in einer Gemeinschaft.

Herzinfarkt

(Nekrose eines Herzmuskelbezirks durch eine Strombahnbehinderung in den Herzkranzgefäßen)

Phase I: Akutphase (bis ca. 6 Wochen nach Infarkt)

Ziel: Frühmobilisation als wesentlicher Bestandteil der Frührehabilitation.

■ **Beh. Ges.:** Entlastung des Herzens, Ableitung in die Peripherie, adäquat dosiert ansteigende Bewegungsbelastung.

■ **Beachte:** Der Beginn der aktiven Mobilisation nach dem akuten Geschehen richtet sich nach dem Krankheitsverlauf der ersten Tage. Die Hämodynamik muß konsolidiert, das EKG stabilisiert sein. In Anlehnung an Empfehlungen der WHO werden 2 verschiedene Programme vorgeschlagen.

Programm I für Patienten mit intramuralem oder unkompliziertem transmuralen Infarkt:

Stufe A (ab 2. Tag bei unkompliziertem Infarkt) leichte Übungen in kleinen Gelenken aus liegender Ausgangsstellung 6 bis 15 min, Sitzen mit Rückenlehne im Bett beim Essen, Waschen, mit Unterstützung evtl. Nachtstuhl benutzen.

Stufe B (3. bis 4. Tag nach Infarkt) leichte Übungen liegend und am Bettrand sitzend

Stufe C (5. bis 10. Tag nach Infarkt) leichte Übungen auf dem Hocker sitzend 15 min, Gehen 2 bis 10 min

Stufe D (11. bis 18. Tag nach Infarkt) leichte Übungen sitzend 15 min, Gehen 10 min, Treppe steigen 2 bis 8 min.

Programm II für Patienten mit kompliziertem transmuralem Infarkt oder Reinfarkt:

Stufe A (2. bis 9. Tag nach Infarkt) Übungen im Sinne der Entlastungsphase bei globaler Herzinsuffizienz (S. 253) aus liegender Ausgangsstellung 5 bis 10 min am Tag oder nur Bettruhe

Stufe B (10. bis 13. Tag nach Infarkt) Übungen wie Stufe A, 15 bis 25 min pro Tag, ab 10. Tag passives Sitzen

Stufe C (14. bis 22. Tag nach Infarkt) leichte Übungen liegend und am Bettrand sitzend 25 bis 30 min am Tag (am Bettrand ab 18. Tag), aktives Sitzen; am 22. Tag ein Gang ums Bett

Stufe D (23. bis 29. Tag nach Infarkt) täglich 1 h im Lehnstuhl sitzen, 30 bis 40 min leichte Übungen im Bett und auf dem Hocker, ab 28. Tag ein paar Treppen steigen

Stufe E (30. bis 33. Tag) täglich 2 h im Lehnstuhl sitzen, 30 min leichte Bewegungen im Sitzen, 10 bis 30 min Stehen und Gehen am Tag

Beachte: Wichtig ist das schrittweise Vorgehen. Steigerungen nur vornehmen, wenn die vorangegangene Stufe gut vertragen wurde.

Kontraindikationen: Abbruchkriterien für Bewegungstherapie in Phase I sind Pulsanstieg um mehr als 30 Schläge/min, Abfall um mehr als 10 Schläge/min; Herzrhythmusstörungen; systolischer Blutdruckanstieg um mehr als 50 Torr; subjektive Angaben des Patienten über Luftnot, Stenokardien, Schwindel, starke Ermüdungserscheinungen und andere klinische Erscheinungen wie Blässe, kalter Schweiß, Zyanose, Ohnmacht; Temperaturerhöhung über 38 °C.

Heidelberger Stufenmodell nach Entlassung von Intensivstation nach MANKEL und KOLSTER 1995 (232)

Beachte: Pulskontrollen vor, während und nach der Behandlung immer nach Lagewechsel und bei sichtbarer Angestrengtheit. Die Belastung ist abzubrechen, wenn die Herzfrequenz > 30 Schläge des Ruhepulses erhöht oder um 10 Schläge/min erniedrigt ist.

Stufe A: Aufgelockerte Bettruhe (ca. 5.–8. Tag)

Beh. Ges.: Thrombose- und Pneumonieprophylaxe, Patienteninformation über Verhaltensweisen bei Lagewechsel und optimale Entspannungsfähigkeit, Vermeiden der Preßatmung.

Maßnahmen:
- Übung 1: Im Wechsel Dorsal- und Plantarflexion der Füße im Tempo 1 Bewegung/s 10mal, dann 10 s Pause; 3 Wiederholungen
- Übung 2: Ein Bein mit schleifender Ferse anbeugen und ausstrecken, 1 Bewegung/2 s, 6mal, dann 10 s Pause; 3 Wiederholungen pro Bein
- Übung 3: Beine liegen leicht gegrätscht, sie werden abwechselnd außen- und innenrotiert im Tempo 2 Bewegungen/s, dies 10mal, dann 10 s Pause. 3 Wiederholungen
- Vermeiden der Preßatmung beim Üben und beim Stuhlgang, auch in Ruhe
- Wahrnehmungsübungen für aufliegende und nicht aufliegende Körperteile. Gutes Aufliegenkönnen ist erwünscht
- Finger-Hand-Bewegungen mit Wahrnehmen der kostoabdominalen Atembewegung
- Erlernen eines ökonomischen Lagewechsels von Rücken- zu Seitlage und, wenn erlaubt, zum Sitz und zum Stand.

Stufe B: Aufgehobene Bettruhe (ca. 9.–15. Tag)

Beh. Ges.: Steigerung der Belastung (im Tempo, in der Dauer, in der Anzahl der beteiligten Muskeln und durch Verkürzung der Pausendauer), Verbesserung der Entspannungsfähigkeit und verbesserte eigene Wahrnehmungsfähigkeit für Belastungszeichen, Erlernen ökonomischer Bewegungsfolgen.

Maßnahmen:
- Übung 1 und 2 von Stufe A kombiniert üben (jedes Bein einzeln) 1 Bewegung/s 15mal, Pause 7 s, 4 Wiederholungen je Bein
- Übung 2: Bei angestellten Beinen einen Oberschenkel über den anderen schlagen und das Knie des oberen Beines abwechselnd strecken und lockerlassen im Tempo 2 Bewegungen/s, 15mal, Pause 7 s, 4 Wiederholungen je Bein
- Übung 3: Rechtes und linkes Bein abwechselnd mit schleifender Ferse ab- und adduzieren im Tempo 2 Bewegungen/s, 10mal je Bein, Pause 7 s, 3 Wiederholungen
- isometrische Anspannung eines Armes oder eines Beines von Fingern oder Zehen her für 10 s, dann entspannen. Dies 4mal

Danach als Wahrnehmungsübung für die nicht gespannte Extremität Temperatur, Auflage und Länge vergleichen
- Belastungsanzeichen selbständig wahrnehmen lernen: steigende Atemfrequenz, Atemtiefe und Einsatz von Atemhilfsmuskel (ungünstig); Herzfrequenz selbständig messen lernen
- ökonomische Bewegungsführung beim Hinsetzen, Aufstehen, Gehen, etwas vom Boden aufheben, Morgentoilette lernen.

Stufe C: Aufgehobene Bettruhe (ca. 16.–22. Tag)

Beh. Ges.: Weitere Steigerung der Belastbarkeit und der Wahrnehmungsfähigkeit für die Atembewegung und vorteilhafte Bewegungsgestaltung.

Maßnahmen:
- Übung 1: Aus Rückenlage, Beine angestellt, abwechselnd ein Bein im Winkel von 45° in die Höhe strecken und wieder abstellen, 2 Bewegungen/s, 15mal jedes Bein, Pause 5 s. 4 Wiederholungen
- Übung 2: Rückenlage, Beine angestellt – mit einem Bein Radfahren, dabei synchrone Fußbewegungen ausführen. Eine Umdrehung/s, 20mal, Pause 5 s. 3 Wiederholungen je Bein
- Übung 3: Rückenlage, Beine angestellt. Mit einem gestreckten Bein in der Luft Achten schlagen im Tempo – eine Acht/2 s. 5 Achten pro Bein, Pause 5 s. 3 Wiederholungen je Bein
- Wahrnehmen der Atembewegung bei den Bewegungsübungen, beim Aufstehen, Gehen und Treppensteigen.

Phase II und III: Konvaleszenz- und Rehabilitationsphase
(etwa 6. bis 12. Woche nach Infarkt)

Sie umfassen die Zeit von der Entlassung aus der Klinik bis zur Wiedereingliederung in das Berufsleben, sofern dafür keine Gegenindikationen bestehen.

Beh. Ges.: Stabilisierung von Herz und Kreislauf und Konditionierung.

Maßnahmen:
- ↑ Kurorttherapie
- Zusammenstellung eines kleinen Hausübungsprogramms nach Austestung der Leistungsfähigkeit
  Das Hausübungsprogramm sollte enthalten: Entspannungsbehandlung und Dehnlagerungen für 10 min, rhythmische Arm- und Beinbewegungen 5 bis 7 min, Aufrichteübungen, durchlaufende Spannungsübungen von den Füßen bis zum Kopf 3 min, Kopfbewegungen 1 min.

> **Kontraindikationen** zur ergometrischen Leistungsüberprüfung sind: manifeste Herzinsuffizienz, frischer Herzinfarkt bis mindestens 3 Wochen, floride Karditis, Angina pectoris in Ruhe, frische Infektionskrankheiten, Fieber, aktive oder floride Thrombophlebitis, frische Embolie im großen oder kleinen Kreislauf, dekompensierte Stoffwechselerkrankungen, Aneurysma dissecans, Aortenstenose, Herzrhythmusstörungen, Hypertonie mit Ruhe-RR-Werten von über 160/100 mmHg ($\triangleq$ 21,3/13,3 kPa)

- Maßnahmen der kleinen ↑ Hydrotherapie
- ↑ Herz-Kreislauf-Training möglichst im Freien
  Nach Empfehlungen der WHO in den ersten 2 Wochen nach Klinikentlassung: 2 bis 3 Spaziergänge täglich von jeweils $1/2$ km sind angebracht, diese Strecke dann jede Woche etwas vergrößern. Am Ende der Konvaleszenzphase auch einmal eine kurze Strecke rennen. Wurde einige Zeit das Gehen auf ebener Strecke vertragen, können Steigungen hinzugenommen werden. Das Gehtraining zunächst nicht bei Regenwetter, Wind und Temperaturen unter –10 °C durchführen, später nur mit passender Kleidung.
  Bei schlechtem Wetter kann Treppensteigtraining durchgeführt werden. Treppenhöhe von 25 cm ist vorteilhaft.

  Beispiel von WHO
  1. 15 Stufen/min für 5 min (Bei einer Stufe im Zimmer immer wieder den gleichen Fuß zum Ersteigen nehmen).
  2. Nach 5 min Stufensteigen ruhig im Zimmer umhergehen, tief atmen und lockere Armbewegungen dabei ausführen für 5 min.
  3. 5 min Stufensteigen mit dem anderen Fuß wie 1

  Diese Folge (1. bis 3.) 2mal am Tage durchführen.
  Nach 3 bis 4 Tagen kann das Programm auf 20 Stufen/min gesteigert werden. Am Ende der Konvaleszenzphase und vor Arbeitsbeginn sollten 30 Stufen/min, und dies 2mal innerhalb von 2 min, geschafft werden.
- ambulante Gruppengymnastik
  Der Puls muß nach Belastung binnen 3 bis 5 min zum Ruhepuls zurückkehren.
- ↑ Herz-Kreislauf-Training im Kurort, ↑ Sporttherapie.

Phase IV: Postkonvaleszenz

Sie umfaßt die gesamte weitere Lebensdauer.

Beh. Ges.: Erhaltung der Kondition, Vermeidung eines Reinfarktes.

Maßnahmen:
- ambulante Langzeitrehabilitation
- adäquate Lebens- und Arbeitsgestaltung mit genügend Bewegung im Freien und Vermeidung von Überlastung und Hast
- tägliches Konditionstraining, besonders Gehtraining, siehe auch ↑ Herz-Kreislauf-Training

- Klimatherapie und ↑ Kurorttherapie
- Einbeziehung eines ↑ Hydrotherapeutischen Programms in die Lebensgewohnheiten
  ↑ Sauna ist erlaubt, wenn 75 Watt Ergometerbelastung ohne pathologische EKG-Veränderungen vertragen werden können und die Pulsfrequenz in der Sauna nicht höher als bei einer Ergometerbelastung von 50 bis 75 Watt liegt.
- Einhaltung der Biorhythmen, Vermeidung von Adipositas
- ↑ Ordnungstherapie.

Herz-Kreislauf-Beschwerden im Alter

Ziel: Beschwerdefreiheit, Leistungsfähigkeit

■ **Beh. Ges.:** Dosierte Herz-Kreislauf-Beanspruchung.

Maßnahmen:
- vorteilhafte Lagerungen und häufige Umlagerungen
- Hautpflege, kleine ↑ Hydrotherapie
- kapillarisierende Maßnahmen: Bürstungen, Massagen
- sobald als möglich – heraus aus dem Bett!
- Bewegungstherapie in ansteigender Dosierung
  Natürliche Bewegungsimpulse wie Rekeln, Strecken, Gähnen, die Atmung erleben lassen in den 3 Phasen: Ausatmung, Pause nach der Ausatmung, Einatmung von allein kommen lassen,
  Nasenübungen, periphere Atemantriebe durch Abstemmen von Zehen und Füßen her in verschiedenen Ausgangsstellungen nutzen,
  isometrische Spannungsübungen, nicht nur als Gefäßtraining und gegen Muskelatrophie, sondern auch, um das Entspannen deutlich zu machen,
  aktive, empfundene und rhythmische Bewegungen in den peripheren Gelenken und in verschiedenen Ausgangsstellungen, ↑ Herz-Kreislauf-Training, Zweck- und Arbeitsbewegungen müssen sinnvoll in das Kreislauftraining eingebaut werden,
  viel Gehen und Wandern
  (Die Mindest-Trainingspuls-Frequenz liegt bei 170 minus Lebensalter in Jahren. Täglich 10 min Übung können schon ausreichend sein, s. a. Tab. 3, S. 109).

Herzschrittmacherbehandlung

(nach EHRENBERG, 1984)

Am Tage nach der Operation

■ **Beh. Ges.:** Pneumonie- und Thromboseprophylaxe.

Maßnahmen:
- Bewegungsserien kleiner und mittlerer Muskelgruppen in intermittierender Dauerform

- Abhustenhilfen durch Vibrationen auf dem Thorax, jedoch nicht über dem Schrittmascher, d. i. entweder M. pectoralis major oder unterhalb des linken Rippenbogens
- Körpertastarbeit auf Atembewegungen in allen Thoraxabschnitten, unterstützt durch Ausstreichungen in den Interkostalräumen während der Ausatmung.

2.–7. Tag nach der Operation

Beh. Ges.: S. o., zusätzlich Verhinderung einer Pleuraschwarte und einer Schulterkontraktur, Hilfestellungen für Wiederfinden des normalen Alltags, Haltungskorrektur.

Maßnahmen:
- Vorbereitung des Aufstehens am 2.–4. Tag mit Bewegungsserien kleinerer, mittlerer bis größerer Muskelgruppen in intermittierender und kontinuierlicher Dauerform. Die Dosierung entspricht der Belastungsstufe II nach Herzinfarkt.

Beachte: Bei Implantation über dem M. pectoralis major wird als Schonhaltung die Schulter nach vorn gezogen. Solange die Fäden noch liegen, keine Abduktion über 90° ausführen lassen, Armbewegungen zunächst mit gebeugtem Ellbogen durchführen. Später vorsichtig endgradig durchbewegen lassen.
Bei Implantation unterhalb des linken Rippenbogens kommt es zu nach ventral gebeugter Schonhaltung und zur Vermeidung von Rotationsbewegungen. Die linke untere kostoabdominale Atmung ist stark eingeschränkt, die Bauchmuskulatur kann insuffizient sein. Nach dem Fädenziehen muß das sorgfältig korrigiert werden.

Kontraindiziert sind Widerstandsübungen, wegen der Kreislaufbelastung und Gefahr des Pressens; Dehnlagerungen, weil sie den Sitz der Elektroden gefährden können; Schüttelungen, Schwünge, Erschütterungen, Schwerarbeit. Elektromotoren, elektromagnetische Detektoren und Kurzwellen können die Technik sehr stören, ihnen ist auszuweichen.

Hohlfuß

Ziel: Verbesserung der Gehfähigkeit, Schmerzfreiheit.

■ **Beh. Ges.:** Lockerung und Dehnung kontrakter Muskulatur.

Maßnahmen:
- ↑ Manuelle Therapie

Hohlfuß 2

- Dehnung der Fußsohlenmuskulatur
  Spezialmassage: eine Hand gibt Zug am Vorfuß, die andere knetet dehnend das Längsgewölbe durch, Vorbereitung: heiße Rolle

- Dehnung der Spanner des Längsgewölbes
  M. flexor hallucis longus und M. flexor digitorum longus spannen in Längsrichtung, M. peroneus longus und Mm. tibialis anterior und posterior spannen in quer verlaufender Richtung

- Dehnung der verkürzten Zehenflexoren (bei Krallenstellung der Zehen), danach Zehen strecken und exzentrisch halten lassen.

> **Beh. Ges.:** Funktionsverbesserung des Hohlfußes durch Lösung von Verhaftungen und Schrumpfungen im Sehnengewebe mit Spezialmassage (sog. deep friction nach CYRIAX).

Maßnahmen:

- je nach Befundaufnahme deep-friction-Massage unter Dehnung der betr. Sehne
  Reibende Massage quer zum Faserverlauf aus maximaler Dehnstellung, z. B. unter dem Längsgewölbe: Sehnen der langen Zehenflexoren und Lig. plantare longus;
  über dem oberen Sprunggelenk: Sehne des M. tibialis anterior und M. extensor digitorum longus;
  über den Zehengrundgelenken: an den Sehnenteilen des M. extensor digitorum longus;
  an der Achillessehne; evtl. über dem äußeren Fußknöchel an den Sehnen der Mm. fibulares. Anfangs jede Sehne 5 bis 10 min behandeln. Die Wirkung ist erstaunlich. ↑ Cyriax-Therapie

> **Beh. Ges.:** Beüben und Kräftigen insuffizienter Muskulatur aus Korrekturstellungen.

Maßnahmen:

- Spezialübung zur Dorsalflexion des Fußes und Streckung der Zehen in Längsrichtung
  Die eine Hand faßt an der Ferse, die andere am Vorfuß (Rückfuß gegen Vorfuß pronieren, bzw. Vorfuß gegen Rückfuß supinieren), Zug geben und den Auftrag: Fuß dorsal flektieren! In dieser Stellung soll der Patient dann noch versuchen, die Zehen in Längsrichtung zu strecken, evtl. gegen Widerstand an den Zehenkuppen.
  – halbhoher Zehengang (dabei Bemühung, daß sich das Längsgewölbe abflacht)
  – eine schräge Ebene nach oben gehen lassen
  – Zehenübungen gegen den Spreizfuß aus Dorsalflexion des Fußes.
  Besonders ist die Beugung im Grundgelenk, die Streckung im Mittel- und Endgelenk der Zehen zu üben.

> **Beachte:** Nicht geübt werden starke Plantarflexion, hoher Zehenstand und hoher Zehengang.

Hüftgelenkerkrankungen, -verletzungen und -operationen

Ziel: Volle und gesicherte Beweglichkeit im Hüftgelenk, Schmerzfreiheit, gutes Gangbild.

> **Beachte:** Da nicht alle Krankheitsbilder aufgeführt werden können, sind folgende *allgemeine Grundsätze* dem jeweiligen Patientenbefund anzupassen:
> - Bewegungsfreiheit und muskuläre Sicherung der anliegenden Gelenke schaffen.
> - Vermeiden von Bewegungen in die vorherige Fehlstellung oder Kontrakturneigung. Alle Bewegungsrichtungen dürfen erst geübt werden, wenn die Gegenrichtung gelenkmäßig frei und muskulär gesichert ist.
> - Die Hüft- und Gesäßmuskulatur ist stets unter Berücksichtigung des Krankheitsbildes und -stadiums und unter Beachtung des Operationszieles zu schulen.
> - Die von der Peripherie her geschulten Hüftbewegungen sind dann in große Körperbewegungen einzubeziehen.
> - Die Gangschule ist dem jeweiligen Krankheitsbild anzupassen.

■ **Beh. Ges.:** Arthroseprophylaxe.

Maßnahmen: Unmittelbar nach der Verletzung oder Operation:
- Muskelmantelspannungsübungen der betroffenen Seite

> **Beachte:** Keine Übungen mit langem Hebelarm und distalen Widerständen durchführen, da sie das Gelenk zu sehr belasten.

- Training der Muskulatur der gesunden Seite und Rumpfmuskeltraining vom Arm und Kopf her
- nach Absprache mit dem Arzt – vorsichtig geführte aktive Bewegungen des betroffenen Gelenks, evtl. unter Traktion
- Fußgymnastik bei guter Fixation der proximalen Gelenke.

Maßnahmen, wenn Belastung erlaubt ist:
- zuerst das kranke Bein beistellen, ohne es zu belasten, später teilbelasten, die erlaubte Belastung aber erst auf der Belastungswaage prüfen, je nach Angabe des Arztes zunehmende Belastung
- evtl. Einlagenversorgung und Beinlängenausgleich.

Endoprothese des Hüftgelenks

(TUM SUDEN 1979; MARONNA 1979) Lit.: 61, 67, 74, 223, 229, 232, 261–263, 274, 376

Ziel: Wiederherstellung einer bestmöglichen Funktion des

Hüftgelenkerkrankungen, -verletzungen und -operationen

Hüftgelenks, einer gesicherten funktionellen Einheit des Beines, eines guten Bewegungsgefühls und ausbalancierter Gesamtstatik.

Präoperative Phase

Beh. Ges.: Üben des entlastenden 3-Punkte-Ganges; Beüben des Beines im schmerzfreien Raum, dabei Vermittlung des Gefühls für Spannung und Entspannung. Üben von Bewegungen, die nach OP wichtig sind.

Maßnahmen:
- krankengymnastische Übungsbehandlung
  - Gelenkbeweglichkeit im schmerzfreien Raum
  - Muskelschulung auf Kraft, Koordination, Spannung und Entspannung
  - Bewegungsabläufe nach OP üben, besonders Aufrichten im Bett, Gesäß spannen und anheben, optimale Form des Aufstehens.

Postoperative Phase

Beh. Ges.: ↑ Pneumonie- und ↑ Thromboseprophylaxe, Kontrolle der Lagerung, Üben der Funktionseinheit Bein, Vergrößerung der Bewegungsausschläge im Hüftgelenk.

Bei Total-Endoprothese ab 2.–3. Tag postoperativ.
- kräftige Fußbewegung
- isometrische Spannungsübungen für Oberschenkel- und Hüftmuskulatur
- Schulung der Beweglichkeit des Hüftgelenks. Geschult werden Flexion, Extension, Abduktion und Innenrotation.

> **Kontraindikationen:** Verboten ist Üben von Adduktion und Außenrotation, da bei diesen Bewegungen Luxationsgefahr besteht.
> Bei der OP wird die Kapsel reseziert, und die kleinen Glutäen können wegen ihrer Insuffizienz keinen Gegenhalt gewähren.

- 1. Aufstehversuch am 2. bis 3. Tag
  Beine gewickelt! Patient dreht sich in Rückenlage quer zum Bett und sichert dabei das Bein in Abduktionsstellung, kommt dann auf dem gesunden Bein zum Stand. Er kann ein paar Schritte im 3-Punkt-Gang gehen, sofern es ihn nicht belastet.
- (Später:) Steigerung der Hüftbewegungen durch weniger Unterstützung, durch Widerstand und lange Hebelarme. Baldmöglichst in durchlaufender Innervation von den Füßen her Beuge- und Streckmuster üben.

Beachte: Bei Endoprothese liegt nach der OP das Bein in geringer Hüftflexion (zur Rückflußförderung), außerdem in Abduktion und Tendenz zur Innenrotation. Letztere kann durch

> einen Querstab mit Gipsstiefel gestaltet sein. Zusätzlich ist ein Sandsack lateral am Oberschenkel erforderlich.

Nach OP mit der Wagner-Kappe

- Es besteht anfangs keine Kraft in der Abduktions- und Flexionsmuskulatur des Hüftgelenks. Diese Bewegungsformen müssen von der Physiotherapeutin mit Unterstützung geübt werden.
- Bei der Hüftstreckung ist Vorsicht geboten, weil die Kapsel im ventralen Anteil reseziert wurde.
- Bei Thrombosegefährdung mit leicht gebeugtem Bein vor dem Bett stehen.
- Gangschulung auf kurze Schritte ist erforderlich, erst nach 1 Woche aufstehen und im 3-Punkt-Gang üben.
- Zum Auftrainieren der kleinen Glutäen, für die kein Bewegungs- und Spannungsgefühl mehr existiert, empfehlen sich ↑ Exponentialstrombehandlungen. Siehe auch ↑ Elektromyostimulation

  (t_{an} = 150 ms, t = 150 ms, 25 Imp/min) anfangs motorisch unterschwellig, weil nicht mehr Strom vertragen wird. Nach 6 bis 8 Beh. sind die kleinen Glutäen bei der gleichen Stromintensität schwellig. Später kann zum ↑ Schwellstrom übergegangen werden. Sobald die aktive Bewegung Kraftstufe 3 bis 4 hat, kann aktiv weitergeübt werden.

Hüftdysplasie und angeborene Hüftluxation

nach KOLSTER 1995

Ziel: Früherkennung, Nachreifung und Ausbildung einer normalen Pfanne, Wiederherstellung des Kontaktes zwischen Hüftkopf und Gelenkpfanne und Sicherung des Gelenkschlusses.

> **Beachte:** Eine tiefe Zentrierung des Hüftkopfes in der Pfanne bewirkt eine Nachreifung und Ausbildung einer normalen Pfanne. Dazu ist die Abspreizstellung nötig und frühestmöglichst einzusetzen.

Maßnahmen:
- Spreizhosen
- evtl. Pawlik-Bandagen, evtl. Braunsche Schiene
- stark instabile Hüften werden stationär mit Overhead-Extension und/oder Gips behandelt.

> **Beh. Ges.:** Schmerzlinderung, Erhaltung der Gelenkbeweglichkeit, der Dehnfähigkeit der Muskulatur, der Muskelkraft. Haltungs-, später auch Gangschulung.

Hüftgelenkerkrankungen, -verletzungen und -operationen 2

Maßnahmen:
- vorbereitend heiße Fangopackungen oder Heiße Rolle, danach Dehnung der verkürzten Muskulatur (z. B. der Adduktoren) mit Querfriktionen, pendeln in axialer oder neutraler Aufhängung, Bewegungsbad
- ↑ Manuelle Therapie
- schonende ↑ Mobilisationstechniken z. B. für Adduktoren, Hüftflexoren, Außenrotatoren
  Zuerst den Muskel in Dehnstellung bringen, dann mit der Hand den Muskelbauch flächig fassen und quer zum Faserverlauf dehnen.
- Hüftabduktoren, -extensoren und -innenrotatoren gelenkschonend mit statischer Muskelarbeit in der Muskelkraft erhalten
- Haltungsschulung, Gangschulung.

Perthes-Erkrankung

Ziel: Verbesserung der Hüftkopfdurchblutung, reguläre Stoffwechselvorgänge und Bewegungsmöglichkeiten.

Beh. Ges.: Verbesserung der Restitutionsvorgänge, Durchblutungsförderung, Vermeidung von Muskelatrophien und Kontrakturen.

Maßnahmen:
- Extensionsbehandlung und Bewegungsübungen im Wasser
- vorwiegend isometrische Spannungsübungen für das ganze Bein, Fuß und Knie auch isotonisch beüben
- isotonisches Üben für die Hüfte unter Abnahme der Schwere
- Schulung der Gesäßmuskulatur über die Rumpfspannung.

Varisierungsosteotomie

Ziel: Schmerzbeseitigung, Wiedererlangung eines guten Ganges.

Vorbereitung

Beh. Ges.: Vermeidung von Komplikationen nach der Operation, Verständnis für Ent- und Belastung.

Maßnahmen:
- Massage und manuelle Lockerung von Muskeln, die in erhöhtem Spannungszustand sind
- Dehnung kontrakter Muskeln aktiv, aktiv-passiv, ↑ PNF-Techniken, ↑ Mobilisationstechniken
- Beweglichmachung kontrakter Gelenke, soweit möglich
  ↑ PNF-Techniken, aktiv-passive Entspannungstechniken, ↑ Schlingengerät-Behandlung, Bewegungsbad

- Führung und Sicherung neuer Gelenkbewegungsmöglichkeiten
  geführte Bewegungen und aktive Umkehr üben
- ↑ Pneumonieprophylaxe
- Lagewechsel
- isometrische Spannungsübungen in durchlaufender Innervation
- Gehen mit Gehilfen unter Entlastung des zu operierenden Beines üben.

Nach der Operation

Beh. Ges.: Es ist zunächst eine übungsstabile Osteosynthese anzustreben. S. auch S. 352

Maßnahmen:

1. Tag
- Kontrolle der Lagerung
- Atem-Kreislauf-Gymnastik und ↑ Pneumonieprophylaxe
- aktives Üben auf der gesunden Seite
  aktive Umkehrbewegungen in allen Gelenken
- aktive Zehen- und Sprunggelenkübungen auf der kranken Seite

2. Tag
- isometrische Spannungsübungen für den Rumpf, für Arme und für das operierte Bein
- komplexe Bewegungsmuster für die gesunde Seite
  Technik der wiederholten Kontraktionen, auch durch eingestellte Expanderzüge.

Etwa ab 5. Tag:

Beh. Ges.: Kräftigung der insuffizienten Hüftmuskeln.

Maßnahmen:
- aktive Bewegungsübungen (nicht Widerstandsbewegungen) des operierten Beines
  Unter Abnahme der Schwere aktiv in Abduktion, Flexion und Extension bewegen, danach unter Abnahme der Schwere die aktive Bewegungsmöglichkeit des M. glutaeus maximus, Mm. glutaei medius und minimus, Mm. ischiocrurales, M. iliopsoas und M tensor fasciae latae prüfen
- Kräftigung der geschwächten Hüftmuskeln aus vorteilhaften Ausgangsstellungen mit aktiven achsengerechten Bewegungen unter Abnahme der Schwere, jedoch mit Führungskontakt und Verstärkungsmaßnahmen, z. B. durch Haltewiderstände auf der Gegenseite, dabei Rotationsmittelstellung anstreben, aber nicht forcieren.
- Konditionstraining der Schultergürtel- und Armmuskulatur mit Seil- oder Expanderzügen (wiederholte Kontraktionen)

Hüftgelenkerkrankungen, -verletzungen und -operationen

- im Hüftgelenk allmählich den vollen Bewegungsweg achsengerecht aktiv gegen die Schwerkraft allein ausführen (keine anderen Widerstände!)
- Anleitung zum selbständigen Lagewechsel im Bett.

Etwa ab 8. Tag:

Beh. Ges.: Aufstehen und Gehen ohne Belastung des operierten Beines, Kreislaufanregung.

Maßnahmen:
- Das Aufstehen wird durch eine Kreislaufgymnastik im Bett vorbereitet, danach Wickeln der Beine mit elastischen Binden und Anziehen fester Schuhe.
- Stehen und Gehen im Gehwagen ohne Belastung des operierten Beines (später Kirschnerstöcke als Stütze).
- Übungsformen zur Muskelkräftigung in Entlastung fortsetzen.

Wenn Teilbelastung erlaubt ist

Beh. Ges.: Erarbeitung der Standsicherheit auf dem gesunden Bein und der Teilbelastung auf dem operierten Bein, Gang vorbereiten.

Maßnahmen:
- Stand mit Kirschnerstöcken und Teilbelastung des operierten Beines, Verlagerungsübungen unter Belastung der Gehhilfen
- zum Ausgleich der Beinlängen evtl. provisorische Schuherhöhung.

Etwa ab 4.–6. Woche:
- physiologischen Kreuzgang mit Teilbelastung üben
  Teilbelastung muß vorher auf der doppelten Waage geübt sein
- Übungen zur Kräftigung der Hüftmuskeln in Entlastung
  Widerstände am kurzen Hebelarm ansetzen
- Elektromyostimulation für die kleinen Glutäen
- Beseitigung von Bewegungseinschränkungen mit aktiven Techniken.

Beachte: Innen- und Außenrotation dürfen nur aktiv und auch frühestens 6 Wochen nach der Operation geübt werden.

- ↑ PNF-Techniken mit wiederholten Kontraktionen zum Kraft- und Ausdauertraining, nur geringe Widerstände!
- Aufstellen eines Hausübungsprogramms.

Nach 10 bis 12 Wochen:

Beh. Ges.: Vollbelastung, optimale Funktion in der Fortbewegung.

Maßnahmen:
- Beseitigung von Bewegungseinschränkungen
- ↑ PNF-Techniken mit submaximalen Widerständen
- Wechsel von statischen, dynamisch-konzentrischen und dynamisch-exzentrischen Übungen mit nachfolgender Entspannung (größter Effekt nach HIRSCH, 1977)
- Übungen im Kniestand und Halbkniestand zur Vorbereitung des freien Gehens
  Knieunterlagerung bis gerader Beckenstand vorliegt. Die operierte Seite als Standbein nutzen. Rumpf- und Extremitätenkräftigung, ↑ Stemmführungen.
- Stand mit Beinlängenausgleich, Spannungsaufbau von kaudal nach kranial erarbeiten
- Gewichtsverlagerungen in Schluß- und Schrittstellung
- Gangschule
  Standbeinphase: Beginn mit Fersenkontakt, sich verstärkend bei Mittelstand, erst nach Zehenablösung nachlassend
  Schwungbeinphase: ein Bein als Pendel nach vorn schwingen bis zum Fersenkontakt.

- **Beh. Ges.:** Gruppenbehandlung für Hüftoperierte.

Maßnahmen:
- einleitender Teil der Übungsstunde zur Erwärmung
  schnelle und kräftige Übungen im Langsitz
- längerer Hauptteil zur Kräftigung der Hüftabduktoren und Hüftextensoren
  Jede Muskelgruppe zunächst in Entlastung statische, dynamisch-konzentrische und dynamisch-exzentrische Muskelarbeit gegen die Schwerkraft verrichten lassen, danach Entspannung.
  Wer belasten darf, übt mit dem Körpergewicht als Widerstand auf Kraft und Ausdauer im Halbkniestand oder Stand. Er hält sich dabei an einer Langbank oder Sprossenwand fest.
  Noch nicht belastungsfähige Osteosynthesen versuchen, die Kraftstufe 3 zu erreichen und damit ein Ausdauertraining durchzuführen.
- abschließender kurzer Teil zum Training der Bauch- und Rückenmuskeln, Arm- und Schultergürtelmuskeln
  Geräteübungen und Spiele.

Hyperalgetische Zonen

(Zonen gesteigerter Schmerzempfindlichkeit)

Ziel der Primärbehandlung: Ausschaltung der primären Irritation.

Maßnahmen:
- ↑ Ultrareizstrom
- ↑ Transkutane elektrische Nervenstimulation (TENS)

Tabelle 11 Hyperalgetische Zonen bei Erkrankungen innerer Organe nach HANSEN und SCHLIACK (165)

Organ	Seitenlage	Segment	
Herz, Perikard	links	C_{3-4}	C_8Th_{1-8}
Lunge, Bronchien	re/li	C_{3-4}	Th_{3-9}
Pleura	re/li	C_{3-4}	$Th_{(2)3-10(11-12)}$
Ösophagus	?	?	Th_{5-6}
Magen (Corpus, Fundus)	links	C_{3-4}	Th_{5-9}
Pylorus	re od. li	C_{3-4}	Th_{5-9}
Duodenum	rechts	$C_{3(4)}$	Th_{6-10}
Jejunum	links	C_{3-4}	Th_{8-11}
Ileum	rechts?	?	$Th_{(8-9)10-11}$
Pankreas	links	C_{3-4}	Th_{7-9} bes.$_8$
Leber, Gallenblase	rechts	C_{3-4}	$Th_{6-10(11)}$ bes. Th_8
Milz	links	C_{3-4}	$Th_{7-9(10)}$
Zökum, Apendix	rechts	C_{3-4}	$Th_{9-12}(L_1)$
Colon ascendens u. Colon transversum/ proximaler Teil	rechts	C_{3-4}	$Th_{(9)10-12}L_1$ bes. Th_{11}
Colon transversum/ distaler Teil, Colon desc., Sigma, Rektum	links	C_{3-4}	$Th_{(9-10)}$ Th_{11-12}, L_1
Niere	re/li	C_{3-4}	$Th_{9-12}, L_{(1-3)}$
Ureter	re/li	C_{3-4}	$Th_{9-12}, L_{1-2(3)}$
Genitalorgane	re/li		$Th_{10}-S_4$
Peritoneum	?	C_{3-4}	Th_{5-12}

- ↑ Elektrotherapeutische Verfahren zur Schmerzbehandlung S. 38
- ↑ Manuelle Therapie bei Blockierungen
- segmentale Wärmemaßnahmen

Beachte: Je nach der Ursache, die örtlich (peripher), segmental (Dermatom, Myotom, Sklerotom, Osteotom, Enteron), zentral durch Allgemeinerkrankung oder durch Kopfzonen bedingt sein kann, bringt oftmals in akuten Fällen die spezifische Behandlung der primären Irritation sofortige Heilung.
In chronischen Fällen genügt die Behandlung der primären Irritation jedoch nicht, denn die Stabilisierung viszeraler Funktionen hängt von der Beseitigung aller segmentalen Störungen und Auffälligkeiten ab. Die Funktionseinheit eines Körpersegments ist unbedingt zu beachten.

Beh. Ges. bei chronischen Erkrankungen: Ausschalten aller Irritationen, möglichst im neuraltherapeutischen Aufbau.

Maßnahmen:
- ↑ Bindegewebsmassage, Segmentmassage, Periostbehandlung
- ↑ Ultraschalltherapie
- ↑ Bewegungstherapie
- ↑ Vegetative Regulationsstörungen, siehe auch entsprechende Organerkrankungen
- Abbildungen zu Reflexzonen- und Neuraltherapie, s. S. 468.

Beachte: Tabelle 11 dient der Verbesserung der Diagnostik und der gezielten Therapie.

Hyperkinetisch-hypotones Syndrom

(Chorea)

Ziel: Normaler Tonus, Fähigkeit, die gewünschten Bewegungen ruhig und exakt ausführen zu können.

Beh. Ges.: Allgemeine Beruhigung und Beeinflussung des Hypotonus und der ausfahrenden Bewegungen, Bahnung geordneter Willkürbewegungen.

Maßnahmen:
- Einnehmen reflexhemmender Ausgangsstellungen und Festhalten in diesen Stellungen, um die choreatische Bewegungsunruhe zu durchbrechen
- ↑ Stemmführungen aus diesen Stellungen
- ruhiges und gleichmäßiges Herabstreichen am Rücken in einer reflexhemmenden Ausgangsstellung
- Beklopfungen mit der flachen Hand an sog. Schlüsselpunkten (Schultern und Hüften für die distal davon gelegenen Muskelgruppen)
- aktive Übungen der proximalen Gliedmaßengelenke gegen richtungsweisenden Widerstand oder Kontaktwiderstand
  Die Bewegungsunruhe betrifft vor allem die proximalen Gliedmaßenabschnitte. Der Widerstand muß so stark sein, daß ausfahrende Bewegungen verhindert werden.
  Als Steigerung dann freie Bewegung ohne Bewegungswiderstand üben, evtl. vorangehend isometrische Spannungsübungen ausführen und unter Beibehaltung der Spannung die Bewegungsrichtung selbst wählen lassen.
- Erarbeiten der Kopfkontrolle, dabei überwiegend in die Flexion arbeiten
- Stabilisierung des Rumpfes in verschiedenen Ausgangsstellungen
- Gangschule

- Musiktherapie und Übungen zur Musik
- Übungen mit Geräten und Spiele zur Ablenkung
- ↑ Ataxie, ↑ Athetose, ↑ Torticollis spasticus.

Hyperthyreose

(Schilddrüsenüberfunktion)

Ziel: Normale Schilddrüsentätigkeit.

Beh. Ges.: Dämpfung der erhöhten vegetativen Ausgangslage.

Maßnahmen:
- ↑ Hydrotherapie: kalte feuchte Waden-, Unterarm-, Stammwickel, kalte Ganzwaschung, Wechselwaschung, kalte Armbäder
- kalte Lehmaufschläge auf den Hals (subjektiv angenehm)
  regelmäßig jeden Abend
- ↑ Entspannungsbehandlung, ↑ Ordnungstherapie
- ↑ Atemtherapie
  Einregulierung des Ruheatemrhythmus mit der Pause nach der Ausatmungsphase, Hinführen zur ausgiebigen Basisatembewegung, Abbau einer Hochatmung mit ungenügender Zwerchfellbeteiligung
- ↑ Bindegewebsmassage nach DICKE, lange Zeit nur den Grundaufbau
- Periostbehandlung
  dorsal an den 4 obersten Rippen und an den Gelenkfortsätzen der Halswirbelsäule, ventral an den 2 obersten Rippen und am Manubrium sterni (243)
- beruhigende ↑ Bäder mit Medikamentenzusatz evtl. absteigend ab 34 °C, Wärme wird schlecht vertragen
- Bewegungstherapie: ruhige gleichförmige und geführte Bewegungen, viel Spaziergänge an frischer Luft in Waldgegend
- Klimabehandlung, Mittelgebirge
- ↑ Vegetative Regulationsstörungen.

Beh. Ges.: Beruhigung der kardialen Symptomatik.

Maßnahmen:
- Periostbehandlung der Herzsegmente (Th_{1-8} am linken Thorax), siehe auch Abbildung 3
  Periostpunkte werden an den Rippen, den Rippenansatzstellen am Sternum und am unteren Teil der Scapula gesetzt.
  Bei paroxysmaler Tachykardie wird (zusätzlich zur medikamentösen Therapie) die Periostbehandlung nur vom Rücken her links nahe der Wirbelsäule in Form eines Periostblocks durchgeführt.
- ↑ Herzerkrankungen, Angina pectoris Seite 257.

- **Beh. Ges.:** Behebung der Schlafstörungen.(s. auch S. 404)

Maßnahmen:
- Schlafen in gut gelüftetem Zimmer, am besten bei offenem Fenster
- Abendessen zeitig einnehmen, danach nichts mehr trinken
- Spazierengehen vor dem Schlafengehen
  Sympathikusanregende Unterhaltungen und Beschäftigungen unmittelbar vor der Nachtruhe sind unangebracht.
- ↑ Entspannungsbehandlung und einige Techniken davon vor dem Zubettgehen praktizieren, z. B. ↑ Dehnlagerungen
- Förderung des Einschlafens über bedingte Reflexe,
  z. B. anfangs jeden Abend kühle Unterarmbäder und Schlafmittel nehmen, später nur noch kühle Unterarmbäder
- feuchte Wadenwickel
- kühle Herz- und Leibauflagen
- nicht zu warm zudecken
- bei Durchschlafstörungen kontrollieren, ob das Aufwecken durch zu stark ausgetrocknete Schleimhäute bedingt ist, dann Luft anfeuchten, Schleimhautpflege, siehe Seite 405
- zum Wiedereinschlafen Wadenwickel erneuern oder erst eine kalte Unterkörperwaschung durchführen, evtl. bei Hungergefühl etwas essen.

> **Beachte:** Keine übermäßige Hydrotherapie, keine Duschen, Blitzgüsse usw., Überbeanspruchung wirkt sich ungünstig auf die Schilddrüse aus.

Hypertonie, essentielle

(Hochdruckkrankheit ohne erkennbare Ursache)
Lit.: 60, 70, 98, 101, 102, 111–113, 134, 135, 143, 150, 167, 176, 180, 205, 217, 218, 222, 223, 232, 239, 275, 329, 333, 336, 339, 378

Ziel: Stabiler und normaler Blutdruck.

> **Beh. Ges.:** Senkung des peripheren Gefäßwiderstandes durch allgemeine Entlastung und Entspannung.

Maßnahmen:
- 1 bis 2 h liegende Leibwickel, auch während der Nacht (239)
- Regelung der Stuhlgangsfunktion, ↑ Obstipation
- ↑ Entspannungsbehandlung, ↑ Ordnungstherapie
- ↑ Atemtherapie

Befundgerechtes Ausschalten von Fehlatemformen, besonders der Hochatmung mit ungenügendem Zwerchfelleinsatz, der Preßatmung und eines Atemrhythmus mit verlängerter Einatmung und Pause auf der Höhe der Einatmung. Gute Ausatmungsführung üben!

Hypertonie, essentielle

■ **Beachte:** Gestaute Atmung steigert den Blutdruck!
- Muskuläre Lockerung und Entspannung des Schultergürtels mit Massage und Lockerungsübungen, ↑ Shiatsu
- tägliche Spaziergänge in ruhiger Umgebung
- Erziehung zu einer gelassenen, gleichmäßigen und ruhigen Lebensführung, Ausschalten von Hetze, Lärm, geistigen und psychischen Überforderungen
- Klimatherapie: Mittel- und Hochgebirge bis 800 m.

■ **Beh. Ges.:** Ausschalten von Reflexzonen.

Maßnahmen:
- ↑ Bindegewebsmassage oder Segmentmassage oder Periostbehandlung
- Extension in der Glissonschlinge, ↑ Traktionsbehandlung
  6 bis 9 kg Zug, 5 min, 3mal wöchentlich über 4 Wochen
- ↑ Manuelle Therapie bei Blockierungen

Beh. Ges.: Training der Kreislaufregulationen mit dem Ziel der Senkung des peripheren Gefäßwiderstandes.

Maßnahmen:
- Serie von ansteigenden Fuß- und Unterschenkelbädern, systematisch täglich oder jeden 2. Tag, lange Zeit hindurch ausgeführt, kann als die wichtigste Maßnahme angesehen werden.
  Temperatur in 15 min ansteigend von 36 auf 30 °C. Ein anschließend angelegter zirkulärer Wickel (für $1/2$ h oder länger) unterstützt noch die Wirkung.
- Sauerstoff-Luftsprudelbäder ↑ Bäder mit Medikamentenzusatz
- Wechselwaschungen
- Kohlensäurebadekur, 2- bis 3mal wöchentlich ↑ Bäder mit Medikamentenzusatz

Beachte: Die Kohlensäurebadekur ist vor allem für jugendliche oder im mittleren Lebensalter befindliche Hypertoniker geeignet.
Durch eine Serie von ansteigenden Fußbädern wird die Kohlensäurebadekur vorteilhaft vorbereitet.

Kontraindikationen: Arteriosklerose, Apoplexie, Hypotonie.

- Sauna mit anschließenden Wickeln oder Packungen einmal wöchentlich.

Beachte: Nur bei labilem Hochdruck, wenn der periphere Kreislauf gut reguliert ist. Die Abkühlung zwischen den einzelnen Saunagängen durch langsam absteigende Duschen oder Flachgüsse durchführen. Verboten sind kalte Tauchbäder!

- Vierzellenbad (besonders bei Arteriosklerose) ↑ Hydroelektrische Bäder
  Langsames Ein- und Ausschleichen des Stromes beachten!
  Anode: beide Arme, Kathode: beide Beine, nicht über 10 mA und nicht länger als 15 bis 20 min. Ein Zusatz von wenigen Tropfen 0,05%iger Kaliumiodidlösung zum Wasser der negativ geschalteten Zellen kann nach GROBER (339) zweckmäßig sein.

- Serie von ansteigenden Unterarmbädern
  Einseitig durchgeführt, in 20 min von 34 auf 39 °C steigern vermeidet evtl. subjektive Mißempfindungen. Der arterielle Mitteldruck sinkt dabei durchschnittlich um 10 mm Hg (≙ 1,3 kPa).

- kalte Fuß- oder Armbäder von 10 bis 60 s Dauer
- kalte Knie-, Schenkel- und Untergüsse
- kühler Wadenwickel oder Salzwasser-Kurzwickel
- Wechselfuß- oder -armbäder (warm nicht über 38 °C)
- Bürstenmassagen
  langsam und nach peripher zu ausgeführt
- kühle Bürstenbäder, Luftperlbäder
- spezielle krankengymnastische Behandlung
  Isometrische Spannungsübungen – von den Füßen her eingesetzt, diagonale Muskelkette mit Anregung zur Weitstellung der Flanken und Zwerchfellinnervation (Tiefatmung), anschließend Betonung der Entspannung durch blasendes Ausatmen, Absinkenlassen des Brustkorbes. *Pause nach der Ausatmung* und evtl. kombiniert mit Schüttelung beider Beine von den Fußgelenken her. Tiefatmung mit rhythmischem Wechsel zwischen gespanntem und entspanntem Zwerchfell wird auch als Aortengymnastik bezeichnet. Unbedingt auf entspannten und lockeren Schultergürtel achten oder ihn einregulieren. Nasenstenoseübungen mit lockerem Schultergürtel.
  Entspannung und Rhythmisierung der Atmung über passiv-aktive atemrhythmische Bewegungen in peripheren Gelenken, dabei der Einatmung nicht vorgreifen, sie abwarten, die Ausatmung evtl. etwas verlängern.

- Ausdauerübungen in leichter Form
- Gehtraining mit zwischengeschaltetem Lauf nach dem Intervallprinzip
  Gehen mit weichen Schuhsohlen, Abrollen von der Ferse zu den Zehen über den Außenrand, guter Fußtastarbeit und lockerem Schultergürtel!

- täglich Fahrrad- oder ↑ Ergometertraining
  Dabei auf lockeren Schultergürtel, lockere oder gespitzte Lippenstellung (unbedingt Preßatmung vermeiden!) achten und wenn möglich Pedale mit Zehenkontakt treten.

> **Beachte:** Die Herz-Kreislauf-Belastungsfähigkeit muß erst ausgetestet werden!

> **Kontraindikationen:** Rasche und plötzliche Bewegungen, Kopf-Tief-Stellungen, Schwimmen in relativ kaltem Wasser, Leistungssport, Preßatmung.

- **Beh. Ges.:** Zentrale Beeinflussung.

Maßnahmen:
- Sorge für ausreichenden Schlaf und für die tägliche Mittagsruhe, beides evtl. mit einem Heusack in der Lendengegend unterstützen
- Erlernen des Autogenen Trainings ↑ Entspannungsbehandlung
- Exponentialstrombehandlung nach Henssge
  Anode: auf die Augen, Kathode: im Nacken
  17 Hz, t = 20 ms, t_{an} = 20 ms, t_{ab} = 20 ms,
  0,2 bis 0,5 mA, 10 bis 15 min, 2- bis 3mal wöchentlich, Serie von 10 bis 20 Beh.
- sedierende ↑ Bäder mit Medikamentenzusatz
  Vollbäder nie heiß, nur 34 bis 36 °C.

Hypertonus der Muskulatur

(erhöhte Muskelspannung)

Ziel: Adäquate mittlere Tonuslage in Ruhestellungen.

Beh. Ges.: Herausfinden der Ursachen des Hypertonus und diese, soweit möglich, ausschalten.

Maßnahmen:
- bei Blockierungen ↑ Manuelle Therapie
- bei reflektorischen Veränderungen, ausgelöst durch Funktionsstörungen innerer Organe, ↑ Bindegewebsmassage, Segmentmassage, Periostbehandlung, ↑ Ultraschalltherapie im neuraltherapeutischen Aufbau

Beachte: Keine akuten reflektorischen Veränderungen behandeln, nur chronische!

- bei ↑ Kontrakturen ↑ Eisbehandlung und ↑ PNF-Techniken
- bei Überlastung Entspannung und Durchblutungsförderung (s. u.), Aufbau neuer Statik, ↑ Überlastungsschäden, mechanische, ↑ Brügger-Therapie
- bei allgemeiner erhöhter Spannungslage zentrale Beeinflussung und Umstimmung ↑ Vegetative Regulationsstörungen
- bei Dysbalance zwischen tonischem und phasischem Muskelsystem Wiederherstellung des Gleichgewichts zwischen beiden.

Beachte: Janda (1986) unterscheidet bei der quergestreiften Muskulatur phasische und tonische Systeme. Zu den überwiegend tonischen (posturalen) Muskeln, die zu Hypertonus, Verkürzung und Kontrakturen neigen, zählt er: M. triceps surae, M. rectus femoris, M. iliopsoas, M. tensor fasciae latae, die Knie-

beuger, den phylogenetisch älteren Anteil der Hüftadduktoren, die Rückenstrecker, den sternalen Anteil des M. pectoralis major, die Pars descendens des M. trapezius, M. levator scapulae, die Beugemuskulatur der oberen Extremität.
Die übrigen Muskeln (überwiegend phasischen) reagieren eher umgekehrt, zeigen eine Tendenz zur Abschwächung, Muskeltest Stufe 3 bis 4.

- 1. Nach Testung der tonischen Muskeln auf Verkürzung werden speziell verspannte und kontrakte Muskeln nach Durchblutungsförderung und Lockerung durch klassische Massage gedehnt und entspannt mit ↑ Entspannungsbehandlung, ↑ Dehnlagerungen, ↑ PNF-Techniken, siehe auch unten, ↑ Mobilisationstechniken.
- 2. Nach erfolgter Dehnung Einregulierung des adäquaten Gelenkspiels ↑ Manuelle Therapie.
- 3. Nach Testung der phasischen Muskeln auf ihre Kraft werden Muskeln mit Kraftstufe unter 5 isoliert und in ihrer adäquaten Muskelkette auftrainiert (von peripher nach zentral, von distal nach proximal in sinnvoller Koordination einschleifen).
- 4. Aufbau ökonomischer motorischer Verhaltensweisen, sog. Bewegungsstereotypumschulung.
- 5. Gruppengymnastik nach folgender Einteilung: a) hypermobile Typen, sie sind mehr zu stabilisieren, keinesfalls zu mobilisieren, b) Typen, die mehr zur Muskelverkürzung neigen, sie sind in oben genanntem Sinne zu beüben.

Beh. Ges.: Örtliche Durchblutungsförderung und Beseitigung der erhöhten Ausgangsspannung der Muskelspindeln.

Maßnahmen:
- ↑ Eisbehandlung und ↑ PNF-Techniken
- ↑ Ultraschalltherapie, möglichst in Dehnlagerung der betroffenen Muskelkette
  0,1 W/cm^2 3 bis 5 min, je nach Größe des Feldes, auch Beh. im Wasserbad sehr günstig, zusätzlich segmentale Beschallung oder im neuraltherapeutischen Aufbau sinnvoll, Myogelosen mit kleinem Schallkopf von 0,2 W/cm^2 je 1 min umkreisen, danach gut mit der Hand ausstreichen.
- Dehnungen als Antagonistenfunktion, um Entspannungsreize für das Gammasystem zu geben
  Die Wirkung langdauernder Dehnung läßt sich mit der Adaptionsfähigkeit der Muskelspindeln erklären (BAUMANN).
- langsame, gleichförmige passive Dehnungen und Schüttelungen
- feuchte Wärme, ↑ Unterwassergymnastik im warmen Bassin
- ↑ Unterwasserdruckstrahlmassage

- ↑ Kurzwellentherapie im Spulenfeld (Wirbelstromelektrode)
Dosis II bis III, 3 bis 8 min, zusätzlich segmentale Beh. mit Dosis I bis II für 3 min, 3mal wöchentlich, 8 Beh. insgesamt
- ↑ Diadynamische Ströme, Längsapplikation der Muskulatur
Basis plus 2 min DF, danach 4 min CP
- ↑ Diskopathien ohne neurologische Ausfälle, ↑ Fibrositis, ↑ Haltungsfehler, ↑ Hyperalgetische Zonen, ↑ Ischias/Ischialgie, ↑ Kontrakturen, ↑ Lumbalgie, ↑ Myalgie, ↑ Pseudoradikuläre Syndrome, ↑ Spondylose/Osteochondrose, ↑ Überlastungsschäden, mechanische, ↑ Zervikalsyndrom,

Hypotone Regulationsstörungen

Ziel: Volle Funktion der Regulationsmechanismen, die den normalen Blutdruck aufrechterhalten.

Beh. Ges.: Unterstützung der Kreislaufregulationsmechanismen.

Maßnahmen:
- aus der Hydrotherapie
  - kalte Teilgüsse in ansteigender Dosierung
  - Unterarmtauchbäder, kalt
  - Taulaufen, Wassertreten
  - absteigende Bürstenhalbbäder mit anschließendem kalten Rückenguß
  - Schwimmen (1mal wöchentlich)
  - ↑ Sauna unter Betonung der Kaltanwendung, evtl. kalter Rückenblitz zum Abschluß
  - Solebäder, Bäder mit leicht hautreizenden Zusätzen ↑ Bäder mit Medikamentenzusatz
- aus der Massagetherapie
  - tonisierende ↑ Massage des Rückens und der Beine
  - intensive Bürstenmassagen mit anschließenden kalten Waschungen. Kreisungen am Rücken und an den Extremitäten (speziell quer zu den Benninghoffschen Spaltlinien der Haut, erhöht den Tonus der Gewebe)
  - Periostbehandlung am Kreuzbein, an den Wirbelquerfortsätzen, am Schulterblatt und evtl. auch nur an der Tibia
- aus der Bewegungs- und Atemtherapie
  - intensive Spannungsübungen, zunächst im Liegen, Stabilisationsübungen, rhythmische Stabilisation
  - Auslösung von Tiefatemreflexen mit Einhalten einer Pause auf der Höhe der Einatmung
  - schnelle Gymnastik mit Händen und Füßen aus gespannten Streckstellungen heraus
  - Einschleifen eines Durchspannungsreflexes – zuerst in Rückenlage Strecken, Dehnen, Gähnen, Spannen und Verweilen auf der Höhe der Einatmung, bei der Ausatmung zum mittleren Tonus zurückkehren, nicht erschlaffen Einschleifen der Kreislaufregulation bei langsamen Umlagerungen. Abstemmübungen in Rückenlage, dann unter Spannung über die Seitenlage zum Sitz kommen.

■ **Beachte:** Plötzlicher Lagewechsel verboten!
- ↑ Stemmführungen tonisieren Beuger und Strecker
- ↑ Herz-Kreislauf-Training, ↑ Sporttherapie, tonisierende Sportarten wie Schwimmen, Reiten
- lautes und volltönendes Singen zur Spannung und Kräftigung von Zwerchfell und Mm. intercostales.

Infektanfälligkeit

Ziel: Abhärtung, Widerstandsfähigkeit gegen Infekte.

Beh. Ges.: Herausfinden und Beseitigen spezieller schädigender Einflüsse und Behandeln ungenügend entwickelter oder überlasteter Funktionskreise.

Maßnahmen:
- Ausschalten von Foci ↑ Schleimhauterkrankungen der Nase und des Rachens, ↑ Sinusitis
- ↑ Inhalationstherapie, z. B. mit 2%iger $CaCl_2$-Lösung, auch als Rauminhalation
- tägliche Schleimhautpflege, siehe Seite 405 mit anschließenden Gesichtsgüssen
- Regelung und Verbesserung der Hautfunktion mit ↑ Sauna, Bürstenmassage, ↑ Heliotherapie, Ölungen u. a.
- Einregulierung eines ausgeglichenen Wärmehaushalts, unbedingt chronisch kalte Hände oder Füße therapieren
  Immer wenn die Hände oder Füße kalt sind, werden sie ansteigend oder direkt in warmes Wasser getaucht, nach 5 bis 10 min mit kaltem Abgießen beschließen. Der Patient muß erzogen werden, mehrmals täglich Hände und Füße auf ihre Temperatur hin zu überprüfen. Bei Kälteempfinden Hände und Füße in warmes Wasser tauchen, damit sich ein kontinuierliches Warmsein entwickelt. Nach 3 bis 4 Wochen reguliert sich der Wärmehaushalt ein.
  Kontraindikationen: Verschlußkrankheiten, periphere arterielle, im Stadium II bis IV (im Stadium II und III darf nur indifferentes Wasser genutzt werden, im Stadium IV absolute Kontraindikation).
- Überwärmungsbäder, Dampfbäder
- ↑ Bäder mit Medikamentenzusatz, z. B. Sole, Schwefel
- Regulierung der ↑ Schlafstörungen; der Verdauung ↑ Obstipation; der Biorhythmen, ↑ Überforderungssyndrom; ↑ Ovarialinsuffizienz u. a.
- Regulierung falscher oder ungenügender Bewegungsforderungen ↑ Bewegungstherapie
- ↑ Kurorttherapie, Klimatherapie, ↑ Thalassotherapie.

Beh. Ges.: Allgemeine Konditionierung, Training der Kälteadaptation.

Maßnahmen:
- tägliche kalte Waschungen oder kalte Abreibungen
- ↑ Kneipp-Therapie (Tab. 12)
- viel Aufenthalt an frischer Luft, Freikörperkultur, kalte Tauchbäder und Wiedererwärmung durch Bewegung
- Taulaufen, Wassertreten
- regelmäßig ↑ Sauna mit anschließenden Kaltreizen
- regelmäßige gymnastische Übungen, befundgerecht als tägliches Konditionstraining zusammengestellt. Die tonische Muskulatur muß voll dehnfähig, die phasische Muskulatur voll spannungsfähig sein. Die Muskelketten sollen koordiniert von den Füßen zum Kopf durchlaufen. Herz-Kreislauf und Stoffwechsel werden durch ein ausreichendes Ausdauertraining, siehe Seite 107, gefordert. Danach herrschen gute Durchblutungsverhältnisse, und es sind Abwehrkräfte da.
- ↑ Ordnungstherapie
- ↑ Sporttherapie

Beachte: Kaltmaßnahmen dürfen nur auf einen ausgeglichenen warmen Körper appliziert werden, die nachfolgende reaktive Hyperämie entscheidet, ob die Dosierung adäquat war!
↑ Hydrotherapie.

Tabelle 12 Behandlungsplan für die 1. Woche der Kneipp-Therapie bei Abhärtung (32)

	Früh	Vormittags	Nachmittags	Abends
Montag	Trockenbürstung Oberkörper	Wechsel-Kniguß	Wechsel-Armbad	Wassertreten
Dienstag	Unterkörperwaschung	Wechsel-Armguß	Fußbad mit Rosmarin	Wassertreten
Mittwoch	Ganzwaschung	Kniguß	Armguß	Wadenwickel bei kalten Füßen, Fußbad mit Fichtennadelextrakt
Donnerstag	Trockenbürstung	Armguß und Gesichtsguß	Fußbad	Wassertreten
Freitag	Oberkörperwaschung	Schenkelguß	Armbad	Wassertreten
Samstag	Ganzwaschung	Dreiviertelbad mit Rosmarin	Armguß	Wassertreten
Sonntag	Ganzwaschung		Brustguß	Wassertreten

Inkontinenz

(Unwillkürlicher Abgang von Urin und/oder Stuhl)
Lit.: 12, 25, 141, 209, 232, 237, 379, 383

Ziel: Kontinenz.

■ **Beh. Ges.:** Stimulierung des Blasen- und Afterschließmuskels.

Maßnahmen:
- ↑ Blasenschließmuskellähmung
- Elektrostimulation des Afterschließmuskels
  Kathode als Reizelektrode kleinflächig auf den Afterschließmuskel plazieren, darüber Polsterung und Festbinden oder Verwendung einer speziellen Analelektrode, Anode auf das Kreuzbein
  ↑ Schwellstrombehandlung oder Exponentialstrom mit 16 Imp/min, t_{an} = 200 ms, t = 200 ms, t_{ab} etwa 20 ms, Stromstärke bis zur empfundenen Kontraktion hochregeln
- anschließend isometrische Spannungsübungen für den hinteren Beckenboden (Flexion, Abduktion, Außenrotation mit Kniebeugung) und Intension des Stuhlverkneifens
- ↑ Funktionelle elektrische Stimulation (FES) des Schließmuskels über implantierte Elektroden und s. S. 49 f und 168.

Harninkontinenz beim Mann

Ziel: 1. Erhaltung der Nierenfunktion, 2. Trockenheit, 3. Wiederherstellung einer normalen Miktion.

1. Streß- oder Belastungsinkontinenz (unwillkürlicher Urinabgang bei körperlicher Belastung. Ursache: Ungenügender Harnröhrenverschluß)

■ **Beh. Ges.:** Erlernen einer neuen Miktionstechnik.

Maßnahmen:
- nach Prostatektomie stets in sitzender Haltung urinieren
- Übungen s. S. 287

2. Drang- oder Urgeinkontinenz (Harnverlust bei gesteigertem Harndrang und nicht hemmbarer Blasenmotorik bei intaktem Harnröhrenverschlußmechanismus)

■ **Beh. Ges.:** Pharmakologische Therapie, Behandlung des Grundleidens.

3. Reflexinkontinenz (Die nervale Ansteuerung der Blase ist gestört)

■ **Beh. Ges.:** Erlernen, einen vollständigen Miktionsreflex bei Bedarf selbst auszulösen.

Maßnahmen:
- durch rhythmisches Beklopfen der Bauchdecke kann eine Detrusor-Kontraktion ausgelöst werden, sog. „Triggern". Durch intensives Training kann die Fähigkeit dazu wieder gebahnt werden, d. h. der neuronale Reflexbogen ist steuerbar.

4. Überlaufinkontinenz (unfreiwilliger Harnverlust bei großen Restharnmengen)

Beh. Ges.: Verbesserung der Blasenmotorik, Vermeidung der Blasenüberdehnung, Therapie der Grundkrankheit.

Maßnahmen:
- ↑ Prostataadenomyomatose.

Harninkontinenz der Frau

1. Streßinkontinenz (unwillkürlicher Urinabgang bei körperlicher Belastung. Hauptursache: defekter Beckenboden).

Beh. Ges.: Kräftigung der Beckenbodenmuskulatur und Erlernen, sie in Inkontinenz auslösenden Situationen besser einzusetzen.

Maßnahmen:
- Beckenbodentraining, evtl. mit Perineometer oder mit Biofeedback ↑ Beckenbodeninsuffizienz
- durch elektrische Stimulation der Levatormuskulatur langfristig eine zentrale Bewußtmachung dieser Region herbeiführen (s. S. 168)
- durch Pessarbehandlung den Blasenhals anheben
- Vermeiden von Drücken durch bessere Hustentechnik, bessere Hebetechnik usw.

2. Dranginkontinenz

Beh. Ges.: Hemmung der übermäßigen Aktivität des Parasympathikus zur Unterdrückung des häufigen und unhemmbaren Harndrangs, um damit eine Verlängerung der Miktionsintervalle zu erzielen.

Maßnahmen:
- Verhaltenstherapie, um die zentrale Hemmung durch Lernprozesse zu bahnen
  Manchmal hilft, sich beim Auftreten von Harndrang hinzusetzen oder zu bücken – bis der Drang vorbei ist.
- Elektrostimulation, um durch Erregung des N. pudendus eine Hemmung der parasympathischen Blaseninnervation zu erreichen. (Vagotone Umstimmung s. S. 168)
- Psychotherapie, ↑ Ordnungstherapie

Ischias/Ischialgie

Ziel: Schmerzfreiheit, volle Bewegungsfunktion.

■ **Beh. Ges.:** Gezielte Therapie entsprechend der Ursache.

Maßnahmen:
- bei Blockierungen ↑ Manuelle Therapie
- bei Diskopathien ohne neurologische Ausfälle ↑ Diskopathien
- bei neurologischen Ausfällen ↑ Kompressionssyndrome
- ↑ Pseudoradikuläre Syndrome im Beckenbereich
- bei Dysbalance zwischen tonischer und phasischer Muskulatur ↑ Hypertonus der Muskulatur, ↑ Haltungsfehler, Erwachsene
- bei Reflexzonen ↑ Hyperalgetische Zonen und s. Organerkrankungen
- ↑ Lumbalgie, ↑ Neuralgien/Neuritiden, ↑ Polyneuropathien, ↑ Spondylose/ Osteochondrose, ↑ Überlastungsschäden, mechanische u. a.

■ **Beh. Ges.:** Manualtherapeutische Differentialdiagnostik und -therapie.

Maßnahmen:
- Beseitigung einer Blockierung der Iliosakralgelenke
- Beseitigung einer Blockierung im Hüftgelenk (Coxalgie) und damit verbundener gestörter Statik
- Beseitigung einer funktionellen Beckenverwringung (Blockierung in der LWS und in den Iliosakralgelenken) und einer muskulären Dysbalance
- 2mal täglich (morgens und abends) 20 min im Intervallprinzip ↑ Eisbehandlung der Lendenwirbelsäule, anschließend
- gezielte Bewegungsübungen über Kyphosierungsübungen für die LWS oder komplexe Bewegungsübungen
- oder ↑ Brügger-Therapie

■ **Beachte:** Anstatt Eisbehandlung kann, wenn es vertragen wird, auch Wärmebehandlung mit Moor, Fango, Heilerde o. a. durchgeführt werden.

■ **Beh. Ges.:** Beseitigung einer mechanischen Bedrängung der Nervenwurzel.

Maßnahmen:
- ↑ Extensionsbehandlung im Perlschen Gerät oder manualtherapeutisch

Ischias/Ischialgie 2

- Lagerungsübungen auf Keilen, Stufenlagerung, Päckchenlagerung
  Es müssen schmerzfreie Lagerungen gesucht werden.
- ↑ Ultrareizstrom in extendierter oder schmerzfreier Lagerung
  Kathode, kleine Elektrode: auf die verursachende Bandscheibe, Anode, großflächig: 3 cm nach kranial über der WS
  Nach der Beh. muß der Schmerz weitgehend ausgeschaltet sein. Ist dies nicht der Fall, wurde an der falschen Stelle die Kathode appliziert, oder die Diagnose ist nicht zutreffend. Eventuell zusätzlich auf ausstrahlenden Schmerzregionen noch behandeln.
- Kyphosierungsübungen in Verbindung mit ↑ Unterwassergymnastik, evtl. einen Bleigurt um das Becken und Auftriebskörper um Hals und Arme
- ↑ PNF-Techniken zur Spannung der Bauchmuskeln und reflektorischen Entspannung der Lendengegend.

Beh. Ges.: Schmerzlinderung, Tonusherabsetzung, Durchblutungsförderung.

Maßnahmen:
- ↑ Bindegewebsmassage, ↑ Shiatsu
- ↑ Ultraschalltherapie in Dehnlagerung
  neuraltherapeutischer Aufbau kaudal und ausstrahlende Muskelverspannungen mit 0,2 W/cm^2 5 bis 10 min jeden 2. Tag, 12 Beh. als Serie, Nachruhe in Entspannungslagerung

Beachte: Direkt über einem Bandscheibenprolaps wird nicht beschallt und nicht massiert, das Gewebe soll dort Festigkeit bekommen.

- ↑ Ultrareizstrom, siehe oben
- ↑ Diadynamische Ströme
  - paravertebrale Applikation von S_3 bis zur unteren BWS aufsteigend (besonders bei vertebragener Bedingtheit der Schmerzen) Basis plus DF 1 bis 2 min, danach Basis plus CP 2 bis 4 min.
  - Schmerzpunktapplikation
    evtl. Valleixsche Punkte im Verlauf des N. ischiadicus, Patient schmerzentlastet in Bauch- oder Seitlage, jeden Punkt Basis plus DF 2 min und Basis plus CP oder LP 2 min, sensibel angenehm, nicht motorisch schwellig behandeln, 6 bis 8 Beh., die ersten 3 täglich, dann jeden 2. Tag.
- ↑ Kombinationstherapie Ultraschall und Reizströme
- ↑ Mittelfrequenz-Stimulationstherapie
- ↑ Interferenzstromverfahren (139)
  - paravertebrale Applikation
    Saugschalenmethode oder Plattenelektroden, 100 Hz konstante Frequenz bis 7 min unterschwellig, bei Verträglichkeit kommt dazu 50 bis 100 Hz rhythmische Frequenz 5 min, kann bis sensibel schwellig und überschwellig gesteigert werden
  - kinetische Interferenz bei Ischiasskoliose oder bei harten Muskelverspannungen

in ruhigem Zeitmaß Kontraktion und Distraktion der verspannten Lendenmuskulatur herbeiführen
- stabile Interferenz im Längsverlauf des Nervs
 Elektroden in $L_{4/5}$ (Generalstreifen) anlegen oder auf Rückseite des Beines 100 Hz konstante Frequenz sensibel unterschwellig 5 bis 10 min bei Verträglichkeit sensibel schwellig, später dazu 50 bis 100 Hz rhythmische Frequenz 5 min bis sensibel schwellig
- hartnäckige Restbeschwerden mit Handschuhelektrodenmethode
 1 Elektrode im Wurzelbereich, 1 Elektrode an den Schmerzpunkt, 1 bis 2 min, bis deutliches Vibrieren im Nervenverlauf zu spüren ist

- ↑ Stabile Galvanisation, auch in Verbindung mit ↑ Iontophorese
 Anode: großflächig auf die Schmerzregion, gut unterpolstert
 Kathode: nach kranial oder distal in ein nicht schmerzendes Gebiet verlagert, sensibel unterschwellig, ein- und ausschleichend, 10 bis 15 min täglich oder jeden 2. Tag

- ↑ Hydroelektrisches Zweizellenbad, Anode segmental, Wassertemperatur 38 °C
 - stabile Galvanisation 5 bis 10 min, 3 bis 6 mA = sensibel schwellig
 - 24 Hz, Rechteckstrom, t = 2 ms, geschwellt (30 Schwellungen/min) 5 min, Intensität hochregeln, bis in der Muskulatur rhythmische Kontraktionen ausgelöst werden

- ↑ Hydroelektrisches Vollbad (besonders zur Tonusherabsetzung).

> **Beh. Ges.:** Aktive Übungsbehandlung zur Sicherung der Schmerzfreiheit und Vermeidung von Rezidiven.

Maßnahmen:
- ↑ Unterwassergymnastik, anschließend Stabilisierungsübungen
- regelmäßiges Schwimmen
- befundgerechte Wirbelsäulengymnastik in Rücken-, Seit- und Bauchlage
- rhythmische Stabilisation aus vorteilhaften Ausgangsstellungen
- ↑ PNF-Techniken und ↑ Stemmführungen
- Gangschule, Üben der Arbeitsbewegungen unter Ausschalten von statischen Belastungen und Fehlbelastungen ↑ Überlastungsschäden, mechanische
- Ausgleichsgymnastik und Ruhehaltung zur Erholung zeigen, Schlaflage kontrollieren.

Kausalgie

(heftig brennende Schmerzen nach Verletzung peripherer Nerven)

Ziel: Schmerzfreiheit

> **Beh. Ges.:** Dämpfung des Sympathikus und der über ihn geleiteten Schmerzen und symptomatische Lokalbehandlung.

Maßnahmen:
- ↑ Transkutane elektrische Nervenstimulation (TENS)
- ↑ Stellatum-Blockade mit Reizströmen
- Anregung des Parasympathikus mit folgender Stromform nach HENSSGE
  9 Hz, t = 10 ms (t_p = 100 ms), t_{an} = 10 ms, t_{ab} = 50 ms
  Anode: an Schmerzstelle, wenn sie distal liegt, auch im kühlen Wasserbad
  Kathode: gegenüber oder segmental oder distal, 0,1 bis 3 mA bis 3 mA, 15 min – wenn es wohltut täglich
- ↑ Elektrotherapeutische Verfahren zur Schmerzbehandlung
- Sympathikusdämpfung durch mechanische Behandlung von Geweben im Ursprungsgebiet (BWS) der betroffenen Struktur (WOLF, W. in KOLSTER 1995) ↑ Manuelle Therapie, OMT
- ↑ Hydroelektrisches Zellenbad indifferenter oder absteigender Temperatur
  Anode: im Zellenbad, wenn die Schmerzen distal sind, sonst umgekehrt.
  Kathode: segmental, sensibel unterschwellig oder so, wie es als angenehm empfunden wird, 15 min, evtl. täglich
- temperaturabsteigende Teilbäder
  von 35 auf 25 °C innerhalb von 20 min
- kühle Begießungen
- örtlich kühle, feuchte Umschläge und Wickel, feuchte Stoffhandschuhe oder Strümpfe tragen, oder ein kühles, feuchtes Tuch in die Hohlhand legen, vorheriges Einfetten der Gliedmaßen!

> **Kontraindikationen:** Wärmeanwendungen, kräftige Massage- oder Bewegungsreize, starke elektrische, besonders schmerzhafte Reize.

■ **Beh. Ges.:** Allgemeinbehandlung.

Maßnahmen:
- Aufenthalt in kühler Umgebung
- Vermeidung von starken Reizen optischer, mechanischer, akustischer, taktiler und psychischer Art
- ↑ Entspannungsbehandlung
- langliegende Wickel.

Klimakterische Beschwerden

(Beschwerden in den Wechseljahren)

Ziel: Beschwerdefreiheit.

■ **Beh. Ges.:** Vegetative Entspannung, positive Unterstützung der Umstimmung.

Maßnahmen:
- morgens Wassertreten, abends kurzdauernde lauwarme Bäder
- regelmäßig Schwimmen
- ↑ Bäder mit Medikamentenzusatz, z. B. 2- bis 4%ige Solebäder, einmal wöchentlich oder Luftperlbäder, Kohlensäurebäder
- ↑ Sauna, 2mal wöchentlich
- ↑ Unterwasserdruckstrahlmassage
- Regelung der Hautfunktion, des Wärmehaushalts und des Schlafs
- ↑ Entspannungsbehandlung, ↑ Atemtherapie, ↑ Ordnungstherapie
- bei Hitzewallungen bis in die Finger- und Zehenspitzen durchspannen, tief einatmen und einige Zeit auf der Höhe der Einatmung verweilen, dabei die Vorstellung der Ableitung des Blutes aus dem Kopf in die Finger und Zehen, *sie* sollen warm werden
- ↑ Ausdrucksgymnastik, Musiktherapie, kreative Beschäftigungen
- ↑ Sporttherapie, ↑ Herz-Kreislauf-Training
- ↑ Kurorttherapie, Klimatherapie.

Knick-Senk-Spreizfuß

Lit.: 61, 67, 98, 111, 118, 223, 232, 255, 278, 355, 418

Ziel: Volle Funktion, elastische Federungen, gutes Abrollen beim Gehen

Prophylaxe

Beh. Ges.: Verhütung eines Funktionsverlustes, Konditionierung.

Maßnahmen in der Kindheit:
- Ein Kind soll solange krabbeln und kriechen, bis es mit eigener Fußkraft aufstehen kann! Zu frühes Stehen und Hochziehen im Ställchen verhindern
- frühzeitiges Einschleifen von Bewegungsmustern, die beim Aufstehen und Gehen den aktiven Einsatz aller Zehen fordern
- Sitzen stets mit aktivem Zeheneinsatz, bei zu hohen Stühlen brauchen Kinder eine Fußbank
- viel Barfußgehen auf Wiesen und Waldboden

- richtiges Schuhwerk: elastische Sohle, freie Zehen und Fersen
- frühzeitig Tast-, Greif- und Balanceübungen mit den Füßen
- Vermeidung von statischen Belastungen, die ein Mißverhältnis zwischen Last und Belastbarkeit darstellen!

Maßnahmen im Jugend- und Erwachsenenalter:
- Fußpflege, Fußölungen, Selbstmassage der Füße
- täglich Wechselfußbäder und Fußübungen im Wasser oder ähnliches
- elastische Schuhsohlen, Zehenspiel aktiv einsetzen
- elastisches Gehen: die Zehen greifen den Boden, das rückwärtige Bein drückt mit den Zehen ab
- Vermeidung von langem Stehen und auch von mangelnden aktiven Fußbewegungen mit aktivem Zeheneinsatz.

Knick-Senk-Spreizfuß im Kindes- und Jugendalter

Beh. Ges.: Vorbereitung der gezielten Bewegungstherapie mit durchblutungsfördernden Maßnahmen.

- Bürstenmassage der Beine mit anschließendem kalten Guß
- allgemeine Laufschule und Kräftigung der Rumpfmuskulatur aus verschiedenen Ausgangsstellungen
  Die kindliche Bewegungsentwicklung geht mehr von kranial nach kaudal, von zentral nach peripher. Deshalb kann es notwendig sein, erst die Rumpfmuskulatur zu kräftigen und danach den richtigen Fußeinsatz zu üben.

Beachte: Lockerungen und Dehnungen entfallen beim kindlichen Fuß, solange keine ausgesprochenen Kontrakturen vorliegen.

Beh. Ges.: Spezialkorrektur zur Schaffung des richtigen Spannungs- und Belastungsverhältnisses, Kräftigung der aufrichtenden Fußmuskeln, Einübung der richtigen Fußfunktion.

Maßnahmen:
- Die Korrektur des kindlichen Knick-, Senk-, Spreißfußes beginnt bei der Fersenkorrektur: die Ferse (oder Rückfuß) ist in Supination zu bringen, der Vorfuß gleichzeitig in Pronation.
- Jede Zehe einzeln langstrecken und gegen den Boden drücken (ist Kräftigung der Mm. lumbricales durch Beugung im Grundgelenk und Streckung im Mittel- und Endgelenk). Durch Andrücken der 5. Zehe kommt es zur Aufrichtung der Ferse.

- Stabilisierung der guten Vierpunktbelastung des Fußes: Ferse, Endglied der kleinen Zehe, Endglied der großen Zehe, Großzehenballen sollen Fußstützpunkte sein, keiner darf fehlen.
  Von der kleinen Zehe aus wird die Ferse in Supinationsstellung gebracht, durch die große Zehe und den Großzehenballen kommt die Vorfußpronation zustande.
- Allgemeine Kräftigung der gesamten Fuß- und Beinmuskulatur unter Beachtung der Spezialkorrektur.
  Viel unter Belastung üben, die Beanspruchung der Muskelgruppen abwechseln. Zur Entlastung zwischendurch haltungsverbessernde Übungen, Greif- und Geschicklichkeitsübungen mit vielen Geräten unter Einschleifen neuer und richtiger Bewegungsmuster zur durchlaufenden Innervation von den Zehen zum Rumpf und bis zum Kopf. Atemantriebe von den Zehen her üben, ↑ X-Bein-Korrektur und -Prophylaxe.

> **Beachte:** Wenn sich bei Formfehlern die Verordnung von Einlagen notwendig macht, ist ein tägliches Übungsprogramm zur Kräftigung der aufrichtenden Fußmuskulatur obligatorisch, sonst nimmt die Insuffizienz der Fußmuskulatur zu.
> Mit dem Fußverfall beginnt der Haltungsverfall, ihm folgt der Atmungsverfall!

Knick-Senk-Spreizfuß des Erwachsenen und muskuläre Überlastungssyndrome am Fuß

> **Beh. Ges.:** Beseitigung der gestörten Zirkulation durch Entstauung, danach Zirkulationsanregung, Beseitigung trophischer Störungen.

Maßnahmen:
- ↑ Unterwasserdruckstrahlmassage mit wenig Druck und einer speziellen Düse
- ↑ Massage
  Ausstreichungen, Friktionen der kleinen Fußmuskeln, besonders an der großen Zehe
- bindegewebige Striche an der Fußsohle und Achillessehne (Technik nach DICKE)
- niederfrequente Impulsströme im ↑ Hydroelektrischen Zellenbad nach TRÄBERT gegen zirkulatorische und trophische Störungen
- feuchte Wärme oder Wickelbehandlung
- Wechselgüsse, Wechselbäder, ↑ Bäder mit Medikamentenzusatz
- ↑ Varizen, ↑ Lymphödem.

> **Beh. Ges.:** Isoliertes Eingehen auf den Spreizfuß mit seiner Flexionseinschränkung in den Zehengrundgelenken und der

Knick-Senk-Spreizfuß 2

Muskelschwäche und evtl. Überdehnung der Großzehenbeuger und der Mm. lumbricales

Maßnahmen:
- Vorbereitung mit Wechsel-Fußbad, Zehen darin ausgiebig bewegen
- Fußmassage mit Durchbewegen der Metatarsalen, Formen des Quergewölbes, Längsdehnen und Beugen jeder Zehe, dabei Deep-friction-Massage an den verkürzten Strecksehnen über den Zehengrundgelenken
- Kräftigung der Mm. lumbricales und des M. flexor hallucis brevis
  Beugen der Zehen in den Grundgelenken bei gestreckten Mittel- und Endgelenken gegen Widerstand üben oder Zehenkuppen bleiben am Boden, Quergewölbe hebt sich!
- Querstehen mit Quergewölbe über dem Stab, dabei Strecksehnen dehnen, aus der Dehnstellung zum hohen Zehenstand kommen (dabei Festhalten an der Wand), Fersen supinieren, Herabsenken über den Außenrand unter Spannung des Längsgewölbes und dadurch Fußverkürzung.

Beh. Ges.: Beseitigung von muskulären Überbelastungssyndromen (meist bestehen Tendomyosen und lokaler Hypertonus in folgenden Muskeln: Mm. interossei, Mm. lumbricales, M. flexor hallucis longus und brevis, die kleinen Zehenbeugemuskeln, M. gastrocnemius, M. tibialis anterior, seltener M. tibialis posterior und M. peronei).

Maßnahmen:
- Massage, Lockerung und Dehnung dieser Muskeln (je nach Befund)
- ↑ Unterwasserdruckstrahlmassage, siehe S. 294
- ↑ Ultraschalltherapie im Wasserbad
  0,2 W/cm^2 3 bis 5 min jeden Fuß
- ↑ Entspannungsbehandlung durch Stehen auf einem Stab, dabei Entspannung der kleinen Fußmuskulatur und Verbesserung der Tonuslage und Tastfähigkeit des Fußes
- Deep-friction-Massage an verkürzten Strecksehnen, ↑ Cyriax-Therapie.

■ **Beh. Ges.:** Mobilisation des Fußes.

Maßnahmen:
- anfangs aktive Mobilisation und in Entlastung
- vorsichtige manuelle Mobilisation in Verbindung mit aktivem Üben

- passive Mobilisation der Fußstrahlen, der Zehen- und Fußgelenke mit nur geringem Massagedruck, vorsichtiges Üben des Gelenkspiels
- ↑ Manuelle Therapie
- nach vorangehender aktiver und passiver Mobilisation evtl. Dauerzug, z. B. Supinationszug bei einer Kontraktur des unteren Sprunggelenks.

> **Beh. Ges.** (sobald das notwendige Gelenkspiel hergestellt ist): Kräftigung der insuffizienten Fußmuskulatur (nicht statisch, sondern dynamisch), Förderung eines dynamischen Abrollens beim Gehen und bei guter Bodenanpassung.

Maßnahmen:
- Erlernen des richtigen Fußabrollens
  Ferse-Außenrand, kleine und große Zehe, Zehenabdruck
- Tastarbeit mit der Fußsohle, Greifen mit den Zehen
- Aufspüren der Vierpunktbelastung, s. v.
- Erlernen der durchlaufenden Innervation von den Zehen
  von der großen Zehe zum M. gluteus maximus, von der kleinen Zehe zum M. gluteus medius und minimus
- Belastung wird dann stufenweise gesteigert
- evtl. zeitweise mechanische Entlastungshilfen geben wie Einlagen, höheren Absatz usw.
- Gangschule mit Armschwingen und guter Kopfstreckung.

> **Kontraindikation:** Langes Stehen.

Kniegelenksschädigungen, traumatische

(außer Frakturen)
Lit.: 9, 74, 93–96, 112, 207, 208, 211, 212, 223, 232, 248, 249, 261–263, 274, 287, 339, 347, 375–378, 387

Bandverletzungen, postoperative Behandlung

Lit.: 207

Ziel: Muskuläres Auftrainieren und Koordinieren zur aktiven dynamischen Stabilisierung des Kniegelenks.

> **Beh. Ges.:** Ruhigstellung des Kniegelenks im Oberschenkelliegegips für 6 Wochen in einer Beugestellung, die größtmögliche Entspannung der jeweils verletzten Bandstrukturen sichert.

Kniegelenksschädigungen, traumatische 2

- Neutralrotation des Unterschenkels bei 60° Beugung bringt Banderschlaffung für das vordere Kreuzband. (Aus Sorge um spätere Beweglichkeit wird jedoch nur in 20 bis 40° eingegipst.)
- für das hintere Kreuzband bei 10 bis 40° Beugung
- für das Innenband bei 20 bis 40° Beugung
- für das hintere Schrägband bei mehr als 20° Beugung
- für das Außenband 40 bis 50° Beugung.

Beachte: Während der postoperativen Immobilisation isometrische Spannungsübungen für M. quadriceps und für die Ischiocruralmuskulatur und Patellamobilisation über ein Gipsfenster ausführen. In Einzelfällen ist auch Elektrostimulation notwendig.

Beh. Ges.: Gezieltes Muskeltraining unter besonderer Berücksichtigung der Muskelgruppen, die als dynamische Stabilisatoren für die jeweils verletzte Bandstruktur dienen oder diese unterstützen bzw. entlasten.

Maßnahmen:
- Das tibiale Seitenband, die dorso-mediale Kapselecke sowie das Innenmeniskushinterhorn werden gesichert und entlastet durch die Muskeln der Pes-anserinus-Gruppe und den M. semimembranosus. Letzterer strahlt mit Fasern in das hintere Schrägband, in die mediale dorsale Kapsel und das Innenmeniskushinterhorn ein.

- Das hintere Kreuzband und das mediale sowie laterale Seitenband werden von der Streckmuskulatur entlastet.

- Die lateralen und medialen dorsalen Kapselecken sowie das hintere Kreuzband werden vom M. gastrocnemius unterstützt.

- Das laterale Seitenband wird vom M. biceps femoris und M. tensor fasciae latae unterstützt.

- Die dorso-laterale Kapselecke wird vom M. popliteus, zusammen mit M. biceps femoris und M. tensor fascia latae, gestützt.

- Das vordere Kreuzband wird durch den Synergismus der Kniebeuge- und Rotationsmuskulatur gesichert.
Daraus ergeben sich je nach Verletzung bestimmte Muskelgruppen, die aufzutrainieren sind.

- Bei antero-medialen Instabilitäten werden die Muskeln der Pes-anserinus-Gruppe und die ischiocruralen Muskeln verstärkt geübt.

- Bei hinteren Instabilitäten wird besonders die Streckmuskulatur beübt.

- ↑ Elektromyostimulation, ↑ Stabilisationstraining für das Kniegelenk

Beh. Ges.: Umwandlung des Narbengewebes in zugfestes kollagenes Bindegewebe durch vorsichtige Reizgebung.

Beachte: Langsame Zunahme der Gelenkbeweglichkeit zur Vermeidung sekundärer Bandlockerungen bzw. von Überdehnung des Narbengewebes.

Maßnahmen:
- isometrische Spannungsübungen im Gips
- nach Gipsabnahme nur langsame Wiedererlangung der Beweglichkeit, besonders der Streckfähigkeit. Aktiv und assistiert üben!

Kontraindiziert ist eine rasche Zunahme der Streckfähigkeit, da sie zu irreparablen Überdehnungen des Narbengewebes führt. Jede passive Überdehnung ist zu vermeiden.

Beh. Ges.: Vermeidung einer zu frühen statischen Belastung. Die volle Belastung bedarf vorher ausreichender muskulärer dynamischer Stabilisierung des Kniegelenks.

Maßnahmen:
- adäquates Muskeltraining und besonders der zuständigen Muskelgruppen, siehe S. 297, damit das Kniegelenk muskulär gesichert ist
  durchlaufende Kette von den Zehen her und durch Abstemmen mit der Ferse bahnen und einüben
- Hinzunahme von ↑ Schwellstrombeh. für abgeschwächte Muskelgruppen.

Beh. Ges.: Wiedererlangung propriozeptiver ligamentär-muskulärer Steuerungsmechanismen durch ↑ PNF-Techniken (bes. bei veralteten Instabilitäten).

Maßnahmen:
- Bei isolierter vorderer Kreuzbandinsuffizienz besteht eine reduzierte Aktivität des M. vastus medialis. Dieser ist über ↑ Schwellstrombehandlung (s. a. S. 301) besonders zu stimulieren.
- Danach ↑ PNF-Techniken zur Wiedererlangung des Muskelsynergismus.

Kontraindiziert sind verstärkte Rotationsbewegungen im Kniegelenk und Streckstellung des Kniegelenks bei der Anfangsbehandlung.

Beh. Ges.: Zusatzprogramme und Unterschiede in der Beh.

Maßnahmen:
- Nach Gipsabnahme ist Wickeln der Beine oder Tragen eines Gummistrumpfes obligatorisch.

Kniegelenksschädigungen, traumatische

- ↑ Eisbehandlung ist während der ganzen Behandlungsdauer notwendig.
- Treten Reizerscheinungen auf, ist die Belastung zu reduzieren.
- Bei Auftreten eines Ergusses ist ein Schaumgummikompressionsverband anzulegen.

1. Mobilisationsphase

(7. bis 9. Woche post operationem, 3 Wochen stationär [der Gips ist geschalt, Fußteil abgesägt])

Beh. Ges.: Langsame Steigerung der Gelenkmobilisation, muskuläres Auftrainieren und Koordinationsschulung.

Maßnahmen:
- Lagerung, Unterschenkel horizontal
- Absatzerhöhung 2 bis 3 cm für 3 Wochen zur Vermeidung von Gangfehlern bei bestehender Streckhemmung
- isometrische und isotonische Muskelarbeit, bei vorderer Instabilität Betonung der Ischiocruralmuskulatur, bei hinterer der Streckmuskulatur.

1. Woche:
- Gehen nur mit Bodenkontakt, Schienen sind angewinkelt
- nur assistiert üben: bei der vorderen Instabilität unterstützt die Hand der Physiotherapeutin den distalen Femur, bei der hinteren Instabilität entlastet die Hand den Tibiakopf.

Beachte: Bei ↑ PNF-Techniken zu starke Streckung und Rotationsbewegung vermeiden.

2. Woche
- tags zunehmend ohne Gipsschale
- Belastung steigern bis zur Hälfte des Körpergewichts.

3. Woche:
- Gipsschale nur nachts anlegen
- ↑ Unterwassergymnastik mit Belastung
- Belastung steigern bis zum 2-Punkte-Gang an 2 Unterarmstützen.

2. Mobilisationsphase

(10. bis 12. Woche post operationem, 3 Wochen ambulante Physiotherapeuten-Beh.)

Beh. Ges.: Muskelkräftigung, Verbesserung der neuromuskulären Koordination.

Maßnahmen:
- keine Gipsschale mehr anlegen
- volle Belastung im 2-Punkt-Gang an Gehstützen
- verstärkte Muskelarbeit, zunehmende aktive Gelenkmobilisation
- Erlernen der 4-Punkt-Belastung und der durchlaufenden Innervation, Mitte der Ferse – Außenrand, Ende der kleinen und Ende der großen Zehe, Großzehenballen.
- Ende der 3. Woche Gehen ohne Stützen.

3. Mobilisationsphase
(13. bis 15. Woche post operationem)

■ **Beh. Ges.:** Selbständiges Weiterüben.

Maßnahmen:
- isometrische Muskelarbeit
- ↑ Unterwassergymnastik, besonders vertikaler Beinschlag, Hände dabei am Beckenrand
- Standfahrradfahren mit langsam zunehmendem Widerstand und wechselnden Sitzhöhen, ab 15. Woche sind kleine Gewichte an den Knöcheln erlaubt.
- ab 16. Woche Beginn mit leichtem Lauftraining

> **Beachte:** Bei aktiven Sportlern sollte die sportliche Betätigung nicht vor Ablauf von 9 Monaten aufgenommen werden.

- bei Bandplastiken in Einzelfällen Anlegen einer Derotationsbandage oder einer temporären Orthese für einige Zeit sinnvoll.

Leichtere Meniskus- und Sehnenschädigungen, konservative Behandlung

Ziel: Volle und gesicherte Funktion, Belastungsfähigkeit, Schmerzfreiheit.

■ **Beh. Ges.:** Schmerzlinderung, Durchblutungsförderung.

Maßnahmen:
- ↑ Ultrareizstrom quer durch das Kniegelenk, Knie gestreckt dabei
  Kathode etwas kleiner und an der schmerzhafteren Seite

> **Beachte:** Durch Ultrareizstrom konnten von den Verfassern oftmals Meniskusbeschwerden behoben werden. Ein Versuch damit sollte jedem operativem Eingriff vorangestellt werden.

Beh. Ges.: Beseitigung einer nicht exakten Quadrizepskontraktion und Erlernen der achsengerechten Kniegelenkführung und Vierpunktbelastung über dem Fuß.

Maßnahmen:

- ↑ Schwellstromtherapie des M. vastus medialis und anschließend des M. rectus femoris
  Der M. vastus medialis kontrahiert sich später und unvollkommen im Vergleich zum M. rectus femoris, auch ist dem Patienten meist das Gefühl für die richtige Anspannung verlorengegangen. Über propriozeptive Schulung soll die Bewegung neu gebahnt werden. Pat. Langsitz, 1. Reizkreis Anode: großflächig über M. biceps femoris, Kathode: auf motorischem Reizpunkt des M. vastus medialis (s. Abb. 22a und b), 2. Reizkreis Anode: großflächig über M. semimembranosus und M. semitendinosus, Kathode: kleinflächig auf dem motorischen Reizpunkt des M. rectus femoris oder M. vastus lateralis. Pat. soll die 1. Zuckung des M. vastus medialis aktiv unterstützen durch Dorsalflexion und Supination des Fußes im Sinne der Innenzügelübung.

- Erlernen der achsengerechten Kniegelenkführung und -belastung
  Kniegelenk exakt über Fußgelenk belasten. Fuß zuerst von den Zehen her aufsetzen, über Außenrand zur Ferse abrollen, dann Vierpunktbelastung: Ferse, kleine Zehe, große Zehe, Großzehenballen. Keine Rotationsübungen bei gebeugtem Kniegelenk!

Beh. Ges.: Ausgleich einer Dysbalance zwischen überwiegend tonischen und phasischen Muskeln.

- ↑ Dehnlagerungen für M. rectus femoris und M. iliopsoas, Mm. aductores, evtl. auch M. triceps surae, M. quadratus lumborum und M. erector spinae im LWS-Bereich, soweit sie verkürzt sind
- ↑ Ultraschallbehandlung in Dehnlagerungen der verkürzten Muskeln
  jeden Muskel 0,1 W/cm² 1 min im Faserverlauf überstreichen
- Kräftigung insuffizienter Muskeln, besonders M. vatus medialis
  Innenzügelübungen, ↑ PNF-Techniken, ↑ Elektromyostimulation
- Einschleifen optimaler Spannungsvorgänge auch über ↑ Stemmführungen von der Ferse aus.

Meniskusschäden

(Verletzungen der Zwischenknorpel am Kniegelenk)

Lit.: 67, 211, 261–263, 285, 287, 375–378, 387

1. Konservative Behandlung

Ziel: Wiedererlangung voller Beweglichkeit, Schmerzfreiheit und Sicherheit, auch bei Belastungen durch Ausheilung.

Beh. Ges.: Vermeidung von Reizzuständen im Kniegelenk, Überdehnung des Kapsel-Band-Apparates, Atrophieverhinderung, Förderung des venösen Rückstromes als Thromboseprophylaxe.

Maßnahmen:
- Ruhigstellung des Kniegelenks in 170° in Gipshülse für 3 bis 4 Wochen (nach Reposition)
- mehrmals täglich maximale isometrische Anspannung des M. quadriceps (M. vastus medialis, M. vastus lateralis und M. rectus femoris) vom Fuß her in durchlaufender Innervation Spannung 3 bis 4 s halten, danach gut entspannen
- ↑ Schwellstrombehandlung, s. S. 301, ↑ Elektromyostimulation
- unter Anspannung der Oberschenkelmuskulatur das eingegipste Bein im Hüftgelenk von der Unterlage heben
- Durchbewegen aller nicht ruhiggestellten Gelenke
- Kreislauf-Gymnastik und Anregung zum Tiefatmen.

Nach Gipsentfernung

Beh. Ges.: Schulung des M. quadriceps in Kraft, Koordination und Ausdauer, Wiederherstellung der Beweglichkeit im Kniegelenk, Vermeidung von Reizerscheinungen.

- Bandagieren des Kniegelenks mit elastischer Binde
- in den ersten Tagen Unterarmgehstützen zur Entlastung des Kniegelenks benutzen
- Iontophorese mit 2- bis 5%iger Kaliumiodidlösung
  Unter der Kathode 3–5 % Kaliumiodidlösung, unter der Anode 2%ige Novocainlösung gleichzeitig einsetzen, Querdurchströmung, 30 min, 6 Beh.
- aufbauendes Quadrizepstraining
  ↑ PNF-Techniken hinzuziehen bei gestrecktem Kniegelenk, z. B. Fuß supinieren, M. vastus medialis anspannen und das gestreckte Bein zur Gegenseite adduzierend schräg hochführen.
- vorsichtiges Kniebeugen (Heranschleifen auf Unterlage, anschließend langsam maximal durchstrecken)
- später Übungen mit Gewichten oder im ↑ Schlingengerät mit Expanderzügen
- zusätzlich ↑ Schwellstrombehandlung des M. quadriceps, evtl. kurz nacheinander M. vastus medialis und M. rectus femoris, damit sich diese Anspannungssynergie einschleift, siehe Seite 301
- Gehübungen, Kniebeugen, Treppensteigen, Geräteübungen
- bei Auftreten eines ↑ Reizknies Behandlung reduzieren.

Beachte: MUCHA und SCHOLZ (1991) zeigten in einer Vergleichsstudie auf, daß die Reaktivierung motorischer Defizite speziell beim M. quadriceps femoris hochsignifikant bessere

Progression zeigt, wenn eine Kombinationstherapie mit anderen physikalischen Maßnahmen zum Einsatz kommt.

Gruppe A führte durch
- Unterwasserbewegungsbad 5mal wöchentlich
  mit dynamischen Kraftübungen gegen den Verdrängungswiderstand und dosiert mit Auftriebskörpern.
- Trockenübungen 2mal wöchentlich
  Konzentrische und exzentrische Kraftübungen gegen manuelle Widerstände, dosiert nach tastbaren Ermüdungszeichen.
- isometrische Selbstübungen 3–4mal täglich

Gruppe B führte das gleiche Programm durch, zusätzlich jedoch:
- Stangerbäder 20 min *vor* den Unterwasserbewegungsbädern.
  Knie-Querschaltung und kathodische Anlage an der erkrankten Seite.
- Parafangopackungen 20 min vor den Trockenübungen.

Der Übungseffekt kann durch Kombinationstherapie heraufgesetzt werden.

2. Postoperative Behandlung

Beh. Ges.: Wiederherstellung einer leistungsfähigen Quadrizepsmuskulatur, gute Gelenkfunktion, Sicherung der Gelenkstabilität.

Maßnahmen:
1. Tag nach der Operation
- Isometrische Anspannung des M. quadriceps im Kompressionsverband.

3. bis 5. Tag nach der Operation
- Anheben des gestreckten Beines von der Unterlage
- unter Abnahme der Schwere Heranziehen des Unterschenkels auf der Unterlage mit anschließend langsamer und kräftiger Ausstreckung.

Nach Verbandsabnahme (8. bis 9. Tag)
- Kniegelenksstreckung intensivieren, einschließlich Innen- und Außenzügelübungen (↑ PNF-Techniken)
  Durch den Meniskusverlust ist der seitliche Bandapparat relativ insuffizient, deshalb sind M. vastus medialis und lateralis in durchlaufender Kette vom Fuß her besonders zu kräftigen.
- ↑ Schwellstrombehandlung des M. quadriceps unter besonderer Kräftigung (durch entsprechende Anlage) des M. vastus medialis, und lateralis, siehe auch ↑ Elektromyostimulation
  Die Schwellstrombehandlung kann mit Intensionsübungen und mit Widerstandsübungen gegen Supination oder Pronation am Fuß verbunden werden.

- vor dem Aufstehen Kniegelenk mit elastischer Binde sichern, dann mit Unterarmstützen unbelastet gehen.
- bei ↑ Reizknie Eisumschläge 10 min
- nach 12 bis 14 Tagen darf das Knie nur mit 15 bis 20 kg belastet werden, dann bei reizloser Kräftigung 10 kg/Woche Belastung steigern.

Beachte: Vor und nach der Behandlung Kniegelenksumfang messen. Ein Leistungstraining kann erst $1/2$ bis $3/4$ Jahr nach der Operation wieder aufgenommen werden. Zur Vermeidung von Ermüdungseffekten sind regelmäßig Pausenintervalle einzufügen.

Kontraindikationen: Lokale Massagen, Wärmemaßnahmen, forcierte passive Bewegungen, Frühbelastung bei ungenügender Quadrizepskräftigung, Weiterüben (außer isometrische Spannungsübungen) bei Reizerscheinungen und Gelenkergüssen.

Reizknie

Lit.: 68, 69, 211, 261–263, 287, 375–378, 387

Ziel: Abklingen des Reizzustandes, Vermeidung von Rezidiven.

Beh. Ges.: Resorptionsförderung, Gelenksicherung durch muskuläre Kräftigung und optimale Funktionsabläufe.

Maßnahmen:
- ↑ Eisbehandlung in entspannter Lagerung: Eiswasserumschläge, Eiskompressen oder Eisbeutel, 10 bis 15 min
- ↑ Rückstromförderung durch Fußbewegung gegen Widerstand
  Eisumschläge mehrmals erneuern, nach Herabsetzung der Schmerzwelle isometrische Spannungsübungen in durchlaufender Innervation von den Füßen aus, danach Kontrastentspannung
- Druckverband mit Schaumstoffeinlage zur Entlastung der Patella
- isometrische Spannungsübungen in Streckstellung des Kniegelenks, auch im Kompressionsverband, Quadrizepstraining über ventrale Muskelkette.

Kontraindikationen: Örtliche Wärmeanwendungen wie Heißluft, Kurzwelle, warme Bäder. Auch Kniegelenksmassage und mobilisierende Bewegungen schädigen.

> **Beachte:** Bei rezidivierendem Erguß keine Kniebewegungen mehr ausführen, nur noch isometrische Spannungsübungen, Eisbehandlung und Hochstellen des Bettendes oder des Beinteils zur Entstauung.

- ↑ Ultrareizstrom quer durch das Kniegelenk in 170° Streckung
- Gangschule
  aktiver Einsatz aller 5 Zehen, Abstemmen von der Ferse, Kniegelenk achsengerecht über dem Fußgelenk belasten, Kniegelenksbeugung und -streckung dem Scharniergelenk entsprechend; Kontrolle, ob der Innenzügel richtig arbeitet, bei mangelnder Aufrichtung in der Hüfte nach kontrakten Muskelgruppen suchen.

Kokzygodynie

(Steißbeinschmerz)

■ **Beh. Ges.:** Schmerzlinderung und Rezidivverhinderung.

Maßnahmen:

- ↑ Ultraschallbehandlung in Päckchenlage
  neuraltherapeutischer Aufbau kaudal, dabei besonders Iliosakralgelenke, Kreuzbeinrand und Analfalte mit 0,2 W/cm² 5 min
- heiße Rolle auf die Leber (aus Rückenlage) und anschließend auf Kreuz- und Steißbein (aus Seitlage)
- krankengymnastische Übungen gegen die lumbale Hyperlordose ↑ Haltungsfehler
- bei Blockierungen ↑ Manuelle Therapie
  Nach GUTMANN (1980) muß man bei Kokzygodynie stets an eine Mitbeteiligung des Lig. sacrospinale und des Lig. sacrotuberale denken.
- Serie von ↑ Bädern mit Medikamentenzusatz.

Kompressionssyndrom

Lit.: 29, 56, 58, 61, 67, 69, 105, 136, 139, 141, 142, 154, 159, 165, 194, 195, 227, 232, 262, 287, 292, 320, 332, 339, 350, 353, 377, 392

Ziel: Aufhebung der Kompression, Schmerzfreiheit, volle Funktion.

Akuter Schmerzanfall

■ **Beh. Ges.:** Schmerzlinderung.

Maßnahmen:

- geeignete, kompressionsfreie Lagerung finden, evtl. harte Lagerung, Stufenlagerung
  Würfel in Rücken- und Bauchlage mit 90° gebeugten Hüften und Knien, isometrische Spannungsübungen über scherenförmige Widerstände

2 Behandlungsvorschläge, alphabetisch geordnet nach Diagnosen

Tabelle 13 Nervenwurzelsyndrome mit ihren Kennmuskeln nach Hansen und Schliak abgewandelt (165)
Sensiblitätsstörungen (Schmerz bzw. Hypalgesie) im Bereich der entsprechenden segmentalen Hautinnervation (Dermatom, s. Abb. 2a–c) in Übereinstimmung mit Parese oder Schwäche des Kennmuskels (aus dem Myotom) sind kennzeichnend für Nervenwurzelsyndrome – im Gegensatz zu Schädigungen des peripheren Nervs aus anderer als vertebragener Ursache.

Segment	Kennmuskel	Muskeleigenreflex	Bemerkungen
C_4	Zwerchfellparese, partiell oder total	keine typischen Rexflexstörungen	partielle Zwerchfellparesen können auch von C_3, seltener von C_5 verursacht sein – mit entsprechender Verschiebung der Dermatome
C_6	M. biceps brachii und M. brachioradialis sind geschwächt, nie ganz gelähmt	Ausfall des Bizepsreflexes	
C_7	M. abductor pollicis bevis, oft M. opponens pollicis, zuweilen M. pronator teres (Daumenballenatrophie)	Ausfall oder Abschwächung des Trizepsreflexes	
C_8	M. abductor digiti minimi (Kleinfingerballenatrophie), oft auch M. adductor pollicis, zuweilen überwiegend	Ausfall oder Abschwächung des Trizepsreflexes	Differentialdiagnose gegenüber Ulnarislähmung kann schwer sein; übrige Handmuskeln beachten, Trizepsreflex!
L_3	Parese des M. quadriceps femoris (meist rectus fem.)	Ausfall des Patellarsehnenreflexes	unvollständige Atrophie
L_4	Parese des M. quadriceps femoris (meist vastus med.); meist auch Schwäche und Hypotonie des M. tibialis ant.	Störung des Patellarsehnenreflexes	schwere Atrophie nur bei L_4-L_5-Syndrom beim M. tibialis anterior
L_5	M. extensor hallucis longus – Parese und Atrophie, oft Beteiligung M. extensor digitorum brevis	Ausfall des Tibialisposterior-Reflexes; nur verwertbar, wenn dieser an der Gegenseite vorhanden ist	L_5-Syndrom wird meist hervorgerufen durch Bandscheibe L_5/S_1

Fortsetzung Tabelle 13

Segment	Kennmuskel	Muskeleigenreflex	Bemerkungen
Kombination L_4-L_5	Parese aller Strecker des Unterschenkels mit Ausnahme der Mm. fibulares	Abschwächung des Patellarsehnenreflexes, Ausfall des Tibialis-posterior-Reflexes	im Gegensatz zur Fibularislähmung bleiben die Mm. fibulares intakt
S_1	Parese M. fibularis brevis, zuweilen medialer Gastrokremiuskopf/atypisch Parese M. triceps surae	Ausfall des Achillessehnenreflexes	S_1-Syndrom wird meist hervorgerufen durch Bandscheibe L_4/L_5
Kombination L_5-S_1	Parese aller vom N. fibularis versorgten Muskeln mit Ausnahme von M. tibialis anterior	Ausfall des Tibialis-posterior-Reflexes und des Achillessehnenreflexes	im Gegensatz zur Fibularislähmung bleibt M. tibialis anterior erhalten, ASR beachten, schützt vor Fehldiagnose

- ↑ Eisbehandlung
- Prießnitzwickel, alle 2 bis 3 h wechseln.

Nach Abklingen der akut schmerzhaften Phase bei konservativer Behandlung:

- exakte befundgerechte Einstellung, bei Blockierung – wenn möglich – ↑ Manuelle Therapie, Beseitigung der muskulären Dysbalance
- ↑ Extensionsbehandlung oder Dauerzug in adäquater Lagerung
- ↑ Ultrareizstrom in Dehnlagerung, direkt über der Bandscheibe, ↑ Ischias/Ischialgie ↑ Lumbalsyndrom
- ↑ Iontophorese mit Histamin an schmerzhaften Muskelansatzstellen
- ↑ Ultraschalltherapie in Dehnlagerung
  0,1 W/cm² im neuraltherapeutischen Aufbau 5 min. Direkt über dem Bandscheibenvorfall nicht schallen!
- Erlernen der ↑ Stemmführungen
- viel Schwimmen gehen
- Kontrolle der Schlaflage, Brett unter die Matratze
- bei Alltagsbewegungen:
  - nicht mit vorgeneigtem Rücken bücken, sondern mit geradem, dafür die Knie beugen

- nicht einseitig tragen
- nicht vorbeugen und drehen
- keine plötzlichen und schwunghaften Bewegungen, sondern durch Stemmführungen von Füßen und Händen in Verbindung mit Kopfstreckung die Bewegung sichern
- ↑ Diskopathie ohne neurologische Ausfälle, ↑ Ischias/Ischialgie, ↑ Kokzygodynie, ↑ Lumbalsyndrom, ↑ Pseudoradikuläre Syndrome im Beckenbereich, ↑ Zervikalsyndrom.

Beachte: Tabelle 13 und Abbildungen 12–18 dienen der exakten Diagnostik des Nervenwurzelsyndroms, damit die elektrotherapeutischen Maßnahmen gezielt appliziert werden können. Patienten mit akuten neurologischen Ausfällen (Paresen) sind sofort dem Neurochirurgen vorzustellen.

Kontrakturen

(dauernde Verkürzung von Weichteilen)

Ziel: physiologische Gelenkbeweglichkeit und Muskellänge.

Prophylaxe

- bei längerer Immobilisation alle nicht ruhiggestellten Gelenke täglich einzeln und endgradig in allen Bewegungsrichtungen durchbewegen: größere Gelenke können mit PNF-Technik aktiv und aktiv-assistiv durchbewegt werden, Zehen- und Fingergelenke sind einzeln durchzubewegen.
- Lagerungen in Mittelstellung, Umlagerungen, Spitzfußprophylaxe durch Lagerung des Fußes in 90° Dorsalflexion
- bewegungseingeschränkte Gelenke rechtzeitig mit ↑ Manueller Therapie mobilisieren.

Beachte: Es können nur die *funktionellen* Bewegungseinschränkungen konservativ mit Physiotherapie behandelt werden, die *strukturellen* nicht.

Kontrakturen durch Immobilisation, Schonhaltung und reflektorische Muskelverkürzung

Beh. Ges.: Örtliche Behandlung mit passiven Maßnahmen zur Hyperämisierung, Tonussenkung, Entspannung, Herabsetzung der Schmerzgrenze als Vorbereitung zur aktiven und passiven Dehnung.

Maßnahmen:

- ↑ Eisbehandlung
  Aufschläge mit einem in Eiswasser getauchten Handtuch (+4 °C) auf die kontrakte Muskulatur oder um das kontrakte Gelenk bzw. Auflage eines eis-

gekühlten Handtuchs (−2,5 °C) oder Eisbeutel (Plastik), besonders bei Narben (−1,5 °C).

> **Beachte:** Eis setzt die Schmerzgrenze herauf, und die nachfolgende Hyperämie (ohne Aufquellen des Gewebes) entspannt die verkürzte Muskulatur. Auflagen immer wieder erneuern, sobald sie Körpertemperatur annehmen.

> **Kontraindikationen:** Besteht bei Rheumatoid-Arthritis Abneigung gegen Kälte, soll die Eisbehandlung nicht durchgeführt werden (statt dessen Wärmemaßnahmen). Besteht keine Abneigung gegen Kälte, kann die Eisbehandlung durchgeführt werden, jedoch nur kurzfristig und sofort anschließend üben. Danach einen Watteverband anlegen.
> Eisbehandlung im Segment C_4 (Nacken) ist absolut kontraindiziert, sie kann Atemstillstand auslösen.
> Bei Herzerkrankungen ist Eisbehandlung der linken Schulter kontraindiziert.
> Bei Kindern bis zu 6 Jahren ist Kontrakturenbehandlung mit Eis nicht indiziert.

- ↑ Diadynamische Ströme, Gelenkdurchströmung, Muskellängsdurchströmung
    - Querdurchströmung des Gelenks
    Basis plus DF 2 min, danach Basis plus CP 6 min, evtl. nach 3 min umpolen, anschließend
    - Längsdurchströmung des kontrakten Muskels aus größter Dehnstellung heraus
    Basis plus DF 2 min, Basis plus CP 4 bis 6 min, sensibel angenehm, jedoch nicht motorisch schwellig!

    Beachte: Außer Durchblutungsförderung ist auch Senkung der Schmerzempfindlichkeit durch diese Behandlung gegeben.

- ↑ Ultraschalltherapie aus wechselnden Ausgangsstellungen des Gelenks und in ↑ Dehnlagerungen der kontrakten Muskulatur (an der Schmerzgrenze, nicht darüber hinaus), auch in Verbindung mit ↑ Phonophorese
örtlich: 0,2 bis 0,5 W/cm^2, beim Hüftgelenk bis 0,7 W/cm^2, bei distalen Gelenken und Muskeln ist Beh. im warmen Wasserbad besonders günstig. Auch wird durch vorherige Beschallung das Einbringen von Medikamenten mittels Ultraschall erleichtert. Phonophorese mit Spezialankopplungsmitteln, siehe Seite 93f.

- lockernde ↑ Massagen, am besten aus Dehnstellung heraus
- ↑ Unterwasserdruckstrahlmassage
- ↑ Mobilisationstechniken

- ↑ Entspannungsbehandlung und ↑ Dehnlagerungen, auch in Verbindung mit Eisbehandlung
- ↑ Manuelle Therapie bei Blockierungen, Wiederherstellung des Gelenkspiels

Beh. Ges.: Aktive Kontrakturendehnung über Kräftigung der Antagonisten.

Maßnahmen:
- krankengymnastische Übungsbehandlung = wichtigste Maßnahme, ↑ PNF-Techniken
  - rhythmische Stabilisation an der Bewegungsgrenze zur Durchblutungsförderung
  - Technik der langsamen Umkehr: halten, entspannen, aktiv weiterziehen!
  - ↑ Mobilisationstechniken.

Beachte: Bei Gelenkkontrakturen vor dem aktiven Übungsauftrag Zug in Längsrichtung ausüben!

Beh. Ges.: Behandlung einer arthrogenen Kontraktur z. B. des Kniegelenks.

Beachte: Die Mobilisation des Kniegelenks umfaßt:
- die Gleitbewegung der Patella
- die Roll-Gleit-Bewegung zwischen Femur und Tibia. Vorrangig wird die Streckung mobilisiert.

Maßnahmen:
- Kinetik-Schiene (CPM-Schiene)
- aktiv-passive Techniken und ↑ Manuelle Therapie. Testen der Endgefühle! Bei weich-elastischem Endgefühl *aktive* Mobilisationstechnik, dabei Eisumschlag um das Kniegelenk (Traktion, translatorisches Gleiten). Bei Schmerz Zug verstärken!

Kontraindiziert sind Wärmeanwendungen (auch feuchte) und Üben bei Schmerzen.

Beachte: Beim Auftreten von Reizergüssen Mobilisation sofort abbrechen. Nach jeder Mobilisation aktive Kräftigung der Antagonisten.

Beh. Ges.: Behandlung einer muskulären Kontraktur z. B. des M. quadriceps.

Maßnahmen:
- bei Dehnung Eiskompresse über den Muskel legen
- bewußtes An- und Entspannen des Muskels üben, dabei intermittierenden Längszug am Unterschenkel ausführen.

Kontraindiziert sind ruckhaftes Arbeiten, passives Nachfedern.

Kontusion

(Quetschung, Verletzung durch stumpfe Gewalt)

Ziel: Volle Wiederherstellung der Gewebe.

Beh. Ges.: Schmerzbeseitigung, Vermeidung bzw. Rückbildung von Blutungen und ödematösen Schwellungen, rasche Regeneration.

Sofortmaßnahmen:
- Auflegen einer Eispackung, Festwickeln mit einer elastischen Binde und mindestens 15–20 min aufliegen lassen, dies 2- bis 3mal am Tag
- nach Entfernung der Eisauflage Festbinden eines Schaumgummikissens auf die verletzte Stelle
  Durch diesen leichten Druck wird das Auftreten von Blutungen und ödematösen Schwellungen verhindert.

Maßnahmen nach 24 Stunden: Isometrische Spannungsübungen.

Beachte: Keinerlei Wärmeanwendungen. Bei lauwarmem Reinigungsduschen die verletzte Region mit einer Eispackung abdecken.

Maßnahmen nach 3 Tagen:
- Dynamische Übungen gegen leichten Widerstand
- aktive Bewegungen im schmerzfreien Raum
  Zum Schutz der verletzten Region ein Gummi- oder Plastepolster darüber befestigen.

Kontraindikationen: Passive und forcierte Bewegungen.

Beachte: Wenn sich der Bluterguß erhärtet, dauert es noch 3 bis 7 Tage ehe er sich auflöst.

- ↑ Ultrareizstrom
  Querdurchströmung an Extremitäten, Längsapplikation am Rumpf, Kathode auf die Schmerzregion
- oder ↑ Diadynamische Ströme
  Querdurchströmung an den Extremitäten, zusätzlich Schmerzpunktbehandlung und/oder
- ↑ Ultraschalltherapie
  örtlich im Wasserbad 0,2 W/cm^2 5 min jeden 2. Tag
- oder ↑ Kurzwellentherapie
  Kondensatorfeld: EHA aktiv 2 cm, passiv 4 cm, Dosis II bis III, anfangs 3 min täglich, später bis 10 min steigern, dann alle 2 Tage behandeln.
  Spulenfeld (Wirbelstromelektrode): EHA 0 cm, Dosierung, siehe oben.

Weitere Maßnahmen:
- nach 5 Tagen evtl. lockere Massage, am besten in 37 bis 38 °C temperiertem Wasser
- nach 7 Tagen Verklebungen evtl. mit bindegewebigen Strichen lösen. Danach kann mit einem Training wieder begonnen werden.

Kopfschmerz

Ziel: Schmerzfreiheit.

Beh. Ges.: Nach Funktionsüberprüfung, soweit möglich, kausale Therapie.

Maßnahmen bei statischer und dynamischer Insuffizienz des Bewegungsapparates:
- ↑ Manuelle Therapie bei Blockierungen nach vorangehender muskulären Lockerung
- ↑ Massage des Nacken-, Schulter-, Kopf- und Gesichtsbereichs am besten aus Rückenlage mit anschließendem Durchbewegen der Halswirbelsäule unter Zug, dabei die verspannten Muskeln aus Dehnstellung heraus massieren, abschließend in optimaler Kopfhaltung durchspannen lassen.
- ↑ Traktionsbehandlung bei mechanischen Bedrängungen
  Glissonschlinge, am besten aus Rückenlage, vorbereiten mit manueller Muskellockerung oder Erwärmung, auch mit Ultraschall, abschließend Stabilisierung der guten Kopfhaltung
- Haltungs- und Bewegungsschulung, Verhaltensschulung
  Gewebe mit erhöhtem Tonus entspannen und lockern. Der Patient muß selbst herausfinden, wann er anspannt und wie er entspannen kann. Er sollte mehrmals am Tag kontrollieren, ob er die Nackenregion entspannt hat. Kräftigung der unteren Schulterblattfixatoren und der tiefen Halsbeuger
  Korrektur einer falschen Kopfhaltung
  Kontrolle des Schultergürtels (Angespannt, weil die Füße nicht aktiv das Gleichgewicht halten?)
  Aufbau ausgewogener Haltung von den Füßen aus über die Beckenstellung, lockerem Schultergürtel, aktiver Kopfstreckung
- ↑ Hypertonus der Muskulatur, ↑ Zervikalsyndrom, ↑ Spondylose/Osteochondrose, ↑ Haltungsfehler.

Maßnahmen bei Reflexzonen (bei allen inneren Organerkrankungen ist Segment $C_{3/4}$ wahrscheinlich durch Zwerchfellbeteiligung reflektorisch im Tonus erhöht):
- ↑ Bindegewebsmassage, Segmentmassage, Periostbehandlung
  Bindegewebszonen 1. Ordnung (Einziehungen), die mit Kopfschmerzen in Verbindung stehen können, befinden sich am unteren Teil des Kreuzbeins, im Winkel zwischen LWS und unterem Brustkorbrand, zwischen den Schulterblättern (wichtigste Kopfzone!) und über dem 7. Halswirbel

- ↑ Ultraschalltherapie im neuraltherapeutischen Aufbau
  0,2 W/cm² 5 bis 10 min, bei Organerkrankungen allmählich von kaudal nach kranial aufsteigend, 3mal wöchentlich, 10 bis 12 Beh. insgesamt
- ↑ Gallenwegsdyskinesie, ↑ Gastritis, ↑ Hepatitis, ↑ Herzerkrankungen, ↑ Hyperalgetische Zonen, ↑ Klimakterische Beschwerden, ↑ Lungenfibrosen, ↑ Obstipation, ↑ Ovarialinsuffizienz, ↑ Prostatitis und Spermatozystitis, ↑ Schlafstörungen.

Maßnahmen bei erhöhtem Sympathikotonus und vegetativer und vasomotorischer Labilität:

- ↑ Blockade des Ganglion stellatum mit Reizströmen
- ↑ Hydrotherapeutisches Trainingsprogramm, vor allem regelmäßig jeden Abend ansteigende Fußbäder mit abschließendem kaltem Abgießen ↑ Kneipptherapie
- ↑ Entspannungsbehandlung
- ↑ Atemtherapie mit Verbesserung der Basisatembewegung und Einregulierung des Ruheatemrhythmus mit der Pause nach der Ausatmung
- ↑ Ordnungstherapie
- ↑ Migräne, ↑ Schlafstörungen, ↑ Vegetative Regulationsstörungen, ↑ Hypertonie

Maßnahmen bei chronischer Hyoxämie und toxischer Schädigung:

- ↑ Inhalationstherapie, Sauerstoff- und Frischluftzufuhr u. a.
- ↑ Atemtherapie mit Anregung zu Tiefatemübungen, ↑ Ventilationssteigerungstechniken
- ausreichend Bewegung an frischer Luft, Sporttherapie
- Wandern und Singen
- Lagerung auf der schiefen Ebene mit dem Kopf nach unten, Fußende 30 cm erhöht, 10 bis 20 min täglich
- ↑ Überforderungssyndrom, Schlafen bei chronischer Übermüdung
- ↑ Kurorttherapie, Klimatherapie.

Laryngitis, unspezifische

(Kehlkopfentzündung ohne spezifische Erreger)

Ziel: Beschwerdefreiheit, klare Stimme.

Akut

Beh. Ges.: Verbesserung der örtlichen Durchblutung, Entzündungshemmung.

Maßnahmen:
- ↑ Inhalationstherapie: Ultraschall-Aerosol-Therapie oder warme Grobvernebelung von Kochsalzlösungen bis zu 2 % mit Zusatz von Kamillan®
- feucht-warmer Halswickel bzw. heiße Ölleinsamenwickel
- bei starken Schmerzen oder Ödembildung ist ↑ Eisbehandlung günstiger: Eiskrawatte, 15 min
- heiße Rolle auf die Leber- und Halsregion
- ↑ Kurzwellentherapie im Kondensatorfeld, Impuls-Kurzwellentherapie
  EHA 2 cm rechts und links vom Kehlkopf, Dosis I, 1 bis 2 min, täglich, insgesamt 6 Beh.

■ **Beachte:** Absolute Stimmschonung, auch keine Flüstersprache.

■ **Beh. Ges.:** Allgemeinbehandlung.

Maßnahmen:
- ansteigendes Halbbad mit anschließender Dunstpackung
- ansteigendes Fußbad bis zum leichten Dünsten
- ↑ Sauna mit anschließendem Halswickel

Chronisch

■ **Beh. Ges.:** Verbesserung der Schleimhautfunktion und der Abwehrkräfte des ganzen Organismus.

Maßnahmen:
- systematische ↑ Inhalationstherapie, siehe oben
- Schleimhautpflege ↑ Schleimhauterkrankungen der Nase und des Rachens
- Verbesserung der Atmungsfunktion ↑ Atemtherapie
- Regulierung des Wärmehaushalts, besonders auf immer warme Füße achten
- ↑ systematisches ↑ Hydrotherapeutisches Programm gegen kalte Füße
  mehrmals täglich warme oder ansteigende Fußbäder, dann Wechselfußbäder, zuletzt Kaltmaßnahmen.
- ↑ Bäder mit Medikamentenzusatz: Solebäder, Schwefelbäder
- UV-Ganzkörperbestrahlungen ↑ Phototherapie
- regelmäßiger ↑ Saunabesuch
- ↑ Kurorttherapie, Klimatherapie: mildes Reizklima im Mittelgebirge.

Zustand nach Laryngektomie

■ **Beh. Ges.:** Vermeidung von Reizzuständen, Erlernen der Ösophagussprache.

Maßnahmen:
- ↑ Inhalationstherapie: Grobvernebelungen, evtl. mit Zusatz von Panthenol.

> **Beachte:** Die Operationsnarben im Kehlkopfbereich möglichst mit Vaseline abdecken!

- Solebäder (37 bis 39 °C) mit anschließendem Brustwickel
  ↑ Bäder mit Medikamentenzusatz
- Sprachtherapie: Erlernen der Ösophagussprache.

Lumbalgie

(Muskelschmerz in der Lendengegend)

Ziel: Schmerzfreiheit, volle Bewegungsfunktion der Wirbelsäule.

> **Beh. Ges.:** Beseitigung der schmerzhaften Muskelverspannung.

Maßnahmen:
- ↑ Ultraschalltherapie in Entspannungslagerung
  wenn möglich in Päckchenlage, sonst entsprechend abgewandelt, neuraltherapeutischer Aufbau mit 0,1 bis 0,2 W/cm^2, zusätzlich verspannte Muskelgruppen, 7 bis 10 min, 3mal wöchentlich, 10 Beh. als Serie
- heiße Rolle auf die Leber und anschließend auf Kreuzbein und Lendengegend
- Fangopackungen, heiße Kompressen auf Kreuzbein und Lendengegend
- muskuläre Lockerung der Bauchmuskulatur, wenn sie verspannt ist, anschließend Segmentmassage
  3 bis 6 Beh. täglich, anschließend evtl. heiße Rolle siehe oben
- Hubfreie Mobilisation der LWS
- bei Blockierungen ↑ Manuelle Therapie, vorher muskuläre Lockerung
- Reflexzonenbehandlung am Fuß ↑ Massage
- Haltungs- und Belastungsübungen in durchlaufender Innervation von den Füßen aus in allen physiologischen Ausgangsstellungen
- ↑ PNF-Techniken von den Armen und Beinen her aus Bauch- und Rückenlage zur intensiven Beübung der Bauch- und Rückenmuskulatur
- ↑ Unterwassergymnastik im temperierten Bad
- ↑ Dehnlagerungen und ↑ Entspannungsbehandlung

- ↑ Interferenzstrombehandlung (139)
  - stabile Interferenz
    Plattenelektroden 100 bis 200 cm² so anlegen, daß die Lendengegend im Überlagerungsgebiet der Ströme liegt.
    100 Hz konstante Frequenz 5 min sensibel überschwellig, günstig ist die Behandlung mit Saugschalen, die gekreuzt oder linear (bei einseitigem Schmerz) neben der LWS angelegt werden. Das schmerzhafteste Gebiet muß im Überlagerungsfeld beider Stromkreise liegen.
    100 Hz konstante Frequenz 5 min sensibel überschwellig bis motorisch schwellig, dann
    50 bis 100 Hz rhythmische Frequenz 5 bis 10 min sensibel überschwellig bis motorisch schwellig. Es muß angenehm sein.
  - kinetische Interferenz
    Mit Handschuhelektroden zur Auflockerung verspannter Muskulatur, motorisch überschwellig, rhythmische Frequenz (50 bis 100 Hz), es darf jedoch keine Dauerkontraktion entstehen.

- ↑ Kombinationstherapie Ultraschall und Reizströme
- ↑ diadynamische Ströme
  - paravertebral in 3 bis 4 Etagen vom 1. Sakralwirbel bis 10. Brustwirbel
    Basis plus DF 1 min sensibel überschwellig, danach
    Basis puls CP 1 bis 5 min sensibel überschwellig (nach 2 min evtl. Polwechsel)
  - Behandlung der schmerzenden Muskelverspannung
    Kathode: großflächig auf die Muskulatur, Anode: ebensogroß nach proximal auf die Wirbelsäule oder nach distal oder auf die gesunde Seite
    Basis plus DF 2 min, dann Basis plus CP (oder LP) 4 bis 10 min sensibel bis zur Toleranzgrenze, evtl. auch motorisch schwellig in der 50-Hz-Phase, lockerlassen in der 100-Hz-Phase

- ↑ Dezimeterwelle, Muldenapplikator
  in unterlagerter Bauchlage Dosis II, 5 bis 10 min jeden 2. Tag

- ↑ Kurzwellentherapie, Kondensator- und Spulenfeldmethode
  Monode oder Diplode direkt auflegen, Dosierung siehe Dezimeterwelle
  Kondensatorfeldmethode: bei Längsdurchflutung EHA aktiv 2 cm in Höhe des 8. bis 10. Brustwirbels, EHA passiv 3 cm in der Mitte der querverlaufenden Gesäßfalte erst der gesunden, dann der kranken Seite, Dosis II, 3 bis 5 min jede Seite, zusätzlich Querdurchströmung, EHA aktiv 2 cm über der Lendengegend, EHA passiv 5 cm Ventralseite, Dosis II, 5 bis 10 min, Beh. jeden 2. Tag, mindestens 6 Beh. als Serie.

> **Beachte:** Eine diagnostische Klärung ist spätestens erforderlich, wenn sich nach den ersten Behandlungen keine Besserung zeigt.

↑ Bechterewsche Erkrankung, ↑ Diskopathien ohne neurologische Ausfälle, ↑ Fibrositis, ↑ Haltungsfehler, ↑ Hyperalgetische Zonen, ↑ Hypertonus der Muskulatur, ↑ Kompressionssyndrome, ↑ Kontrakturen, ↑ Myalgie, ↑ Myofasziales Syndrom, ↑ Myogelose, ↑ Pseudoradikuläre Syndrome im Beckenbereich, ↑ Skoliose, ↑ Spondylose/Osteochondrose, ↑ Tendomyose, ↑ Überlastungsschäden, mechanische, ↑ Urolithiasis.

Beh. Ges.: Befundspezifische Therapieverfahren bei Lumbalsyndrom nach Psczolla, 1995.

Beachte: Nach der Schmerztopik ist zu unterscheiden, ob eine *Gelenkstörung* vorliegt (hypomobil oder hypermobil) oder eine *muskuläre Störung* (Schmerz, Verkürzung, Schwäche), vegetative Zeichen, Primärerkrankung oder sekundäre Veränderungen. Jede dieser Veränderungen erfordert eine andere Vorgehensweise.

Maßnahmen bei Gelenkstörungen:
- bei Hypomobilitität
  - spezifische Mobilisation nach den Regeln der ↑ Manuellen Therapie und Mobilisation von Begleitstörungen
  - ↑ methodenspezifisches Koordinations- und Ausdauertraining
- bei segmentaler Hypermobilität
  - segmentale Stabilisation durch Verbesserung der Proprioception der autochtonen Muskulatur, z. B. durch Widerstand auf den Dorn- und Querfortsätzen, wird eine gezielte muskuläre Antwort im Segment erreicht
  - Zur Entlastung des hypermobilen Segmentes sind die angrenzenden Abschnitte (thorakolumbaler Übergang, Iliosakralgelenk und BWS) freizumachen
  - Koordinations- und Krafttraining.

Maßnahmen bei muskulären Störungen:
- bei Schmerz-Hypertonus: Entspannung, Dehnung und Weichteiltechniken, dreidimensionale Traktion, ↑ Schlingengerätbehandlung
- bei reflektorischer Verkürzung: PIR-Techniken, ↑ Mobilisationstechniken
- bei struktureller Verkürzung: Längsdehnung, Querdehnung
- bei Schwäche, resultierend aus muskulärer Dysbalance: Koordinations-, Ausdauer- und Krafttraining.

Maßnahmen zur Vermeidung von Rezidiven:
- alltags- und berufsspezifische Schulung von Haltung, Koordination und Ausdauer.

Lungenabszeß

Lit.: 70, 98, 103

Ziel: Ausheilung.

Beh. Ges.: Entleerung des Abszesses, wenn er Bronchialanschluß hat (befindet sich meistens im posterioren Segment des rechten Oberlappens oder im apikalen Segment des Unterlappens), Ventilations- und Perfusionsverbesserung.

Maßnahmen:
- ↑ Inhalationstherapie
- gezielte Drainagelagerung, mindestens 30 bis 45 min täglich
- ↑ Abhustenschulung, dabei Abhustenhilfen geben
- ↑ Verlangsamung und Vertiefung der Einatmung (über Nasenwegsstenoseübungen oder gähnendes Einatmen)
- vorsichtige Vibrationen zur Ausatmungsunterstützung, wenn keine Pleurabeteiligung besteht.

> **Kontraindiziert** sind grobe Erschütterungen (Klatschen, Klopfen) wegen Blutungsgefahr!

- Kreislaufunterstützung mit kleiner ↑ Hydrotherapie
- bei Begleitpleuritis Verhinderung von Pleuraschwarten ↑ Pleuritis.

Lungenembolie und Lungeninfarkt

(Verschleppung eines Thrombus in das Pulmonalarteriensystem und hämorrhagische Infarzierung des Lungengewebes)

Lit.: 70, 98, 103

Akutphase

Beh. Ges.: Thrombose- und Pneumonieprophylaxe, Verbesserung der Ventilation, Verhinderung weiterer Embolien und Verhinderung von Pleuraschwarten.

Maßnahmen:
- beide Beine bis zur Hüfte wickeln (dabei die Schwere des Beines abnehmen!)
- Oberkörper hoch lagern, Beine flach legen, Schaumstoff an den Fußsohlen für Sohlendruck
- bei Pleuraschmerzen die schmerzhafte Thoraxseite bei der Einatmung fixieren
- Abhustenhilfen geben, evtl. die Unterbauchmuskeln wickeln
- Packegriffe an der Thoraxseite, wenn sie als erleichternd empfunden werden
- zeitweise Lagerung in Seitlage zur Pneumonieprophylaxe
- weiche Hals-Nacken-Massage.

> **Kontraindiziert** sind Klatschungen, Klopfungen und große Gelenkbewegungen wegen Gefahr der Phlebothrombose, schnelle Bewegungen beim Umlagern.

Beachte: Bei Angina-pectoris-Beschwerden Arzt herbeirufen!

Nachbehandlungsphase

Beh. Ges.: Mobilisation, Thromboseprophylaxe, Embolieschutz, Vermeidung orthostatischer Beschwerden.

Maßnahmen:
- nur langsam ansteigende Belastung
- vor dem Aufstand mit einer 2. übergewickelten Binde die Beine gut komprimieren.

Beachte: Stete Kontrolle der Pulsfrequenz und -qualität, der Atemfrequenz (keine Steigerungen!), der Rechtsherzinsuffizienzsymptome!

Lungenemphysem, chronisch obstruktives

(Lungenblähung)

Ziel: Beseitigung der obstruktiven Ventilationsstörung.

Typ A, sog. emphysematischer bzw. dyspnoisch-pulmonaler Typ

Beh. Ges.: Verbesserung der Atmungssituation zur Verminderung der Dyspnoe, Konditionierung, Beseitigung von Begleiterkrankungen.

Maßnahmen:
- Massage, passive und aktive Brustkorb- und Wirbelsäulenmobilisation zur Verringerung atemhemmender Widerstände
- Erlernen spezieller Atemführung zur Vermeidung der Preßatmung, siehe Seite 446
- Verbesserung der Zwerchfellbeweglichkeit
  Das Zwerchfell steht meist tief, ist dabei flach und ungenügend beweglich. Durch Verbesserung der kosto-abdominalen Atembewegung in Verbindung mit schmaler Nasenflügeleinstellung wird es zur Einatmung gespannt. Wichtig ist die darauffolgende geführte Ausatmung über gespitzte Lippen, bei der in der letzten Phase die Unterbauch- und danach die Oberbauchmuskeln anspannen dürfen, damit das Zwerchfell in die Höhe steigt und die Luft – bei mangelnder Lungenretraktions-

kraft – auch herauskommt. Durch Bandagierung des Unterbauchs kann dieser Vorgang unterstützt werden.

Die reflektorischen Zwerchfellbewegungen können auch durch Umlagerungen, wie z. B. beim Schaukelstuhl, gefördert werden: Zurückverlagern mit Einatmung, Vorverlagern mit Ausatmung.

Es kann auch durch Kopf-Tief-Lagerungen für 15 bis 30 min (Bettende 30 cm erhöht) und Konzentration auf gute Ausatmungsführung das Höhertreten des Zwerchfells zur Ausatmung gefördert werden.

- Verkleinerung des funktionellen Residualvolumens, siehe Seite 446
- befundgerechte ↑ Atemtherapie zum Abbau von Fehlatemformen
- Koordinierung von Atmung und Bewegung über periphere Atemantriebe und Ökonomisierung der Atembewegung
- Behandlung einer chronischen ↑ Bronchitis
- ↑ Inhalationsbehandlung, bei Vorliegen einer Hypoxämie auch zeitweise mit Sauerstoff ↑ Ventilationssteigerungstechniken
- Behandlung eines chronischen Cor pulmonale, siehe Seite 252, und einer Kreislauf-Dekompensation, siehe Seite 253
- Konditionierung durch Bewegung an frischer Luft, sportliches Wandern, Laufen, Radfahren
- ↑ Kurorttherapie, Klimatherapie
- ↑ Ventilationsstörungen, obstruktive.

Typ B, sog. bronchitischer bzw. zyanotisch-bronchialer Typ

Beh. Ges.: Verbesserung der Atmungssituation zur Verminderung der Zyanose, Erlernen spezieller Atemführung, Behandlung der Hypersekretion und Dyskrinie, einer Bronchialschleimhautschwellung und evtl. einer spastischen Komponente. Behandlung von Begleiterkrankungen, Verhinderung von Komplikationen.

Maßnahmen:
- befundgerechte ↑ Atemtherapie zur Verbesserung der alveolaren Hypoventilation ↑ Ventilationsstörungen, obstruktive und restriktive
- Ausschalten exogener Komponenten für eine chronische Bronchitis
- Beh. der chronischen ↑ Bronchitis
- ↑ Inhalationstherapie mit Sekretolytika, Sekretmotorika und bei bronchospastischer Komponente mit Bronchospasmolytika
- ↑ Drainagelagerungen zur Unterstützung des Sekrettransports und ↑ Abhustenschulung, tägliche Bronchialtoilette

- ↑ Schleimhautpflege, Beh. von ↑ Schleimhauterkrankungen der Nase und des Rachens und evtl. einer ↑ Sinusitis maxillaris
- Pflege der Haut mit ↑ Hydrotherapie in ansteigender Dosierung
- Beh. einer ↑ Adipositas, ↑ Arteriosklerose, ↑ Hypertonie, ↑ Herzerkrankung, wenn nötig
- langsam ansteigendes Ausdauertraining im Intervallprinzip, anfangs nur Gehen o. ä. zur Verbesserung der O_2-Ausnutzung in den Geweben, ↑ Herz-Kreislauf-Training
- ↑ Kurorttherapie, Frühbehandlung wichtig! Klimatherapie
- evtl. Respiratorbehandlung, auch assistierte Beatmung ↑ Ventilationssteigerungstechniken
- Konditionsförderung evtl. noch unter Sauerstofftherapie
- Dispensairebetreuung und tägliches befundgerechtes Hausübungsprogramm besonders zur Bewegungserhaltung von Wirbelsäule und Brustkorb, Anregung zu Tiefatemübungen, Sekretlösung, Atemführung ohne Preßatmung.

Lungenfibrosen

(Lungengerüstverstärkung durch neugebildetes Bindegewebe)

Lit.: 70, 98, 111–113, 201, 217, 220, 223, 225, 232, 241, 339, 424

Ziel: Ausreichende Ventilation, Infektfreiheit.

Beh. Ges.: Verbesserung der Ventilation, der Atemführung und der Atembewegung, vegetative Beeinflussung, Behandlung disponierender und begleitender Störungen.

Maßnahmen:
- ↑ Befundgerechte Atemtherapie ↑ Ventilationsstörungen, restriktive und obstruktive
- Behandlung der begleitenden ↑ Bronchitis und eines evtl. ↑ Lungenemphysems oder ↑ Asthma bronchiale, Cor pulmonale, siehe Seite 252, ↑ Zervikalsyndrom
- ↑ Ultraschalltherapie im neuraltherapeutischen Aufbau nimmt schon nach den ersten Behandlungen das Umklammerungsgefühl
 0,2 W/cm^2 5 bis 10 min jeden 2. Tag, besonders neben der BWS schallen
- ↑ Bindegewebsmassage, Segmentmassage, Periostbehandlung
- ↑ Inhalationstherapie
- Ausschaltung exogener Noxen
- ↑ Kurorttherapie, Klimatherapie

- handelt es sich um eine Berufserkrankung, rechtzeitige Umstellung auf Arbeit ohne Schadstoffe
- regelmäßiges ↑ Hydrotherapeutisches Programm, je nach Reaktionslage
- regelmäßig ↑ Sauna mit anschließendem Brustwickel, 2mal wöchentlich
- Konditionierung durch Bewegungen im Freien
- Dehnlagerungen 5 bis 20 min aushalten, dabei nur so weit dehnen, wie es schmerzfrei gelingt, manuelle Hilfen, bes. Packegriffe, dabei geben
- Thoraxmobilisation ↑ Mobilisationstechniken
- ↑ Yoga-Therapie

Lungentuberkulose

Lit.: 70, 98, 101, 111–113, 134, 143, 146, 158, 217, 221, 223, 232, 339, 424

Beh. Ges.: Anregung der natürlichen Abwehrkräfte des Körpers durch Beeinflussung des Vegetativums und des Kreislaufs.

Zu Beginn der Erkrankung

Beachte: Keine speziellen Atemübungen! Nur Korrektur von groben Fehlatmungen im Rahmen der Ruheatmung ohne Atemvertiefung. Alle Maßnahmen, die eine stärkere Reaktion hervorrufen könnten, sind zu Beginn der Erkrankung zu vermeiden!

Maßnahmen:
- Bürstenmassagen
  einen Tag Beine und Hüften, am anderen Tag Arme und Rumpf
- wechselwarme Waschungen
- Lagerungs- und Entspannungstherapie und Hinführen zur natürlichen Ruheatmung, möglichst Freiluft- und Klimabehandlung
- isometrische Spannungsübungen peripherer Muskulatur
  Ohne Steigerung der Atem- und Pulsfrequenz, Dauer 3 bis 8 min, Patient soll diese Übungen morgens und abends selbst ausführen.

Nach einigen Wochen

- Kraftvolle Bewegungsübungen der Arme und Beine, ansteigende Dosierung, lange Übungspausen zwischen den Übungen.

Bei guter Verträglichkeit der bisherigen Maßnahmen

- Hinzunahme von isometrischen Spannungsübungen von der Peripherie bis zum Rumpf
- freie, leicht schwingende Bewegungsübungen (52 bis 56 Bewegungen/min) im Liegen und Sitzen als Dauerübung für 5 bis 30 min auszuführen
- täglich 10 min leichte Schwunggymnastik zu Walzermusik in der Gruppe, verbessert die Stimmung.

Nach Ausheilung

Beh. Ges.: Beseitigung von Reflexzonen, Verbesserung der Thoraxbeweglichkeit, Dehnung von Pleuraschwarten, Kräftigung der Atmungsmuskulatur, Ökonomisierung der Atembewegung.

Maßnahmen:
- ↑ Bindegewebsmassage, Reflexzonenmassage
- ↑ Atemtherapie nach Atembefund, ↑ Ordnungstherapie
- Schwunggymnastik zur Musik – täglich 10 min – lockert auch die starre Brustkorbhaltung auf
- ↑ Lungenfibrosen, ↑ Ventilationsstörungen, restriktive.

Luxation ↑ Distorsion/Luxation

Lymphödem

Lit.: 31, 53, 70, 88, 98, 102, 103, 126–128, 140, 151, 193, 232, 240, 253, 262

Ziel: Verringerung oder Beseitigung des Ödems.

Beh. Ges.: Erhöhung des Gewebedruckes zur Reabsorption der Ödemflüssigkeit.

Maßnahmen:
- ↑ Entstauungstherapie unter Beachtung von
- Wickeltechnik mit Kurzzugbinden bis Leistengegend
- täglich rhythmisch apparative Kompression in aufblasbaren Manschetten.

Beachte: Erst nach Entstauung der Extremitätenwurzel können pneumatische Wechseldruckgeräte eingesetzt werden. Die Wirkung ist zu kontrollieren. Bei Verschlechterung sofort absetzen.

Bei Vorfußödem wird Schaumstoff zwischengelagert. Erst wenn der Fußrücken abgeschwollen ist, können Kompressionsstrümpfe Klasse 3 und 4 angelegt werden, evtl. auch nachts tragen.

- täglich Entstauungsgymnastik mit Kompressionsstrümpfen und in Hochlagerung durchführen, mit Tiefatemübungen verbinden
  Zur Einatmung über periphere Atemantriebe der durchlaufenden Spannung nachspüren, bei der geführten Ausatmung die Entspannung wahrnehmen.
- Gehübungen im Intervallprinzip im Kompressionsstrumpf
  Dabei den Fuß von der Ferse über den Außenrand bis zu allen 5 Zehen gut abrollen. Die Belastungszeiten und Pausenintervalle sind vorher auszutesten. Die Beanspruchung soll unter der Dauergrenze für lokale aerobe Muskelausdauer liegen. Umfangmaße eintragen!
- Schwimmen und Gehen im stehtiefen Wasser
- ↑ Hydrotherapie: Wassertreten, kalte Güsse
- Beine viel hochlagern, auch im Sitzen
- ↑ Lymphdrainage, manuelle

Kontraindiziert sind grobe Hautreize und Bewegungsbelastungen, da die Lymphkapillarenfunktion leicht gestört wird und dadurch die Ödeminduration verstärkt werden kann.

Beachte: Bei Lymphödem der Arme ist der Kompressionsverband mit Langzugbinden anzuwickeln, oder es ist ein Armstrumpf zu tragen. Pumpbewegungen in Hochlagerung der Arme ausführen.

Mamma-Amputation

(Absetzung der Brustdrüse)
Llt.: 1, 69, 98, 222, 232, 339, 380, 413

Ziel: Komplikationslose und gute Abheilung.

1. bis 3. Tag nach der Operation

Beh. Ges.: Vermeidung von Schwellungen, Ödemen, Kontrakturen oder Muskelatrophien.

Maßnahmen:
- Lagerung des Armes der betroffenen Seite in Abduktion und Innenrotation auf einem Schaumgummikeil im Bett
  Sobald die Patientin allein den Arm abduzieren und elevieren kann, wird der Lagerungskeil entfernt.
- aktive Finger-, Hand-, Ellbogen- und Schulterbewegungen erst der gesunden, danach der kranken Seite. Beim Schultergelenk nur bis an die Schmerzgrenze gehen und Retroversion vermeiden.

Mamma-Amputation

Beh. Ges.: Atmungs- und Kreislaufanregung, Thrombose- und Pneumonieprophylaxe, Vergrößerung der Atembewegung der Rippen der operierten Seite.

Maßnahmen:
- ↑ Dehnlagerungen des Brustkorbs mit nur geringer Dehnung der kranken Seite
- ↑ PNF-Techniken
  aktiv in Abduktion, Außenrotation und Elevation gehen mit gebeugtem, später auch mit gestrecktem Ellbogen
- Atemvertiefung über Nasenstenose- und Phonationsübungen
- sekretlösende Vibrationen auf der gesunden Thoraxseite mit anschließendem Abräuspern
- selbständiges Hochführen des Armes der kranken Seite mit Hilfe des Armes der gesunden Seite
- Erlernen von Gebrauchsbewegungen.

Beachte: Bei postoperativen Blutungen oder Kreislaufbeschwerden muß die Beh. unterbrochen werden.

Etwa ab 4. Tag nach der Operation

Beh. Ges.: Haltungserziehung, Muskelkräftigung, Vermeidung von Stauungen.

Maßnahmen:
- Haltungsübungen auf dem Stuhl gegen die hochgezogene Schulter
- ↑ PNF-Techniken am besten bilateral Elevation, Abduktion, Außenrotation mit gestrecktem Ellbogen
- Übungsmuster mit Stab oder anderen Geräten, am besten vor dem Spiegel.

Nach 14 Tagen

- Schwungübungen mit Handgeräten
  Das Halten der Geräte fördert die Spannung in den distalen Muskelgruppen und unterstützt so die Rückstromförderung beim Schwingen.
- Kontrollbehandlung bei und nach der Bestrahlungsserie.

Als Langzeiteinstellung

Beh. Ges.: Stärkung der Abwehrkräfte und des Immunsystems über psychotherapeutische und psychosomatische Maßnahmen.

Maßnahmen:
- angepaßter Lebensstil mit ausreichend Bewegung und Schlaf

- ↑ Kneipp-Therapie mit kaltem Wasser
  Es soll die Zahl der natürlichen Killerzellen drastisch erhöhen.
- psychische Verhaltensmuster, Denkgewohnheiten und Einstellungen grundlegend ändern: nicht so weitermachen wie bisher. ADER stellte 1991 heraus, daß das Immunsystem des Menschen kein sich selbst regulierendes System ist, sondern dem kontrollierenden Einfluß des Gehirns und der Psyche unterliegt. In der Rehabilitationsphase der Krebsnachsorge schreibt WIEST (1994) folgenden Übungen Bedeutung bei:
  - Entspannungsübungen, bei denen die Vorstellung eines Ortes der Ruhe und Kraft gepflegt werden. Hier kann der Patient selbst bestimmen, was geschieht und was verändert wird.
  - Stärkung des Selbstwertgefühls, dabei Anerkennung und Würdigung der eigenen Existenz. Vorgeschlagen werden Spiegelübungen, sich dabei selbst in die Augen schauen und etwas Positives zu sich selbst laut sagen.
  - Die eigenen Bedürfnisse in angemessener Weise durchsetzen, dabei auch lernen, „nein" zu sagen.
  - Versöhnung mit dem verletzten Körper und einen Neuanfang wagen mit Achtsamkeit gegenüber dem eigenen Körper und neuem Mut zur eigenen Entwicklung.
- Kunsttherapie
- ↑ Ordnungstherapie

Mastitis

(Brustdrüsenentzündung)

■ **Beh. Ges.:** Abklingen der Entzündung.

Maßnahmen:
- ↑ Kurzwellentherapie im Kondensator- oder Spulenfeld, Impuls-Kurzwellentherapie
  Wirbelstromelektrode EHA 0 cm
  Kondensatorfeld: EHA aktiv 3 bis 5 cm, passiv 4 bis 6 cm
  zur Resorption von frischen Infiltraten: Dosis I, 1 bis 2 min täglich; zur Förderung der Einschmelzung von chronischen Prozessen: Dosis II, 2 bis 8 min.

Menière-Syndrom

Beh. Ges.: Linderung der Beschwerden durch Ausschalten von reflektorischen Verspannungen.

Maßnahmen:

- feine Vibration der ventralen Mastoidfläche bis zur Detonisierung dieser Reflexzone (29)
  Der dritte Finger beider Hände wird in den Winkel zwischen Mastoid und Angulus mandibulae geschoben. Die Vibration erfolgt in schräg kranialer Richtung bis zur Detonisierung des Gewebes. Es kann anschließend noch 2 bis 3 cm abwärts am M. sternocleidomastoideus vibriert werden.
  Der Hypertonus am ventralen Mastoidpunkt hat evtl. direkte Beziehung zum Schwindel.
- zusätzliche Behandlung eines ↑ Zervikalsyndroms
- ↑ Ultraschallbehandlung der Nackenmuskulatur, paravertebral der HWS und hinter dem Kieferwinkel
  0,1 W/cm², 5 min, jeden 2. Tag, 12 Beh.

■ **Beh. Ges.:** Versuch einer zentralen Beeinflussung.

Maßnahmen:
- ↑ Ordnungstherapie
- siehe Elektroschlaftherapie Seite 404
- ↑ Kopfschmerz, ↑ Migräne

Meteorismus

(vermehrte Gasansammlung im Darm)

Ziel: Beschwerdefreiheit.

■ **Beh. Ges.:** Reflektorische und atmungsregulatorische Beeinflussung zum Abgang von Blähungen.

Maßnahmen:
- zirkulär angelegte heiße Peloidwickel (Pelose, Moor, Fango)
- heiße Rolle in der Leberregion, anschließend auf Darmreflexzonen auf dem Rücken, siehe Abbildungen 7a und 8a
- Kolonbehandlung ↑ Massagen
- Entspannungslagerungen, in denen die Bauchmuskeln in Annäherung sind, die dorsale Kostoabdominale- und Basisatembewegung erleichtert ist.
  Durch Nasenstenoseübungen in dieser Lagerung die Zwerchfellinnervation anregen, durch tönende Ausatmung auf „mö" oder „mo" Vibration und Entspannung der Bauchregion, zugleich Rhythmisierung und Vertiefung der Atmung.

■ **Beachte:** Lockerlassen des Beckenbodens und des Afterschließmuskels!

Migräne

(anfallsweise, oft einseitige Kopfschmerzen)

Ziel: Schmerzfreiheit, Anfallsfreiheit.

■ **Beh. Ges.:** Dämpfung des Sympathikus, reflektorische Beeinflussung zur Schmerzlinderung.

Maßnahmen:
- ↑ Diadynamische Ströme, bringen oft analgetischen Soforteffekt bei Migräne, die mit Gesichtsblässe einhergeht
  - Blockade des Ganglion cervicale superior
    kleine Schalenelektroden am dorsalen Rand des M. sternocleidomastoideus, dabei die Kathode 2 bis 3 cm hinter dem Kieferwinkel, die Anode 5 cm davon nach kaudal,
    Basis plus DF, 3 min an der Toleranzgrenze höherregeln. Danach sollte ein Wärmegefühl in der behandelten Gesichtshälfte vorhanden sein. Anschließend sofort
  - Einwirkung auf die Arterie temporalis superficialis
    kleine Schalenelektroden, Kathode: dicht oberhalb der Augenbraue in der Schläfengegend, Anode: 2 cm oberhalb des Kieferwinkels, Basis plus DF, 2 min an der Toleranzgrenze höherregeln.
- bei Migraine cervicale ohne Gesichtsblässe
  kleine Schalenelektroden im Abstand von etwa 4 cm auf dem Nackenband oder neben der Halswirbelsäule, jeweils an der befallenen Seite,
  Basis plus DF, 2 min an der Toleranzgrenze höherregeln, danach Basis plus CP, 3 bis 4 min an der Toleranzgrenze höherregeln. Auf entspannte Nacken-Hals-Muskulatur dabei achten: Kinn anbeugen, danach Kopf maximal vorbeugen und die Stirn unterlagern. Absteigende Galvanisation.
- ↑ Transkutane elektrische Nervenstimulation TENS punktförmig einsetzen
- Periostbehandlung an der Schulterblattgräte, an den Querfortsätzen der HWS, evtl. auch am Hinterhaupt, sonst unterer Kreuzbeinrand
- ↑ Stabile Galvanisation
  Anode: schmerzende Region, Hinterkopf oder Schläfenpartie, Augen
  Kathode: Kreuzbein oder Fußsohlen oder Nacken,
  sensibel unterschwellig (über den Augen nur 0,2 mA), 5 bis 15 min, 3mal wöchentlich oder bei Bedarf, 6 bis 12 Beh.
- ↑ Kurzwellentherapie im Kondensatorfeld
  Elektroden schräggestellt über Schläfen und Scheitelbein, EHA beiderseits 4 cm, Dosis I, 2 bis 5 min, 2mal wöchentlich, 6 Beh. als Serie.
- ansteigende Fußbäder zur Ableitung, regelmäßig jeden Abend und bei Schmerzbeginn.

■ **Beh. Ges.:** Allgemeinbehandlung.

Maßnahmen:
- Regelung der Biorhythmen und der Lebensweise, Ordnungstherapie

- ↑ Bindegewebsmassage, ↑ Shiatsu
- ↑ Hydrotherapie in ansteigender Dosierung
- ↑ Entspannungsbehandlung
- ↑ Ausdrucksgymnastik, rhythmische Gymnastik, Tanztherapie
- regelmäßig ↑ Sauna
- Konditionierung über ein gleichmäßig ansteigendes Ausdauertraining, wie sportliches Wandern, Laufen, Schwimmen, Radfahren, ↑ Herz-Kreislauf-Training, ↑ Sporttherapie.

Beachte: Spannungen des täglichen Lebens auf die Haut und das Muskelsystem ableiten, aber nicht auf das Gefäß- und Nervensystem!

- ↑ Kurorttherapie, Klimatherapie
- ↑ Diskopathien ohne neurologische Veränderungen, ↑ Durchblutungsstörungen, periphere, arterielle, ↑ Haltungsfehler, ↑ Kopfschmerz, ↑ Neuralgien/Neuritiden, ↑ Neurosen, ↑ Ovarialinsuffizienz, ↑ Überforderungssyndrom, ↑ Vegetative Regulationsstörungen, ↑ Zervikalsyndrom.

Milchstauungen ohne Entzündungserscheinungen

- **Beh. Ges.:** Entstauung.

Maßnahmen:
- ↑ Bindegewebsmassage, besonders der große Ausgleichstrich
- ↑ Kurzwellentherapie im Kondensator- oder Spulenfeld
  EHA aktiv 3 bis 5 cm, passiv 4 bis 6 cm, Dosis I bis II, 1 bis 3 min täglich, zusätzliche oder alleinige segmentale KW-Applikation günstig, Dosis I, 3 min
- Rotlichtbestrahlung.

Mukoviszidose

(angeborene generalisierte Sekretionsstörung)

Lit.: 26, 70, 73, 98, 112, 158, 201, 202, 217, 218, 223, 232, 312, 333, 339, 402, 403, 424

Ziel: Geringhalten der Organschädigung, Abwehrkräfte gegen Infektionen.

Beh. Ges.: Bekämpfung der bronchialen Obstruktion durch Sekretverflüssigung, Verbesserung der Sekretlösung, des Sekrettransportes und des Abhustens.

Maßnahmen:
- ↑ Inhalationstherapie mit mukolytischen Medikamenten
- bei vorliegenden Infektionen im Bedarfsfall Aerosol-Inhalation mit Antibiotika (z. B. Aminoglykoside und einige Cephalosporine) in mindestens 3stündigem Abstand von Mucosolvan®-Inhalationen. Die antibakteriellen Substanzen werden durch Acetylcystein teilweise inaktiviert.

■ **Beachte:** Getrennt inhalieren!

> **Kontraindikation:** Asthma bronchiale, da mit Bronchokonstriktion zu rechnen ist.

- gezielte Drainagelagerungen für jedes Segment, dazu gezielte periphere Atemantriebe zur örtlichen Atemvertiefung, während der summenden Ausatmung gezielte Vibrationen zur Verbesserung der Sekretlösung und des Sekrettransportes (s. Tab. 1, S. 32)

Jedes Segment eines Lobus muß mindestens einmal innerhalb von 24 h drainiert werden, besser: jeweils 4 Segmente nacheinander je 5 min, 2mal täglich, während Infektionsperioden öfter. Säuglinge und Kleinkinder vor dem Laufalter müssen vor allem die apikalen Segmente und Oberlappen drainiert bekommen.

↑ Drainagelagerungen, ↑ Abhustenschulung

Es genügen nicht nur periphere Atemantriebe zur Einatmung und summendes Ausatmen mit Vibrationen, sondern es müssen auch Reize für das Abhusten gegeben werden (Anhusten mit breiten Lippen auf b-b-b oder Zwerchfellockerung durch Lachen). Erlernen der Autogenen Drainage.

- notwendige Atemübungen, nicht zu viel

Nasenstenoseübungen zur Anregung der Zwerchfellinnervation, Hockdrehlage und Seitlage auf der gesunden Seite zur Anregung der kosto-abdominalen Atembewegung,

spezielle Anregung für Atembewegungen im Bereich der betroffenen Segmente,

Erlernen vorteilhafter Atemführung wie gähnend einzuatmen mit geschlossenem Mund, durch Lippenblasen („püh", „pöh") auszuatmen ↑ Lungenemphysem, ↑ Ventilationsstörungen, obstruktive.

> **Kontraindikationen:** Bei Lungenabszeß sind bis zur Ausheilung alle Atemübungen abzusetzen.

- wenn hilfreich, Einsatz der PEEP-Atemmaske. Sie kann auch gleichzeitig zur Inhalation und Sekretförderung genutzt werden
- für größere Kinder können Inhalationsgeräte mit angepaßter Stenose zur Ausatmung gegen Widerstand eingesetzt werden. Dabei kann gleichzeitig drainiert und Autogene Drainage durchgeführt werden

- mit dem Flutter (VRP 1 Desetin) können größere Kinder und Erwachsene sich selbständig das Sekret lösen. Die durch die schwingende Metallkugel entstehenden Wellen und Vibrationen unterstützen die Sekretmobilisation, s. auch S. 130
- Anleitung der Eltern für Heimbehandlung mit ↑ Inhalationstherapie in Verbindung mit gezielten Drainagelagerungen und Abhusten in jeder Lagerung
- Dispensairebetreuung, intensive Dauerbehandlung
- Säuglingsgymnastik, leichte Bewegungsübungen vor den Lagerungen.

Beh. Ges.: Bekämpfung der bronchopulmonalen Infektion, Verbesserung der Abwehrkräfte, Allgemeinbehandlung, Konditionierung.

Maßnahmen:
- ↑ Inhalationstherapie, siehe oben
- Sauberhalten der oberen Luftwege: beim Naseputzen ein Nasenloch und den Mund zuhalten
- Schleimhautpflege ↑ Schleimhauterkrankungen der Nase und des Rachens
- ↑ Infektanfälligkeit, ↑ Bronchitis, ↑ Bronchiektasen, ↑ Herzerkrankungen, ↑ Pneumonie, ↑ Pleuritis, ↑ Ventilationsstörungen, obstruktive
- ↑ Hydrotherapeutisches Programm, kleine Hydrotherapie
- ↑ Bäder mit Medikamentenzusatz, anschließend Brustwickel
- ↑ Sauna mit nachfolgendem Brustwickel 2mal wöchentlich
- Kinder zur Aktivität anregen, auch in späterem Alter geeignete sportliche Betätigung
- befundgezielte Atemtherapie zum Abbau von Fehlatemformen, Erschließung aller Atemräume, Verbesserung der Atemführung, Ökonomisierung der Atembewegung
- Bewegungs- und Haltungserziehung und ein angemessenes Ausdauertraining zur Konditionierung ↑ Herz-Kreislauf-Training.

Muskelatrophie

(Muskelschwund)

Inaktivitätsatrophie

(nach längerer Ruhigstellung im Gipsverband o. ä.) ohne Parese

Ziel: Volle Muskelfunktion in Kraft, Ausdauer und Koordination.

Beh. Ges.: Nach Befundaufnahme zielgerichtetes Training, das die volle Muskelfunktion wieder herstellt, vorbereitend Durchblutungsförderung und Lockerung.

Maßnahmen:
- aktives Muskeltraining ↑ Krankengymnastische Übungsbehandlung
  Beginnen mit isometrischen Spannungsübungen in der inneren Bewegungsbahn, 2 bis 4 s maximal gegen einen Widerstand anspannen, gut entspannen; dies 3- bis 5mal am Tag, besser noch dynamische Arbeitsweise: aus Dehnung des Muskels zur Verkürzung hin, dann halten. ↑ PNF-Techniken. Beim Training auf Maximalkraft sind nur 5 Wiederholungen einer Bewegung mit 5 bis 10 s Haltewiderstand angebracht.
  Zur Verbesserung des Muskelstoffwechsels ist unbedingt ein Ausdauertraining notwendig mit geringerer Belastung und unter Pulskontrolle, ↑ Sporttherapie, es kann mit Intervalltraining begonnen werden.
- Nach Wiederherstellung der Funktion des atrophierten Muskels ist dieser in der Bewegungssynergie zum Rumpf hin zu üben und danach seine Einbeziehung in ganzkörperliche Bewegungsabläufe.
- ↑ Schwellstrombehandlung des atrophierten Muskels zur Bahnung der richtigen Kontraktion und des Spannungsgefühls, Elektroden am Ursprung und Ansatz des Muskelbauchs anlegen.
  Kathode: distal, anfangs aus Annäherung, später auch aus Dehnstellung heraus behandeln, motorisch schwellig in Verbindung mit Intensionsübungen, evtl. sogar mit manuellem Widerstand. Beh. ist nur solange notwendig bis gute aktive Spannungsfähigkeit einreguliert ist.

> **Kontraindikationen:** Paresen, die selektive Reizung und Exponentialstrom benötigen.

- ↑ Elektromyostimulation
- Impulsstrombehandlung im ↑ Hydroelektrischen Zweizellenbad nach TRÄBERT.

Muskelatrophie bei schlaffer Parese

Beh. Ges.: Selektive Reizung des gelähmten Muskels zur Funktionserhaltung der kontraktilen Substanz und Verzögerung der Atrophie, Aufrechterhaltung des Bewegungsgefühls, damit beim Wiedereinsprossen des Nerven raschere und vollkommene Regeneration möglich ist.

Maßnahmen:
- Vorbereitend ↑ Stabile Galvanisation, am besten im ↑ Hydroelektrischen Einzellenbad.
  Kathode: im Zellenbad, wenn KSZ > ASZ, sonst umgekehrt, Anode: im Segment, sensibel angenehm, 15 min jeweils vor der Exponentialstrombeh.

- selektive ↑ Exponentialstrombehandlung im Längsverlauf des Muskels; wenn diese Applikation nicht möglich ist, kleine aktive Elektrode am motorischen Reizpunkt anlegen, siehe auch Abbildungen 19–23

  Die günstigste Impulsform wird vom tiefsten Punkt der Dreiecksimpuls-Charakteristik (DIC) abgelesen, die Intensität wird so hoch geregelt, daß kräftige Muskelzuckungen entstehen. Aktives Nachempfinden jeder Zuckung, am besten konsensuelles Mitüben sind vorteilhaft. Wenn der Muskel nicht früher ermüdet, kann man 5 min Elektrogymnastik täglich oder 3mal wöchentlich pro Muskel einplanen.

> **Kontraindikationen:** Lähmungen entzündlicher Genese im entzündlichen Stadium. Exponentialstrombehandlung kann erst nach Abklingen des entzündlichen Stadiums begonnen werden.

Beachte: Wenn es nicht gelingt, den gelähmten Muskel isoliert zu reizen (erkenntlich am dazugehörigen Bewegungsausschlag), sondern die Stromschleife zu Antagonisten „durchschlägt", kann die Exponentialstrombehandlung direkt schädigen, denn es wird der Antagonist noch mehr gekräftigt!

- ↑ Funktionelle Elektrostimulation FES, darin Lähmungsbehandlung mit Schwellströmen, neue Technik S. 50
- bei Muskel- und Gelenkkontrakturen diese ↑ Kontrakturen vor der Muskelstimulierung beseitigen
- befundgerechte krankengymnastische Übungsbehandlung, ↑ PNF-Techniken, ↑ Unterwassergymnastik, ↑ Schlingengerät-Behandlung u. a.
- ↑ Paresen, schlaff.
- Solange eine Denervation besteht, ist die Lagerung des Muskels in Annäherung zur Regeneration unbedingt erforderlich; das wird oft vergessen. Es sind unbedingt entsprechende Nachtschienen anzufertigen und tags passende Lagerungen und Umlagerungen einzufügen. Davon kann erst abgegangen werden, wenn der Muskel Kraftstufe 3$^+$ hat.

Muskelriß/Muskelzerrung

Ziel: Volle Funktion, Schmerzfreiheit.

Prophylaxe

■ **Beh. Ges.:** Vermeiden ursächlicher Dispositionen.

Maßnahmen:
- Muskeln einer Muskelschlinge in harmonischem Verhältnis zueinander kräftigen, muskuläre Dysbalancen ausgleichen

- gute Einarbeitung vor intensiven Übungen, Vermeiden von mangelhafter Durchblutung
- keine maximalen Kraftleistungen von stark ermüdeten Muskeln fordern (zu kurzes Erholungsintervall)
- jede neue Kraftübung vorsichtig dosieren
- vor jedem Training sich aufwärmen, im Training warmhalten
- Dehnübungen nur am ermüdungsfreien Muskel
- treten Schmerzen beim Üben in der Muskulatur auf – sofort pausieren
- vor Schnelligkeitsbelastungen gut vorbelasten
- zwischen Kraftübungen Entspannungsübungen und evtl. Massagen.

Unmittelbar nach Traumatisierung

Beh. Ges.: Schmerzlinderung, Schadensbegrenzung, rasche Heilung.

Maßnahmen:
- Kompressionsverband mit Eiswasser oder kaltem Wasser anfeuchten, mit mäßiger Spannung anwickeln, Hochlagerung der Extremität.

Beachte: Eistherapie nur in den ersten 15–20 min nach Verletzung zur Schmerzlinderung einsetzen. Danach stören Kälteanwendungen 1–2 Tage die physiologische Wundheilung (WINGERDEN, 1992).

- Bei konservativer Therapie 48 h den Muskel in leichter Verlängerung ruhigstellen.
  Wadenmuskulatur in 90° Dorsalextension, M. quadriceps in 90° Knieflexion beim Sitzen und beim Schlafen, ischiocrurale Muskulatur mit gestrecktem Knie ruhigstellen.
- Nach 48 h Ruhe im schmerzfreien Raum vorsichtig funktionell bewegen.
- ↑ Iontophorese mit Codeinlösung
  Unter die Anode 0,5%ige Codeinlösung, Kathode gegenüber oder Längsdurchströmung des Muskels, 0,1 mA/cm², tägliche Beh., 10 min, 10 bis 15 Beh. insgesamt.

Nach etwa 5 Tagen

- ↑ Bäder mit Medikamentenzusatz
  35 bis 38 °C, 10 bis 15 min
- Paraffinpackungen
  55 °C, 1 h, täglich, 6 Beh.

- ↑ Diadynamische Ströme, CP und LP, auch in Kombination mit ↑ Iontophorese mit Bienengiftsalbe
  je 2 min, Längsapplikation, die ersten 3 Beh. täglich, dann jeden 2. Tag, 6 Beh.
- ↑ Interferenzstrombehandlung
  Muskel soll in der Mitte von 4 Plattenelektroden liegen, rhythmische Frequenz 0 bis 100 Hz 10 bis 15 min, tägliche Beh., 6 bis 10. Beh. als Serie.
- ↑ Ultraschalltherapie örtlich und segmental
- ↑ Kurzwellentherapie, Spulenfeldmethode oder ↑ Dezimeterwellentherapie, Muldenapplikator
  Dosis I bis III, 3 bis 10 min, anfangs kurzzeitig und täglich, später 10 min und jeden 2. Tag

Wenn Übungsbehandlung erlaubt wird

Beh. Ges.: Muskelkräftigung, Koordinationsschulung, Aufbau der Statik, adäquate Verhaltensweisen.

Maßnahmen:
- nach vorbereitenden Wärmemaßnahmen isometrische Spannungsübungen mit Betonung der Entspannung
- als Steigerung aktive und langsame Widerstandsübungen in Muskelsynergien, auch ↑ PNF-Techniken
- Massage nur proximal und distal der Verletzungsstelle 30 min nach der Übungsbeh.

Myalgie

(Muskelschmerz)

Ziel: Schmerzfreiheit, volle Muskelfunktion.

Beh. Ges.: Schmerzlinderung, Entspannung, Durchblutungsförderung, wenn möglich, Ausschalten der Ursache.

Maßnahmen:
- ↑ Ultraschalltherapie, am besten im Wasserbad oder in schmerzfreien Lagerungen, wenn möglich Dehnlagerungen
  Im Längsverlauf des Muskels schallen mit 0,1 bis 0,2 W/cm², 5 min, zusätzlich neuraltherapeutischer Aufbau ist günstig, 3mal wöchentlich, 10 Beh. als Serie.
- ↑ Bäder mit Medikamentenzusatz
- Paraffin- oder Moorpackungen
- ↑ Diadynamische Ströme
  Kathode: auf die schmerzende Muskelregion, Anode: 4 cm davon entfernt oder im Segment,
  Basis plus DF 2 min, danach Basis plus CP 6 min, sensibel angenehm bis motorisch schwellig, aber nicht in der 100-Hz-Phase, Beh. täglich; 6 Beh. insgesamt, wenn die ersten gut anschlagen

- ↑ Kombinationstherapie Ultraschall und Reizströme
- Ultrareizstrom, Elektrodenanlage wie bei diadynamischen Strömen, nur nicht weiter als 10 cm auseinander
  Bei Myogelosen kann auch eine kleine Elektrode auf diese gelegt werden, die Kathode ist aktiv!
- ↑ Interferenzstrombehandlung
  Vakuummethode, stabile Interferenz mit Plattenelektroden oder Kinetische Interferenz ↑ Lumbalgie S. 316
- Iontophorese mit Acetylcholin, Bienengiftsalbe oder Sol. Histamin. dihydrochlorid
- ↑ Dehnlagerungen und Körpertastarbeit zur Einbeziehung des schmerzenden Gebietes in gleichmäßige Durchblutung
- isometrische Spannungsübungen mit Betonung der Entspannung aus diesen Dehnlagerungen heraus
- ↑ PNF-Techniken zur Durchblutungsförderung und zur Schmerzbehandlung
- nach Durchblutungsförderung, Lockerung und Dehnung, eine ausgeglichene Mittelstellung einnehmen und die gute Geradehaltung durch Scherenwiderstände sichern.

Myofasziales Syndrom

(Schmerzausstrahlung, ausgehend von einer Muskelfaszie)

Ziel: Schmerzfreiheit.

Beh. Ges.: Aufsuchen und Behandeln der „Trigger points", die die schmerzhaft entzündlichen Vorgänge unterhalten.

Maßnahmen:
- ↑ Kombinationstherapie Ultraschall und Reizströme
  Dabei findet man auch die Schmerzpunkte (Trigger points) durch die darüber ausgelösten Muskelkontraktionen gut heraus. Die Schmerzpunkte entsprechen oft den motorischen Muskelreizpunkten, siehe Abbildungen 20–23. Durch genaue Befundaufnahme sind vorher die betroffene Muskelfaszie, das Schmerzausstrahlungsgebiet (Referenzzone) und die Schmerzpunkte zu erkennen und in dieser Reihenfolge kombiniert zu behandeln.
- ↑ Tendomyose.

Myogelose

(Muskelhärte)

Ziel: Zerteilung, Schmerzbefreiung.

Beh. Ges.: Ausschalten der Ursache der Muskelhärte, Tonusherabsetzung, Durchblutungsförderung, Auflösung, Abtransport der Schlackenstoffe, Beh. der Tendomyopathie.

Myogelose

Beachte: Myogelosen sind nach BROCKMEIER (1980) kleine faszikuläre Kontrakturen, die palpabel und dolent sind. Sie werden als Trigger points bezeichnet, wenn bei Druck darauf Schmerzausstrahlung erfolgt. Letzteres zeigt eine Muskelstörung im Sinne einer Tendomyose an.

Maßnahmen:
- Ausschalten einer Dysbalance zwischen tonischen und phasischen Muskeln und einer Fehl- und Überlastung des betroffenen Muskels, s. auch ↑ Brügger-Therapie
- bei dazugehörigen Blockierungen ↑ Manuelle Therapie
- ↑ Ultraschalltherapie des Muskels im Längsverlauf und Umkreisen der Myogelose, danach gut Ausstreichen mit der Hand
  Den Muskel in Dehnlagerung etwa 3 min, die Myogelose 1 min mit 0,2 W/cm^2 beschallen, zusätzliche segmentale Beh., wenn es sinnvoll erscheint. Durch Antagonistenspannungsübungen im Anschluß an die Beschallung die Muskelentspannung sichern!
- ↑ Unterwassergymnastik im warmen Bassin, dabei Schwingungen, Schüttelungen und Lockerungen im Bewegungssegment
- ↑ Unterwasserdruckstrahlmassage
- ↑ Bäder mit Medikamentenzusatz oder Dampfstrahl
- nach vorbereitender Wärmebehandlung Segmentmassage, ↑ Massage
  Die Muskelgruppe aus Dehnlagerung heraus lockernd und durchblutend massieren, die Myogelose dann erst flächig friktieren, dann Schüttelfriktion, zuletzt intermittierend steil friktieren, danach gut ausstreichen und Antagonistenspannung durchführen, 3 bis 6 Beh. 2- bis 3mal wöchentlich.
- ↑ Interferenzstrombehandlung, bipolare Anwendung, 50 Hz (139)
  Fingerspitzen im Abstand von 2 bis 3 cm rechts und links von der Myogelose aufsetzen, Intensität steigern bis der Schmerz provoziert wird und 1 bis 3 min so belassen. Nach 30 bis 60 s läßt der Schmerz nach.
  Beachte: Dauerkontraktionen dabei vermeiden!
- ↑ Diadynamische Ströme
  Kathode: kleine Schalenelektrode über der Myogelose, Anode: etwas größer im Segment oder im Muskelverlauf proximal, Basis plus DF 3 min bis zur Toleranzgrenze steigern, Beh. täglich, 3 Beh.
- ↑ Ultrareizstrom
  Kathode: kleinflächig über die Myogelose. Anode: 3 cm davon entfernt
- ↑ Kombinationstherapie Ultraschall und Reizströme

Beachte: Myogelosen sind Stoffwechselentgleisungen in vorwiegend statisch beanspruchten Muskeln mit reaktiver Verhärtung. Zu der örtlichen mechanischen Einwirkung muß eine befundgerechte Bewegungs- und Haltungserziehung kommen, sonst werden immer wieder Myogelosen auftreten. Der Patient muß vor allem selbst herausfinden können, wann ein Muskel anspannt und wie er zu entspannen ist.

Myopathien

(Muskeldysfunktionen ohne anatomische Veränderungen des zerebrospinalen Nervensystems)

Lit.: 59, 71, 138, 150, 151, 193, 223, 225, 232, 293, 339, 406

Primäre Myopathien

(heredo-degenerative progressive Muskeldystrophie und kongenitale Myopathien)

Ziel: Erhaltung der aufrechten Körperhaltung (besonders beim Beckengürteltyp) und der Fähigkeit des Stehens, Gehens, Sich-Aufrichtens aus der Hocke, des Treppensteigens und der Verrichtung des Alltags, Verzögerung der Dekompensation.

> **Beh. Ges.:** Stimulierung einer maximalen Spannungsleistung der betroffenen Muskulatur, dadurch Verzögerung eines Zerfalls der Muskeln.

Maßnahmen:

- isometrische Spannungsübungen, kombiniert mit Klopf-Druck-Behandlung

> **Beachte:** Die Spannungsbehandlung ist die einzige wirksame substanzerhaltende Therapie. Ermüdung vermeiden! Entfernung der Muskelansätze voneinander führt zu einer Funktionsschwäche und bei längerem Beibehalten dieser Dehnung zum Funktionsversagen (GRABBERT, 1980). (150)

- Halteübungen in optimalen Ausgangsstellungen
  Stellung mit innerem Beteiligtsein halten lassen.
- Übungen im ↑ Schlingengerät, dabei Spannung fordern
- gezielte Bewegungsbehandlung im warmen Bewegungsbad, Spannung dabei fordern
- Isometrie in PNF-Diagonalen
- ↑ Stemmführungen
- Stabilisationsübungen in Rücken- und Bauchlage auf dem Pezziball
- dynamische Übungen zur Erhaltung der Ausdauer

■ **Beachte:** Statische : dynamische Übungen im Verhältnis 2 : 1

- isolierte Kräftigung von Synergisten, die für ausgefallene Muskelgruppen einspringen können
  Beim Ausfall des M. quadriceps kann M. glutaeus maximus und M. tensor fasciae latae die Kniestreckung über den Tractus ilitotibialis bewirken. Beim Stehen an der Wand bei etwas entlastetem Bein kann M. soleus das Knie

Myopathien 2

strecken. Bei Ausfall des M. iliopsoas und M. quadriceps kann M. tensor fasciae latae die Außenseite des Knies sichern und das innenrotierte Bein in der Hüfte anbeugen.

Beachte: Jede Übungsbehandlung mit Wärmeanwendungen vorbereiten! Keine passiven Dehnungen bei bindegewebig umgebauter dystrophischer Muskulatur, sie können schaden.

Beh. Ges.: Verbesserung der Durchblutung und des Muskelstoffwechsels.

Maßnahmen:
- Klopf-Druck-Massage der hypertrophischen und atrophischen Muskulatur nach TEIRICH-LEUBE (zur Erwärmung und sog. Aufweckung der betroffenen Muskelzellen)
- ↑ Ultraschalltherapie der atrophischen Muskelgruppen, dabei mit dem Schallkopf im Sinne der Druckmassge (s. o.) intermittierend Druck geben
  0,1 W/cm^2 3 bis 5 min Gesamtbeschallungszeit, 3mal wöchentlich über längere Zeit, Ankopplung mit Weizenkeimöl
- heiße Packungen auf die betroffene Muskulatur
  zweimal täglich 20 bis 30 min, evtl. Warmluft im Wechsel mit heißen Packungen
- ansteigende Teilbäder (ohne Kaltreiz abschließen), anschließend Ölungen mit Weizenkeimöl
- ↑ Heliotherapie
- ↑ Atemtherapie
- ↑ Stabile Galvanisation, auch als ↑ Hydroelektrisches Bad.

Beh. Ges.: Kontrakturverhütung, orthopädische Hilfen.

Beachte: Beim Beckengürteltyp ist besonders die Kontraktur des Tractus iliotibialis und des Hüftgelenks zu verhüten.

Maßnahmen:
- aktives Durchspannen mit Hilfestellungen
- häufige Umlagerungen von Bauch- zu Rückenlage
- Vermeidung einer Spitzfußstellung durch eine Rolle am Fußende, gegen die die Füße gelehnt werden
- Nachtlagerungsschienen, die jedoch nicht dehnen
- Innenschuh aus Walkleder nach Gipsabdruck, keine Korrekturstellung der Füße
- Sitzschale nach Gipsabdruck mit breitem Bauchhaltegurt
- Elektrorollstuhl mit Tischplatte, Rückenlehne rückklappbar, Fußstützen hochstellbar.

Kontraindikationen: Stark belastende Maßnahmen (auch Herzbelastungsfähigkeit beachten), Überanstrengung, Reizstromtherapie, kräftige Massagereize, auch dehnende Knetungen!

Sekundäre Myopathien

(Polymyositis und interstitielle Myositis u. a.)

Ziel: Aufhalten von Verlust an Muskelparenchym, optimaler Leistungseinsatz der verbliebenen Muskulatur.

Beachte: Physiotherapeutische Maßnahmen werden erst nach Abklingen des floriden Stadiums eingesetzt.

Beh. Ges.: Kontrakturverhütung, befundgemäße Muskelkräftigung.

Maßnahmen:
- Lagerungsplan zur Kontrakturverhütung
- kontinuierliche und konsequente aktive Übungsbehandlung aller noch gesunden beübbaren Muskeln
- optimale Bewegungsabläufe herausfinden, s. v.

Narben

Lit.: 58, 69, 96, 121, 138, 193, 225, 276, 327, 339, 368, 410, 421

Ziel: Umformung der Narbe im Zuge der Narbenreifung zu einem funktionstüchtigen Gewebe.

Beh. Ges.: Vermeidung oder Lösung von Verhaftungen mit darunterliegenden Gewebsschichten, Vermeidung von Schrumpfung und Elastizitätsverlust durch adäquate Zugbeanspruchung als funktioneller Reiz für die Narbenreifung.

Maßnahmen:
- sobald es die Wundheilung erlaubt, ziehende Streichung dicht neben der Wunde, später auch kleine Anhakstriche an den Narbenrand, um Verhaftungen zu lösen, Faszienlockerung aus verschiedenen Ausgangsstellungen
- Narbenverschiebetechnik gleichzeitig mit aktivem Zug der Sehne (bes. wichtig bei Sehnennähten!), sonst Dehnbewegungsansatz der betroffenen Gewebe, bei Narben nach Operationen kann dies etwa in der 4. Woche nach der Operation eingesetzt werden
- Einreiben mit Narbensalbe (z. B. Lymphdiaral-Salbe®)
- Lagerungen in wechselnder Ausgangsstellung
- ↑ Iontophorese mit Hyaluronidase® oder Kaliumiodid
- ↑ Phonophorese mit einer Koppelsubstanz aus Glycerol, darunter mit Aminosinsalbe® oder Lymphdiaral-Salbe® einreiben. S. auch S. 94

Neuralgien/Neuritiden

(Nervenschmerzen, Nervenentzündung)

Ziel: Schmerzfreiheit, volle Funktion, Abklingen der Entzündung.

Beh. Ges.: Schmerzlinderung, Förderung der Heilung und Regeneration ohne Funktionsverlust.

Maßnahmen:
- entspannte Lagerung in Schmerzentlastung, bei Neuritiden in Annäherung und regelmäßige Umlagerungen zur Kontrakturverhütung
- ↑ Stabile Galvanisation
  Anode: schmerzende Region, Kathode: im Segment oder wohin abgeleitet werden kann, sensibel unterschwellig, 5 bis 10 min jeden Tag oder 3mal wöchentlich
- ↑ Transkutane elektrische Nervenstimulation (TENS)
- ↑ Hydroelektrisches Ein-, Zwei-, Vierzellen- oder Vollbad
  Wassertemperatur 37 °C, Anode: Wasserbad, Kathode: im Segment; sensibel unterschwellig, später, wenn es vertragen wird, eben schwellig, 5 bis 15 min, jeden 2. Tag.

Kontraindikationen: Akute Neuritiden.

Beachte: Auch bei schon lange bestehenden Neuritiden hat die stabile Galvanisation noch guten Erfolg!

- ↑ Iontophorese mit Vitamin B_1, Claciumchlorid (kristallisiert) oder Bienengiftsalbe
- ↑ Bäder mit Medikamentenzusatz
- Impulsströme im ↑ Hydroelektrischen Zellenbad nach TRÄBERT, nicht bei Neuritiden
- Blaulichtbestrahlung, mehrmals täglich 10 min ↑ Phototherapie
- ↑ Ultraschalltherapie, örtlich und segmental
  örtlich: 0,05 bis 0,1 W/cm^2 oder Impulsschall, 5 min
  segmental: 0,1 bis 0,2 W/cm^2 3 bis 5 min, 3mal wöchentlich, 10 bis 12 Beh.
- ↑ Diadynamische Ströme, nicht für Neuritiden
  Basis plus DF 2 min, danach Basis plus CP 4 min, 3 Tage hintereinander, wenn die Schmerzen danach geringer werden, weiter bis insgesamt 8 Beh.
- ↑ Interferenzstrombehandlung, jedoch nicht bei akuten Neuritiden ↑ Trigeminusneuralgie, ↑ Okzipitalneuralgie, ↑ Interkostalneuralgie, ↑ Zoster
- ↑ Kurzwellentherapie im Kondensatorfeld
  segmental: EHA aktiv 2 cm, passiv 2 bis 4 cm, Dosis I, 3 min, zusätzlich Längsdurchflutung im Nervenverlauf: EHA aktiv 3 cm, passiv 3 cm, akut

Dosis I, 1 bis 3 min, chronisch Dosis II, 3 bis 8 min, jeden 2. Tag, mindestens 6 Beh. bei chronischen Erkrankungen, akut evtl. nur eine Beh.

- ↑ Fibrositis, ↑ Hyperalgetische Zonen, ↑ Ischias/Ischialgie, ↑ Lumbalgie, ↑ Parästhesien, ↑ Polyneuritis, ↑ Plyneuropathien, ↑ Pseudoradikuläre Syndrome im Beckenbereich, ↑ Spondylose/Osteochondrose, ↑ Zervikalsyndrom.

■ **Beh. Ges.:** Beseitigung von schlaffen Paresen.

Maßnahmen:
- ↑ Paresen, schlaffe, ↑ Muskelatrophie.

Interkostalneuralgie

■ **Beh. Ges.:** Schmerzlinderung.

Maßnahmen:
- ↑ Ultraschalltherapie im neuraltherapeutischen Aufbau und kurzzeitiges örtliches Überstreichen im Rückengebiet
  0,1 W/cm² 1 bis 2 min örtlich, neuraltherapeutischer Aufbau mit 0,1 oder 0,2 W/cm² 5 min, jeden 2. Tag, 12 Beh. als Serie

- Blaulichtbestrahlung segmental und örtlich, mehrmals täglich ↑ Phototherapie

- ↑ Stabile Galvanisation, auch als Iontophorese, siehe S. 341

▮ **Beachte:** Gutes Anliegen der Elektroden, Ein- und Ausschleichen mit dem Strom!

- ↑ Ultrareizstrom im Segment
  Kathode: Segment, Anode: 3 cm nach kranial

- ↑ Diadynamische Ströme
  Anlage wie bei Ultrareizstrom
  Basis plus DF 2 min, danach Basis plus CP 4 min, Intensität an der Toleranzgrenze höherregeln oder
  paravertebrale Applikation, jedes Segment von kaudal nach kranial ansteigend 1 bis 3 min behandeln,
  Basis plus DF 1 min, danach Basis plus CP (evtl. LP) 1 bis 2 min, beides an Toleranzgrenze höherregeln

> **Kontraindikationen:** Akute Neuritiden, Herzbeschwerden.

- stabile ↑ Interferenzstrombehandlung (139)
  segmentale Applikation: 100 Hz konstante Frequenz, 5 min sensibel unterschwellig, wenn das vertragen wird, zusätzlich 50 bis 100 Hz rhythmische Frequenz 5 min sensibel unterschwellig, später bis schwellig, evtl. auch Zeit verlängern

> **Kontraindikationen:** Akute und neuritische Zustände.

- ↑ Zoster.

Okzipitalneuralgie

■ **Beh. Ges.:** Schmerzlinderung.

Maßnahmen:
- ↑ Stabile Galvanisation
  Anode: (10 bis 20 cm^2) auf den Austrittspunkt des N. occipitalis, Kathode: (200 bis 300 cm^2) über dem Kreuzbein, sensibel unterschwellig, 5 bis 15 min, täglich oder 3mal wöchentlich, 12 Beh., wenn sie lindern
- ↑ Diadynamische Ströme
  Kathode: kleine Schalenelektrode dicht am Haaransatz an der Austrittsstelle des N. occipitalis, Anode: gleichgroß 3 cm daneben am Haaransatz oder gleichzeitig paravertebral an der HWS, Basis plus 2 min, sensibel erträglich, danach Basis plus CP 3 min an Toleranzgrenze höherregeln, die ersten 4 Beh. täglich, dann alle 2 Tage, insgesamt 8 Beh.
- ↑ Interferenzstrombehandlung (139)
  – stabile Interferenz
  Flachkissenelektroden oder Plattenelektroden 50 cm^2 (Flachkissen genau auf Austrittspunkte des N. occipitalis, Plattenelektroden: 1 Elektrode obere Kante am Haaransatz, 1 Elektrode unterhalb des 7. HW-Dornfortsatzes, je eine Elektrode rechts und links auf der oberen Trapeziusportion), 100 Hz 5 min sensibel unterschwellig bis schwellig, bei Verträglichkeit von Beh. zu Beh. steigern bis zur Toleranzgrenze
  – kinetische Interferenz – bei verspannter Nackenmuskulatur oder mehr einseitigem Schmerz,
  rhythmische Kontraktionen der Nackenmuskulatur mit Handschuhelektroden,
  Handschuhelektroden mit Fingerspitzen an der Nackenlinie ansetzen, $^1/_2$ bis 1 min bis zur Toleranzgrenze,
  bei Stirn- und Schläfenschmerz eine Handschuhelektrode dort, die andere quer im Nacken, 2 bis 3 min vorsichtig, soweit es angenehm ist, steigern
- Blaulichtbestrahlung, mehrmals täglich 10 min ↑ Phototherapie
- Fangopackungen und Massage im Nackenbereich.

Trigeminusneuralgie

■ **Beh. Ges.:** Schmerzbefreiung.

Maßnahmen:
- ↑ Ultraschalltherapie, beste Ergebnisse! (225)
  0,05 bis 0,2 W/cm^2 3 min jeden 2. Tag, 12 Beh. als Serie, meist tritt schon nach den ersten 2 Beschallungen Schmerzlinderung ein. Nachruhe vorteilhaft.

  Beachte: Schallkopf bis auf Körpertemperatur anwärmen, keine abweichenden Temperaturreize setzen!

- ↑ Stabile Galvanisation
  Anode: mit Gesichtsmaske nach BERGONIE (= 150 bis 200 cm^2), Kathode: im Nacken, 0,02 bis 0,5 mA, unbedingt sensibel unterschwellig, 5 bis 15 min, wenn es wohltut – täglich

2 Behandlungsvorschläge, alphabetisch geordnet nach Diagnosen

- ↑ Diadynamische Ströme
  - Nervenstammapplikation
    kleine Schalenelektroden: dicht nebeneinander (2 bis 3 cm Abstand) im Nervenverlauf aufsetzen, Kathode: auf Schmerzstelle, Basis (unterschwellig) plus DF 1 min heranschleichend an die Toleranzgrenze, die sehr niedrig ist.
  - In dieser Weise jeden Schmerzpunkt 1 min behandeln. Die ersten 3 Beh. täglich, danach, wenn die Verträglichkeit größer geworden ist, jeden 2. Tag, insgesamt 6 bis 12 Beh., dann Reizpause.
    Nach der 1. Sitzung kann nach 4 h eine Schmerzsteigerung auftreten, das wäre eine normale Reaktion. Sie muß medikamentös abgefangen werden. Nach der 2. oder 3. Beh. darf keine Schmerzsteigerung mehr eintreten.

- stabile ↑ Interferenzstrombehandlung (139)
  Flachkissenelektroden, Kathode: Schmerzstelle, Anode: im Nacken oder auf der anderen Gesichtshälfte,
  100 Hz 2 bis 4 min sensibel unterschwellig, bei Verträglichkeit kann ab 4. Beh. 50 bis 100 Hz rhythmische Frequenz 3 bis 5 min sensibel unterschwellig noch hinzugefügt werden. Ab 5. bis 6. Beh. kann man 10 min behandeln und die Dosis evtl. auf sensibel schwellig bis überschwellig steigern.

Neurom- und Phantomschmerz

(Schmerzen durch Nervenregeneration bzw. im abgesetzten Gliedabschnitt)

Ziel: Schmerzbeseitigung.

Beh. Ges.: Durchblutungsförderung und Tonisierung der Muskulatur und Haut des Stumpfes, Abhärtung.

Maßnahmen:
- isometrische Spannungsübungen und Widerstandsübungen in allen Bewegungsrichtungen
  rhythmische Stabilisation, anschließend auf gute Entspannung achten
- Bandagierung des Stumpfes aus Seitenlage und in diagonalen Touren (nicht zirkulär-dachziegelförmig), Bandagierung alle 5 h wechseln
- abendliche kalte Waschungen mit anschließender Frottierung sowie Massagehandgriffe, die den Weichteilmantel des Stumpfes nach unten ziehen.

Beh. Ges.: Schmerzbeseitigung.

Maßnahmen:
- ↑ Transkutane elektrische Nervenstimulation (TENS)
- ↑ Iontophorese (Procain 1 % mit Adrenalin 0,0025 %)
  1 Ampulle zu 10 ml von dieser Lösung zur Anfeuchtung der Anodenunterpolsterung benutzen, Anode: über Schmerzregion, Kathode: Kreuzbein oder gegenüber am Stumpf, 10 bis 15 min, sensibel unterschwellig oder eben schwellig, Beh. nur bei Bedarf, nicht regelmäßig

- ↑ Ultraschalltherapie, örtlich und segmental
  örtlich: 0,05 bis 0,2 W/cm², 1 bis 5 min, am besten Impulsschall
  segmental: 0,2 W/cm² 5 min, Beh. jeden 2. Tag, 12 bis 20 Beh. als Serie
- Vibrationsbehandlung nach RUSSELL zur Heraufsetzung der Schmerzschwelle
  Anfangs evtl. unter Lokalanästhesie, später tägliche Vibrationsmassage (am besten mit einer Frequenz von 10 bis 20 Hz, nicht 50 oder 100 Hz, wie bei den meisten käuflichen Vibrationsapparaten!) Der Patient erhält zur Selbstbehandlung einen Vibrationsapparat. Das überempfindliche Neurom soll sich dadurch schrittweise in eine unempfindliche bindegewebige Narbe verwandeln.
- UV-Therapie, regional, ↑ Phototherapie
- kurze ↑ Eisbehandlung
- ↑ Blockade des Ganglion stellatum mit Reizströmen
- intensives Anspannen der Muskulatur der gesunden Seite in Richtung der schmerzhaften Phantomstellung der Amputationsseite mit nachfolgender guter Entspannung
- Phantomübungen an der amputierten Seite im korrigierenden Sinne.

Neurosen

(erlebnisbedingte Störungen der Person-Umwelt-Beziehung mit psychischer und/oder körperlicher Symptomatik)

Lit.: 1, 3, 28, 46, 72, 75, 80, 86, 91, 96, 111–113, 118, 119, 134, 135, 143, 146, 158, 167, 178, 187, 218–223, 230, 256, 259, 282, 286, 311, 312, 322–325, 348, 370, 380, 386, 413

Ziel: Nachreifen der Persönlichkeit

Beachte: Chronische funktionelle Störungen sind meistens entscheidend neurotisch bedingt (TÖGEL). An erster Stelle steht die psychotherapeutische Behandlung. Es gilt, die Persönlichkeitsstruktur und den sie belastenden Konflikt zu klären sowie eine echte und eigene Entscheidung des Patienten herbeizuführen:
- Veränderung der Situation
- echtes Abfinden mit der Situation
- Transponieren auf ein anderes Gebiet, das für den Betreffenden von höherem Wert ist.

Die Physiotherapie kann die Reaktionslage und die positive Auseinandersetzung des Patienten mit der Konfliktsituation wesentlich fördern.

Der Behandlungsplan sieht vorteilhaft 3 Phasen zur Entwicklung vor:

1. Phase

Beh. Ges.: Basistherapie, Entspannungs-, Regulierungs- und Ordnungstherapie, Abwerfen von Belastungen.

Maßnahmen:

- ↑ Entspannungsbehandlung, ↑ Dehnlagerungen, Rekel- und Gähnübungen
- Regulierung der Biorhythmen, besonders Schlaf (↑ Schlafstörungen), Verdauung (↑ Obstipation), Menstruation (↑ Ovarialinsuffizienz)
- ↑ Hydrotherapie zur vegetativen Beeinflussung
  Teilwaschungen, Teilwickel, Schöpfbäder, Reibesitzbad
- ↑ Bäder mit Medikamentenzusatz: Heublumen-, Sauerstoff- und Luftsprudelbad
- leichte und beruhigende ↑ Massagen, ↑ Bindegewebsmassage nach DICKE
- befundgerechte ↑ Atemtherapie, besonders Regulierung der kosto-abdominalen (diaphragmalen) Atembewegung und des Ruheatemrhythmus mit der Pause nach der Ausatmung
- Autogenes Training, regulative Musiktherapie, ↑ Ordnungstherapie
- Hinführen zur Beschaulichkeit und Besinnlichkeit, Maltherapie, künstlerische Therapie
- tägliche Spaziergänge an frischer Luft in ruhiger Umgebung
- geregelter Tagesablauf in einer unproblematischen Gruppe – oder Milieuwechsel
- Behandlung der speziellen Symptomatik, siehe entsprechende Organerkrankung.

2. Phase

Beh. Ges.: Geben von Anpassungshilfen, Stärkung eines positiven Körperempfindens, Findenlassen neuer Perspektiven. „Ich"-Stärkung, damit es sich gegen die widerstrebenden Ansprüche des „Es", des „Über-Ichs" und der Umwelt als gereifte Persönlichkeit durchsetzen kann.

Maßnahmen:

- kommunikative Bewegungstherapie nach KIESEL (230) möglichst innerhalb einer Gruppenpsychotherapie
- Pflege der Haut und der äußeren Erscheinung (Haare usw.)
- langsam ansteigendes ↑ Hydrotherapeutisches Programm
- ↑ Sauna mit gesteigerter Belastung
- regelmäßig Schwimmen
- Körperschulung, Haltungsschulung, Gangschulung
- ↑ Entspannungsbehandlung mit nachfolgender rhythmischer Gymnastik (viel Schwunggymnastik) oder ↑ Ausdrucksgymnastik
- Singetherapie, Musiktherapie

- kreative Beschäftigungen
- Suchen nach freude- und kraftspendenden Umgebungen, Beschäftigungen, Menschen und Gemeinschaften
- ↑ Ergotherapie, ↑ Herz-Kreislauf-Training, ↑ Sporttherapie.

3. Phase

Beh. Ges.: Aktivierung, Leistungstraining, Abhärtung, neue und eigene Lebensgestaltung finden, dabei aber sozial angepaßte Verhaltensweisen üben.

Maßnahmen:
- hydrotherapeutisch kräftigere Reize
- ↑ Sauna mit Tauchbad
- ↑ Sporttherapie
  3mal täglich Intervalltraining auf dem Fahrradergometer oder Gehtraining, sportliches Wandern, Schwimmen
- ↑ Ausdrucksgymnastik, Ausdruckstanz (312)
- sportliche Spiele, anschließend kalt duschen oder wechselwarm
- Partnerübungen: Widerstandsübungen im Wechsel mit Gleichgewichtsübungen
- Singetherapie, aktive Musiktherapie, Sprechtechnik-Übungen
- Maltherapie, Plastiziergruppen, künstlerische Therapie
- eigenständige Ordnung des Tagesablaufs, besonders des Rhythmusverhaltens und Wechsel von Leistungs- und Erholungsphasen, Spannung und Entspannung
- Entwicklung eines eigenen und adäquaten Entspannungstrainings, eines eigenen täglichen Übungsprogramms, von eigenen Verhaltensweisen in der Gemeinschaft, eines eigenen Arbeitsstiles
- Zurückblicken auf die geklärte Konfliktsituation ohne Groll durch Erkennen der eigenen Entwicklung. Die jetzt weitergereifte und stabilisierte Persönlichkeit wird sich unter Beachtung der persönlichen Erfordernisse sinnvoll einordnen.

Neurovegetativ bedingte gynäkologische Erkrankungen

(nervöse Frauenleiden)

Ziel: Vegetative Homöostase.

Beh. Ges.: Befundgemäße Behandlungseinstellung, vegetative Umstimmung, Betonung der Entspannungsfähigkeit und des Frohstimmenden.

Maßnahmen:
- Thermal(34 °C)-Solebäder als Wannenbäder oder Bewegungsbäder, anschließend 2 h Nachruhe
- rhythmische Bewegungsübungen
  schmeidigendes Durchbewegen, besonders der Lendenwirbelsäule in verschiedenen Ausgangsstellungen, Jazzgymastik und Unterwassergymnastik ist intensiver als Hockergymnastik
- gezielte Krankengymnastik, ↑ Beckenbodeninsuffizienz, ↑ Deszensus uteri, ↑ Dysmenorrhoe, ↑ Obstipation, ↑ Ptosen
- ↑ Massage und ↑ Bindegewebsmassage
- ↑ Atem- und ↑ Entspannungstherapie
  Hinführen zu einer gelassenen Lebenseinstellung
- ↑ Hydrotherapie in ansteigender Dosierung
- ↑ Schwimmtherapie
- ↑ Ordnungstherapie, Regelung der Biorhythmen
- ↑ Kurorttherapie.

Obstipation

(Verstopfung)

Ziel: Regelmäßiger Stuhlgang von normaler Konsistenz.

Habituelle Obstipation, atonisch-hypokinetische Form

> **Beh. Ges.:** Direkte und indirekte Anregung der Peristaltik, tonisierende Maßnahmen, Verbesserung der Muskelfunktionen.

Maßnahmen:
- diätetische Einstellung, schlackenreiche Kost
- ↑ Massage je nach Gewebetastbefund: muskulär, ↑ Bindegewebsmassage, Segmentmassage, Periostbehandlung
- Colonbehandlung (↑ Massage)
- ↑ Subaquales Darmbad
- erregende allgemeine ↑ Hydrotherapie wie Bürstenbäder, Wechselduschen, Wechselsitzbäder
- befundgerechte, krankengymnastische Behandlung, Ausgleich einer Dysbalance zwischen tonischen und phasischen Muskeln
- besonders Kräftigung der schrägen und danach der geraden Bauchmuskeln
  mit der ventralen Muskelkette beginnen. Zehen, Vorfuß, Knie anbeugen, Kopf über die Weite anbeugen, erst nach Einschleifen dieser Synergie auch über

Obstipation 2

Widerstände vom Vorfuß her; ↑ PNF-Techniken und ↑ Stemmführungen üben, ↑ Sporttherapie, Krafttraining
- Behandlung einer ↑ Ptose, einer ↑ Beckenbodeninsuffizienz
- befundgerechte ↑ Atemtherapie, besondere Anregung der Basisatembewegung und der Zwerchfellbewegungen
  täglich Päckchenlage mit weiter Kniestellung ausführen, dabei Konzentration auf die dorsale Basisatembewegung, damit der hintere Zwerchfellschenkel sich rhythmisch gegen den Darm bewegt
- ↑ Exponentialstrombehandlung zur Anregung der glatten Darmmuskulatur
  Elektroden (200 bis 400 cm^2), Anode: rechts über Colon ascendens, Kathode: links über Colon descendens,
  24 bis 40 Imp/min, t = 400 bis 500 ms, t_{an} = 400 bis 500 ms, t_{ab} = 100 ms (t_p = 1 000 bis 2 000 ms), Intensität auf 25 bis 30 mA hochregeln und dies 30 bis 50 min Gesamtbehandlungszeit, nach 10 min Polwechsel.
  Beachte: Die glatte Muskulatur braucht lange Anstiegszeiten, und sie reagiert iterativ, erst nach längeren Behandlungszeiten zeigen sich Erfolge.
  Beh. 2mal wöchentlich, auch öfter, insgesamt 25 Beh., spontane Darmentleerung meist nach der 4. bis 7. Beh.
- ↑ Schwellstromgymnastik zur Anregung der atonischen Bauchdecken an den Zwischentagen (1 Tag Exponentialstrombeh., 1 Tag Schwellstromgymnastik)
  Elektrodenanlage, siehe oben, 16 Imp/min (Schwellungen!). Der Schwellstromimpuls soll optimal am Ende der Ausatmungsphase eintreffen und mit aktivem Anspannen der Bauchdecken verbunden werden.

Kontraindikationen: Obstipation nach Peritonitis, Ileus oder nach akut entzündlichen Erkrankungen im Bauchraum.

Beh. Ges.: Allgemeine Tonisierung, Verbesserung des Gewebestoffwechsels, Einschleifen von bedingten Reflexen.

Maßnahmen:
- Täglich zur gleichen Zeit in Ruhe und unter Konzentration auf die unteren Darmabschnitte den Darm zu entleeren versuchen, dabei ab und zu den Afterschließmuskel kontrahieren und nachfolgend gut locker lassen.
- Trockenbürstungen auf dem Kreuzbein-Gesäß und an den Außenseiten der Oberschenkel abends und morgens selbst ausführen
- kalte Waschungen nach Hautbürstungen
- ↑ Sauna, 2mal wöchentlich
- Schwimmen
- ↑ Unterwasserdruckstrahlmassage
- ↑ Heliotherapie, UV-Ganzkörperbestrahlung ↑ Phototherapie
- Ausdauertraining, ↑ Sporttherapie
- ↑ Kneipp-Therapie, ↑ Ordnungstherapie.

Habituelle Obstipation, spastisch-hyperkinetische Form und Mischformen

Beh. Ges.: Spezielle Einwirkung auf spastische Darmabschnitte.

Maßnahmen:
- Kolonbehandlung, gut kombiniert mit Atemtherapie
- ↑ Subaquales Darmbad
- ↑ Unterwassergymnastik
- kleine lockernde Beckendrehungen und Schwingungen aus verschiedenen Ausgangsstellungen, auch zur Musik
- Lockerung aller verspannten Muskelgruppen, besonders auch der Adduktoren, kleinen Hüftmuskeln und der Schulter-Nacken-Muskulatur, hypertone Stränge in den Bauchmuskeln vibrieren und feinschlägig schütteln
- häusliches Übungsprogramm aufstellen, Päckchenlage (s. v.) muß unbedingt darin enthalten sein
- ↑ Exponentialstrombehandlung für die glatte Darmmuskulatur
  Elektrodenanlage s. v., 20 bis 30 Imp./min, $t = 100$ bis 150 ms, $t_{an} = 100$ bis 150 ms, $t_{ab} = 50$ ms ($t_p = 2\,000$ bis $3\,000$ ms), 25 bis 30 mA, 40 bis 45 min (nicht über 60 min)

Beachte: Die Impulsdauer ist kürzer, die Pausendauer länger als bei der atonisch-hypokinetischen Obstipation.

Beh. Ges.: Allgemeinbehandlung, vegetative Umstimmung, Beeinflussung über Reflexzonen.

Maßnahmen:
- ↑ Bindegewebsmassage, Segmentmassage, Colon- und Periostbehandlung Reflexzonen, siehe Abbildung 8a und b
- heiße Rolle über der Leber, über dem Kreuzbein und über den Darmreflexzonen am Rücken, siehe Abbildung 7a und 8a
- ↑ Entspannungsbehandlung, ↑ Dehnlagerungen, ↑ Yoga-Therapie, ↑ Ordnungstherapie
- befundgerechte ↑ Atemtherapie, siehe Seite 349
- ↑ Ausdrucksgymnastik, Schwunggymnastik, viel Fußbewegungen, weil dadurch reflektorisch die Basisatembewegung angeregt wird, Federn aus der Ballgymnastik, Jazz-Gymnastik
- ↑ Ultraschalltherapie im neuraltherapeutischen Aufbau und Reflexzonen
  am besten in Päckchenlage den neuraltherapeutischen Aufbau kaudal mit 0,2 W/cm^2 5 min ausführen, auch die verspannte Nackenmuskulatur (C$_{3/4}$) mit überstreichen, danach in Bauchlage die kleinen Hüftmuskeln (Reflexzone!) je 2 min überkreisen, abschließend in Rückenlage Adduktorendehnlagerung ausführen lassen, evtl. kurzzeitig mit 0,1 W/cm^2 überstreichen, Beh. 3mal wöchentlich, 12 Beh. als Serie

- ↑ Dysmenorrhoe, ↑ Gallenwegsdyskinesie, ↑ Hepatitis, ↑ Hypertonus der Muskulatur, ↑ Meteorismus, ↑ Vegetative Regulationsstörungen.

Osteomalazie

(Erweichung der Knochen unter Kalkverarmung)

Ziel: Normalisierung des Knochengewebes.

> **Beh. Ges.:** Verbesserung der Vitamin-D-Verarbeitung, Reizgebung für Knochenbildung, Atrophieverhütung.

Maßnahmen:
- UV-Ganzkörperbestrahlungen, 3mal wöchentlich über längere Zeit ↑ Phototherapie
- Klimatherapie
- nach etwa 6wöchiger medikamentöser Behandlung Beginn mit krankengymnastischer Übungstherapie als Reiz für die Knochenbildung.
- ↑ Brügger-Therapie
- keine Stufenbettlagerung

Osteoporose

(Knochenschwund mit Abbau der Kompakta und grobmaschiger Erweiterung der Markräume)

Ziel: Aufhalten der Osteoporose, Geweberegeneration, Erhöhung der allgemeinen körperlichen Aktivität.

> **Beh. Ges.:** Stabilisierung von Atmung und Kreislauf, Schmerzlinderung, muskuläre Stabilisierung der Wirbelsäule in Ent-, Teil- oder Ganzbelastung, Gewöhnung an das Hilfsmittel „Korsett", Alltagshilfen geben, Heimprogramm aufstellen.

Maßnahmen:
- für ausreichende Reize (Zug- und Druckbelastungen des Knochens) durch körperliche Bewegungen sorgen
  bei Krankenlager möglichst 3 h am Tag aufstehen, da sonst Osteoporose begünstigt wird
- tägliches Konditionstraining möglichst 6mal am Tag

> **Beachte:** Es besteht ein Zusammenhang zwischen Bewegung, Schmerz und emotionaler Befindlichkeit.

> **Beh. Ges.:** Beseitigung der Stoffwechsel- und der endokrinen Störung, Schmerzlinderung, Durchblutungsförderung und adäquate Beanspruchung der Muskulatur.

Maßnahmen:
- ↑ Iontophorese mit Calciumchloridlösung 1- bis 3%ig
- ↑ Bindegewebsmassage, Segmentmassage ↑ Massage
- ↑ Atemtherapie, ↑ Herz-Kreislauf-Training
- ↑ Heliotherapie und UV Bestrahlung ↑ Phototherapie
- ↑ Ultraschalltherapie im neuraltherapeutischen Aufbau, um schmerzende Gelenke und sie umgebende Muskulatur
  0,2 W/cm^2 5 bis 10 min, jeden 2. Tag, 12 bis 15 Beh., dann Erholungspause
- Ausgleich einer Dysbalance zwischen tonischer und phasischer Muskulatur, Aufbau optimaler Bewegungsstereotype und Haltungsgewohnheiten
- Druck- und Zugbelastungen der schmerzenden Knochenstrukturen durch Lagerungen, Umlagerungen und entsprechende muskuläre Anforderungen geben
  Gehen ist für Knochenstrukturen der unteren Rumpfhälfte besonders günstig. Bei Osteoporose der Halswirbelsäule und oberen Brustwirbelsäule ist täglich Kopfstand eine vorteilhafte Übungsform. Da es von den meisten Patienten nicht gewagt und geübt wird, sind Sandsäcke auf dem Kopf und aktive Kopfstreckung gegen die Last eine abgewandelte Anregung im Sinne von Druckbelastung der oberen Wirbelsäulenabschnitte.
- richtige Dosierung von Reiz- und Erholungsphase (↑ Sporttherapie), Vermeidung von Überlastung und schwerem Heben und Tragen, den Arbeitstag durch 1 h Liegepause auf harter Unterlage unterbrechen.

Bei Spontanfrakturen
- Flachlagerung im Bett
- krankengymnastische Übungsbehandlung, adäquat dosiert.

Osteosynthesen-Nachbehandlung

(operative Knochenbruchfixation)

Lit.: 58, 69, 74, 181, 232, 261, 262

Ziel: Optimale Heilung, Wiedererlangung der vollen Funktion.

Bei Lagerungsstabilität der Osteosynthese

Beh. Ges.: Optimale Lagerung, Ödeme zum Abklingen bringen, Verbesserung der lokalen Durchblutung, konsensuelle Beeinflussung.

Maßnahmen:
- Kontrolle der Lagerung

Osteosynthese-Nachbehandlung

- ↑ Eisbehandlung im Verletzungsbereich und oberhalb der Fraktur und der Verbände: Eisabtupftechnik
- isometrische Spannungsübungen der Muskelgruppen, die proximal der Fraktur liegen, in Kombination mit Eisbehandlung
  Die Muskeln, die die Osteosynthese sichern, anspannen lassen – nur gegen Handkontakt. Exakte Einhaltung der Lagerung dabei beachten!

> **Kontraindiziert** sind passive Bewegungen, Massage jeder Art und Wärmeanwendungen.

- Atem- und Kreislaufgymnastik
- aktives Üben mit den freien Gelenken der Gegenseite.

Bei Übungsstabilität der Osteosynthese

Beh. Ges.: Erhaltung der vollen Funktion, Verhütung von Kontrakturen, Muskelatrophien, Durchblutungsstörungen.

Maßnahmen:

- aktive Spannungsformen gegen die Schwerkraft der Extremität
- statische und dynamische Übungen
  Bevorzugt beübt werden die Muskeln, die auf die Fragmente einen axialen Druck ausüben können. Das gilt für die Plattenosteosynthese und auch für die „Fixateur-externe"-Beh. Nicht wahllos üben. Sohlendruck ist meist erlaubt.
- Übungen auf Ausdauer und Geschicklichkeit zunächst für die funktionell wichtigen Muskeln und für die mit geringer Spannung.
  Übungstechnik: Halten in der Kontraktionsstellung des Muskels, langsame Umkehr, Verstärkungstechnik mit ↑ PNF.

> **Kontraindiziert** sind Widerstandsübungen distal der Frakturstelle. Bei Gelenkergüssen und Infektionsgefährdung nur ein kleines Programm durchführen.

- bei Kraftstufen unter 3 manuelle Abnahme der Schwere und Anregung der Kontraktionsbereitschaft des Muskels durch Eisreibungen in Längsrichtung des Muskels.

Beachte: Alle Mobilisationstechniken nur *aktiv* ausführen lassen. Es darf kein Schmerz, keine Entzündung, keine Verschlechterung eintreten.

- aktive Bewegungsübungen der nicht operierten Extremitäten zur Stoffwechselanregung, ↑ Thromboseprophylaxe, Verhinderung einer hypostatischen Pneumonie, Kreislauftraining

- isometrische Spannungsübungen der operativ versorgten Extremität und aktives Üben
  aktives Üben unter Beteiligung der Muskelkette und unter Vermeidung von Hebelwirkungen, Widerstände dürfen nie distal der Frakturstelle gegeben werden, auch bei übungsstabilen Osteosynthesen.

> **Kontraindikationen:** Rotationsbewegungen, stauchender Druck und Widerstand distal der Frakturstelle, lokale Beh. mit Kurzwellen, Dezimeterwellen und Mikrowellen (wegen Wärmeschäden bei liegendem Metall) und galvanischem Strom oder Reizströmen (wegen elektrolytischer Wirkung am Metall), auch Massage, Hydro- und Thermotherapie örtlich (nur segmental oder entfernt erlaubt).

Übergangszeit zwischen Übungs- und Belastungsstabilität
(nach 8 bis 12 Wochen, je nach Bruchart, Osteosynthesematerial und Knochenfestigkeit)

- Intensive Muskelkräftigung im ↑ Schlingengerät und im Übungsbad
- auf doppelter Waage die zunehmende Belastung erproben
- Gangschule mit Belastungsdosierung je nach Körpergewicht.

Bei Belastungsstabilität

Beh. Ges.: Zunehmende Belastung, koordinierte Muskelarbeit, Gangschule, allgemeine Konditionierung.

Beachte: Belastung etwa erst nach 3 Wochen, wenn die Weichteile abgeheilt sind, und nach Absprache mit dem Operator! Bis dahin wie übungsstabile Osteosynthese behandeln.

Maßnahmen:
- Anfangs den Gehwagen benutzen und das erkrankte Bein ohne Belastung mitgehen lassen (beistellen).
  Danach erfolgt Dreipunktgang (nicht im Schwunggang üben, weil er keine Belastungsdosierung mit aufrechter Körperhaltung ermöglicht), Beine mit Elastikbinden gewickelt.

Ist Teilbelastung erlaubt (auf doppelter Waage werden 10–20–30 kg einreguliert):

- aus teilbelastenden Ausgangsstellungen aktives Üben gegen angepaßten Widerstand
- Mobilisationstechniken jetzt auch aktiv-passiv gegen angepaßten, mäßigen Widerstand
- ↑ Manuelle Therapie, einige Techniken sind jetzt erlaubt
- Geräte-Übungen
- ↑ Unterwassergymnastik, Betonung dabei auf Verbesserung der Ausdauer, dann erst der Kraft

- Alltagsübungen mit optimalem Bewegungsablauf
- Gehhilfen immer mehr abbauen
- ist volle Belastung erlaubt, wird Zweipunktgang geübt
  Dadurch ist fließend der Übergang zum freien Gehen gegeben. Das einseitige Abstützen auf der gesunden Seite ist aus Haltungsgründen nicht so vorteilhaft wie der Zweipunktgang.

> **Beachte:** Kommt es bei zunehmender Belastung zu Schmerzen, Rötung und Hauttemperaturerhöhung im Operationsgebiet, ist Reduzierung des Übungsprogramms und Röntgenkontrolle erforderlich.

- entstauende Maßnahmen, Hoch- und Umlagerungen
- allgemeine Konditionierung im Schwimmbecken
- Gehschule auch im Bewegungsbad
- funktionelle ↑ Ergotherapie
- Haltungs- und Bewegungsschulung, auch für Alltagsbewegungen.
  Ein physiologisches Gangbild und gute Haltung sind befundgerecht zu erarbeiten.

Otitis media

(Mittelohrentzündung)

Ziel: Schmerzbefreiung, Heilung.

Akut

■ **Beh. Ges.:** Unterstützung der Heilungstendenz.

Maßnahmen:
- lokale Rotlichtbestrahlung, 2- bis 3mal täglich 15 min.

■ **Beachte:** Keine Kurzwellen, auch nicht Mastoiditis!

- ansteigende Fußbäder
- ↑ Sauna.

Chronisch

■ **Beh. Ges.:** Unterstützung der Ausheilung.

Maßnahmen:
- lokale Rotlichtbestrahlung, s. v.
  auch Ohrmuschel nach vorn umschlagen und hinter dem Ohr mitbestrahlen
- ↑ Kurzwellentherapie im Kondensatorfeld nach Perforation des Trommelfells und bei Resthöhlen nach Radikaloperationen
  EHA krankes Ohr 2 cm, Ohrmuschel dabei andrücken
  EHA gesundes Ohr oder im Nacken 3 bis 4 cm, Dosis I bis II, 2 bis 5 min.
  Beachte: Längere Bestrahlungsdauer quer durch den Kopf, ist wegen der Einwirkung auf die Hirnbasis möglichst zu umgehen.

Ovarialinsuffizienz

(ungenügende Leistung der Eierstöcke)

Ziel: Reguläre Funktion der Eierstöcke.

Beh. Ges.: Anregung der Ovarialfunktion über aktive und passive örtliche Durchblutung, Allgemeinbehandlung, Reflexzonentherapie.

Maßnahmen:
- krankengymnastische Übungsbehandlung zur neuro-humoralen Umstimmung
  schnelle, ausgiebige und rhythmische Bein-Becken-Bewegungen aus verschiedenen Ausgangsstellungen bis es zu einer aktiven Durchblutung des kleinen Beckens kommt, etwa 15 min.
- Becken-Bein-Schüttelungen und -Erschütterungen
- ↑ Unterwassergymnastik
- Jazzgymnastik, Bauchtanz
- ↑ Atemtherapie zur Verbesserung der Basisatembewegung
- für ausreichende Bewegungsreize (↑ Herz-Kreislauf-Training) und regelmäßigen Stuhlgang (↑ Obstipation) sorgen
- ↑ Bindegewebsmassage mit Anziehen der Reaktionspunkte für die Ovarialfunktion
  Sie werden am 13. und 14. Tag nach Menstruationsbeginn angezogen, auch am 29. wenn die Menstruation nicht pünktlich einsetzt, in der Zwischenzeit Bindegewebsmassage ohne Anziehen der Reaktionspunkte.
  Reaktionspunkte (s. a. Abb. 11a): 1. Strich von kranial nach kaudal im Trigonum lumbale, 2. kleiner horizontaler Strich am unteren Rand der Menseszone auf dem Kreuzbein, 3. Strich von kaudal nach kranial in der Fossa ischiorectalis, 4. Strich von dorsal nach ventral im dorsalen Trochantermajor-Bereich.
- ansteigende Sitzbäder mit Rheubalmin-Bad „neu"-Zusatz als Serie, anschließend Wickel oder Packung
  Die Temperatur wird von 37 °C bis zur Verträglichkeitsgrenze (40 °C) gesteigert, die Dauer des Sitzbades richtet sich nach der Atmungsregulation. Erst wenn die Umstellung der Atmung auf tiefe und ruhige Basisatembewegungen erfolgt ist, wird abgebrochen, die Patientin in das Badetuch eingehüllt und zur Nachruhe auf eine in der Nähe befindliche Liege gelegt.
- ↑ Bäder mit Medikamentenzusatz: Moorbäder
- ↑ Kurzwellentherapie im Kondensatorfeld
  EHA ventral 3 cm, dorsal 4 cm, Dosis II bis III, 5 bis 10 min, 3mal wöchentlich, 9 Beh., Beginn 6 Tage nach der Menstruation.

Kontraindikation: Schwangerschaft, mögliche Schwangerschaft.

- ↑ Dezimterwellentherapie, Muldenapplikator
  Dosis II, 5 bis 10 min, 3mal wöchentlich, siehe oben
- ↑ Dysmenorrhoe.

Hypoplasia uteri

- ↑ Bäder mit Medikamentenzusatz: Moorextrakt- und Moorlaugenbäder, Schwefelbäder, auch als Sitzbäder, siehe oben
- ↑ Bindegewebsmassage, s. v.

Parästhesien

(Mißempfindung in Form von Kribbeln, Taub- oder Pelzigsein der Haut)

Ziel: Normale Empfindungen.

Beh. Ges.: Wenn kausale Therapie nicht möglich ist, symptomatische Beh.

Maßnahmen:
- ↑ Traktionen bei Kompressionssyndromen
- ↑ Manuelle Therapie bei Blockierungen
- Impulsströme im ↑ Hydroelektrischen Zellenbad nach TRÄBERT
- ↑ Diadynamische Ströme, DF und CP.

Paresen

(motorische Schwäche, unvollständige Lähmung)

Paresen, schlaffe

Lit.: 7, 11, 38, 39, 45, 59, 71, 72, 88, 93–97, 104, 105, 109, 116, 124, 138, 141, 151, 155, 165, 173, 190, 193, 196, 197, 215, 223, 226, 232, 283, 290, 292, 303, 309, 339, 346, 384, 388, 394, 400, 406

Ziel: Volle Regeneration des Nerven, volle Funktion der von ihm versorgten Muskeln.

Beachte: Die Therapie richtet sich nach der Ursache der Lähmung, dem Ort der Läsion und dem funktionellen Befund.
Je nach der Art der Durchblutungsstörungen (arteriell, venös, Lymphstauungen), dem Spannungszustand der Muskulatur (Antagonisten sind in erhöhtem Spanungszustand, die paretischen Muskeln im Tonus herabgesetzt), der aktiven und passiven Gelenkbeweglichkeit, dem Muskeltest (alle Muskeln der betroffenen Extremität sind zu testen) und der elektrischen Funktionsprüfung [klassischer Test, I/t-Kurven-Diagnostik, Elektromyographie (EMG), Nervenleitungsgeschwindigkeitsmessung (NLG)] ist ein Behandlungsplan zu entwerfen.

Beh. Ges.: Optimale Lagerung zur Förderung der Regeneration, Vermeidung von Kontrakturen und Dekubitus.

Maßnahmen:
- Solange der Muskel denerviert ist, Kraftstufe 0 bis 2, muß er in Annäherung gelagert werden, aus Dehnung heraus regeneriert er nur selten. Es sind Nachtschienen zu formen und evtl. für tags Hinweise für Lagerungen und Verhaltensweisen zu geben.
- Mindestens 1mal am Tag sind alle Gelenke durchzubewegen in dem möglichen Bewegungsmaß, durch ↑ PNF-Techniken sind alle Muskeln einmal in volle Länge und auch in Annäherung zu bringen.

Beachte: Die paretischen Muskeln sind gegen Zug in Längsrichtung sehr empfindlich. Sie haben dabei keinen Schutz durch den Eigenreflex. Es kann zu einem irreversiblen Auseinandergleiten der Aktin- und Myosinfilamente kommen (EICKHOF, 1980).

Beh. Ges.: Beeinflussung der Durchblutung, Förderung der Regeneration des Nerven.

Maßnahmen:
- Entstauung
  zunächst Hochlagern und Umlagern als Gefäßgymnastik, passive Gelenkbewegungen in Verbindung mit Tiefatemübungen, Ausstreichungen und Knetungen nach proximal
  Förderung der arteriellen Durchblutung
- ansteigendes Teilbad bis 40 °C oder nur 38 °C, 15 min
- oder besser ↑ Stabile Galvanisation im ↑ Hydroelektrischen Teilbad
  Anode: über der Wirbelsäule in Höhe der geschädigten motorischen Vorderhornzellen (s. Abb. 1)
  Kathode: im Wasserbad oder über dem geschädigten Muskel
  bei Umkehrung der Zuckungsformel auch Umkehrung der Polung, sensibel angenehm 10 bis 20 min, bei Sensibilitätsstörungen die andere Extremität mit ins Wasser nehmen
- ↑ Bäder mit Medikamentenzusatz: Heublumen, Schwefel.

Beh. Ges.: Elektrotherapie zur selektiven Reizung, Innervationsschulung und Kräftigung der paretischen Muskeln, Verbesserung der Ausdauer und der Stoffwechselsituation.

Maßnahmen:
- ↑ Exponentialstrombehandlung der paretischen Muskeln
  Die günstigste Impulsform wird vom Tiefpunkt der Dreiecksimpulscharakteristik der I/t-Kurve abgelesen, d. h. die Impulsanstiegszeit, bei der am wenigsten Stromintensität gebraucht wurde. Ist der Kurvenverlauf inhomogen, sind von jeder angedeuteten Kurve die Tiefpunkte zur selektiven Anregung

speziell dieser Muskelfaser therapeutisch zu nutzen. Kann kein I/t-Kurve aufgenommen werden, sind in nachstehender Übersicht Hinweise für adäquate Impulsformen gegeben. Die Stromintensität ist meist zur Therapie doppelt so hoch wie sie diagnostisch zur Auslösung der Minimalzuckung gebraucht wurde, denn es müssen kräftige Kontraktionen ausgelöst werden, ein Durchschlagen auf gesunde Muskelfasern muß aber unbedingt vermieden werden (auch durch kleinflächige Elektrodenanlage am Ursprung und Ansatz des Muskelbauches). Die Applikation erfolgt möglichst in bipolarer Elektrodenanlage. (Bei Kraftstufe 0 bis 3 ist dabei der Muskel in Annäherung von Ursprung und Ansatz zu lagern, 3⁺ bis 4 kann dann aus leichter Dehnstellung heraus stimuliert werden.) Kleinere Muskeln oder solche, die bipolar nicht erreicht werden können, werden monopolar stimuliert (s. Abb. 19–23). Außer der direkten Reizung über dem Muskel sollte auch indirekt über den Nervenreizpunkt mit gleicher Impulsanstiegszeit, die für den Muskel genutzt wurde, gereizt werden. Jeder Muskel kann etwa 5 min stimuliert werden, wenn nicht durch Nachlassen der Zuckungsintensität Ermüdung angezeigt wird. Meist genügen 16 kräftige Kontraktionen. Nach 1 min kann durch Umpolen die Zuckungsintensität verstärkt werden bei bipolarer Anlage. Es muß dann eine Erholungspause eingelegt werden, durch Stromintensität darf bei Ermüdung die Muskelzuckung nicht gesteigert werden. Die Häufigkeit der Beh. richtet sich nach den Möglichkeiten. Optimal wäre in jeder Stunde eine Zuckung, tägliche Behandlung ist günstig. Bei alten Paresen wurden durch 1 Beh. wöchentlich und intensives Üben daheim auch noch Erfolge erzielt.

Beachte: Ist selektive Reizung des Muskels trotz Lagerung in Annäherung, exakter Elektrodenlage und Austestung der Reizparameter nicht möglich, muß auf Elektrotherapie verzichtet werden! Es soll unter isometrischen Bedingungen gearbeitet werden. Durchschlagen des Stromes auf Antagonisten schadet.

- ↑ Exponentialstrombeh.: Neue Gerätetechnik S. 47
- ↑ Elektromyostimulation
- ↑ Funktionelle Elektrostimulation, darin S. 50 Lähmungsbehandlung mit Schwellströmen
- ↑ Transkutane elektrische Nervenstimulation (TENS)
- ↑ Hochvoltstimulation (HVS).

Anhaltspunkte für die Reizstromtherapie schlaffer Paresen, wenn keine I/t-Kurve zur Ermittlung der günstigsten Impulsanstiegszeit aufgestellt werden kann.

schwerste Entartung: 10 bis 15 Imp/min
  t = 400 bis 600 (bis 1 000) ms (t_p = 2 000 bis 5 000 ms)
  t_{an} = 400 bis 600 (bis 1 000) ms
  t_{ab} = 200 bis 300 ms

schwere Entartung: 15 bis 40 Imp/min
  t = 150 bis 300 ms (t_p = 1 000 bis 3 000 ms)
  t_{an} = 150 bis 300 ms
  t_{ab} = 100 bis 200 ms

mittlere Entartung: 50 bis 60 Imp/min
　　t　 = 50 bis 150 ms (t_p = 500 bis 1 000 ms)
　　t_{an} = 50 bis 150 ms
　　t_{ab} = 30 bis 100 ms

geringe Entartung: 1 bis 2 Hz
　　t　 = 10 bis 50 ms (t_p = 50 bis 150 ms)
　　t_{an} = 10 bis 50 ms
　　t_{ab} = 1 ms

oder Schwellstrom (16 Schwellungen/min) mit 20 Hz
　　t　 = 10 ms (t_p = 40 ms)
　　t_{an} = 10 ms
　　t_{ab} = 0,1 ms

> **Beachte:** Wenn der Muskel tetanisierbar ist, ist Schwellstrombehandlung günstiger (s. S. 103 und S. 50). Mit Intensionsübungen verbinden!

Normale Erregbarkeit (auch bei Inaktivitätsatrophien einzusetzen)

Schwellstrombehandlung mit 25 Hz:
　　t　 = 0,4 bis 0,5 ms (t_p = 39,5 bis 39,6 ms)
　　t_{an} = 0,4 bis 0,5 ms
　　t_{ab} = verschwindend klein

(Diese Stromform ist sensibel weniger belastend als neofaradischer Schwellstrom. Die günstigste Impulsform des normalen Muskels liegt 0,5 bis 1,0 ms und t_p von 20 ms.)

Schwellstrombehandlung mit neofaradischem Strom 50 Hz:
　　t　 = 1 ms (t_p = 20 ms)
　　t_{an} = 1 ms
　　t_{ab} = verschwindend klein.

- aktives Mitüben der gesunden Seite in gleichem Rhythmus, wie die kranke Seite stimuliert wird (mentales Bewegungstraining), sog. Intensionsübungen.

> **Beachte:** Das Vorstellungsbild des wiedereinsprossenden Nervs und der Muskeln, die reinnerviert werden, ist dem Patienten zu erklären, und bei der kleinsten aktiven Muskelspannung ist dem Patienten ein Erfolgserlebnis bewußt zu machen (sog. mentales Training)! In den Abbildungen 12–17 sind die wichtigsten peripheren Nerven und ihr Verlauf mit dem Nacheinander der Muskelabzweigungen aufgezeigt. Sie werden diagonistisch gebraucht, um den Ort der Läsion festzustellen, sowie therapeutisch, um Wiedereinsprossen rechtzeitig zu erkennen und um keinen Muskel, der distal einer Läsionsstelle liegt, bei der Elektrostimulation zu vergessen.

Paresen 2

- Bei irreparabler Lähmung kann auch an ↑ funktionelle elektrische Stimulation (FES) mit implantierten Elektroden und Batteriegeräten gedacht werden
- s. a. ↑ Blasenschließmuskellähmung, ↑ Fazialisparese, ↑ Inkontinenz, ↑ Kompressionssyndrome, ↑ Neuralgien/Neuritiden, ↑ Polyneuropathie, ↑ Querschnittslähmung, ↑ Rekurrensparese. Nachbehandlung nach Nervennaht siehe Seiten 211 und 239.

Beh. Ges.: Aktive Übungsbehandlung zur Schulung von Kraft und Ausdauer des gelähmten Muskels und zu seiner nervalen Einbeziehung in die synergistische Muskelkette.

Maßnahmen:
- ↑ PNF-Techniken in spezieller Einstellung auf die gelähmten Muskeln
  - maximale isometrische Anspannung des kräftigsten Körperteils, verbunden mit rhythmischer Stimulation eines sich kontrahierenden schwachen Muskels
  - Technik der wiederholten Kontraktionen
  - Technik der Betonung der Drehpunkte

Beachte: Anfangs unter Abnahme der Eigenschwere und des Reibungswiderstandes arbeiten. Sobald wie möglich Haltewiderstände geben. Nach Muskeltest Note 3 kann aus Dehnstellung heraus geübt werden. Stretch vermeiden, solange noch nicht alle Muskelfasern wieder innerviert sind.

- ↑ Schlingengerätbehandlung und ↑ Unterwassergymnastik zur Abnahme der Eigenschwere des Muskels und zur Schulung der Ausdauer
- Einzelmuskelschulung, dabei ↑ Eisbehandlung zur Muskelstimulierung
- Übungen mit Geräten zur Geschicklichkeits- und Ausdauerschulung, später im Tempo steigern
- ↑ Ergotherapie, ↑ Rollstuhl-Training.

Beachte: Ermüdungsgrenze möglichst nicht erreichen, lange Erholungspausen lassen!

- ↑ PNF-Techniken in spezieller Einstellung auf die gelähmten Muskeln
  - maximale isometrische Anspannung des kräftigsten Körperteils, verbunden mit rhythmischer Dehnstimulation eines sich kontrahierenden schwachen Muskels (Haltewiderstände von 6 bis 7 s)
  - Technik der wiederholten Kontraktionen
  - Technik der Betonung der Drehpunkte
- ↑ Unterwassergymnastik
- ↑ Schlingengerätbehandlung

zur Abnahme der Eigenschwere des Muskels und zur Schulung der Ausdauer

- Einzelmuskelschulung, dabei ↑ Eisbehandlung zur Muskelstimulierung
- Übungen mit Geräten, funktionelle ↑ Ergotherapie
- ↑ Ergotherapie, ↑ Blasenschließmuskellähmung, ↑ Fazialisparese, ↑ Inkontinenz, ↑ Kompressionssyndrome, ↑ Krankengymnastische Übungsbeh., ↑ Neuralgien/Neuritiden, ↑ Polyneuritis, ↑ Polyneuropathien, ↑ Querschnittslähmung, ↑ Reittherapie, ↑ Rekurrensparese, Nachbehandlung nach Nervennaht, siehe Seiten 211 und 239, ↑ Rollstuhltraining
- bei irreparablen Lähmungen kann auch an ↑ Funktionelle elektrische Stimulation (FES) mit implantierten Elektroden und Batteriegeräten gedacht werden.

■ **Beachte:** Ermüdungsgrenze nicht überschreiten!

Paresen, spastische

Lit.: 21–23, 27, 36, 38, 47, 59, 72, 73, 76, 96, 101, 107, 113, 123, 132, 133, 137, 151, 174, 175, 185, 186, 199, 200, 220, 223, 225–228, 231, 232, 247, 277, 279, 289, 306, 310, 339, 349, 399, 400, 404, 406, 413, 419

↑ Encephalomyelitis disseminata, ↑ Hemiplegie, ↑ Zerebralparese im Kindesalter, evtl. ↑ Querschnittslähmung.

Parkinson-Syndrom

(hypokinetisch-rigides Syndrom, Erkrankung der motorischen Stammganglien, Schüttellähmung)

Lit.: 27, 36, 59, 71, 93, 98, 101, 106, 111–113, 118, 130, 151, 158, 217–223, 225, 226, 228, 232, 247, 268, 312, 339, 378, 406

Ziel: Behebung der motorischen Ausfälle durch intensives Üben neuer Bewegungsmuster, die im Gehirn verankert werden. Konditionierung.

Beachte: Die krankengymnastische Behandlung beginnt am besten gemeinsam mit der medikamentösen Therapie.

Beh. Ges.: Neurophysiologische Regelung der Muskelinnervation von der Peripherie her und zentrale Bahnung und Hemmung der peripheren Regulationen.

Maßnahmen:
- systematische Übung der Willkürbewegungen und Anregung zu häufigen Wiederholungen
- Übung der Reaktivbewegungen
- Übungen gegen Haltungsanomalien und Kontrakturen
- Neubahnung optimaler Bewegungsstereotype und Wiedergewinnung von Automatismen

Parkinson-Syndrom 2

- besonders Üben von Mitbewegungen, durchlaufenden Bewegungsmustern und Bewegungssynergien.

> **Beachte:** Aufgrund der Plastizität des Gehirns kann durch systematische Übungsbehandlung die willkürliche Hirnrindeninnervation zurückgewonnen werden. Stufenweises Vorgehen ist allerdings erforderlich.

- Beginnen mit Lockerungsübungen, danach
- Erziehen zur Eigenaktivität und zur Überwindung der Bewegungsarmut
- Neubahnung von Innervationen
- Schulung der fehlenden unwillkürlichen Mitbewegungen
- Zusammenstellung eines individuellen Bewegungsplanes.

■ **Beh. Ges.:** Tonusherabsetzung.

Maßnahmen:

- passives Dehnen der Extremitäten möglichst bis zu Endstellungen
  Weich, zügig und rhythmisch dehnen. Durch das Verharren in den Endstellungen kommt es zu einem Entspannungs- und Entlastungsreflex.

- regelmäßiges und systematisches passives Durchbewegen im langsamen Tempo, möglichst beide Seiten zugleich, siehe oben

- Kopfbewegungen unter Zug aus Rückenlage
  Beugen, Strecken, Seitneigen, Drehen, Drehbeugen immer bis zu Endstellungen

- passive Rumpfbeugebewegungen, aktive Rumpfstreckbewegungen
  Der Patient hält dabei die Arme über den Kopf. Vor- und Zurückdrehen der Schulter, Beugen und Strecken der LWS. Zum aktiven Rumpfstrecken faßt der Patient einen Stab und erhebt damit gleichzeitig beide Arme über den Kopf.

- Lockerungsübungen, Schwünge, rhythmische Gymnastik zu Musik

- ↑ Extension in der Glissonschlinge 15 bis 20 min.
  Die Zugwirkung auf die Nackenmuskeln führt zum Wegfall der Dauerreizung auf die Muskelspindeln.

■ **Beh. Ges.:** Beseitigung der Haltungsanomalien, Erarbeiten eines Streckreflexes der Wirbelsäule.

Maßnahmen:

- Strecken in allen Körperabschnitten, auch im Anschluß an Dehnlagerungen
  Die maximale Beugung wird nur als Vorbereitung der optimalen Streckung geübt.

- ↑ Stemmführungen zur Förderung des Streckreflexes
- ↑ PNF-Techniken
  erst passiv, dann aktiv unterstützt, zuletzt aktiv durchgeführt, besonderes Üben der inaktiven und geschwächten Muskulatur.

■ **Beh. Ges.:** Anregung zur Tiefatmung, psychische Aufmunterung.

Maßnahmen:

- Verbesserung der Atembewegung in allen Rumpfabschnitten, da die Atemexkursion durch den Rigor der Atemmuskulatur gering ist.
  Nasenstenoseübungen zur Zwerchfellanregung, Dehnlagerungen und periphere Atemantriebe zur Atemvertiefung nutzen
- frohes und lautes Singen anregen
- aufmunternde Spiele, die Atmung, Bewegung und Eigeninitiative fördern.

■ **Beh. Ges.:** Vegetative Umstimmung.

Maßnahmen:

- ↑ Bindegewebsmassage
- ↑ Ultraschalltherapie im neuraltherapeutischen Aufbau
  0,1 bis 0,2 W/cm^2 5 bis 8 min, 2- bis 3mal wöchentlich, 12 Beh.
- ↑ Hydrotherapeutisches Programm, milde hydrotherapeutische Reize.

Beh. Ges.: Üben der Gebrauchsbewegungen, Gleichgewichts- und Reaktionsschulung.

Maßnahmen:

- Üben des An- und Ausziehens, des Essens, Kämmens, Waschens
- Hochkommen aus dem Stuhl durch Gleichgewichtsverlagerung und Abstemmen mit den Füßen, Zurücksinken auf den Stuhl mit Gewichtaufhalten üben
  Das Gefühl für die Schwerpunktverlagerung ist verlorengegangen.
- Entwicklung der automatischen Abstützreaktionen für Beine und Arme
- Erlernen, daß der Schwerpunkt über der Unterstützungsfläche bleiben muß
  evtl. Rucksack tragen lassen, um das Nach-vorn-Schießen zu vermeiden.

■ **Beh.-Ges.:** Konzentrationsschulung.

Maßnahmen:

- Koordinationsübungen
- Zielübungen
- Geschicklichkeitsübungen.

Beachte: Jede Bewegung muß zu einer Willenshandlung werden, damit die falschen Automatismen abgebaut werden.

■ **Beh. Ges.:** Gangschule.

Maßnahmen:

- in aufrechter Haltung Füße vom Boden lösen
  Verstärkung durch Kommandos, optische und akustische Reize

- Mitbewegungen der Arme, Schritte größer werden lassen
- Änderung der Gangrichtung, des Tempos, sicheres Anhalten auf Zuruf.

■ **Beh. Ges.:** Verbesserung von Mimik, Sprache und Schrift.

Maßnahmen:
- mimische Übungen, Lachen, Ausdrucksbewegungen
- Sprechen in Verbindung mit Handbewegungen oder mit Schreiten
- Schreib- und Malübungen für große Bewegungen
- Sprechübungen, Lippenartikulation.

■ **Beh. Ges.:** Erziehung zur Aktivität.

Maßnahmen:
- Kommandoübungen, Takt schlagen und sprechen
- Übungen zur Musikbegleitung ($^2/_4$- und $^4/_4$-Takt-Marsch)
- Üben des prompten Bewegungsbeginns, der Beschleunigung der Bewegung und der Extrembewegungen
- tägliches Übungsprogramm und zweimal wöchentlich Gruppengymnastik.

Periarthropathia humeroscapularis

(Schmerzen am und um das Schultergelenk, verbunden mit Bewegungseinschränkungen)

Ziel: Volle Gelenkbeweglichkeit und Schmerzfreiheit.

Erkrankungen der Bursa subdeltoacromialis und der Rotatorenmanschette

Nach LEWIT (1987) ist die Bezeichnung Periarthritis humeroscapularis nur zutreffend für Erkrankungen der Bursa subdeltoacromialis und/oder der Rotatorenmanschette.
Symptom: Schmerz bei Abduktion. Rotationsbewegungen sind frei. Bei zusätzlicher Läsion der *Sehne des M. supraspinatus* schmerzt die isometrische Spannung zur Abduktion des völlig adduzierten Armes. Bei Läsion der *Sehne des M. infraspinatus* schmerzt die isometrische Spannung zur Außenrotation des völlig adduzierten Oberarmes. Bei Läsion des *M. subscapularis* schmerzt die isometrische Spannung zur Innenrotation des völlig adduzierten Oberarmes. Eine schmerzhafte *lange Bizepssehne* erkennt man bei isometrischer Spannung zur Beugung des Unterarmes in Supinationsstellung. Zusätzliche Überprüfung der Sterno- und Akromioklavikulargelenke.

■ **Beh. Ges.:** Schmerzausschaltung durch Unterbrechung der Schmerzleitung, Muskelentspannung, Stoffwechselanregung.

Maßnahmen:
- ↑ Iontophorese mit einer 1%igen Procainlösung mit Zusatz von 0,0025%igem Adrenalin
- ↑ Stellatum-Blockade mit Reizströmen
- ↑ Ultraschalltherapie, örtlich und segmental
  neuraltherapeutischer Aufbau kranial: mit 0,1 W/cm^2 5 min, danach Schultergelenk: 0,2 W/cm^2 3 min, bes. bei 90° Abduktion, Innenrotation und unter Vorverlagerung des Armes.
  M. deltoideus und besonders sein Ansatz: 0,1 W/cm^2 2 min
- ↑ Diadynamische Ströme
  Schmerzpunktapplikation, Kathode: über der Bursa subdeltoacromialis oder über dem Ansatz der Rotatorenmanschette, Basis plus DF 2 min, Basis plus CP 3 min, an Toleranzgrenze höherregeln, Beh. täglich, 6 Beh. und mehr, wenn sie anspricht
- befundgerechte krankengymnastische Übungsbehandlung.

Zu **Tendopathien**, Beh. nach CYRIAX

Test: Prüfung der kontraktilen Strukturen gegen Widerstand – aber ohne Bewegungsausschlag. Bei Schmerzhaftigkeit liegt eine Tendopathie vor.

> **Beachte:** Durch Reizung der Mechanorezeptoren werden reflektorisch die Nozizeptoren gedämpft. Durch Freisetzung von Histamin und Serotonin können lokale Entzündungsreaktionen beseitigt werden.

> **Beh. Ges.:** Verhinderung von Adhäsionen, Lösung von Verklebungen, reflektorisch erzielte Schmerzfreiheit s. unter Entzündungshemmung S. 427

- tiefe Friktionstherapie nach CYRIAX
  - tiefe Querfriktion der Insertion des M. supraspinatus und seines Muskel-Sehnen-Übergangs (Humerus 30° Abduktion, Innenrotation, Unterarm auf dem Rücken liegend)
  - Querfriktion des M. infraspinatus (Humerus adduziert und außenrotiert, Unterarm angebeugt und nach außen zeigend auf einem Armbänkchen gelagert) und s. S. 26
  - Querfriktion des M. subscapularis (Humerus adduziert, etwa 30° Anteversion, Unterarm gestreckt).

> **Beachte:** Durch spezielle Lagerung muß die Insertionsstelle des betreffenden Muskels unter dem Akromion hervorgeholt werden.

- s. auch ↑ Tendopathie S. 426.

Bursitis subakromialis deltoidea

> **Beh. Ges.:** Verbesserung der u. a. durch Fibrin eingeschränkten Gleitfähigkeit der Bursablätter gegeneinander.

Periarthropathia humeroscapularis

Verbesserung der Durchblutung, Beseitigung der Kombination von Druck und Reibung.

Maßnahmen:
- ↑ Manuelle Therapie
  Gleitmobilisation (kaudaler Zug am Humerus)
- Behandlung der primären Ursache zur Vermeidung von Rezidiven
- Kontrolle der Gewohnheits- und Arbeitsbewegungen zur Vermeidung von Rezidiven
- Normalisierung der Skapulastellung
- Verkürzungen und Verspannungen im M. levator scapulae beseitigen
- Durchblutungsverbesserung durch aktive und passive Bewegungen im schmerzfreien Raum, Pendelübungen.
- Vibrationen über dem Gleno-humeralgelenk und in Th_{3-8}

Beh. Ges.: Normalisierung der erhöhten sympathischen Reflexaktivität

Maßnahmen:
- ↑ Dehnlagerungen und Lösungsmaßnahmen für verspannte Muskulatur.

Echte Schultersteife

Die echte Schultersteife betrifft das Humeroskapulargelenk und ist am Kapselmuster zu erkennen (Außenrotation ist am meisten eingeschränkt, weniger die Abduktion, weniger die Innenrotation). Hier liegt eine Kapselschrumpfung vor. „Manuelle Therapie" ist nicht angezeigt (260).

1. Stadium (Dauer etwa 4 Monate)

Beh. Ges.: Schmerzlinderung, Lagerung, Segment- und Reflexzonenbeeinflussung, Beseitigung der vegetativen Störungen.

Maßnahmen:
- Lagerung in Abduktion und zeitweise Innen- oder Außenrotation
- ↑ Entspannungsbehandlung in schmerzfreier Lagerung, Kontrastentspannungsübungen, ↑ PNF-Technik ohne Bewegungsausschlag, nur als isometrische Spannungsübung mit Betonung der Entspannung
- ↑ Ultraschalltherapie im neuraltherapeutischen Aufbau, evtl. keine örtliche Beh.

- ↑ Ultrareizstrom, örtlich und segmental
- ↑ Diadynamische Ströme, örtlich und segmental
- ↑ Kombinationstherapie Ultraschall und Reizströme
- ↑ Interferenzstrombehandlung (139)
  - stabile Interferenz
    1. HWS-Behandlung mit Plattenelektroden (50 cm^2) oder Flachkissenelektroden
    100 Hz 5 min sensibel schwellig bis überschwellig
    50 bis 100 Hz 5 min schwellig bis überschwellig
    2. danach Schulterbehandlung
    100 Hz 5 bis 10 min sensibel schwellig bis überschwellig
    50 bis 100 Hz 5 bis 10 min sensibel schwellig bis überschwellig
  - kinetische Interferenz
    Punktbehandlung bei umschriebenen Schmerzen, jeden Punkt 2- bis 3mal bis zur Toleranzgrenze 1 bis 2 min lang behandeln (nicht mehr als 3 Punkte in einer Sitzung).
    Die benachbarten Muskeln motorisch überschwellig mit Handschuhelektroden 3 bis 5 min behandeln, so daß rhythmische Kontraktionen entstehen. Evtl. Vakokinesi mit Saugschalenelektroden bei empfindlichen Patienten
- ↑ Traktionsbehandlung der Halswirbelsäule, wenn dies Erleichterung bringt
- ↑ Bindegewebsmassage, Segmentmassage
- ↑ Hydrotherapeutisches Programm, das der Reaktionslage angepaßt ist.

Beachte: Cyriax spricht bei einem Befund mit Kapselmuster von einer Arthritis, die durch Trauma oder Immobilsation hervorgerufen wurde und behandelt mit:

Maßnahmen:
- Kapseldehnungen durch Traktion und Gleitbewegungen im Sinne der ↑ Manuellen Therapie
- Dehnung von verkürzten Muskeln in Längsrichtung, z. B. der Innenrotatoren.
- Kräftigung von abgeschwächten Muskeln, z. B. ist Kräftigung der Außenrotatoren bes. wichtig.

2. und 3. Stadium

Beh. Ges.: Durchblutungsförderung, Schmerzlinderung, Beseitigung der Bewegungseinschränkungen, Verbesserung der Muskelkoordination und der Muskelkraft, Haltungsschulung.

Maßnahmen:
- ↑ Ultraschalltherapie, neuraltherapeutischer Aufbau kranial und örtlich in verschiedenen Ausgangsstellungen, s. v.
- ↑ Kontrakturenbehandlung, ↑ Mobilisationstechniken
- ↑ PNF-Techniken

- Teilnahme an Gruppengymnastik, Hausübungsprogramm
- ↑ Unterwassergymnastik, ↑ Schlingengerät-Behandlung
- Haltungserziehung, Ausgleich einer Dysbalance zwischen tonischen und phasischen Muskeln
- Konditionierung durch ↑ Sporttherapie
- funktionelle ↑ Ergotherapie
- ↑ Schultergelenk, operative Eingriffe, Nachbehandlung.

Periostitis

(Knochenhautentzündung)
Lit.: KOLSTER, 95 u. a.

Ziel: Abklingen der Entzündung, Schmerzfreiheit.

Beachte: Nur im schmerzfreien Raum bewegen, keine Ausdauerbelastungen!

■ **Beh. Ges.:** Lokale Behandlung.

Maßnahmen:
- Salbenverband mit Voltaren Emulgel®
- Querfriktionen
- Stretching
- bei Ödemfreiheit sog. Kryokinetics:
  3–45 s Eisapplikation, danach 3–5 min aktive Übungen im schmerzfreien Raum. Dies in 5–7 Zyklen

Beachte: Kurzzeitige Eisapplikation führt zu einer reflektorischen Mehrdurchblutung und damit zu einer Stoffwechselaktivierung im gekühlten Bereich.

- ↑ Ultraschalltherapie, örtlich und segmental (Methode der Wahl, 225)
  segmental: 0,2 W/cm² 3 bis 5 min
  örtlich: am besten im Wasserbad 0,05 bis 0,2 W/cm², 2 bis 5 min, 3mal wöchentlich, insgesamt 8 bis 10 Beh.
- ↑ Diadynamische Ströme, auch als ↑ Iontophorese
  örtlich: Querdurchströmung
  Kathode: Schmerzstelle, Anode: gegenüber, Basis plus DF 2 min, Basis plus CP oder LP 3 min, Beh. täglich, 6 bis 8 Beh.
  segmental: WS-Längsdurchströmung
  Kathode: entsprechende WS-Segmente s. Abb. 1, Anode: 3 cm davon entfernt, Dosierung siehe oben
- ↑ Ultrareizstrom
  Applikation und Dosierung wie diadynamische Ströme
- Ausschalten einer Be- und Überlastung des entsprechenden Periostabschnittes
- ↑ Epikondylitis, ↑ Myofasziales Syndrom, ↑ Rheumatoid-Arthritis, ↑ Überlastungsschäden, mechanische.

Pleuritis

(Brustfellentzündung)
Lit.: 70, 98, 111–113, 223, 232, 243

Ziel: Abklingen der Entzündung ohne Zurückbleiben von Schwielen, Verwachsungssträngen und Behinderungen der Atembewegungen.

Akut

Beh. Ges.: Entzündungshemmung, Aufsaugen des Exsudats, Verhinderung von Verklebungen und Schwielenbildung, Pneumonieprophylaxe, Ventilationsverbesserung.

Maßnahmen:
- Verlangsamung und Vertiefung der Atmung, Belüftung *aller* Lungenabschnitte zur Vermeidung von Atelektasen
- Lagerung in gerader Rückenlage, Sandsack auf der kranken Seite, um der Seitneigetendenz als Schmerzschonhaltung entgegenzuwirken, keine Dehnungen der kranken Seite
- langliegende Brustwickel
- örtlich Senfmehlumschläge
- ↑ Pneumonie, ↑ Ventilationsstörungen, restriktive
- kleinste ↑ Hydrotherapie als Kreislaufunterstützung.

Bei Rückgang des entzündlichen Exsudats (Resterguß)

Maßnahmen:
- Atemhilfen geben
  hauchende, tönende Ausatmung, Körpertastarbeit für Gebiete, die sich an der Atembewegung nicht genügend beteiligen, Nasenstenoseübungen
- Massage, auch Bürstenmassage, und isometrische Spannungsübungen für die Beine
- spezielle Lagerungsübungen, je nach Lage des Ergusses
  Beginnen, wenn nur noch ein kleiner Resterguß besteht:
  1. zweimal täglich 15 min Seitlage auf kranker Seite, dazu vorsichtige aktive Bewegungen mit den Extremitäten der gesunden Seite
  2. nach einigen Tagen 2mal täglich je 15 min Seitlage auf der gesunden Seite
  3. nach Besserung 2mal täglich je 15 min zwei verschiedene Dehnlagerungen mit Nachtruhe in geraden Lagerungen
  4. als Steigerung 3- bis 4mal täglich je 10 min Dehnlagerungen durchführen.
  Richtlinien für die Lagerung je nach Lage der Verklebungen und für spezifische Atemanregungen durch periphere Atemantriebe:
  – bei lateralen Verklebungen: Seitlage auf der gesunden Seite (evtl. kleines Flankenpolster), von den Fingern oder von den Zehen aus eingeleitete Streck- und Drehbewegungen der Hände und Füße zur Flankendehnung
  – bei lateralen und ventralen Verklebungen: halbmondförmige Lagerung mit Dehnung der kranken Seite aus Rückenlage, Hockdrehlage und Seitdreh-

Pleuritis

lage mit Dehnung der kranken Seite; Streck- und Außenrotationsbewegungen von den Füßen und Händen aus eingeleitet
- bei dorsalen Verklebungen: Päckchenlage, Stufenlagerung, Hocksitz; Zehen andrücken oder Ferse herausschieben als Atemvertiefung
- bei dorsalen und lateralen Verklebungen: halbmondförmige Lagerung in Bauchlage mit Dehnung der kranken Seite; Unterkörper Seitlage auf der gesunden Seite, Oberkörper zur Bauchlage gedreht, Hocksitz und Lagerung des Kopfes auf dem Knie der gesunden Seite; Fersensitz und Lagerung des Rumpfes schräg nach vorn zur gesunden Seite; periphere Atemantriebe durch Zehen und Vorfuß anheben in Verbindung mit Innenrotation der Extremitäten.

Beachte: Massagen, Schüttelungen und Erschütterungen des Brustkorbs vermeiden!

- Bei Rückbildung des Ergusses können die Dehnlagerungen und Bewegungsanregungen gesteigert werden.
- ↑ Kurzwellentherapie im Kondensatorfeld
  EHA ventral und dorsal 5 cm, Applikation je nach Lokalisation des Krankheitsprozesses, Elektroden 17 cm Ø
  bei Pleuritis sicca Dosis I bis II, 3 bis 5 min täglich (Erfolge unterschiedlich), bei tuberkulöser Pleuritis ohne Lungenbeteiligung nach der Punktion beginnen, Dosis I, 3 min täglich (gute Erfolge), bei Pleuritis exsudativa non spezifica Dosis I, 3 min täglich (gute Erfolge), DALICHO)
  Kurzwelle beschleunigt die Resorption und schränkt die Schrumpfung und Schwartenbildung ein.
- ↑ Dezimeterwelle, Muldenapplikator, Dosierung, siehe oben
- UV-Bestrahlung mit Infrarotzusatz für den Thorax, jeden 2. Tag
  ↑ Phototherapie

Kontraindikation: Für Kurzwelle und UV-Bestrahlung; Tuberkulose.

- ↑ Periostbehandlung über den basalen Knochenabschnitten fördert Resorption pleuritischer Restexsudate (243)
- kleine ↑ Hydrotherapie je nach Reaktionslage.

Nachbehandlung

Beh. Ges.: Abkürzung der Rekonvaleszenz, Beseitigung der restriktiven Ventilationsstörung.

Maßnahmen:
- ↑ Ventilationsstörungen, restriktive
- ↑ Massage am Thorax erst 6 Wochen nach Abklingen der Entzündungserscheinungen, ↑ Bindegewebsmassage
- Haltungsschulung zur Vermeidung einer Schiefhaltung
- ↑ Hydrotherapeutisches Programm zur vegetativen Stabilisierung
- ↑ Herz-Kreislauf-Training, ↑ Sporttherapie.

Pneumokoniosen ↑ Lungenfibrosen

(durch Staubinhalation verursachte Lungenveränderung)

Pneumonie

(Lungenentzündung)

Ziel: Rasche Heilung ohne Komplikationen.

Prophylaxe

Beh. Ges.: Nach Operationen und bei längerer Immobilisation. Vermeidung von ungenügender Belüftung der Lunge, Infektabwehr, Herz-Kreislauf-Anregung.

Maßnahmen:
- stündlich Lageveränderungen durchführen, nach Operationen Frühmobilisation
- stündlich einige tiefe Atemzüge ausführen, evtl. Atemtrainer oder Giebelrohr benutzen, ↑ Ventilationssteigerungstechniken
- ↑ Inhalationstherapie, hinterher Mund ausspülen zur Pilzbekämpfung
- Brustkorb mit Transpulmin® o. a. einreiben
- ↑ Herz-Kreislauf-Training
  Ganzkörperspannungen mindestens 8–10 s isometrisch halten, bilaterale PNF-Diagonalen
- kleine ↑ Hydrotherapie.

Hypostatische Pneumonie

Ziel: Volle Belüftung aller Lungengebiete, Sekretfreiheit.

Beh. Ges.: Vermeidung einer verlangsamten Blutströmung (Hypostase) in den dorsal abhängigen Partien des Lungenkreislaufs (vorwiegend in den Lungenunterlappen), Anregung zu guter Belüftung der ganzen Lunge, speziell in den befallenen Bezirken, Sekretlösung, Vermeidung von Sekretretention, Hypoventilation und Atelektasenbildung.

Maßnahmen:
- häufige Umlagerung, dabei auch viel flach legen
- Anregung der kosto-abdominalen (diaphragmalen) Atembewegung über atemmechanisch vorteilhafte Ausgangsstellungen, Vertiefung durch Nasenstenoseübungen und periphere Atemantriebe, die eine Rotation beinhalten

- Ausatmung auf Strömungslaute und Klinger (s, w, m)
- Vibrationen und Klopfungen auf dem Thorax synchron der summenden Ausatmung
- Abklatschen in der Region des hinteren Zwerchfellschenkels mit nassen Tüchern, Einreiben mit Franzbranntwein
- ↑ Abhustenschulung, ↑ Inhalationstherapie
- ↑ Ventilationssteigerungstechniken.

■ **Beh. Ges.:** Ventilationsanregung und Thromboseprophylaxe.

Maßnahmen:
- ↑ Herz-Kreislauf-Training, zwischendurch Tiefatmung
- gute Ausatmungsführung ohne Preßatmung, da diese den Druck in den kaudalen Venen erhöht
- Lockerungsmaßnahmen für Schultergürtel und Brustkorb, damit es nicht zur Hochatmung kommt
- isometrische Spannungsübungen für die Beine
- Treten von Pedalen aus Rückenlage im Bett, ↑ Entstauungstherapie.

Lobärpneumonie

Beh. Ges.: Förderung der Expektoration, gute alveoläre Belüftung.

Maßnahmen:
- ↑ Inhalationstherapie
  Anfeuchten der Luft, evtl. Bronchitiskessel o. a.
- Anleitung zu tiefen Atemzügen durch die Nase, evtl. dabei Führungswiderstand in den Flanken geben
- krankengymnastische Maßnahmen zum Lösen und Abhusten des Sekrets, Unterstützung des Sekrettransportes ↑ Abhustenschulung, ↑ Drainagelagerungen
  lagern, summen lassen, vibrieren über Sternum und Thorax, Hilfen bei der Spannung der Unterbauchmuskeln zum Herausbefördern des Sekrets geben
- kalter Brustwickel.

■ **Beh. Ges.:** Kreislaufunterstützung.

Maßnahmen:
- Wechselwaschung, gliedweise (Serienwaschung ist fiebersenkend)
- Teilabreibung des Rückens und der Extremitäten
- Bürstenmassage in der Peripherie
- Massage und isometrische Spannungsübungen der Beine
- Kreislaufgymnastik, später Rekonvaleszentengymnastik.

> **Beh. Ges.:** Verbesserung der Lungendurchblutung und der Ventilation, Vermeidung bzw. Eröffnung von Atelektasen, Perfusionsverbesserung

Maßnahmen:
- Lagerung und Umlagerung (Rücken-, Seit- und Bauchlage)
- Brustwickel, Senfmehlwickel und -auflagen
- Erarbeitung der kosto-abdominalen und Basisatembewegung
- Ausatmung auf Strömungslaute und Klinger („s")
- Frischluftzufuhr
- evtl. stündlich apparative Atemtrainer benützen ↑ Ventilationssteigerungstechniken.

> **Beachte:** Rasche und tiefe Atemzüge und grobe Erschütterungen müssen vermieden werden, da das Lungengewebe z. Z. unelastisch ist.

Die krankengymnastische Behandlung beginnt erst 2 bis 3 Tage nach Entfieberung.

Stabilisierungsphase nach Pneumonie

> **Beh. Ges.:** Dosierte Herz-Kreislauf-Belastung zur Unterstützung der Rekonvaleszenz, Steigerung des Sympathikotonus und des Muskeltonus.

Maßnahmen:
- Aufstehen vorbereiten
  im Liegen bereits Beine wickeln und Gangübungen aus Rückenlage durchführen
- ansteigende ↑ Hydrotherapeutische Reize zur Abhärtung: ansteigendes Armbad, anschließend Brustwickel für 2 h; Bürstenbad, anschließend Brustwickel für 2 h;
  ↑ Sauna, anschließend Rumpfwickel
- befundgerechte ↑ Atemtherapie, Erziehung zur Vollatembewegung
- ↑ Herz-Kreislauf-Training, ↑ Sporttherapie, Ausdauertraining mit Intervallmethode beginnen
- Klimatherapie.

Pneumonie im Kindesalter

> **Beh. Ges.:** Infektbekämpfung, Sekretmobilisation und Anregung des Sekrettransportes, Verbesserung der alveolären Belüftung, Kleinhalten der Atemarbeit.

Maßnahmen:
- ↑ Inhalationstherapie (NaCl-Lösung)
- Vertiefung der Atmung durch Knetungen oder Ausdrückungen an den Fersen

- Lagerung des Brustkorbs in Einatmungsstellung, evtl. Dehnlagerungen
- Unterstützung der Atembewegung durch Vibrationen und Fingerspitzenklopfungen auf dem Thorax zur Ausatmung; Ausstreichungen am Rippenbogen mit Atemführung zur Einatmung
- ↑ Drainagelagerungen
- Brustwickel, kleine ↑ Hydrotherapie.

Polyarthritis chronica ↑ Rheumatoid-Arthritis

Polyneuritis

(Entzündung ausgedehnter Gebiete des peripheren Nervensystems)

Ziel: Schmerzfreiheit, rasche Heilung, Wiedererlangen der vollen Funktion.

Akut

Beh. Ges.: Entlastung, Ruhigstellung, Schmerzlinderung, Förderung der Heilungsvorgänge.

Maßnahmen:
- Bettruhe und entsprechende Lagerung, auch Umlagerung
  Die betroffenen Nerven dürfen zur Schmerzlinderung und auch zur Regeneration der Annäherung (keine Dehnung)
- tägliches langsames passives Durchbewegen zur Kontrakturverhütung und Thromboseprophylaxe.

Beachte: Bei infektiöser Polyneuritis erst die Entfieberung abwarten!

- Atemtherapie zur Ventilationsförderung ↑ Ventilationssteigerungstechniken

Nach Abklingen der Temperaturen, subakut

Beh. Ges.: Schmerzbeseitigung, Verbesserung der Regeneration.

Maßnahmen:
- ↑ Hydroelektrisches Zwei- oder Vierzellenbad
  Wassertemperatur 35 bis 37 °C, sensibel unterschwellig, täglich oder 3mal wöchentlich
- Stabile Galvanisation als Quer- oder Längsdurchflutung
  im Bett anlegen, Anode: auf die schmerzende Region, Kathode: im zugehörigen Segment (bei Längsdurchflutung), auf der Gegenseite (bei Querdurchflutung), 0,2 mA oder noch weniger, sensibel unterschwellig, 5 bis 15 min

- ↑ Elektrotherapeutische Verfahren zur Schmerzbehandlung
- ↑ Transkutane elektrische Nervenstimulation TENS
- ↑ Iontophorese mit Procainlösung (1%ig mit Zusatz von 0,0025%igem Adrenalin) oder mit Vitamin B_1
- ↑ Ultraschalltherapie, anfangs nur im neuraltherapeutischen Aufbau, später auch örtlich im Wasserbad
  neuraltherapeutischer Aufbau: 0,1 bis 0,2 W/cm² 5 min, örtlich im Wasserbad: 0,5 bis 0,1 W/cm² oder Impulsschall, 3 min, Beh. 3mal wöchentlich, 12 Beh. als Serie
- ↑ Exponentialstrombehandlung zur Vagotonisierung im ↑ Hydroelektrischen Teilbad
  Anode: im schmerzenden Bereich und im Wasserbad, Kathode: großflächig im Segment oder auf dem Kreuzbein, 17 Hz, t = 20 ms, t_{an} = 20 ms, t_{ab} = 20 ms, sensibel unterschwellig, nicht über 1,5 mA, 3mal wöchentlich, 10 bis 15 Beh.
- Diadynamische Ströme, ↑ Neuralgien/Neuritiden
- ↑ Interferenzstrombehandlung s. a. ↑ Neuralgien/Neuritiden
- ↑ Ultrareizstrom s. a. ↑ Neuralgien/Neuritiden
- ↑ Ataxie, ↑ Ischias/Ischialgie, ↑ Parästhesien.

■ **Beh. Ges.:** Behandlung der vegetativen Störungen.

Maßnahmen:
- kühle Teil- und Ganzkörperwaschungen
- ↑ Vegetative Regulationsstörungen.

■ **Beh. Ges.:** Gezielte Lähmungsbehandlung.

Maßnahmen:
- Aufnehmen des Muskelstatus, siehe Paresen, schlaffe. Behandlungsplan aufstellen
- Lagerungen, Umlagerungen
- ↑ Stabile Galvanisation als Vorbereitung der Exponentialstrombeh. zum Herabsetzen der Erregungsschwelle
- gezielte ↑ Exponentialstrombehandlung
  Da wegen Schmerzhaftigkeit keine I/t-Kurve aufgenommen werden kann, sind Anstiegszeiten zwischen 150 und 500 ms zu erproben. Lange Pausendauer als Reizerholung, siehe auch Seite 359
- krankengymnastische Übungsbehandlung
  passiv, passiv-aktiv, aktiv gegen Widerstand, ↑ PNF-Techniken, Überanstrengungen vermeiden, konsensuell mitüben lassen
- ↑ Unterwassergymnastik im temperierten Bewegungsbad
- ↑ Schlingengerätbehandlung
- Allgemeingymnastik, Kontrakturen- und Atrophieverhütung
- bei Ataxie, siehe dort.

Stadium der Regeneration

Beh. Ges.: Erlangung der Selbständigkeit, Verbesserung der Muskelfunktionen in Ausdauer, Kraft und Koordination, Wiedererlangung der Arbeitsfähigkeit.

Maßnahmen:
- Schulung der Gebrauchsbewegungen, evtl. Ersatzfunktionen
- orthopädische Versorgung und Hilfen
- funktionelle ↑ Ergotherapie
- ↑ Kurorttherapie
- allgemeine, berufliche und psychische Rehabilitation
- Hausübungsprogramm und angepaßte Lebensgewohnheiten aufzeigen.

Polyneuropathie

(durch Nervenerkrankung hevorgerufene meist beidseitige Muskelschwäche an Armen und Beinen)

Lit.: 59, 71, 140, 141, 223, 232, 406

Beachte: Physiotherapie gemeinsam mit der medikamentösen Therapie.

Ziel: Training des wieder innervierten Muskelparenchyms.

Beh. Ges.: Einschleifen verlorener Bewegungsempfindungen, selektive Reizung des erkrankten Muskels mit Exponentialstrom, Muskelkräftigung und Einbeziehung in den physiologischen Bewegungsablauf, Kontrakturverhütung.

Maßnahmen:
- Lagerung der gelähmten Muskulatur in Annäherung und regelmäßige Umlagerung zur Kontrakturverhütung
- Vermeidung von Auskühlung, evtl. Warmhalten
- ↑ Stabile Galvanisation im ↑ Hydroelektrischen Zellenbad
  bei starken Schmerzen Anode an die betroffenen Partien, sonst als Vorbereitung der Exponentialstrombehandlung, wenn KSZ > ASZ, Kathode an die betroffenen Partien
- ↑ Exponentialstrombehandlung, ↑ Paresen, schlaffe
- krankengymnastische Übungsbehandlung, ↑ Paresen, schlaffe
- in floriden Fällen nur Lagerung und passiv-aktive Bewegungen
- Beüben erhaltener Restinnervationen
  Muskeltraining auf Kraft und auf lokale Muskelausdauer.

Prostataadenomyomatose – sog. Prostatahypertrophie

(Vergrößerung der Vorsteherdrüse)

Ziel: Normale Miktion.

Stadium I und II

Beh. Ges.: Verbesserung der örtlichen Durchblutungsverhältnisse, Verminderung des Reizstadiums.

Maßnahmen:
- intensive Wärmetherapie, z. B. Dampfkompressen auf Damm- und Blasengegend, auch segmental
  Segmentzonen der Prostata: Th_{10} bis $_{12}$ (L_5), S_1 bis $_3$, s. a. Abb. 11a und b
- warme Schlamm- und Moorumschläge, örtlich und segmental
- ansteigende Sitzbäder mit Moorextraktzusatz, anschließend T-Wickel für 1 h
  Sitzbäder bis 39 °C ansteigend
- Unterleibsdampfbad mit Kamillenzusatz oder Zusatz von Heublumenextrakt (↑ Bäder mit Medikamentenzusatz), anschließend T-Wickel für 1 h
- ↑ Kurzwellentherapie im Kondensatorfeld
  EHA aktiv 2 cm über der Dammgegend, EHA passiv 3 cm über der Symphyse oder am Kreuzbein (Genitale außerhalb des Kondensatorfeldes!), Dosis I bis II, 3 bis 8 min.

Beh. Ges.: Kräftigung der Beckenbodenmuskulatur, der Blasenschließmuskeln, Verminderung der Venenfüllung, Beseitigung von Ödemen, Kompression der Prostata und Verbesserung der arteriellen Durchblutung (HORNBACHER, 1995, 183).

Maßnahmen:
- Korrektur der Sitzgewohnheiten. Besonders günstig sind Lotos- oder Schneidersitz oder halber Schneidersitz, wobei die eine Ferse gegen den Damm drückt.
- ↑ Yoga-Therapie
  Drehsitz, Umkehrstellungen.
  Einziehen von Anal- und Blasenschließmuskeln und deren umgebenden Gewebe, sog. Bandhas
- ↑ Beckenbodeninsuffizienz, ↑ Inkontinenz S. 286
- nachts vor dem Gang zur Toilette die Beine gekreuzt spreizen, dies verbessert den Harnfluß.
- Wärmflasche an den Damm legen

Zu vermeiden sind: Kälte beim Sitzen und kalte Getränke.

Beh. Ges.: Allgemeine Beruhigung, Ausschalten von schädigenden Einflüssen.

Maßnahmen:
- viel Wandern oder Lauftraining
- ↑ Entspannungsbehandlung
- ↑ Atemtherapie zur Verbesserung der Basisatembewegung
- Regelung gestörter Biorhythmen, ↑ Ordnungstherapie.

Stadium III und IV

Beachte: Intensive Wärmemaßnahmen sind nicht zu empfehlen!

Beh. Ges.: Regelung der Verdauung, gleichmäßiger Durchblutung, der Basisatembewegung, Sorge für ausreichende Bewegung.

Maßnahmen:
- kalte Füße vermeiden, evtl. ansteigende Fußbäder
- befundgerechte ↑ Atemtherapie
- bei ↑ Obstipation
- Schwimmtherapie
- ↑ Herz-Kreislauf-Training, ↑ Sporttherapie.

Prostatitis und Spermatozystitis

(Entzündung der Vorsteherdrüse und der Samenblase)

Ziel: Heilung, Beschwerdefreiheit.

Beh. Ges.: Beeinflussung der örtlichen Entzündung.

Maßnahmen:
- nachts mit T-Wickel schlafen
- warme bis heiße Sitzbäder, auch mit Zusatz von Thiobitum®-Bad
- ↑ Kurzwellentherapie im Kondensatorfeld
  EHA aktiv 2 cm (kleinere Elektrode) über dem Damm, EHA passiv 3 cm über dem Kreuzbein, Genitale außerhalb des Kondensatorfeldes
  akut: keine Kurzwellenbehandlung
  chronisch. Dosis I und II, 2 bis 5 min, jeden 2. Tag, 6 bis 12 Beh.

Beachte: Örtlich instrumentelle oder manuelle Manipulationen bergen die Gefahr der Fixierung.

Beh. Ges.: Allgemeinbehandlung zur vegetativen Stabilisierung und psychischen Beruhigung.

Maßnahmen:
- kalte und wechselwarme Waschungen und Güsse
- Bürstenbäder, ↑ Bäder mit Medikamentenzusatz: Fichtennadelbäder
- ↑ Entspannungsbehandlung, ↑ Dehnlagerungen
- ↑ Atemtherapie, besonders auch Umkehrstellungen, wie Kerze, Kopfstand
- ↑ Kurorttherapie, Klimatherapie
- viel Spazierengehen, sportliches Wandern, Schwimmen
- Ordnung gestörter Biorhythmen, ↑ Ordnungstherapie
- ↑ Vegetative Regulationsstörungen.

Pseudoradikuläre Syndrome im Beckenbereich

(**ausstrahlende Schmerzen ohne zugrundeliegende Nervenwurzelreizung**, nach JANDA)

Lit.: 190, 260

Ziel: Gleichgewicht zwischen tonischem und phasischem System, Beseitigung der pathogenetischen Kette, die den Schmerzzustand unterhält.

M.-ilioposas- und M.-tensor-fasciae-latae-Syndrom

Beachte: Durch Reizung des N. cutaneus femoris lateralis ($L_{2,3}$) und evtl. N. genitofemoralis kommt es zu veränderten Bewegungsstereotypen.

Ziel: Beseitigung der Überlastung der Bänder im lumbosakralen und iliosakralen Übergangsgebiet, im Hüftgelenk und in der Symphyse.

Beh. Ges.: Beseitigung der Verkürzung der Rückenstrecker (lumbal), der Hüftbeuger und Hüftadduktoren und der Abschwächung der Bauch- und Gesäßmuskulatur, Aufbau adäquater Bewegungsstereotype.

Maßnahmen:
- ↑ Dehnlagerungen mit manuellen Hilfen zur Dehnung der Rückenstrecker im Lumbalbereich (Päckchenlage, halbmondförmige Lagerung u. a.), der Hüftbeuger (Bogenstellung, Sartoriusdehnlagerung u. a.), der Hüftadduktoren (Adduktorendehnlagerung u. a.)
- evtl. vorbereitende Wärmemaßnahmen

- ↑ Ultraschalltherapie in Dehnlagerung
- Kräftigung der Bauch- und Gesäßmuskulatur
  ↑ PNF-Techniken, ↑ Stemmführungen
- Haltungs-, Bewegungs- und Gangschulung nach Funktionsanalyse
- Bewegungsstereotypumschulung und ↑ Brügger-Therapie.

M.-piriformis-Syndrom

(Schmerzausstrahlung L_4–S_2)

Beh. Ges.: Beseitigung des Muskelhartspanns, der zur Kompression des N. fibularis und evtl. auch des N. ischiadicus führt.

Maßnahmen:
- ↑ Dehnlagerungen und manuelle oder andere Hilfen in Dehnlagerung entgegen Hüftbeugung, Adduktion, Innenrotation, Kniebeugung: Adduktorendehnlagerung, Bogenstellung, Sartoriusdehnlagerung
- ↑ Hypertonus der Muskulatur, ↑ Kontrakturen, ↑ Mobilisationstechniken.

Tendomyosen

(s. auch S. 426)

Beh. Ges.: Befundspezifische Beh. von M. quadriceps ($L_{3,4}$), M. tensor fasciae latae ($L_{4,5}$), M. gluteus medius ($L_{4,5}$), M. gluteus maximus (L_5–S_2), Hüftadduktoren (L_{2-4}), Mm. fibulares (ausstrahlend bis L_5).

Maßnahmen:
- ↑ Myofasziales Syndrom
- ↑ Tendomyosen nach ↑ Brügger-Therapie.

Psychosen

(gehirnbedingte psychische Störungen von ausgesprochenem Krankheitswert)

Lit.: 28, 46, 72, 75, 80, 86, 87, 90–92, 98, 101, 111–113, 118, 134, 135, 140, 146, 150, 158, 167, 176, 187, 199, 214, 217–223, 230, 232, 256, 259, 286, 306, 312, 315, 317, 322–325, 339, 348, 370, 386, 416

Beachte: Diese Behandlungen sind den Spezialeinrichtungen vorbehalten und im Rahmen der Rehabilitation zu sehen.

Ziel: Psychische Gesundheit, soziale Angepaßtheit.

> **Beh. Ges.:** Förderung der Aktivität motorischer und psychischer Funktionen, besonders der Konzentrationsfähigkeit und Ausdauer. Finden von Befriedigung bei produktiver Tätigkeit.

Maßnahmen:
- Gesprächstherapie, ↑ Ordnungstherapie
- Erarbeitung einer therapeutischen Grundhaltung, einer Suchhaltung, warum der Patient sich so verhält und so erlebt
- gemeinsames Aushandeln der therapeutischen Maßnahmen als Hilfe zur Selbsthilfe
- ↑ Ergotherapie unter Beachtung der Stellung des Patienten in der Arbeitsgruppe
  Dabei positiv auf das psychische Gesamtverhalten einwirken, Aufmerksamkeit und Konzentration anregen, Hinführen zu einer geordneten Tätigkeit und zu angepaßtem Verhalten in der Umwelt. Es sind Tätigkeiten zu suchen, die Freude bereiten und die Erfolgserlebnisse vermitteln. Arbeitstherapie soll zur beruflichen Rehabilitation oder zu neuer Berufsfindung führen.

> **Beachte:** Nicht zur Arbeit antreiben oder zwingen! Für jeden die richtige Arbeit oder Beschäftigung finden und vor allem den richtigen Arbeitsrhythmus. Im Eigenrhythmus (mit möglichst sinusförmigem Bewegungsrhythmus) arbeiten lassen, Pausen mit Entspannungsmaßnahmen und Hydrotherapie einschalten.

- Musiktherapie
- Maltherapie und Plastiziergruppen-Behandlung.

> **Beh. Ges.:** Hilfestellungen für soziale Rückgliederung geben und Vermeiden von Hospitalisierungsschäden.

Maßnahmen:
- in verständnisvolle Familienpflege geben
- nur tagsüber oder nur nachts Heimaufenthalt
- zur Gruppengymnastik, zu Übungs-, Spiel-, Musik- und Arbeitsgemeinschaften hinführen
- bei stärkeren Defektheilungen ↑ Ergotherapie, die noch gesunde psychische Regungen und von der Krankheit nicht berührte Funktionen erfaßt und beübt.

> **Beh. Ges.:** Kreislauftraining und psychische Aufmunterung, zugleich als Ausgleich für sitzende und stehende Arbeitshaltungen.

Maßnahmen:
- spezielle krankengymnastische Ausgleichsgymnastik
  besonders Fußgymnastik, Gehen, Laufen, Federn, Schwunggymnastik, Aufrichteübungen, Anregung der Tiefatmung
- Geschichklichkeitsübungen mit den Händen (Geräte benutzen)

- Gleichgewichtsübungen (Schwebebalken u. a.)
- Spiele (Foppball, Federball, Burgball, Reaktionsspiele)
- rhythmische Gymnastik, Tänze, ↑ Ausdrucksgymnastik
- sportliches Wandern und Naturbeobachtungen, soweit möglich.

Beachte: Keine Befehle geben, nicht ermüden, Abwechslung bei Übung und Spiel. Gymnastik stets in Turnsachen und möglichst barfuß durchführen, anschließend duschen und abfrottieren.

Depressive Symptomatik
(sowohl bei Psychosen als auch bei Neurosen)

Ziel: Berufliche und soziale Reintegration.

Beh. Ges.: Verhinderung eines Suizid.
Steigerung der Antriebe. Stimmungsaufhellungen vermitteln.

Maßnahmen:
- Bewegungstherapie, ↑ Ausdrucksgymnastik
- Milieutherapie, ↑ Ordnungstherapie
- ↑ Ergotherapie

Beh. Ges.: Wiederfinden des Körpergefühls und der Freude an der Bewegung, positiver Einstellung zum eigenen Körper, Vermittlung von Erfolgserlebnissen, Stärkung des Selbstwertgefühls.

Maßnahmen:
- tägliche Bürstenmassage selbst ausführen, anschließend kalt waschen (ohne sich abzutrocknen) und zur Wiedererwärmung sich bewegen
- krankengymnastische Behandlung gegen die schlaffe Haltung, gegen Bewegungsverarmung und je nach individuellem Befund
- ↑ Hydrotherapeutisches Programm entsprechend der Reaktionslage
- ↑ Sauna mit anschließendem Brustwickel
- ↑ Atemtherapie mit Anregung zur Tiefatmung und mit besonderer Einstellung zur Verbesserung der kosto-sternalen Atembewegung
  Depressive weisen nur geringe Atembewegungen auf und fast gar keine kosto-sternalen Atembewegungen (Brustatmung). Durch Aufrichtübungen, Kopfbewegungen, Stemmführungen zur Seite kann wesentliche Hilfe zur Atemvertiefung und -lenkung gegeben werden.
- ↑ Unterwassergymnastik, Schwimmen

- ↑ Trainingstherapie mit Ausdauertraining im Gehen, Laufen, Radfahren, besonders günstig ist tägliches Fahrradergometertraining
- rhythmische Gymnastik zur Musik, besonders Schwunggymnastik
  Täglich 15 min Schwunggymnastik. Der schwingende sinusförmige Bewegungsablauf trägt wesentlich zur frohen Grundstimmung bei.
- Musiktherapie, Tanztherapie, Sprechtechnikübungen, Plastizieren
- konzentrative Entspannungs- und Bewegungsübungen unter kommunikativen Gesichtspunkten (in der Phase der Rehabilitation).

Katatone Symptomatik

Beh. Ges.: Einwirkung auf die Muskelstarre, Auflockerung des abnormen motorischen Verhaltens.

Maßnahmen:
- ↑ Entspannungsbehandlung und ↑ Dehnlagerungen, ↑ Ordnungstherapie
- ↑ Ultraschalltherapie der stark verspannten Muskelgruppen
- ↑ Unterwassergymnastik, wenn möglich
- Gruppengymnastik, sobald möglich
  Singen von Marschliedern, dazu den Takt schlagen, marschieren, pfeifen, Text erraten lassen usw.

Manische Symptomatik

(gesteigerte Antriebsleistung, Bewegungsunruhe)

Beh. Ges.: Herbeiführen einer angenehmen Müdigkeit, Vermeiden von Übermüdung.

Beachte: Es hat sich nicht bewährt, durch monotones und langsames Üben die Unruhe und den Antriebsüberschuß zu beseitigen.

Maßnahmen:
- krankengymnastische Gruppengymnastik, maximal 50 min
  Dauergymnastik mit Wechsel von Tempo und Übungsformen. Widerstandsübungen synchron zur Ausatmungsphase geben, dabei soll die Ausatmung verlängert und evtl. durch Strömungslaute geführt werden.
  Übungen im Bewegungsfluß: von einer Dehnlagerung zur anderen, dann Durchspannen in Endstellungen.
- Konzentrationsübungen, Zielübungen, Gleichgewichtsübungen bis zum Kopfstand
- Langlauf, anschließend Duschen und Nachruhe in Dehnlagerungen oder Entspannung durch langsames Gehen

- regelmäßig ↑ Sauna mit anschließendem Rumpfwickel
- konzentrative Entspannungs- und Bewegungstherapie unter kommunikativen Gesichtspunkten (in der Phase der Rehabilitation), ↑ Ordnungstherapie.

> **Beh. Ges.:** Erlernen der Beruhigung durch geführte tönende Ausatmung oder schwingende Armbewegungen.

Maßnahmen:
- Gesangsschulung: auf einen ruhigen und gut klingenden Ton ausatmen, dabei im Raum schreiten mit lockerer Armführung oder schreiten und auf den Klang des Tones lauschen oder ruhige Melodien tönen.
- Maltherapie: sinusförmige Bewegungsabläufe, Ornamente u. a.

Stuporöse Symptomatik

> **Beh. Ges.:** Aktivierung geistiger Bereiche über körperliche Beweglichmachung.

Maßnahmen:
- krankengymnastische Gruppengymnastik
  Zum Beispiel einschleifend in die Gehbewegung hineinziehen, dies steigern bis zum Außeratemsein. So kommt es meist zum Aufmerken und zur Protesthaltung. Bei Protesthaltung z. B. Rückwärtsgehen ausnutzen oder einen Medizinball zuwerfen. Wichtig ist pausenloses Üben. Später kleine Hindernisse oder Geräte einfügen.
  Zur Entmüdung in ein langsames Tempo übergehen oder Armbewegungen mit Atemübungen einfügen. $1/2$ bis 1 h Übungsbeanspruchung. Schnelle Rhythmen wählen, schnelles Tempo und Aufmerksamkeitsbeanspruchung!

Ptose von Organen der Bauchhöhle

(Senkung)

Ziel: Aufrichtung, elastische Rumpfwand, ausgewogene Statik.

> **Beh. Ges.:** Ausgleich einer Dysbalance zwischen tonischer und phasischer Muskulatur, Kräftigung insuffizienter Muskelgruppen, Verbesserung der Statik, Einschleifen optimaler Bewegungsweisen.

Maßnahmen:
- Lockerung und Dehnung kontrakter und hypotoner tonischer Muskelgruppen und Beseitigung von Funktionsminderung in Gelenken ↑ Hypertonus, ↑ Kontrakturen, ↑ Mobilisationstechniken
- bei Blockierung ↑ Manuelle Therapie

- befundgerechte Kräftigung insuffizienter phasischer Muskulatur, besonders der Bauchmuskeln, Gesäßmuskeln und des Beckenbodens, ↑ Beckenbodeninsuffizienz
- isometrische Spannungsübungen für die gesamte Rumpfmuskulatur aus Becken-Bein-Hochlagerung
  Die Anspannungen werden am Ende der Ausatmungsphase durchgeführt und auch mit Anspannung des Beckenbodens verbunden.
- ↑ PNF-Techniken in Becken-Bein-Hochlagerung, ↑ Stemmführungen
- wenn kein gutes Muskelspannungsgefühl erreicht werden kann, ↑ Schwellstrombehandlungen der Bauchdecken in Verbindung mit aktiver Muskelinnervation oder ↑ Elektromyostimulation
- ↑ Diadynamische Ströme für die Unterbauchmuskeln
  Basis plus LP, motorisch schwellig 5 min in Beckenhochlagerung
- Erlernen des Abstemmens besonders von der Ferse aus und der Vierpunktbelastung des Fußes
  Die Unterbauchmuskulatur tonisiert sich besonders in durchlaufender Innervation vom Großzehenballen aus.
- Stabilisierung des Rumpfes durch Zug-, Stemm-, Drehwiderstände an den Extremitäten und am Kopf aus verschiedenen Ausgangsstellungen
- Spannungsübungen in Umkehrstellungen (Kerze u. a.)
- befundgerechte ↑ Atemtherapie zum Ausschalten einer Preßatmung, Entwicklung der kosto-abdominalen (diaphragmalen) Atembewegungen und der Brustkorbhaltekraft
- Anleitung zum richtigen Verhalten beim Heben und Tragen
  Die Brustkorbhaltekraft muß stärker sein als die Bauchmuskelspannung, Ausatmungsführung erfolgt über gespitzte Lippen.

> **Kontraindikationen:** Hüpfen, Springen, starkes Abknicken des Brustkorbes, langes Stehen.

Beh. Ges.: Verbesserung des Stoffwechsels und der Trophik der Gewebe.

Maßnahmen:
- Bürstenbäder mit nachfolgendem kalten Guß
- ↑ Massagen, Bürstenmassagen
- ↑ Sauna mit nachfolgendem Rumpfwickel
- ↑ Heliotherapie und Freiluftbehandlungen
- UV-Ganzkörperbestrahlungen ↑ Phototherapie

Querschnittslähmung

Lit.: 27, 36, 38, 45, 50, 57, 59, 72, 89, 93, 94, 96, 98, 104, 105, 108, 137, 139, 141, 142, 149–151, 154, 155, 159, 164, 175, 193, 199, 215, 200–223, 227, 232, 262, 277, 287, 292, 339, 346, 353, 366–368, 379, 382, 392

Ziel: Optimale Rehabilitation.

> **Beh. Ges.:** Verhinderung von Dekubitus und Harnwegsinfektionen, Vermeidung von Kontrakturen in den gelähmten Körperabschnitten, Verhütung einer Inaktivitätsatrophie in den nicht betroffenen Körperabschnitten, Kreislauf-, Atem- und Stoffwechselanregung.

Maßnahmen:
- Lagerung: Beine in Hüft- und Kniegelenken gestreckt gelagert, damit es nicht zum Beugespasmus kommt, sondern ein Strecksynergismus erreicht wird. Andere Gelenke in Mittelstellung lagern.
- regelmäßige Umlagerungen ↑ Dekubitus
  Spezialbetten, Umdrehung des Patienten alle 2 h
- aseptische Blasenentleerung
- regelmäßige Darmentleerung (medikamentös)
- tägliches vorsichtiges Durchbewegen des Patienten
- Atem- und Kreislaufgymnastik soweit möglich
- krankengymnastisches Übungsprogramm.

1. Stufe
- ↑ Herz-Kreislauf-Training
- aktive Bewegungsübungen für die Arme im Liegen
  Bettrollenzug, Hantelstoßen, Stab- und Ringübungen, Beschäftigungsübungen
- Übungen für die Brust, Bauch-, Rückenmuskulatur im Liegen, isometrische Spannungsübungen, Stabilisierungsübungen
- Elektromyostimulation, ↑ transkutane elektrische Nervenstimulation TENS.

2. Stufe
(beginnt nach ausreichender Konsolidierung der Wirbelsäulenverletzung ungefähr nach 3 Monaten)
- Übungen im ↑ Schlingengerät
- Erlernen, sich im Bett selbständig zu drehen
  selbständiges Aufsitzen im Bett
  Hilfen durch die Krankengymnastin, Bettbarren, Bettgalgen, Strickleiter im Bett u. a.
- Gleichgewichtsübungen im Sitzen, auch mit Geräten

- Muskelschulung, Geschicklichkeitsübungen, Spiele im Sitzen
- Sitz- und Fahrübungen im Rollstuhl bzw. Handradwagen, ↑ Rollstuhltraining, ↑ Stemmführungen mit den Händen.

3. Stufe
- Steh- und Gleichgewichtsübungen mit provisorischen Schienen, Kniegelenke in Streckstellung fixieren
- Steh- und Schwungübungen am Gehbarren
- Übungen an der Sprossenleiter
- Gehversuche (evtl.)
- Fertigkeit im Fortbewegen im Handradwagen üben
- Selbständigwerden (Essen, Anziehen, Toilette).

4. Stufe
- Apparatversorgung
- Gehtraining
  zunächst im Durchschwinggang, dann Vierpunktgang und Übungen im Treppensteigen
- Auffangen beim Sturz und selbständiges Aufrichten vom Liegen üben
- funktionelle ↑ Ergotherapie
- ↑ Sporttherapie: Gruppengymnastik für Ballspiele (Basketball), Kugelstoßen, Speerwerfen, Bogenschießen u. a.

5. Stufe
- Steigerung in Beweglichkeit und Schnelligkeit
- Übungen im freien Gelände und mit Hindernissen
- selbständige Benutzung öffentlicher Verkehrsmittel erlernen
- regelmäßiges Schwimmen (Schultergürteltraining)
- Berufsberatung und Berufsfindung.

Wichtige allgemeine Hinweise:
- Patient soll sich im Handradwagen alle 10 min anheben, um die Gesäßmuskulatur zu entlasten
- tägliches ↑ Herz-Kreislauf-Training
- Spezialtraining für Blase und Mastdarm
- Regelung der Hautfunktionen und des Wärmehaushalts
- alle Möglichkeiten zur beruflichen und gesellschaftlichen Rehabilitation suchen und nutzen.

Zusammenfassung und Spezialisierung der Maßnahmen nach Behandlungsgesichtspunkten

Beh. Ges.: Muskel- und Gelenkpflege zur Verhinderung von Kontrakturen.

Maßnahmen:
- **tägliches passives Durchbewegen der gelähmten Gliedmaßen**
  Jedes Gelenk muß täglich einmal durchbewegt, dabei 3- bis 5mal in die extreme Bewegungsgrenze gebracht werden, damit durch intensive Dehnung eine Schrumpfung der Gelenkkapsel, der Muskeln und Sehnen verhindert wird. Je nach Höhe der Läsion müssen Maßnahmen zum Selbstdurchbewegen des Patienten, evtl. mit Hilfsmitteln, entwickelt werden

- **Speziallagerungen gegen Bildung von Spitzfuß, Beuge- und Adduktionskontrakturen der großen Gelenke**
  bei Adduktorenspasmus: Schaumgummikeil zwischen die Beine legen
  bei Hüftbeugekontraktur: Lagerung in Bauch- und Rückenlage mit entsprechender Unterpolsterung zur Dehnung und auch zur Dekubitusprophylaxe zeitweilige Dehnlagerung je nach Kontrakturneigung
  bei hartnäckigen Kontrakturen evtl. intensive Dauerzugbehandlung

- **Übungen am Bettrollenzug oder am ↑ Schlingengerät**
  Pendelbewegungen und schwerelose Aufhängung fördern die Entspannungsfähigkeit der Muskulatur. Bei der Ganzaufhängung wird auch die Beweglichkeit der Wirbelsäule gefördert.

- **Übungsbehandlung im Bewegungsbad, ↑ Unterwassergymnastik.**

Beh. Ges.: Statische Belastung des Bewegungs- und Zirkulationsapparates, frühe Mobilisierung trotz ausgeprägter Lähmungen.

Maßnahmen:
- **krankengymnastische Behandlung auf dem Kipptisch**
  Der Patient ist in Horizontallagerung gut darauf zu fixieren, druckgefährdete Partien sind abzupolstern. Dann erfolgen die Umlagerungen. Übungsvariationen:
  - in der Art der Fixierung auf dem Kipptisch, um Veränderungen in der Belastungs- und Bewegungsmöglichkeit zu geben
  - durch Zuhilfenahme von Geräten für aktives Training noch erhaltengebliebener Muskelgruppen, z. B. Stücke, Impander
  - durch Ausnutzung unterschiedlicher Kippstellungen zum Training des Herz-Kreislauf-Systems und der Atemregulationen
  - gradueller Abbau und Fixierung (erst nach Festigung einer Fraktur!) zum Vorüben von Gewichtsverlagerungen, Sitz- und Stehbalance am vertikalen Tisch.

■ **Beh. Ges.:** Muskelkräftigung.

Maßnahmen:
- ↑ PNF-Techniken
- ↑ Schlingengerätbehandlung
  In schwereloser Ganzaufhängung des Körpers oder der gelähmten Gliedmaßen werden Übungen mit statischer und dynamischer Muskelarbeit durchgeführt:
  - gegen die Eigenschwere
  - gegen dosierte Widerstände der Krankengymnastin
  - gegen Federwiderstände.

Der Wechsel von Kontraktion und Entspannung der Agonisten und Antagonisten stimuliert die paretischen Muskeln.
Zur Technik: Die Aufhängung erfolgt in Rücken-, Seit- oder Bauchlage. Der Aufhängepunkt muß direkt oberhalb des Gelenkes oder des Anteils der Wirbelsäule liegen, wo bewegt werden soll. Durch Veränderung des Hebelarmes nach distal oder proximal wird der Widerstand verringert oder vergrößert.

- krankengymnastische Übungen im Bewegungsbad ↑ Unterwassergymnastik
- Intervalltraining der aktiv trainierenden Muskeln
  Es führt zu Zuwachs an Kraft und Ausdauer. Die Verkürzung der Erholungszeit nach der Übung kennzeichnet die günstigere Kreislaufregulation.
  In der Belastungsphase wird eine Intensität, die $2/3$ der maximalen Leistungsfähigkeit entspricht, eingesetzt (gleichförmiger Krafteinsatz mehrmals hintereinander). In der Pause wird der Rückgang von Atem- und Pulsfrequenz abgewartet, jedoch nicht bis zum Ruheausgangswert (Pulskontrolle). Die neue Belastung muß den noch stimulierten Kreislauf antreffen.
  Je nach Höhe der Läsion werden die zu trainierenden Muskelgruppen ausgewählt, das Intervalltraining in Kraft- und Ausdauerleistung getestet und festgelegt. Wöchentliche Kontrolle und neue Festlegung der Übungseinheit zur Steigerung des Trainingsreizes. ↑ Durchblutungsstörungen.

■ **Beh. Ges.:** Training der Kreislaufanpassung.

Maßnahmen:
- ↑ Hydrotherapeutisches Programm in ansteigender Dosierung
- ↑ Massagen, Bewegungsübungen und Umlagerungen in ansteigender Dosierung
- Übungen auf dem Kipptisch, siehe Seite 389
- Übungen im Intervallprinzip, siehe oben
- Drehkurbelarbeit mit dosiertem Trainingsreiz
- ↑ Rollstuhltraining
- Steh- und Gehtraining.

■ **Beh. Ges.:** Vermeidung von Komplikationen der ableitenden Harnwege und des Magen-Darm-Traktes.

Maßnahmen:
- spezielles Blasentraining, evtl. Elektrostimulation ↑ Blasenschließmuskellähmung, ↑ Inkontinenz
- Umlagerungen, möglichst Steh- und Gehtraining mit Hilfe von Übungsgeräten, am Kipptisch oder am Türreck
  bei Lähmungen im Hals- und Brustmark Kniegelenke durch Gips- oder Kniegelenkgitterschienen stabilisieren, zusätzlich Gurte zum Festhalten und zur Polsterung der Reckstangen.

■ **Beh. Ges.:** Pflege der Haut und Vermeidung eines Dekubitus.

Maßnahmen:
- ↑ Dekubitus

- regelmäßige Umlagerungen, alle 10 min sich anheben im Handradwagen u. a.
- Hautölungen, Bürstenmassagen, kalte Waschungen.

■ **Beh. Ges.:** Verminderung und Rückbildung der Osteoporose.

Maßnahmen:
- ↑ Osteoporose
- isometrische Spannungsübungen, möglichst mit Belastung
- ↑ Stemmführungen mit den Armen
- Ausdauertraining mit den Armen zur Stoffwechselbeeinflussung, siehe Seite 390
- Übungen am Kipptisch
- Steh- und Gehtraining.

Beh. Ges.: Hilfen zur Verbesserung des Ganges bei spastischen Paresen.

Maßnahmen:
- individuelle Schuheinlagen mit Pelotten zur punktförmigen Druckstimulation auf die Planta pedis
  Die Stimulation erfolgt während der Standphase, dadurch wird die bewußte Knie- und Hüftbewegung (Beugemuster) während der Schwingphase erleichtert.

Beh. Ges.: Richtige Einschätzung der notwendigen Übungszeit; in der Phase des spinalen Schocks und bei noch nicht gegebener Belastungsfähigkeit der Wirbelsäule im:

1. Behandlungsmonat zweimal $^{3}/_{4}$ h täglich
2. Behandlungsmonat 1 $^{1}/_{2}$ bis 2 h täglich
3. Behandlungsmonat 3 h täglich
4. Behandlungsmonat 3 h täglich
5. bis 8. Behandlungsmonat zusätzlich noch 2 h insbesondere für die Gehschule.

In der letzten Behandlungsperiode mindestens 1 h pro Tag Training.

Überblick über die wichtigsten Gebrauchsmuskeln, die je nach Läsionshöhe funktionstüchtig sind bzw. durch Training funktionstüchtig werden können (175):

C_5	Delta, Bizeps
C_6	Latissimus, Serratus, radiale Handextensoren
C_7	Trizeps, Fingerextensoren und -flexoren
Th_1	kleine Handmuskeln, ulnare Hand- und Fingermuskeln
Th_6	obere Rücken- und Interkostalmuskeln
Th_{12}	Abdominalmuskeln
L_4	Hüftbeuger, Quadrizeps.

Benötigte Hand- und Beinschienen, Hüft- und Rückenstützen, Armstützen und Stöcke je nach Läsionshöhe:

C_5, C_6 Handvorrichtungen
C_7 Handlange Beinschienen, angebracht daran Hüft- und Rückenstütze, Armstützen
Th_1 lange Beinschienen mit Hüftstütze und Rückenstütze, Armstützen
Th_6 lange Beinschienen mit Hüftstützen und Rückenstütze, Armstützen
Th_{12} lange Beinschienen mit Hüftstütze, Armstützen
L_4 kurze Beinschienen und Armstützen oder Stöcke.

Tabelle 14 Zu erwartende Resultate in Abhängigkeit von der Höhe der Läsion nach HESSE (175)

Aktivitäten		C_5	C_6	C_7	Th_1	Th_6	Th_{12}	L_4
Möglichkeiten im Bett	Rollen	–	±	+	+	+	+	+
	Sitzen	–	±	+	+	+	+	+
mit Rollstuhl	Sitzwechsel	–	–	±	+	+	+	+
	Fortbewegen	–	±	+	+	+	+	+
	ins Auto heben	–	–	–	–	±	+	+
Verrichtungen	Essen	–	±	+	+	+	+	+
des täglichen Lebens	Anziehen	–	–	±	+	+	+	+
	Toilette	–	–	±	+	+	+	+
Abhängig von fremder Hilfe		+	+	+	±	±	–	–
Berufsmöglichkeiten	zu Hause	–	–	±	+	+	+	+
mit den Händen:	außer Haus	–	–	–	±	±	+	+
Autofahren mit Handkontrolle		–	–	–	±	+	+	+
Benutzung öffentlicher Verkehrsmittel		–	–	–	–	–	±	+

Radikulärsyndrom/Pseudoradikulärsyndrom Übersicht

(echte und vorgetäuschte Nervenwurzelreizsyndrome)

↑ Diskopatien ohne neurologische Veränderungen, ↑ Haltungsfehler, ↑ Hyperalgetische Zonen, ↑ Hypertonus der Muskulatur, ↑ Ischias/Ischialgie, ↑ Kompressionssyndrome, ↑ Lumbalgie, ↑ Muskelatrophie, ↑ Myofasziales Syndrom, ↑ Neuralgien/Neuritiden, ↑ Paresen, schlaffe, ↑ Pseudoradikuläre Syndrome im Beckenbereich, ↑ Spondylose/Osteochondrose, ↑ Überlastungsschäden, mechanische, ↑ Zervikalsyndrom.

Rekurrensparese

(Lähmung des N. laryngeus recurrens, der u. a. die Stimmbänder versorgt)

Ziel: Volle Stimmbänderfunktion beim Sprechen und Singen.

■ **Beachte:** Nicht vor Ablauf der 6. Woche behandeln!

Beh. Ges.: Durchblutungsförderung, gezielte Anregung der vom N. laryngeus recurrens versorgten Ab- und Adduktoren der Stimmlippen.

Maßnahmen:
- ↑ Stabile Galvanisation als Vorbereitung
  Kathode: am Kehlkopf, Anode: in der Nackengegend, Intensität sensibel eben schwellig 5 bis 7 min, Beh. täglich oder jeden 2. Tag (bei unangenehmer Anregung der Schilddrüse Beh. absetzen)
- ↑ Exponentialstrombehandlung je nach Schädigungsgrad ↑ Paresen, schlaffe
  meist wird Anstiegszeit von 150 bis 250 ms ausreichend sein, evtl. Halsbandelektroden nach FLATAU verwenden
- den Stromimpuls evtl. mit Stimmübungen verbinden, dabei ist die Tonhöhe mit der Impulsfrequenz zu koordinieren
- ↑ Stimmstörungen, hypokinetische.

Rheumatisches Fieber

(akuter Gelenkrheumatismus)

Ziel: Heilung, Wiedererlangen der vollen Bewegungsfunktion und Herz-Kreislauf-Belastungsfähigkeit, Infektfreiheit.

Akutphase

Beh. Ges.: Entlastung, Lokalbehandlung der Gelenke zur Schmerzlinderung und Unterstützung der Heilungstendenz.

Maßnahmen:
- Ruhigstellung, Lagerung und Schienung der Gelenke
- Prießnitzumschläge um die entzündeten Gelenke
  fortlaufend anlegen, damit ein gleichmäßiges angenehmes Wärmeplateau gebildet wird
- evtl. kühle Flachgüsse an besonders heißen Stellen
- kalte Peloidpackungen um die entzündeten Gelenke.

■ **Beachte:** Anfangs mit Wärmemaßnahmen vorsichtig sein!

Später

Beh. Ges.: Verbesserung der Durchblutungs- und Innervationsverhältnisse in den erkrankten Gliedmaßen, Schmerzlinderung, Kontrakturverhütung.

Maßnahmen:
- vorsichtig dosierte Wärmebehandlung durch Auflegen von angewärmten Heusäcken, Einwickeln in vorgewärmte Tücher, Peloidtherapie (Moorpaste 37 °C)
- schmerzfreie Umlagerungen der Gelenke mit Hilfe von Kissen und Polstern, Wattepackungen, Lagerungsplan über dem Bett
- weiche Knetungen der Muskelbäuche, evtl. in Verbindung mit Hautölungen

> **Kontraindikationen:** Massage der Sehnen, Bänder und Gelenkkapseln!

- isometrische Spannungsübungen mit Betonung der Entspannung in den verschiedenen schmerzfreien Lagerungen
  Zur Beeinflussung der Muskel-Kapsel-Verbindungen und unter Vermeidung von Gelenkbewegungen, langsam anschwellend anspannen, noch langsamer entspannen!

Nach Besserung des Krankheitsbildes (zusätzlich)

Beh. Ges.: Beseitigung neurozirkulatorischer Störungen, Wiedererlangen der vollen Gelenkbeweglichkeit, Verbesserung der Muskelkoordination, der Muskelkraft und des Muskelstoffwechsels.

Maßnahmen:
- ↑ Unterwassergymnastik im warmen Bad
- ↑ Schlingengerät-Behandlung
- bei Gelenkbehinderungen ↑ PNF-Techniken zur Kontrakturenbehandlung
- ↑ PNF-Techniken zur Förderung des Zusammenspiels der Synergisten und ihre Trennung von den Antagonisten
  Die Übungen werden von peripher eingeleitet, und es wird zuerst im inneren Bewegungsradius geübt, später jedoch zum vollen Bewegungsausmaß gesteigert.
- leicht geführte Bewegungen im Sinne eines Ausdauertrainings
  Wenn die Muskelkoordination, das Zusammenspiel der Synergisten, gebahnt ist, werden diese Übungen (beginnend im Intervallprinzip) durchgeführt, damit das Zusammenspiel Muskel-Gelenk-Apparat und die Sauerstoffausnutzung im Muskel verbessert werden.
- Moorkneten u. a.

- **Beh. Ges.:** Allgemeinbehandlung, vegetative Umstimmung.

Maßnahmen:
- ↑ Hydrotherapie, kleine Reize
- ↑ Herz-Kreislauf-Training in adäquater Dosierung.

> **Beachte:** Erst die Belastungsfähigkeit erarbeiten, ehe belastet wird!

- befundgerechte krankengymnastische Behandlung, daß die funktionell wiederhergestellten Gelenke auch voll in den harmonischen Bewegungsablauf einbezogen werden
- Regelung der Biorhythmen, ↑ Ordnungstherapie
- ↑ Kurorttherapie.

Rheumatoid-Arthritis

(chronischer Gelenkrheumatismus)

Lit.: 4, 6, 43, 44, 56, 67, 76, 84, 87, 89, 91, 96, 98, 108, 111, 118, 121, 124, 140, 141, 147, 153, 157, 169, 193, 204, 211, 217–223, 225, 232, 240, 266, 270, 299, 300, 312, 317, 322, 332, 339, 345, 351, 357, 378, 396, 412, 418, 421, 428

Ziel: Volle Gelenk- und Muskelfunktion, Schmerzfreiheit.

Akutphase

> **Beh. Ges.:** Bekämpfung der Entzündung, Schmerzlinderung, Erhaltung der Funktionsfähigkeit und Integrität der Gelenke, Kontrakturenprophylaxe, lokale und allgemeine Entlastung.

Maßnahmen:
- Bettruhe und Gelenkruhigstellung

> **Beachte:** Die Lagerungen müssen so sein, daß die Muskulatur zur Entspannung kommt. Auf harter Unterlage kann man besser entspannen. Deshalb und zur Verhinderung von Fehlstellungen Brett unter die Matratze, Wirbelsäule flach gelagert, nur ein kleines Kissen unter den Kopf.
> Nachtschienen: Hüft- und Kniegelenk gestreckt, oberes Sprunggelenk 80° Flexion, an der Fußsohle eine elastische Rolle. Schultergelenk abduziert, Ellbogengelenk rechtwinklig, Handgelenk gestreckt.

- kalte Prießnitzwickel um die Gelenke, später
- kalte Fangopackungen
- passives Durchbewegen aller Gelenke 1- bis 3mal am Tag unter ganz leichtem Zug im vollen Bewegungsbereich ist notwendig, um Versteifungen zu verhindern

- Regulierung der Haut- und Schleimhautfunktion und des Wärmehaushalts
- wenn möglich, ein paar Schritte gehen
- ↑ Synovektomie (s. S. 339).

Remissionsphase

Beh. Ges.: Förderung der örtlichen Durchblutung, speziell des Muskelstoffwechsels, Schmerzlinderung.

Maßnahmen:
- milde balneologische Maßnahmen wie Kochsalz-Thermalbäder und Solebäder
- radioaktive Bäder
- UV-Therapie, ↑ Phototherapie
- ↑ Kneipp-Therapie

Tabelle 15 Behandlungsplan für die 1. Woche der Kneipp-Therapie bei Rheumatoid-Arthritis (32)

	Früh	Vormittags	Nachmittags	Abend
Montag	Trockenbürstung Oberkörper	Heusack auf Hände	Fußbad mit Heublumen	
Dienstag	Trockenbürstung Unterkörper	Dreiviertelbad mit Heublumen u. Bürsten	Dampf auf Hände	
Mittwoch	Trockenbürstung Unterkörper	ansteigendes Armbad	Fußbad mit Rosmarin	
Donnerstag	Trockenbürstung Oberkörper	Bewegungsbad mit Fichtennadelextrakt	Fußbad mit Heublumen	
Freitag	Trockenbürstung Oberkörper	Heusack auf Füße	Wechsel-Armguß	
Samstag	Trockenbürstung Oberkörper	Dampf auf Knie		Wassertreten 10 s

- ↑ Bäder mit Medikamentenzusatz, z. B. Heublumen, Moorextrakt und Moorlauge, Rheubalmin-Bad „neu", Schwefel
- warme Tücher, warme Heublumenwickel oder -säckchen
- warme bis heiße Paraffin-, Fango-, Pelose-, Moorpackungen
- ↑ Sauna mit anschließender Dunstpackung
- ↑ Hydroelektrische Bäder

Rheumatoid-Arthritis 2

- ↑ Iontophorese mit Histamin, Kaliumcarbonat oder Bienengiftsalbe oder Forapin®-Salbe
- stabile ↑ Interferenzstrombehandlung (139)

> **Kontraindikation:** akute Phase

symmetrische Allgemeinbehandlung der oberen bzw. der unteren Extremitäten unter Einbeziehung der Segmentwurzeln, während der ersten Beh.: 100 Hz 5 min sensibel unterschwellig und anschließend 50 bis 100 Hz 5 min sensibel unterschwellig, in weiteren Beh. von Mal zu Mal steigern, je nach Verträglichkeit:
100 Hz 5 min sensibel überschwellig, 50 bis 100 Hz 5 min sensibel überschwellig bis motorisch schwellig, weitere Steigerung:
100 Hz 5 min sensibel überschwellig, 10 bis 100 Hz 5 min sensibel überschwellig bis motorisch schwellig, weitere Steigerung (etwa ab 6. Beh.):
100 Hz 5 min sensibel überschwellig, 1 bis 60 Hz (oder gar 1 bis 10 Hz) 5 min sensibel überschwellig bis motorisch schwellig

- kinetische ↑ Interferenzstrombehandlung
  nur die Muskulatur distal und proximal der betroffenen Gelenke, motorisch schwellig bis überschwellig behandeln
- ↑ Dezimeterwellentherapie, Muldenapplikator
  örtliche Beh. Dosis I bis II, 5 min täglich zeigt sehr gute Erfolge, 12 Beh. als Serie oder mehr
- Magnetfeldtherapie
- Reflexzonenbehandlung am Fuß ↑ Massage
- weiche Massage der Muskelbäuche, auch in warmem Wasser

> **Kontraindikation:** Massage an sehnigen Ansätzen und Gelenken

- isometrische Spannungsübungen
  Langsam an- und abschwellend aus optimalen und wechselnden Gelenkstellungen bewirken Durchblutungsförderung im Muskel und in der Gelenkkapsel.

Beh. Ges.: Verhütung von Fehlstellungen und Kontrakturen, Wiederherstellung einer prompten Muskelreaktion und der Funktionseinheit der Muskelketten (Koordination).

Maßnahmen:
- Lagerung auf Häckselkissen und Lagerungswechsel
- isometrische Spannungsübungen, die dem Zug in die Subluxationsstellung entgegenwirken
- jedes Gelenk einzeln unter dosierter Traktion aktiv/passiv bis an die Schmerzgrenze bewegen
  Sind bereits Fehlstellungen vorhanden, versucht die Physiotherapeutin, das Gelenk unter Traktion in Korrekturstellung zu bringen. Aus dieser Korrekturstellung heraus werden dann die entsprechenden Funktionen geübt.

- ↑ PNF-Techniken
  Nutzung propriozeptiver Förderung und neuromuskulärer Bahnung, da die Koordination zwischen Agonisten und Antagonisten gestört ist.

> **Beachte:** Bewegungstherapie ist die wichtigste Maßnahme. Voraussetzung für richtiges Üben ist der exakte Muskel- und Gelenktest.

- ↑ Unterwassergymnastik
- ↑ Schlingengerät-Behandlung
- Bahnung der aktiven Innervation über ↑ Schwellstromgymnastik, ↑ Elektromyostimulation oder ↑ Exponentialstrombehandlung. Gelingt dies nicht, muß an Sehnenrupturen gedacht und entsprechende Beh. eingeleitet werden
- Aufstellen eines befundgerechten Übungsprogramms, das 3- bis 5mal täglich für 5 bis 10 min ausgeführt werden soll
  Das Programm ist in regelmäßigen Abständen auf seine Gültigkeit hin zu kontrollieren. Jedes Gelenk muß in seinem möglichen Bewegungsausmaß erfaßt und geübt werden. Der Pat. muß erfahren, daß nicht nur seine Bewegungsfähigkeit gebessert, sondern auch die Schmerzempfindlichkeit durch regelmäßiges Üben vermindert wird.

> **Beh. Ges.:** Allgemeinbehandlung, Hyposensibilisierung, Konditionsverbesserung.

Maßnahmen:
- serienmäßig angewandte Einreibungen, Ölungen, langliegende Dreiviertelpackungen, örtliche Wärmepackungen
- ↑ Heliotherapie oder UV-Ganzkörperbestrahlungen ↑ Phototherapie
- ↑ Bäder mit Medikamentenzusatz
- ↑ Sauna mit anschließenden Packungen
- reaktionsgerechtes ↑ Hydrotherapeutisches Trainingsprogramm
- auf ausgeglichenen Wärmehaushalt achten, Regulierung von Haut- und Schleimhautfunktionen (↑ Schleimhauterkrankungen), der Verdauung (↑ Obstipation), des Schlafs (↑ Schlafstörungen)
- ↑ Bindegewebsmassage
  In subakuten Phasen kommt noch die Hauttechnik zur Anwendung, da die Bindegewebszonen lange in der obersten Verschiebeschicht bleiben.
- ↑ Ultraschalltherapie im neuraltherapeutischen Aufbau und örtlich
  neuraltherapeutischer Aufbau: 0,1 bis 0,2 W/cm^2 5 min, örtlich im Wasserbad je nach Empfindlichkeit 0,05 bis 0,2 W/cm^2 3 bis 5 min, 3mal wöchentlich, 12 Beh. als Serie
- ↑ Kurorttherapie bei geringerer Prozeßaktivität: Schwefel-, Moor-, Sole-, Radonbäder, Akratothermen
- Klimabehandlung

- ↑ Herz-Kreislauf-Training
- Abhärtung ↑ Infektanfälligkeit, Vermeidung schädigender Noxen wie Zugluft, feuchte Räume u. a.
- ↑ Atemtherapie, Singetherapie, Rhythmustherapie, Tanztherapie
- ↑ Yoga-Therapie
- ↑ Ausdrucksgymnastik.

■ **Beh. Ges.:** Erlangung der Selbständigkeit und Arbeitsfähigkeit.

Maßnahmen:
- Erarbeitung von Stand, Gang, Fortbewegung im Handradwagen (s. a. ↑ Rollstuhltraining)
- orthopädische Hilfen erproben, Vermeidung einer Knieinstabilität
- Handfertigkeiten und Alltagsbewegungen evtl. auch mit Hilfsmitteln üben
- funktionelle ↑ Ergotherapie, evtl. Umschulungsprogramm
- ↑ Ordnungstherapie

Beachte: Das individuell aufgestellte tägliche Übungsprogramm muß unbedingt eingehalten werden.

Synovektomie, postoperative Behandlung

Ziel: Erhaltung der optimalen Gelenkfunktion.

Beh. Ges.: Bei Frühsynovektomie völlige Wiederherstellung der Gelenk- und Gebrauchsfunktion, bei Spätsynovektomie: Erreichen des Funktionszustandes wie vor der Operation.

Maßnahmen:
- 1. Tag post operationem:
  alle 3 bis 5 h Umlagerungen des operierten Gelenks auf der Schiene, dabei aktives Bewegen in größtmöglichem Ausmaß
- sobald es der Wundverband erlaubt:
  - ↑ Eisanwendung zur Schmerzlinderung der Bewegung nutzen
  - Tonisierung der Muskeln durch isometrische Spannungsübungen einzeln und in der Funktionskette
  - Gebrauchs-Funktionsschulung, bes. Kniegelenk auf Streckung, Fingergelenke auf Beugung
- ↑ Kniegelenksschädigungen, ↑ Handchirurgische Eingriffe.

Schädel-Hirn-Traumen

(nach Kroll u. a., 1994) (247)

Lit.:

Ziel: Vermeidung von Komplikationen, Vermeidung von Spätschäden, volle Wiederherstellung

sofort

Beh. Ges.: Frühförderung zur Verbesserung der zerebralen Funktion. Verminderung der Spätfolgen, frühzeitige Übernahme kompensatorischer Fähigkeiten der nicht unmittelbar geschädigten Hirnregion, Bekämpfung der Spastik.

Maßnahmen:
- Lagerung ↑ Hemiplegie
- mehrmals am Tag intensiv Arme und Beine durchbewegen, dies auch bereits im apallischen Durchgangsstadium.

Den Patienten dabei ansprechen, taktile Reize und andere Stimuli einsetzen.

- Musik, Klang, Stimme (möglichst dem Patienten Bekanntes) zum Aufwachen und zur Kontaktaufnahme nutzen
- auf ein Stehbrett stellen (anfangs nur minimal gekippt), zum Training der Herz-Kreislauf-Funktion und auch, um von den Fußsohlen her Reize zu setzen.

sobald es möglich ist

- Erarbeitung der Kopfkontrolle und Rotation vom Oberkörper her zur Hemmung der Spastik. Laufende Ansprache dabei.
- Erarbeitung von Willkürbewegungen der Extremitäten
- Erarbeitung des freien Sitzens, später des freien Stehens
  Im Rollator laufen lernen oder Vierpunktstöcke nutzen
- ↑ Ergometertraining zur Kräftigung der Beinmuskulatur und Beweglichmachung der Fußgelenke
- Tonusregulierung s. S. 240 und 243, Ataxiebehandlung s. S. 156
- positive Beeinflussung der Spastizität s. S. 243 und 454 ff
- Verbesserung des Gleichgewichts
- sobald der Patient bei Besinnung, gezielte Übungen für Finger, Hand, Fuß und Bein
  kurzfristig, ohne Anstrengung
- kleine Basteleien geben, die der Patient von früher gewöhnt ist.

Beachte: Die Spastik bildet sich meist in dem Maße zurück, wie willensmäßige Impulse die spastische Muskulatur erreichen.

- ↑ Commotio cerebri.

Später

■ **Beh. Ges.:** Verbesserung der aktiven Bewegungsfunktion.

Maßnahmen:

- krankengymnastische Übungsbehandlung, ↑ Hemiplegie und ↑ Zerebralparese, ↑ Ataxie
  gesunde Seite vorüben – mit geschlossenen Augen, Arme symmetrisch beüben, Beine wechselseitig beüben, imitieren des Vierfüßlergangs in Rückenlage oder in der Senkrechten, später Kriechübungen
  nach Freiwerden der Schulter- und Hüftgelenke auf Schlüsselfunktion des Daumens und der kleinen Zehe achten, aus Entspannung und optimaler Lagerung die aktive Bewegungsfunktion zu erreichen suchen.

Beachte: Erst wenn die feineren Schlüsselfunktionen da sind, kann man zu ansteigendem Training der funktionsgeschwächten Muskelgruppen übergehen.

- ↑ Stemmführungen
- vorsichtige und kurzzeitige ↑ Unterwasserdruckstrahlmassage
- ↑ Unterwassergymnastik
- Gangschule mit Augen- und Ohrenkontrolle auf das Gleichmaß der Schritte.
- ↑ Ergotherapie zur Tonussenkung und zur Verbesserung der Feinmotorik.

■ **Beh. Ges.:** Stabilisierung der vegetativen Regulationen.

Maßnahmen:

- ↑ Kneipp-Regime in vorsichtig ansteigender Dosierung
  Lauwarme Güsse an Armen und Beinen, erst allmählich die Temperatur senken und größere Gebiete einbeziehen, später kurze, kalte Ganzgüsse bzw. Duschen, anschließend Frottagen. Dies ist auch $1/2$ h vor dem Zubettgehen zur Schlafförderung günstig.

Beachte: Blaßwerden des Patienten oder Kopfschmerzen dürfen nach der Behandlung nicht auftreten, dann wurde zu hoch dosiert, oder diese Form des Gefäßtrainings wird grundsätzlich nicht vertragen.

- ↑ Bindegewebsmassage.

■ **Beh. Ges.:** Behebung der Sprachstörungen.

Maßnahmen:

- Sprechübungen, ↑ Aphasie
- Körperübungen, besonders Fingerfertigkeit üben
  Die Artikulation und die Treffsicherheit verbessern sich besonders durch die Greifbewegung der Hand. Der Daumen muß aus seiner Beugestellung herausgenommen werden; er muß in der aktiven Opposition geübt werden.
- gestische und mimische Ausdrucksübungen verbunden mit Sprechübungen

Beh. Ges.: Angehen von organisch-bedingten Verstimmungen.

Maßnahmen:
- Regelung der Biorhythmen, ↑ Ordnungstherapie
- Aufmunterung, auch im familiären Kreis
- Freude an Leistungsverbesserung durch Übung schaffen
- regelmäßiger Tagesablauf
- Sprech- und Singeübungen, besonders bei Apathikern
- rhythmische Gymnastik, Spiele, Kegeln u. ä.
- langsames Abwärtsstreichen am Rücken
  mit flachen Händen oder als Bürstung
- Knie-Ellbogen-Lage, reflektorisches Einziehen der Bauchmuskeln hervorrufen
  Nach ROOD soll dies das parasympathische System aktivieren.

■ **Beh. Ges.:** Orthopädische Versorgung.

Maßnahmen:
- Gelenkstabilisierung durch elastische Zügel am Schuh
  Kniebandage, Gochtsche Hebelschiene (verbliebene aktive Funktionen bleiben dabei erhalten), Fibularisfeder
- orthopädische Schuhe (Innenschuh als Fibularisstiefel)
- Handschienen.

Scheuermannsche Krankheit

(Adoleszentenkyphose)
Lit.: 61, 67, 88, 98, 108, 118, 149, 158, 215, 220, 223, 232, 269, 312, 333, 339, 418, 425

Ziel: Ausheilung, Erhaltung funktionstüchtiger Rückenmuskulatur, Verhinderung eines Kyphose.

Im floriden Stadium

Beh. Ges.: Entlastung der Wirbelsäule zur Förderung der Heilungstendenz, Schmerzlinderung.

Maßnahmen:
- Flachlagerung im Bett auf harter Unterlage
- auch Liegepausen am Tag einschalten, evtl. in Rutschstellung oder Hockdrehlage
- isometrische Spannungsübungen der Rückenstreckmuskulatur, vorteilhaft in Form von ↑ Stemmführungen.

Beachte: Nur statische Übungen in entlastenden Ausgangsstellungen! Keine Lordosierungsübungen für die BWS! Ist jedoch die LWS betroffen und die Lendenlordose aufgehoben, sind lordosierende Übungen von den Beinen her indiziert.

Scheuermannsche Krankheit 2

- ↑ Ultrareizstrom oder ↑ Diadynamische Ströme als Querdurchflutung der WS im schmerzenden Bereich
- vegetative ↑ Ordnungstherapie, besonders Regulierungen gestörter Biorhythmen.

Nach Ausheilung

Beh. Ges.: Erhaltung der Muskulatur in gutem Trainingszustand; optimale Aufrichtung; Schulung der Bewegungskoordination, um der verminderten Belastungsfähigkeit der Wirbelsäule Rechnung zu tragen.

Maßnahmen:
- ↑ Ultraschalltherapie im neuraltherapeutischen Aufbau
  0,1 bis 0,2 W/cm^2, 5 min, 2- bis 3mal wöchentlich, 10 Beh.
- heiße Rolle auf Leber und Rückenmuskulatur, anschließend Spannungsübungen, siehe unten
- feuchte Wärme, anschließend Rückenmassage
- befundgerechte krankengymnastische Übungsbehandlung
  Lockerung und Entspannung verspannter Muskelgruppen (M. trapezius oberer Ast, M. levator scapulae, M. pectoralis, M. erector spinae im LWS- und HWS-Bereich, Hüftbeuger, Adduktoren), Kräftigung insuffizienter Muskeln durch isometrische Spannungsübungen und Widerstandsübungen (aufrichtende Fußmuskulatur, Bauch- und Gesäßmuskulatur, M. erector spinae im BWS-Bereich, untere Schulterblattfixatoren, tiefe Halsbeuger), Atemtherapie, Entspannungsübungen in Seitdrehlage u. ä., Übungen im Vierfüßlerstand und Kriechen, ↑ Stemmführungen
  Niederhöfferübungen nach beiden Seiten
  Balanceübungen, Aufrichteübungen
  Koordinationsschulung

> **Kontraindikationen:** Übungen mit starker Überstreckung oder Vorbeugung der Wirbelsäule, schwere (beidseitig zugleich ausgeführte) Bauchmuskelübungen wegen Begünstigung der Lendenlordose, Übungen, die die Wirbelsäule erschüttern, forcierte Dauerleistungen. Sportarten wie Turnen, Rudern, Radsport, Gewichtheben, Springen überlasten die erkrankten ventralen WS-Partien oder stauchen die Längsachse und sind deshalb zu vermeiden.

- ↑ Unterwassergymnastik, besonders Rückenschwimmen, Rückenkraulen und „Toter Mann"
- Hausübungsprogramm aufstellen, 5 bis 10 min täglich üben.

■ **Beh. Ges.:** Allgemeinbehandlung.

Maßnahmen:
- vegetative Umstimmung durch ↑ Bindegewebsmassage, ↑ Hydrotherapie

- Regelung der Lebensweise, besonders Haut-, Schleimhaut- und Atemfunktion fördern
- adäquate Berufslenkung.

Schlafstörungen

Ziel: Rasches Einschlafen, ruhiger, tiefer, erholsamer und ausreichend langer Schlaf.

■ **Beh. Ges.:** Beseitigung muskulärer Verspannungen, Verbesserung der Entspannungsfähigkeit.

Maßnahmen:
- ↑ Entspannungsbehandlung
- klassische Massage der verspannten Muskelgruppen, am besten in Dehnlagerungen
- Einnehmen bestimmter ↑ Dehnlagerungen vor dem Einschlafen
- ↑ Bäder mit Medikamentzusatz: Heublumenbäder, Sauerstoff- und Luftsprudelbäder
- Auflegen eines Kneippschen Heusacks vor dem Schlafengehen in die Lenden- oder Nackengegend
- mit Leib- oder Brustwickel einschlafen
- Psychotherapie, Lösung von Konfliktsituationen, ↑ Neurosen.

■ **Beh. Ges.:** Vegetative Umstimmung.

Maßnahmen:
- ↑ Hydrotherapeutische Regulierung, ↑ Kneipp-Therapie
- ↑ Bindegewebsmassage
  Grundaufbau nach Dicke oder Hauttechnik nach Teirich-Leube.

■ **Beh. Ges.:** Zentrale Einflußnahme.

Maßnahmen:
- Elektroschlaftherapie
  Anode: über den Augen oder über den Schläfen, Kathode: im Nacken
  Impulsparameter:
  10 Hz, $t = 0,4$ ms, $t_{an} = 0,4$ ms, $t_{ab} = 0,4$ ms oder
  10 Hz, $t = 10$ ms, $t_{an} = 10$ ms, $t_{ab} = 10$ ms oder
  100 Hz, $t = 1,4$ ms, $t_{an} = 1$ ms, $t_{ab} = 0,4$ ms.
  Dosiert wird sensibel unterschwellig bis eben schwellig, auf jeden Fall „angenehm" und niemals über 1 mA. Die 1. Behandlung dauert 45 min; die 2. 60 min, 10 Beh., Ohropax® verwenden zum Schallabdämpfen.
  Gillert (139) beschreibt häufiges Einschlafen bei stabiler Galvanisation. Anode: in der Nackengegend, Kathode: in der Kreuzgegend, Kathode gut polstern und befestigen, sensibel eben schwellig, 20 bis 30 min.
- Einschleifen bedingter Reflexe durch Kopplung, z. B. eines abendlichen ansteigenden Fußbades mit einem Schlafmittel, später das Schlafmittel weglassen

- Auflegen eines Heusacks auf die Leber-, Lenden- oder Nackengegend vor dem Schlafengehen
  Durch Freisetzen von Cumarin kommt es zu einer zentralen Sedierung
- ↑ Ordnungstherapie.

Schleimhauterkrankungen der Nase und des Rachens, unspezifisch-entzündliche

Prophylaxe

Beh. Ges.: Verhütung von Schleimhautinfekten, Verbesserung der Schleimhautfunktion.

Maßnahmen:
- tägliche Schleimhautpflege
  - häufiges Abräuspern aus Larynx und Pharynx
  - morgens und abends Zungenbürsten bis der Belag entfernt ist
  - Löwenübung (Zunge weit herausstrecken)
  - Gurgeln mit „rrr"
  - Nasenspülung: ein Nasenloch zuhalten, durch das andere etwas temperiertes Wasser, nur soweit es angenehm ist, einsaugen, danach mit Anspannung der Unterbauchmuskeln herauspusten
  - kalter Gesichtsguß, besonders über die Nasenwurzel
- ↑ Heliotherapie des Gesichts
- möglichst einmal im Jahr Aufenthalt an der See oder im Hochgebirge, ↑ Meeresheilkunde, ↑ Kurorttherapie
- Serie von ansteigenden Teilbädern bis zum leichten Dünsten
- viel Aufenthalt an der Luft und Training der Kälteadaptation
- Abhärtung ↑ Infektanfälligkeit
- ↑ Kneipp-Therapie.

Allergische und vasomotorische Rhinopathien
(Heuschnupfen u. a.)

Beh. Ges.: Umstimmung, Hyposensibilisierung, Beeinflussung über Reflexzonen.

Maßnahmen:
- spezifische Hyposensibilisierung
- im allergenfreien Stadium Inhalationen (↑ Inhalationstherapie) von 1- bis 2%iger $CaCl_2$-Lösung (ohne antiallergische Vorbehandlung)
- sonst Inhalationen erst mit antiallergischen Nasentropfen einleiten unter gleichzeitiger oraler und parenteraler Dauerbehandlung mit Antiallergika, danach Grobinhalation von NaCl- oder

CaCl$_2$-Lösungen (bis 2%ig) mit destilliertem Wasser auf die Gesamtinhalationsmenge verdünnt
- Ultraschalltherapie der Nasenflügel, siehe unten
- ↑ Sauna mit Dunstpackung
- ansteigende Teil- oder Vollbäder mit anschließenden Packungen
- ↑ Bäder mit Medikamentenzusatz: Sole- oder Meerwasserbad
- Periostbehandlung
  Reflexzonen am Kreuzbein und an der Spina scapulae
- ↑ Bindegewebsmassage, Hauttechnik mit Periostbeh. kombiniert
- ↑ Ultraviolett-Ganzbestrahlungen jeden 2. Tag ↑ Phototherapie
  20 Beh., unterschwellige Dosierung.
- ↑ Ordnungstherapie.

Atrophische Rhinitis

(Ozaena)

■ **Beh. Ges.:** Wiederherstellung der Schleimhautfunktion.

Maßnahmen:
- warme Inhalationen mit 2%iger Kochsalzlösung
- Nasendusche (nicht nach Kieferhöhlenoperationen!)
- ansteigende Teil- oder Vollbäder mit nachfolgenden Wickeln
- Überwärmungsbäder
- wechselwarme Gesichts- und Obergüsse
- Schleimhautpflege, s. v.
- Ultraschalltherapie der Nasenflügel
  Mit 0,2 W/cm^2 3 min mit kleinem Schallkopf seitlich an den Nasenflügeln entlangstreichen, kann bis auf 4 min gesteigert werden, 10 bis 20 Beh. als Serie.
  Beachte: Bei höheren Dosierungen (über 0,5 W/cm^2) wurden als Spätschäden Beeinträchtigung der Riechfunktion festgestellt.
- ↑ Kurorttherapie, ↑ Meeresheilkunde, besonders im Winter.

Pharyngitis

(Entzündung der Rachenschleimhaut)

Akute Pharyngitis einschließlich Tonsillitis catarrhalis

■ **Beh. Ges.:** Entzündungseindämmung, Steigerung der Abwehrkräfte.

Maßnahmen:
- warme Grobverneblungen von Kochsalzlösungen oder Kamillenzusatz, nach Möglichkeit Vibrationsaerosole, ↑ Inhalationstherapie

- Gurgeln mit 2%iger Kochsalzlösung oder mit anderen Gurgelmitteln
- Nasenspülungen (wirken zuverlässiger auf Rachenhinterwand als Gurgeln)
- ansteigende Teil- oder Vollbäder mit anschließenden Wickeln oder Packungen
- feucht-warme Halsumschläge bzw. heiße Ölleinsamenwickel
- Eiskrawatte (bei starken Schmerzen und Ödembildung im Tonsillarbereich), 10 min.

Chronisch trockene Pharyngitis

Maßnahmen:
- Schleimhautpflege und Nasenübungen
  Unbedingt den Atemweg über die Nase einregulieren!
- Inhalation und Spülungen, siehe akute Pharyngitis
- ↑ Sauna 2mal wöchentlich mit anschließendem Halswickel.

Chronisch hyperplastische Pharyngitis

Maßnahmen:
- Inhalationen, siehe akute Pharyngitis
- Solebäder (36 bis 39 °C)
- Beseitigung von Wärmehaushaltsstörungen durch hydrotherapeutisches Programm (↑ Hydrotherapie, ↑ Kneipp-Therapie)
- ↑ Laryngitis

Beachte: Unbedingt gute Nasenatmung einregulieren. Die chronisch hyperplastische Pharyngitis ist die Vorstufe der atrophischen Pharyngitis.

Rhinitis
(Schnupfen)

Lit.: 402, 403

Akut

Beh. Ges.: Förderung der Durchblutung und der Heilungsvorgänge.

Maßnahmen:
- Inhalationen mit Feuchtverneblern, kalt mit 0,9- bis 2%iger Kochsalzlösung, evtl. Kamillenzusatz
- kühle Nasenspülung mit Leitungswasser oder bis 2%ige Kochsalzlösungen

- ansteigende Fußbäder
- ansteigendes Vollbad mit Dunstpackung
- siehe auch Pharyngitis S. 406 ↑ Sinusitis maxillaris.

Schultergelenk, operative Eingriffe, Nachbehandlung

Behandlungsziele postoperativ: Erhalten und Wiedererlernen von Funktionen, Verbesserung des Gelenkspiels, Schulung von Koordination und Kraft, Schmerzlinderung, Lockerung verspannter Muskeln.

Beh. Ges.: Beeinflussung von Schwellungen, wenn sie vorliegen.

Maßnahmen:
- schmerzlose Hochlagerung
- Pumpbewegungen in distalen Gelenken
- ↑ Eisbehandlung, nur in einigen Fällen indiziert
  Bei größeren Wunden stört Langzeiteisbehandlung die Homöostase und das Wundgebiet ist danach schlechter durchblutet. Auch kann Eis die physiologische Entzündungsphase bei Wundheilungen behindern.
- zur Vermeidung von Verklebungen der Gewebsschichten können Handgriffe aus der flächigen Technik der ↑ Bindegewebsmassage sinnvoll sein, auch zum Verschieblichmachen von Narben
- zumutbares ganzkörperliches Üben
- konsensuelles Krafttraining
  Es bewirkt auf der verletzten Seite einen Overflow-Effekt, deshalb auch „Irradiationstraining" genannt. Es hat auch gute Einwirkung auf die Stoffwechselprozesse.
- ↑ Schlingengerät-Behandlung
  - in Seitlage: Flexion und Extension
  - in Rückenlage: Abduktion. Die Schulterblätter sind dabei aktiv nach hinten und unten zu spannen
  - im Sitzen: Mobilisation der Schultergelenke durch Vor- und Rückneigen des Oberkörpers
- Stimulierung der gelenknahen Muskeln zur Stabilisierung des Schultergelenks
  - M. deltoideus
  - M. pectorales
  - M. latissimus dorsi
  - Rotatorenmanschette

  Rhythmische Stabilisation mit Traktion und Gleitimpulsen von allen Seiten und in den verschiedensten Ausgangsstellungen.

Bei fortschreitender Genesung, nach Freigabe aller Gelenkbewegungen und nach aktiv möglicher Stabilisierung des Gelenkes

> **Beh. Ges.:** Trainieren der Schulterblattstabilisatoren und Rotatoren wie M. trapezius, Mm. rhomboidei, M. seratus anterior in folgendem Aufbau.

Maßnahmen:
- dynamisches Üben unter Abnahme der Schwere
- Übungen gegen die Schwerkraft und gegen Behandlerwiderstand
- ↑ PNF-Techniken
  - Rhythmische Stabilisation
  - langsame Umkehr
  - Halten und Entspannen
- Dehnen über die Skapula
  Dabei wird das glenohumerale Gelenk geschont.
- Geräte-Übungen aus Vierfüßlerstand, Bauchlage oder Stand
- isotonisch konzentrische und exzentrische Arbeit am Zugapparat
- Haltungsschulung vor dem Spiegel
- Schulung der Gebrauchsbewegungen
- funktionelle ↑ Ergotherapie.

Sehnen-, Bänder-, Meniskusverletzungen

Ziel: Gesicherte Funktion.

Prophylaxe

> **Beh. Ges.:** Vermeiden von schädigenden Einflüssen, optimale Bewegungs- und Trainingsformen.

Maßnahmen:
- Vermeiden eines einförmigen Trainings, z. B. vermeiden, die Kniestrecker einseitig durch Kniebeugen zu belasten
- keine Gelenke unvorbereitet stark belasten, besonders nicht Hand-, Fuß- und Ellbogengelenke
- Kniebeugen aus Schrittstellung heraus üben, um die Bewegungsfreiheit im Kniegelenk zu erhalten, dabei die durchlaufende Muskelkette von den Zehen her zur Kniegelenksicherung nutzen
- nie zu viel Kniebeugen üben, es kann zu Meniskus- und Bänderverletzungen führen, im Krafttraining auch halbe und drei-

viertel Kniebeugen nutzen, keine kraftvolle Drehung aus Kniebeugung
- beim Heben schwerer Lasten Fußgelenke durch festes Schuhwerk stützen, mit geradem Rücken heben, keine Drehungen bei gebeugter und belasteter Wirbelsäule
- Vermeidung von Überforderung!
- bei stechendem Schmerz in Handgelenken, Unterarm oder Ellbogen die Griffhaltung verändern und öfter variieren
- ↑ krankengymnastische Übungen.

Nach Schädigung
- ↑ Kniegelenksschädigungen, traumatische
- nach Sehnennähten, siehe Seiten 238 und 296.

Sinusitis maxillaris

(Kieferhöhlenentzündung)

Akut

Beh. Ges.: Durchblutungsförderung, Sekretlösung, Ausheilung.

Maßnahmen:
- ↑ Kurzwellentherapie im Kondensatorfeld
  Elektroden im Durchmesser von 7 cm bis in Höhe der Nasenwurzel seitlich am Gesicht anlegen, etwas nach vorn geneigt, EHA aktiv 2 cm, passiv 3 cm, vorher Schleimhäute abschwellen! Dosis I, 1 bis 3 min täglich, insgesamt 6 Beh.

Beachte: Kurzwelle ist wirksamer als Lichtkasten. Auch die polypösen Formen sprechen gut auf Kurzwelle an. Empyeme nicht mit Kurzwellen behandeln!

- ↑ Kurzwellentherapie mit Wirbelstromelektrode
  Elektrode direkt anlegen, EHA 0 cm, Dosierung wie oben
- ↑ Dezimeterwelle, Rundstrahler
- ↑ Inhalationstherapie (402, 403)
  Vorbehandlung mit abschwellenden Nasentropfen, anschließend feinstzerstäubte Inhalation mit isotonischer Kochsalzlösung und evtl. Zusatz von Kamillan®, wenn möglich Vibrationsaerosole!
- ansteigende Teil- oder Vollbäder mit anschließenden Wickeln oder Packungen
- Schleimhauttherapie, ↑ Schleimhauterkrankungen der Nase und des Rachens, unspezifische entzündliche.

Chronisch

■ **Beh. Ges.:** Stärkung der Widerstandskräfte.

Maßnahmen:

- ↑ Inhalationstherapie, siehe akute
- ↑ Ultraschallbehandlung
  Jochbeinbogenbereich und seitliche Nasenwand mit 0,1 bis 0,2 W/cm² 3 min schallen, 10 bis 12 Beh., 3mal wöchentlich
- ↑ Kurzwellentherapie im Kondensatorfeld
  siehe akute, Dosis II bis III, jeden 2. Tag, 6 bis 12 Beh.
- ↑ Klimakur im Hochgebirge oder an der See
- Kochsalz- und Solebäder
- regelmäßige ↑ Saunabehandlung
- Regelung der Biorhythmen und des Wärmehaushaltes
  z. B. auf warme Füße achten
- ansteigendes ↑ Hydrotherapeutisches Programm
- ↑ UV-Ganzkörperbestrahlungen ↑ Phototherapie
- ↑ Infektanfälligkeit
- ↑ Kneipp-Therapie, ↑ Ordnungstherapie.

Sklerodermie, progressive systemische (PSS)

(Veränderung des Bindegewebsstoffwechsels unbekannter Ätiologie, fortschreitende lokale und diffuse Verhärtung der Haut und des Unterhautgewebes)

nach G. T. WERNER, J. LOHMANN (1991) u. a.

Ziel: Erhalten der Elastizität der Haut und der Beweglichkeit in den Gelenken.

Basistherapie

■ **Beh. Ges.:** Verbesserung des Lymphabflusses.

Maßnahmen:

- Manuelle ↑ Lymphdrainage (mL) und Bewegungstherapie anfangs täglich, später 2- bis 3mal wöchentlich
  - beginnend mit Behandlung der Lymphdrüsen im Halsbereich, danach Behandlung der Extremitäten
  - beginnend mit den axillären Lymphknoten, dann von proximal nach distal fortschreitend
    Hauptsächlich mit stehenden Kreisen und Schöpfgriffen nach VODDER arbeiten, um die Gewebeflüssigkeit zu verschieben und die Lymphangiome anzuregen
    - Am Oberarm ist der Schwerpunkt das mediale Bündel an der Innenseite
    - Am Unterarm im anatomischen Verlauf der Lymphkollektoren arbeiten
    - An der Hand beachten, daß die Lymphgefäße der Palmarseite zum Handrücken hin drainieren

- Zwischen den Massagegriffen Gelenkbewegungen durchführen.
  - Vorsichtige Traktionen der Gelenke
  - Durchbewegen der Syndesmosen der Mittelhandknochen.

Gesichtsbehandlung
- Nach intensiver Behandlung der Halslymphknoten und submentalen und submandibulären Lymphknoten
- Handgriffe von distal nach proximal am Kopf durchführen
- Salbenpflege von Mund- und Nasenregion
- Mimische Übungen einfügen

Ist Brust- und Bauchraum betroffen, in Hochlagerung des Oberkörpers
- mL entsprechend dem radiären Verlauf der Lymphbahnen in Richtung der Axilla bzw. in Richtung der inguinalen Lymphdrüsen arbeiten
- Atemübungen einfügen, damit der Lymphfluß in den Truncus sowie in den Ductus thoracicus gefördert wird.

Beachte: Keine mL nach den Mahlzeiten. Keine Wärmeanwendungen nach mL. Ein Zeitraum von 4 h muß dazwischen liegen. Nachfolgende Bewegungstherapie kann jedoch mL unterstützen.

Beh. Ges.: Verbesserung oder Erhaltung der Beweglichkeit, Verhinderung der Kontrakturneigung, besonders gegen Verkürzung der Beugesehnen angehen.

Maßnahmen:
- morgendliche Aufwärmgymnastik
- häufig wiederholte Dehn- und Kräftigungsübungen unterhalb der Schmerzgrenze – nicht forciert
- Schulter-, Ellenbogen-, Handgelenke mobilisieren
- Handübungen für Beweglichkeit und Kraft
  Spitzgriff, Schlüsselgriff, Haken-, Hammer- und Zylindergriffe
- Bewegungsübungen in Solebädern von 30–35 °C.

Beh. Ges.: Beeinflussung des bindegewebigen Umbaus in den Gelenkkapseln mit Schrumpfung und Behinderung der Gleitfähigkeit der Sehnen.

- ↑ Manuelle Therapie, die besonders auf die Gleitfähigkeit in den Gelenken eingeht (gegen Kapselkontrakturen). Sie ist in frühen und späten Stadien indiziert.
- Knet- und Greifübungen in Schwefelmoor und anderem – nicht über 35 °C
- Mimische Muskulatur beüben (Grimassieren)

Sklerodermie, progressive systemische (PSS)

- Das Mundöffnen durch ↑ Manuelle Therapie an den Kiefergelenken unterstützen, besonders nach vorangegangener mL.

■ **Beh. Ges.:** Verbesserung der Vasomotion.

Beachte: Es besteht äußerste Kälteempfindlichkeit; sie verstärkt die im Gewebe vorhandene Ischämie. An den Fingern kann Kälte zu irreversiblen Nekrosen führen.
Wärmeanwendungen werden nur bis 35 °C vertragen. Die Stoffwechselprodukte können von den eingemauerten Gefäßen nicht abtransportiert werden. Durch Hyperämie wird die Permeabilität der Kapillaren erhöht und die lymphpflichtige Last steigt an (410).

Maßnahmen:
- Kohlesäurebäder für Arme/Beine 31–33 °C, für Vollbäder 32–35 °C, 20 min (s. auch S. 13)
  Sie sind auch für chronisch schlecht heilende Ulzerationen geeignet. Die Wundreinigung wird unterstützt und damit die Abheilung.
- Solebäder wirken antiödematös, s. S. 18
  Bewegungsübungen in Solebädern
- Saunaverträglichkeit ist zu erproben
  Anschließend lauwarm abduschen, kein kaltes Tauchbad.

Kontraindikationen: Viszerale Beteiligung und im ödematösen Stadium der Erkrankung.

- Basistherapie ist manuelle Lymphdrainage, besonders bei den akuten und mit ödematösen Schwellungen einhergehenden Formen. Auch bei fortgeschrittenen Erkrankungen, wenn die Sklerosierung im Vordergrund steht, verbessert mL die Beweglichkeit der Gelenke.

■ **Beh. Ges.:** Linderung von Schmerzen und Muskelverspannungen in der Schulter-Nacken-Region und von vertebragenen Kopfschmerzen.

Maßnahmen:
- leichte Massage der Schulter-Nacken-Region mit vorsichtig dosierter anschließender Wärmetherapie

Liegt eine **Lungenfibrose** vor

■ **Beh. Ges.:** Verbesserung der Thoraxbewegungen, Ausnutzung der Lungenkapazität.

Maßnahmen:
- Atemtherapie ↑ Ventilationsstörungen, restriktive. Thoraxbewegungen während der Einatmung unterstützen durch
  – Dehnstellungen mit Rotation

- Ausziehen der Interkostalräume
- Hänge- und Packegriffe zur Lösung bindegewebiger Kontrakturen
- Kräftigung der Atemmuskulatur, Zwerchfell und Mm. intercostales
- ↑ Kurorttherapie.

Skoliose

(seitliche Verbiegung der Wirbelsäule)

Idiopathische Skoliose

Ziel: Korrektur der Seitausbiegung und Rotation der Wirbelsäule, Verhinderung der Progredienz, gutes Haltungsgefühl.

> **Beh. Ges.:** Weitmöglichste aktive Aufrichtung und Körpergefühl für die beste symmetrische Haltung und Bewegung erreichen, Bahnung der durchlaufenden Innervation von *beiden* Füßen zum Rumpf.

Maßnahmen:
- bei Blockierungen ↑ Manuelle Therapie
- Beseitigung der muskulären Dysbalance
  Dehnung kontrakter Muskeln, Kräftigung abgeschwächter
- nachts auf fester Unterlage schlafen, am besten in Bauchlage, evtl. Gipsliegeschale, mittags 1 h Bauchlage
- befundgerechte Massage als Vorbereitung zur Übungsbehandlung
  hypertone Muskeln vibrieren in Dehnlagerung
  hypotone tonisieren, evtl. mit Eisstückchen längsstreichen
  redressierende Griffe, ↑ Kontrakturenbehandlung, ↑ Mobilisationstechniken
- ↑ Schwellstrombehandlung (anfangs Exponentialstrom mit etwa 200 ms Anstiegszeit) zur Bahnung der aktiven Innervation inaktiver Muskelgruppen (am besten mit EMG vorher ermitteln)
  Die schräg und quer laufenden Muskelzüge der Konkavseite beüben, wenn dies die Rotation nicht verstärkt, sonst beidseitig einsetzen, evtl. M. erector spinae der Konvexseite stimulieren. Ausschlaggebend für die richtige Applikation ist die Korrektur der Primärkrümmung!
- Funktionelle elektrische Stimulation (FES) von Muskelgruppen mit reduzierter Aktivität nach EMG-Befundaufnahme, auch ↑ Elektromyostimulation
  SCHMITT und BIEL (1980) beübten intermittierend appliziert Reckteckimpulse von 100 Hz. Sie reizten konvexseitig M. erector spinae oder die Interkostalmuskulatur. Bei Krümmungsgraden von 15 bis 40° erreichten sie Besserung um etwa 10,5°.
  Verfasser sind der Ansicht, daß individuell nicht nur nach inaktiven Muskelgruppen, sondern auch nach adäquaten Impulsmustern zu suchen ist. Mit

Skoliose 2

Anstiegszeiten von 50 bis 100 ms, Flußzeiten von 100 bis 150 ms und einer Frequenz von 0,5 Hz, verbunden mit einem mentalen Training optimaler WS-Aufrichtung, sollte die aktive Innervation gebahnt werden.

- krankengymnastische Übungsbehandlung
  Der röntgenologisch gesicherte Befund sollte vom Arzt auf dem Rezept vermerkt sein: Art, Lage, Scheitelpunkt der Primär- und Sekundärkrümmung usw.
  - Stabilisierung des Rumpfes bei optimaler Geradehaltung in verschiedenen Ausgangsstellungen
    in Bauchlage Symmetrie erarbeiten durch gleichmäßiges Andrücken beider Fußrücken, beider M. spinae, beider Rippenbögen, beider Schultergelenke, der Stirn
  - Übung der Grundbewegungen (Rollen, Kriechen usw.) bei optimaler Wirbelsäuleneinstellung
  - Kriechen oder Übungen aus dem Vierfüßlerstand unter Ausnutzung peripherer Atemantriebe und durchlaufender Innervation von den Füßen und vom Kopf her zum Rumpf
  - Nutzung neurophysiologischer Bewegungsbahnung, ↑ PNF-Techniken, ↑ Stemmführungen
  - Niederhöffer-Übungen (14) evtl. beidseitig durchführen, da der Ursprung der schrägen und queren Muskelzüge z. T. an den Dornfortsätzen liegt, somit in Zugrichtung rotierend wirkt
  - dreidimensionale Skoliosebehandlung nach LEHNERT-SCHROTH (1991)
  - Fußübungen, besonders auf gleichmäßige Belastung beider Füße achten
  - im Stand und Gang auf durchlaufende Innervation von den Füßen achten, einschließlich Abstemmen mit der Ferse zur horizontalen und symmetrischen Beckeneinstellung, achsengerecht darüber den Schultergürtel einstellen
  - zwischen beiden Übungen die Wirbelsäule ausbalancieren und durch einen vom Kopf ausgehenden Streckimpuls weitmöglichst aufrichten

- befundgerechte ↑ Atemtherapie
  Von den Händen ausgehend gezielte Einatmungsantriebe geben, so daß die sich blähende Lunge über die Rippenhebel die Wirbelsäule aufdreht, oder gezielte Tönübungen (98) in korrigierter Rücken- oder Bauchlage oder im Fersensitz. Durch Summübungen und Explosivlaute soll die Atmungsmuskulatur speziell im Rippental angeregt werden.

- Hausübungsprogramm, täglich 10 min
- Korrekturschwimmen (Brustschwimmen im Kreis, der Primärkrümmung der Skoliose entgegen).

In schweren Fällen

- Extensions- und Derotationskorsett; zusätzlich systematische ↑ Krankengymnastische Übungsbeh. für Rumpf- und Schultergürtelmuskulatur!
- ↑ Atemtherapie, ↑ Herz-Kreislauf-Training.

Lähmungsskoliose

Ziel: Aufrechte WS, Gleichgewicht zwischen überwiegend tonischen und phasischen Muskeln, symmetrische Bewegungsführung.

Beh. Ges.: Wiederherstellung paretischer Muskeln oder Schulung von Ersatzfunktionen, Kontrakturenverhütung, bestmögliche Aufrichtung und Funktion erreichen.

Maßnahmen:
- Muskeltest und gezielte Behandlung der paretischen Muskeln, ↑ Parese, schlaffe. Von besonderer Bedeutung ist die einseitige Lähmung der Mm. rotatores
- ↑ Exponentialstrombehandlung und Niederhöffer-Übungen als Intensionsübungen kombiniert, s. a. ↑ Elektromyostimulation
- lockernde Massage verspannter Muskelgruppen, anregende für insuffiziente Muskelgruppen
- Schulung der Muskeln, die für Ersatzleistungen herangezogen werden können
- Schulung der durchlaufenden Innervation von den Füßen her (besonders Impulsgebung vom Bein der Konkavseite her)
- Erarbeitung des Haltungsgefühls und der bestmöglichen Aufrichtung (wenn möglich durch Stemmführungen).

Operative Skoliosebehandlung

Präoperativ

Beh. Ges.: Lockerung und Streckung der Wirbelsäule.

Maßnahmen:
- Dauer-Extension mit Glissonschlinge für 3 bis 5 Wochen oder Halo-Extension
- ↑ Manuelle Therapie
- krankengymnastische Übungsbehandlung
  - Mobilisation und Streckung, auch ↑ Schlingengerätbehandlung, ↑ Unterwassergymnastik
  - ↑ Thrombose- und ↑ Pneumonieprophylaxe
  - Atem- und Tönübungen in das Rippental
  - Kraftschulung für die untere Extremität
  - Hinweis auf Übungen nach der Operation.

Postoperativ

Beh. Ges.: Stabilisierung der Wirbelsäule, Angehen der Ventilationsstörung.

Maßnahmen:
- ↑ Thrombose- und ↑ Pneumonieprophylaxe
- Erschließung aller möglichen Atemräume und Erlernen vorteilhafter Atemführungen ↑ Ventilationssteigerungstechniken
- Gleichgewichtsschulung, gut ausbalanciert über den Füßen

- Übung der Rumpfvorbeuge und evtl. Dehnung der ischiokruralen Muskulatur
- Gangschulung
- Konditionierung, Hausübungsprogramm erarbeiten.

Säuglingsskoliose

Ziel: Anbahnung der symmetrischen Entwicklung und Vorbeugung eventueller Sekundärschädigungen.

> **Beh. Ges.:** Nutzung von sensorischen Reizen zu einer aktiven Korrektur im Sinne der Aufrichtung der Wirbelsäule.

Maßnahmen:
- Lichtreize, Spielsachen, Herantreten an das Bett aus Richtung der Konvexseite.

> **Beh. Ges.:** Verhinderung der Progredienz, Beeinflussung der Asymmetrie, möglichst geringe Fixation der Wirbelsäule, Muskulatur symmetrisch sich entwickeln und arbeiten lassen, ausreichende Atemkapazität.

Maßnahmen:
- befundgemäß eingestellte Übungen, die das Reflexverhalten und den motorischen Entwicklungsstand des Säuglings beachten
- Bauchlage, sobald das Kind den Kopf aktiv heben kann, später zeitweise auch Bauchliegebrett (Rollbrett), aber auch Seitlage und zeitweise Rückenlage sind erlaubt
- Säuglingsschwimmen
- Gewohnheits- und Spielbewegung des Kindes im Korrektursinne lenken
  Daumenlutschen auf falscher Seite mit Ellbogenmanschette verhindern. Von der Konvexseite aus füttern. An- und Ausziehen nur aus der Horizontalen. Tragen in Bauchlage. Asymmetrisches Anbringen von Spielzeug über dem Bett, z. B. bei rechts konvexer Skoliose: Wenn das Kind auf dem Bauch liegt, den Gurt über dem Bett von links unten nach rechts oben im letzten Drittel mit Spielzeug behängen, wonach mit der linken Hand zu greifen ist. Zum Greifen mit der rechten Hand befindet sich das Spielzeug rechts unten. Bei Rückenlage das Spielzeug umhängen.
- bei Abflachung des Thorax an einer Seite: in Rückenlage unter die abgeflachte Thoraxseite ein keilförmiges Schwammgummipolster oder keilförmig gelegte Windeln schieben.

Schmerzskoliose

Ziel: Aufrechte WS, Gleichgewicht zwischen überwiegend tonischen und phasischen Muskeln, symmetrische Bewegungsführung.

- **Beh. Ges.:** Schmerzausschaltung.

Maßnahmen:
Beseitigen der Ursachen: ↑ Diskopathien, reflektorische Veränderungen (Konkavität zur Reflexzone), ↑ Hyperalgetische Zonen.

- ↑ Elektrotherapeutische Verfahren zur Schmerzbehandlung

Statische Skoliose

Ziel: Aufrechte WS, Gleichgewicht zwischen überwiegend tonischen und phasischen Muskeln, symmetrische Bewegungsführung.

Beh. Ges.: Verbesserung der statischen Verhältnisse. Das Kreuzbein symmetrisch und gerade einstellen durch einseitige Absatzerhöhungen u. ä.

Beachte: Bei starrer seitlicher Verbiegung (Formfehler) keinen Schuhausgleich mehr geben!

Spinal-myatrophische Prozesse

(vom Rückenmark ausgehender Muskelschwund)

Verschiedene Formen der spinalen Muskelatrophie und die amyotrophische Lateralsklerose

Ziel: Erhaltung der normalen Gebrauchsfähigkeit der Muskulatur, Einschränkung der Progredienz.

Beh. Ges.: Konstanterhaltung der Kontraktionsfähigkeit der Muskulatur über möglichst lange Zeit, Vermeidung von Kontrakturen und Fehlstellungen, Geringhaltung orthopädischer Hilfsmittel, Kompensation von Paresen durch Übung des Restparenchyms.

Maßnahmen:
- krankengymnastische Übungsbehandlung für die nicht gelähmte Muskulatur, damit sie die Funktion der gelähmten kompensieren kann, ↑ PNF-Techniken
- Üben vorteilhafter Bewegungsstereotype und ↑ Stemmführungen
- Üben im ↑ Schlingengerät oder im temperierten Bewegungsbad
- Lagerungen in Annäherung der gelähmten Muskeln und regelmäßiger Lagewechsel zur Vermeidung von Kontrakturen
- ↑ Exponentialstrombehandlung der gelähmten Muskeln
  bipolare Anlage, t_{an} = 150–500 ms, t = 150–500 ms, t_p = 2 000 ms, 15–24 Imp/min, nach 1–2 min Umpolen verstärkt den Zuckungsanreiz.
- ↑ Elektromyostimulation

Spitzfuß

(Pes equinus)

Ziel: Volle Gelenkbeweglichkeit, Muskelgleichgewicht zwischen Dorsal- und Plantarflektoren, gutes Gangbild

Beh. Ges.: Dehnung der verkürzten Achillessehne und der verkürzten Plantarflektoren, Kräftigung der insuffizienten Dorsalextensoren, Arthroseprophylaxe.

Maßnahmen:
- ↑ Ultraschalltherapie der verkürzten Achillessehne und Wadenmuskulatur
  am besten im Wasserbad 0,2 W/cm^2 5 min, 3mal wöchentlich, 12 Beh. oder mehr
- dehnende und lockernde Massage der Wadenmuskulatur und besonders Querdehnung der Achillessehne ↑ Mobilisationstechniken
- Dehnung vom M. gastrocnemius, M. plantaris und M. soleus
  - zur Vorbereitung ↑ Unterwasserdruckstrahlmassage, Fangopackungen oder Heiße Rolle
  - Zur Korrektur des Fersenhochstandes bei angebeugtem Knie die Ferse herunterziehen (Dorsalextension im oberen Sprunggelenk) und dabei das Knie ausstrecken.
  Beachte: Wird *nur* der Vorfuß zur Dorsalextension hochgedrückt, kann das Fußgewölbe aufbrechen und ein Schaukelfuß entstehen.
  - evtl. Gipsschale-Lagerung
- Kräftigung der abgeschwächten Dorsalextensoren nach Befund
- bei Fibularisparese ↑ Exponentialstrombeh., ↑ Paresen, schlaffe, siehe auch Abbildung 16 und 18
- bei spastischem Spitzfuß ↑ Zerebralparese, ↑ Hemiplegie
- zur Arthroseprophylaxe Absatz auch der gesunden Seite so weit erhöhen, daß der ganze Fuß als Auftrittsfläche genutzt werden kann
  Nach Verbesserung des Muskelgleichgewichts kann die Absatzhöhe niedriger werden
- Gangschulung, Haltungsschulung.

Spondylose/Osteochondrose

(degenerative Wirbelsäulenerkrankung)

Ziel: Beschwerdefreiheit, volle Bewegungs- und Stützfunktion der Wirbelsäule, Verlangsamung eines Verschleißvorganges.

■ **Beachte:** Vorangehend exakte Befundaufnahme!

Beh. Ges.: Schmerzfreiheit, muskuläre Lockerung, Anregung der Durchblutung, Verbesserung des Muskelstoffwechsels.

Maßnahmen:
- ↑ Ultraschalltherapie, neuratherapeutischer Aufbau
  kaudal: 0,2 W/cm² 5 bis 10 min, 3mal wöchentlich, 10 Beh. als Serie
- ↑ Ultrareizstrom, Längsdurchströmung der Wirbelsäule
  Anode: kranial, Kathode: über dem schmerzenden Gebiet, 3 cm unterhalb der Anode, bei der HWS umgekehrte Applikation oder Anode über dem oberen Trapeziusast. Wenn die ganze Wirbelsäule betroffen ist, bedarf es 3 bis 4 Anlagen, 6 Beh., die ersten 3 täglich.
- ↑ Diadynamische Ströme
  Applikation wie bei Ultrareizstrom, siehe oben oder paravertebral, von kaudal nach kranial ansteigend
  Basis plus DF 2 min, danach Basis plus CP 3 min, sensibel an der Toleranzgrenze höherregeln, 8 Beh., die ersten 3 täglich
- ↑ Kombinationstherapie Ultraschall und Reizströme
- ↑ Mittelfrequenz-Stimulationstherapie
- ↑ Interferenzstromverfahren ↑ Ischias/Ischialgie, ↑ Lumbalgie, ↑ Zervikalsyndrom
- ↑ Traktionsbehandlung
- ↑ Unterwassergymnastik, ↑ Schlingengerät-Behandlung
- ↑ Sauna, anschließend Rumpfwickel
- ↑ Massage, ↑ Bindegewebsmassage, Segmentmassage
- ↑ Unterwasserdruckstrahlmassage
- ↑ Kurzwellentherapie oder Dezimeterwellentherapie, Muldenapplikator, Anlage ↑ Zervikalsyndrom oder Ischias/Ischialgie oder Längsapplikation
- allgemeines aerobes Ausdauertraining

Beh. Ges.: Gezielte Mobilisation und Stabilisation und Ausgleich einer Dysbalance zwischen überwiegend tonischer und phasischer Muskulatur, Haltungsaufbau, Bewegungskonditionierung, Beseitigung einer muskulären Insuffizienz.

Maßnahmen:
- bei Blockierungen ↑ Manuelle Therapie (260)
- Muskelverspannungen lösen ↑ Hypertonus, ↑ Kontrakturen
- insuffiziente Muskeln in der Kette auftrainieren
- Elastisierung der Wirbelsäule in ↑ Dehnlagerungen, Vierfüßlerstand, verschiedenen Hangsituationen und auch durch Umlagerungen
- Haltungsschulung ↑ Haltungsfehler, ↑ Brügger-Therapie
- Erlernen der aktiven Kopfstreckung

- Vierpunktbelastung über den Füßen, gut von der Ferse abstemmen erleichtert die aufrechte Haltung
- ↑ Stemmführungen entlasten die Wirbelsäule
- Kontrolle der Arbeitsbewegungen und der Ausgleichshaltungen ↑ Überbelastungsschäden, mechanische
- allgemeine Konditionierung ↑ Sporttherapie.

Spreizfuß

(Pes transverso-planus)

Ziel: Schmerzfreiheit, volle Gelenkbeweglichkeit, elastisches Gehen.

Befund: Der Vorfuß weicht auseinander und wird überbelastet. Belastungspunkte sind nicht mehr 1. und 5. Mittelfußköpfchen, sondern die Metatarsalen. Infolge dieses Durchsinkens kommt es zur Verkürzung der Extensoren und Kraftabschwächung der langen Zehenflexoren. Beim Gehen fehlt der Fußabdruck von den Zehen.

Beh. Ges.: Wiederherstellung des Gleichgewichts zwischen Flexoren und Extensoren.

Maßnahmen:
- Dehnung der verkürzten Zehenextensoren ↑ Cyriax-Therapie
  Deep-friction-Massage, tiefe Querstreichung über die Sehnen bei Beugung der Zehen im Grundgelenk, Querstehen auf einem Stab
- ↑ Manuelle Therapie
- Kräftigung der langen Zehenbeuger und Mm. lumbricales
  Zehen langstrecken und im Grundgelenk beugen
- Anspannung des Quergewölbes in Halb-, später Ganzbelastung
  jede Zehe einzeln langstrecken und gegen den Boden drücken, bis das Quergewölbe sich hebt
- verschiedene Zehengreifübungen
  Geräteübungen: Handtuch, Ball, Keule, Tannenzapfen, Knüllpapier
- Gangschulung
- ↑ Knick-Senk-Spreizfuß und ↑ Hallus valgus.

Stimmstörungen, hypokinetische

Ziel: Freies Verfügenkönnen über eine gute Stimme.

Maßnahmen:
- einstimmbare Vibrationsmassage
  Die tonfrequenten Vibratoren werden am Kehlkopf oder am Brustbein angelegt.

> **Beachte.** Die Vibrationsfrequenz muß mit der Stimmlippenfrequenz übereinstimmen!

- manuelle oder elektromechanische Vibrationsmassage zur Lockerung der Nacken- und Schultermuskulatur
- befundgerechte ↑ Atemtherapie, ↑ Ordnungstherapie
- sprach- und tontherapeutische Behandlung
- Bewegungs- und Rhythmusschulung.

Sudecksches Syndrom

(Sympathische Reflexdystrophie SRD)

(an den Armen oder Beinen auftretende schmerzhafte Dystrophien von Weichteilen und Knochen durch eine reflektorisch ausgelöste Störung des sympathischen Nervensystems)

Prophylaxe

> **Beh. Ges.:** Verhinderung von Zirkulationsstörungen, Beeinflussung der vegetativen Ausgangslage in vagotoner Richtung!

Maßnahmen:
- Vermeidung von Zirkulationsstörungen und Druckschädigungen durch zu enge Gipse!
  Der Patient ist darauf aufmerksam zu machen, daß er sich bei Schmerzen über die akute Fraktursituation hinaus beim Arzt zu melden hat
- schnelle Gymnastik der kleinen Gelenke, soweit sie nicht ruhiggestellt sind, im Wechsel mit
- geführten ausgiebigen Bewegungen der großen Gelenke, soweit sie nicht ruhiggestellt sind
- ↑ Atemtherapie
  Anregung zu Tiefatmung, Entwicklung besonders der Basisatembewegungen, Entspannungsübungen, die den Atemrhythmus mit Einhalten der Pause nach der Ausatmung herbeiführen
- lauwarme Soleteilbäder, ↑ Eisbehandlung
- Maßnahmen der Kneipp-Therapie in ansteigender Dosierung
- Regelung der Biorhythmen, besonders für ausreichenden Schlaf sorgen.

Stadium I – Akute Phase
(starke Schmerzen, Schwellung und Funktionsstörung)

> **Beh. Ges.:** Regulierung der Durchblutung, Verminderung der erhöhten sympathikotonen Ausgangslage, Schmerzbeseitigung, Zurückführen zur Normfunktion.

Maßnahmen:
- Vermeidung von Belastung durch vorsichtige Ruhigstellung in Mittelstellung (Armtragetuch u. ä.) bei täglich mehrmaligem Stellungswechsel
- kalte Fangopackungen täglich mehrmals 30 min örtlich
  solange, bis die Entzündung nachläßt oder
- Eintauchen in Eiswasser (+1 °C) mehrmals täglich und aktive Bewegungsübungen unterhalb der Schmerzgrenze im Eiswasser
  Nur kurzfristig eintauchen und Gefäßreaktionen beachten!
  Kommt es bei der Eisbehandlung zu vermehrten Schmerzen, diese Behandlung abbrechen.

Kontraindikationen: Passive Bewegungsübungen und Bewegungen, die Schmerzen bereiten.

- temperaturabsteigende Bäder, darin aktive Bewegungsübungen
  34 bis 25 °C innerhalb von 20 min, ein- bis mehrmals täglich. Nur unterhalb der Schmerzgrenze bewegen!
- zeitweilig Hochlagerungen zur Förderung des venösen Rückstroms
- ↑ Atem- und ↑ Entspannungstherapie, ↑ Ordnungstherapie
- ↑ Blockaden des Ganglion stellatum mit Reizströmen.

Kontraindikationen: Warme oder gar heiße Bäder, Lichtkasten, örtliche Massage, Bewegungen, die Schmerzen auslösen.

Subakute Phase
- ↑ Ultraschallbehandlung im neuraltherapeutischen Aufbau
  Unterer Kreuzbeinrand, Iliosakralgelenk, Beckenkamm, dorsale Trochanterpartie, paravertebral der Lenden-, evtl. Brust- und Halswirbelsäule, Nackenpartie, 0,2 W/cm² 5 bis 10 min, 3mal wöchentlich, 12 Beh.
- ↑ Bindegewebsmassage am Rumpf
- Periostbeh. segmental und an der Schulterblattgräte
- Bewegungsübungen im Wasserbad
  unterhalb der Schmerzgrenze, Wassertemperatur nicht über 34 °C
- ↑ Atem- und Entspannungstherapie (Gruppenbehandlung)
- UV-Ganzkörperbestrahlungen ↑ Phototherapie
- Beseitigung vertebragener Störungen, ↑ Spondylose/Osteochondrose
- Gymnastik der nicht betroffenen Extremitäten.

Stadium II – Dystrophisches Stadium
(Schmerzen, zunehmende Gelenkversteifung, trophische Veränderungen)

Beh. Ges.: Beseitigung der Durchblutungsstörungen, Verhinderung von Atrophie und Gelenkversteifung.

Maßnahmen:
Bestehen noch akute Reizzustände:
- Ruhigstellung, siehe Stadium I und Eistherapie
- kalte Fangoumschläge, später Prießnitzwickel.

Bei Verträglichkeit Steigerung zu:
- Sole- oder Heublumenwickeln
- ↑ Ultraschallbehandlung segmental und örtlich im Wasserbad
  segmental 0,2 W/cm² 5 min oder neuratherapeutischer Aufbau siehe vorn, örtlich im Wasserbad von 34 bis 35 °C, 0,1 W/cm² 5 min
  Es kann mit dieser Dosierung auch die proximale Muskulatur kurzfristig beschallt werden.
- krankengymnastische Übungsbehandlung im Wasserbad von 34 bis 35 °C
  anschwellende isometrische Spannungsübungen gegen Muskelatrophie, geführte Bewegungen bis an die Schmerzgrenze – nicht darüber hinaus, dem Wasser Rheubalmin-Bad „neu" oder Hoevenol® zusetzen
- ↑ Bindegewebsmassage, Segmentmassage nur am Rumpf
- Periostbehandlung segmental (bei Sudeck des Armes besonders am Schulterblatt)
- ↑ Diadynamische Ströme segmental
  Basis (1 mA) und DF 2 min bis zur Toleranzgrenze, danach
  Basis (1 mA) und CP 5 bis 6 min bis zur Toleranzgrenze
- ↑ Stabile Galvanisation im Wasserbad
  bei schmerzender Extremität: sensibel unterschwellig
  Kathode: im Segment, Anode: im Wasserbad
  bei vorherrschender Minderdurchblutung der Extremität umgekehrt
  sensibel eben schwellig, 10 bis 15 min täglich oder 3mal wöchentlich
  anschließend vorsichtige aktive Bewegungsübungen durchführen
- ↑ Blockade des Ganglion stellatum mit Reizströmen
- ↑ Hydrotherapeutische Maßnahmen an der gesunden Seite zur Einwirkung auf die kranke Seite über die konsensuelle Reaktion
- ↑ Interferenzstrombehandlung (139)
  – Behandlung der übergeordneten vegetativen Ganglien
  100 Hz konstante Frequenz, 5 min sensibel unterschwellig
  (bei großen Schmerzen)
  Platten- oder Flachkissenenelektroden so anlegen, daß die zu behandelnden Ganglien im Überlagerungsgebiet beider Stromkreise sind
  – Nach 5 bis 6 solcher Beh. und bei guter Verträglichkeit folgt (zusätzlich) die Gliedmaßenbehandlung
  100 Hz konstante Frequenz, 5 bis 10 min, sensibel unterschwellig
  50 bis 100 Hz rhythmische Frequenz, 5 bis 10 min, sensibel unterschwellig
  später schwellig bis überschwellig
  Bei Rückschlägen die lokale Beh. einige Zeit absetzen, nur gangliotrop behandeln.
  Wichtig ist die einschleichende Dosierung.
- aktive Bewegungen (im Wasserbad) hinzufügen bei nachlassenden Schmerzen.

- **Beh. Ges.:** Allgemeinbehandlung.

Maßnahmen:
- Klimawechsel (Gebirge, See)
- allgemeine rhythmische Gymnastik zur Musik, ↑ Ausdrucksgymnastik
- ↑ Entspannungstherapie
- Konditionsgymnastik für die nichtbetroffene Extremität.

Beachte: Jegliches Übermaß von Bewegung und Kraftanstrengung ist zu vermeiden. Üben beim Bestehen von Stauungszuständen führt zu Hungerreaktionen des Gewebes, evtl. zu Atrophien!

Stadium III – Stadium der Endoatrophie

Beh. Ges.: Kräftigung der atrophischen Muskulatur, Verbesserung der Mobilität und Gebrauchsfähigkeit, vorangehend Durchblutungsförderung.

Maßnahmen:
- ↑ Ultraschallbehandlung segmental und örtlich im Wasserbad
  segmental 0,2 bis 0,3 W/cm^2 5 min
  örtlich im Wasserbad 0,2 bis 0,3 (0,4) W/cm^2 5 min
  3mal wöchentlich, 12 bis 18 Beh.
- krankengymnastische Übungsbehandlung
  Im Anschluß an Maßnahmen zur Durchblutungsförderung isometrische Spannungsübungen, beginnend mit rhythmischer Stabilisierung der ganzen Extremität, dann im Sinne der Kontrakturenbehandlung, zuletzt Üben der durchlaufenden Innervation von Fingern oder Zehen aus zum Rumpf, zwischendurch Lockerungen und Schwünge, Geräteübungen, Gebrauchsbewegungen.

- **Beachte:** Viel aktiv gegen Widerstand üben!

- ↑ Manuelle Therapie (Traktion und Gleiten zur Elastisierung der Gelenke)
- ↑ Unterwasserdruckstrahlmassage – segmental und örtlich
- Fango-, Paraffinpackungen segmental und örtlich
- warmes Moor kneten, Springkittübungen, wenn die Hände befallen sind
- Rheubalmin-Bad „neu" oder Hoevenol®-Bäder, auch als ansteigende Teilbäder
- ↑ Hydroelektrische Bäder mit Acetylcholin oder ↑ Iontophorese mit Acetylcholin
- funktionelle ↑ Ergotherapie.

Tendomyose

(reflektorische, funktionsgebundene Schmerzhaftigkeit von Muskeln, in die auch die Sehnen und Gelenkkapseln einbezogen sind)

Lit.: BRÜGGER 1994 (33, 34, 232)

Ziel: Andauernde Schmerzfreiheit, volle Muskel- und Gelenkfunktionen.

Beh. Ges.: Herausfinden des pathophysiologischen Reflexgeschehens, das dem Schutz des Organismus dient. Schmerzlinderung durch andere Haltungs- und Bewegungsmuster.

Maßnahmen:
- ↑ Brügger-Therapie
  Präzise Funktionsanalyse nach BRÜGGER deckt die Ursachen der bestehenden Schmerzen und die Funktionsbehinderungen (oft fern vom Schmerzort) auf.

Beachte: Zur Vermeidung und Therapie der Funktionskrankheiten des Bewegungsapparates sind nach BRÜGGER folgende Haltungs- und Bewegungsmuster vorteilhaft:
Beckenkippung mit Abduktion und Außenrotation der Beine, Thoraxaufrichtung, Scapuladepression und Streckung der Halswirbelsäule. Die thorakolumbale Lordose muß bis Th_5 reichen.

- adäquate Gestaltung von Sitz- und Liegestätten
- Vermeiden der sternosymphysalen Belastungshaltung.

Tendopathie

Ziel: Schmerzfreiheit, volle Bewegungsfunktion.

Akutstadium (3–4 Tage)

Beh. Ges.: Schmerzlinderung, Beruhigung, Erholung.

Maßnahmen:
- funktionelle Verbände, evtl. antiphlogistische Verbände z. B. mit Diphlogont®
- nur im schmerzfreien Raum bewegen
- ↑ Ultrareizstrom oder ↑ transkutane elektrische Nervenstimulation
- ↑ Iontophorese.

Postakutes Stadium

Beh. Ges.: Herausfinden der Ursache der Fehl- oder Überbelastung, Verbesserung der Durchblutung und der Stoffwechselsituation, funktionsgerechte Tonisierung.

Maßnahmen:

- ↑ Cyriax-Therapie und S. 366
- Massage, aktives Stretching, dabei die detonisierende Wirkung der Antagonisten einsetzen
- ↑ Ultraschalltherapie
- ↑ Interferenzstromverfahren
- Muskeltonisierung über aerobe Belastung im schmerzfreien Raum.

Bei Schmerzfreiheit

■ **Beh. Ges.:** Wiedergewinnen der vollen Funktion.

Maßnahmen:

- statisch orientiertes Muskelaufbautraining ↑ Sporttherapie
  kontrollierter Bewegungsablauf, ausreichende Trainingspausen
- nur nach Ruhepausen langsam mit dem Krafttraining beginnen.

Tendovaginitis

(Sehnenscheidenentzündung)

Ziel: Entzündungshemmung, freie Bewegungsfunktion.

Stenosierende Tendovaginitis

■ **Beh. Ges.:** Verbesserung der Gleitfähigkeit.

Maßnahmen:
↑ Iontophorese mit Hyaluronidase.

Tendovaginitis crepitans

(fibrinöse Sehnenscheidenentzündung)

Akut

■ **Beh. Ges.:** Entlastung, Entzündungshemmung, Schmerzlinderung.

Maßnahmen:

- Ruhigstellung
- ↑ Ultrareizstrombehandlung örtlich und segmental
  Kathode: auf schmerzendes Gebiet, Anode: gegenüber oder proximal im Sehnenverlauf, Beh. täglich, 3 bis 6 Beh. insgesamt
- ↑ Diadynamische Ströme, ↑ transkutane elektrische Nervenstimulation TENS
  Kathode: auf schmerzende Region, Anode: gegenüber oder proximal im Sehnenverlauf

2 Behandlungsvorschläge, alphabetisch geordnet nach Diagnosen

Basis und DF 2 min, danach Basis und CP 4 min bis zur Toleranzgrenze höher regeln, Beh. täglich, 3 bis 6 Beh. insgesamt
- Prießnitzumschläge
- lokale kurzfristige Kältereize.

Chronisch

Beh. Ges.: Örtliche und segmentale Duchblutungsförderung, Schmerzlinderung, Ausschalten von Schädlichkeiten.

Maßnahmen:
- ↑ Ultraschalltherapie örtlich und segmental
  segmental: 0,1 bis 0,2 W/cm² 5 min
  örtlich im Wasserbad: 0,05 bis 0,1 W/cm² 3 min
  Beh. jeden 2. Tag, 8 bis 12. Beh. insgesamt
- ↑ Iontophorese mit Kaliumiodid
  2- bis 3%ig von Kathode aus, 10 min, 3mal wöchentlich
- ↑ Ultrareizstrom, ↑ Diadynamische Ströme, siehe vorn
- ↑ Krankengymnastische Übungsbehandlung
  - zur Ausschaltung von schädigenden Haltungen und Bewegungen (muskulären Verspannungen, Wirbelsäulen- und Kopfhaltung) ↑ Brügger-Therapie
  - zur allgemeinen Anregung und Umstimmung (Gruppengymnastik, rhythmische Gymnastik, ↑ Entspannungsbehandlung, ↑ Ausdrucksgymnastik).

Thoraxtraumen, schwere

(Brustkorbverletzungen)

Lit.: 164

Ziel: Volle Wiederherstellung, Behandlung auf Intensivpflegestation.

Beh. Ges.: Sekretlösung und Aufrechterhaltung der Belüftung.

Maßnahmen:
- Lagerung: Zur Dehnung des Thorax sind die Arme über dem Kopf gelagert.
- Vibrationen und Klopfungen auf dem Thorax, sobald der Pneumothorax beseitigt ist, besonders intensiv über den Atelektasen, anschließend Absaugen
- stündliches Absaugen durch die Trachealkanüle
- ↑ Inhalationstherapie mit physiologischer Kochsalzlösung zur Anfeuchtung der Schleimhaut.

Beh. Ges.: Anregung des venösen Rückstromes und Kontrakturenverhütung.

Thoraxtraumen, schwere 2

Maßnahmen:
- passives Durchbewegen der Extremitäten, anschließend
- Lagerung der Extremitäten
  Beine nicht in Außenrotation lagern: Gefahr einer Fibularisparese durch Druckschädigung.
  Knierolle nicht unter die Knie, sondern am distalen Ende des Oberschenkels, an der Außenseite der Beine Sandsäckchen.
  Arme abwechselnd in Außen- und Innenrotation, Beugung und Streckung im Ellbogengelenk lagern.
- möglichst einmal am Tag in Seit- und Bauchlage behandeln, dabei Hautpflege des Rückens, Atemtherapie.

Kann der Patient spontan durch die Kanüle atmen, ist aber noch nicht ansprechbar:
- bei jedem 3. Atemzug zur Ausatmung passiv Nachdrücken, verbunden mit Vibrationen
  anschließend erfolgt tiefe Einatmung, dann Hustenreiz
- ↑ Dehnlagerungen und periphere passive Atemanregungen geben (Dehnungen, Packegriffe).

Wenn der Patient assistiert beatmet wird, ansprechbar und nicht mehr relaxiert ist:
- passiv-aktives Durchbewegen der Extremitäten
- periphere Tiefatemantriebe geben
- Nasenstenoseübungen
- Sekretlösung in spezifischen Drainagelagerungen (Arme über dem Kopf), Vibrationen und Klopfungen, siehe Seite 30
- Kräftigung der Gesäßmuskeln
  Beine anspannen, Gesäß heben
- Hilfestellungen beim Abhusten (Nahtschutz)
- Ausatmung über Strömungswiderstände: „w", „fuh", blasen
- sobald als möglich zum Sitz am Bettrand bringen (Beine wickeln)
- ↑ Atelektasen.

Nach Dekanülisierung
- Maßnahmen der Sekretlösung und ↑ Abhustenschulung
- ↑ Atemtherapie, Anregung zur Tiefatmung
- Nasenübungen zur Zwerchfellanregung
- Gangschule und allgemeine Kräftigung vorbereiten.

Thrombose ↑ Venensystem-Erkrankungen

(S. 440)

Torticollis spasmodicus

(Unwillkürliche Verkrampfungen der Halsmuskeln)

Lit.: 159, 160

Ziel: Freie Haltung und Beweglichkeit.

Beh. Ges.: Hemmung tonischer Reflexe und Bahnung der Stellreaktionen (nach HADANK, 1981).

Maßnahmen:
- Erlernen der Stemmführungen
  1. in Rückenlage, 2. in Seitlage, 3. in Bauchlage, 4. im Kniestand, 5. im Sitz, 6. im Stehen, 7. im Gehen.
  Vor und nach den Übungen gut entspannen. Der Kopf soll bei den Stemmführungen in Mittelstellung gehalten werden. Zieht er zur Seite, muß eine Stufe zurück geübt werden.
- den Körper in Längsrichtung zum Schwingen bringen
  Patient Rückenlage, Füße dorsalflektiert. Die Krankengymnastin gibt an der Ferse in Richtung zum Kopf hin rhythmischen Druck, der den Körper in Längsrichtung zum Schwingen bringt. Die Schwingungen sollen von dem Patienten bis zum letzten Kopfgelenk durchgelassen werden. Es gilt dabei, den angemessenen Rhythmus zu finden.
- Alltagshilfen zeigen
  - Zur Fixierung der Hände sind sie vor dem Rumpf zu verschränken oder in die Hosentasche zu stecken
  - Haltungssicherung durch Anlehnen an Türpfosten, Wände oder an die Stuhllehne
  - Zur Verbesserung des Kopfgefühls einen festen Schal tragen oder einen gewichtigen Hut
  - Bei Retrocollis Einkaufstaschen oder eine Art Rucksack *vor* dem Bauch tragen zur Anregung der Beugemuskulatur am Hals.

Beachte: Zur Unterdrückung unwillkürlicher Kopfbewegungen darf der Kopf an der Seite, zu der er zieht, nicht berührt werden. Auch in Rückenlage die Hand nicht unter den Kopf legen.

- ↑ Ataxie, ↑ Athetose, ↑ Hyperkinetisch-hypotones Syndrom.

Tuberkulose ↑ Lungentuberkulose

Überforderungssyndrom

Ziel: Erholung und Beseitigung der Ursachen der Überforderung.

Beh. Ges.: Bei Überwiegen der Erregungsprozesse gilt es, diese zu ausgeglichenen Verhaltens- und Tonuslagen zu führen.

Maßnahmen:
- Klimatherapie (ruhige Waldgegend, Mittelgebirge)
- viel Schwimmen im Freien
- morgens kalte Waschungen oder Duschen mit anschließendem Frottieren
- beruhigende Massagen, beruhigende rhythmische Gymnastik
- ↑ Ordnungstherapie
- abends ↑ Bäder mit Medikamentenzusatz: Fichtennadel, Hopfen- und Baldrianextrakt, Kohlensäure oder nur Vollbäder 33 bis 37 °C, 15 bis 20 min.

Kontraindikationen: Sauna, intensive Sonnenbestrahlung.

Beh. Ges.: Bei Überwiegen der Hemmungsprozesse gilt es, die Umstimmung über neue Reize zu erreichen.

Maßnahmen:
- Klimatherapie, ↑ Meeresheilkunde, besonders günstig
- Wechselbäder und Wechselduschen
- ↑ Sauna mit mittlerer Hitzestufe und mehrmals Kaltdusche
- Segmentmassage (↑ Massagen)
- intensive Gymnastik mit kräftigen Übungen.

Überlastungsschäden, mechanische

Ziel: Ausreichende Erholung, adäquate Belastung.

Beh. Ges.: Entlastung überlasteter Funktionskreise, Entspannung, Durchblutungsförderung, Lockerung verspannter Muskelgruppen, Abtransport von Schlackenstoffen, Schmerzbefreiung.

Maßnahmen:
- ↑ Ultraschalltherapie
- ↑ Unterwassergymnastik
- ↑ Unterwasserdruckstrahlmassage
- Impulsströme im ↑ Hydroelektrischen Zellenbad nach TRÄBERT
- ↑ Entspannungsbehandlung und ↑ Dehnlagerungen für verspannte Muskeln
- ↑ Massage verspannter Muskeln, möglichst in Dehnlagerung, Stretching

- ↑ Arthrosis deformans, ↑ Diskopathien, ↑ Epikondylitis, ↑ Gelenkergüsse und Reizgelenke, ↑ Haltungsfehler, ↑ Hypertonus der Muskulatur, ↑ Ischias/Ischialgie, ↑ Knick-, Senk-, Spreizfuß, ↑ Kompressionssyndrome, ↑ Lumbalgie, ↑ Muskelriß/Muskelzerrung, ↑ Myalgie, ↑ Myogelosen, ↑ Periarthropathia humeroscapularis, ↑ Periostitis, ↑ Pseudoradikuläre Syndrome im Beckenbereich, ↑ Ptosen, ↑ Skoliosen, ↑ Spondylose/Osteochondrose, ↑ Tendomyosen, ↑ Tendopathien, ↑ Tendovaginitis, ↑ Zervikalsyndrom.

> **Beh. Ges.:** Systematisches Funktionstraining ungenügender oder falsch benutzter Funktionskreise in der ihnen zukommenden Ordnungseinheit.

Maßnahmen:
- isometrische Spannungsübungen in durchlaufender Innervation von der Peripherie nach dem Rumpf
  zuerst in Horizontallagerung, evtl. aus Dehnlagerung, Dehnübungen müssen Spannungsübungen vorausgehen, dann Steigerung über Halb- zur Ganzbelastung, zuletzt Gang- und Gleichgewichtsschulung
- ↑ PNF-Techniken, ↑ Stemmführungen zur Entlastung der Wirbelsäule
- Schulung der Alltagsbewegungen in richtiger Koordination, dabei Übungen mit der Schwerkraft nach GINDLER (143, 144)
- Ausgleichsgymnastik für beruflich einseitige Beanspruchung.

> **Kontraindikationen** allgemeiner Rückenschulkurse sind
> - akute Beschwerden (Radikulärsyndrome)
> - unzureichende Abklärung latenter oder chronischer Beschwerden
> - noch nicht abgelaufene physiotherapeutische Behandlung
> - entzündliche Erkrankungen der Wirbelsäule
> - Begleiterkrankungen wie Hypertonie u. a.

> **Beh. Ges.:** Rhythmus- und Körperempfinden für adäquate Arbeitsgestaltung vermitteln sowie Entspannung und Erholung zur Leistungssteigerung.

Maßnahmen:
- rhythmische Gymnastik, für Frauen ↑ Ausdrucksgymnastik
- ↑ Sporttherapie
- ↑ Kurorttherapie, Regelung der Biorhythmen.

> **Beachte:** Die Fähigkeit, statische Belastungen aushalten zu können, ist nicht trainierbar, früher oder später machen sich Überlastungserscheinungen bemerkbar. Der Patient ist auf das Beweglichmachen statischer Haltungen, vorteilhafte Gleich-

gewichtsverlagerungen, optimale Arbeitstechniken und evtl. auf die Notwendigkeit von wechselnden Arbeitsbeanspruchungen hinzuweisen (183, 184).

Ulcus cruris varicosum oder postthromboticum

(Unterschenkelgeschwür durch Varizen oder nach Thrombosen)

Lit.: 69, 103, 126–128, 140, 151, 184, 223, 232, 244, 339, 394

Ziel: Abheilung des Ulcus durch Verbesserung der Mikrozirkulation.

Beh. Ges.: Verbesserung des Blutumlaufs und der Durchblutung bei örtlicher Entstauung, Senkung des erhöhten Venendrucks (bei venös bedingten Ulcera), Ausgleich bei verringertem Arteriolendruck (bei arteriellen Gefäßerkrankungen), Verbesserung einer gestörten Klappenfunktion.

Maßnahmen:

- Schaumgummikompressionsverband am Unterschenkel
  Hoher Arbeitsdruck! Bis zum Abheilen auch nachts belassen. Jeden Morgen ist er vom Patienten neu anzulegen.

- Beinhochlagerung (oder Fußende erhöhen) nachts und tags unterbrochen

- Fußtretbewegungen im Liegen mit komprimierten Beinen
  Zehen heben und Dorsalextension, Zehen senken und Plantarflexion, Zehen senken und Supination, Zehen heben und Pronation üben

- viel Gehen im Kompressionsverband
  langes Stehen und Sitzen vermeiden

- Atem-, Kreislauf-Gymnastik unter Schonung des erkrankten Beines

- ↑ Bindegewebsmassage
  Beh. je nach Rückenbefund, zunächst nur am Rumpf und Varizenstrich, später auch am Oberschenkel und am Fibulaköpfchen.

Bei Neigung zu Zyanose

- Kohlensäuregasbehandlung
  Nach hydrotherapeutischer Vorbehandlung durch wechselwarme Schenkelgüsse oder Umschläge mit physiologischer Kochsalzlösung.

Beachte: Bei deutlicher arterieller Beteiligung Vorsicht mit Lokalanwendungen, evtl. vom gesunden Bein aus ansteigende Fernteilbäder, diesen Pykaryl „T"® zusetzen.

- Kohlensäurebad (Rulffs) ↑ Bäder mit Medikamentenzusatz.

Beh. Ges.: Anregung der Epithelisierung durch Verbesserung des örtlichen Stoffwechsels.

Maßnahmen:
- stabile Galvanisation (s. S. 452)
  auch mehrere Stunden täglich, als Hausbehandlung mit Batteriegeräten
- wechselwarme Güsse
- Hautpflege mit Pflanzenöl (Weizenkeimöl), evtl. Ölaufschlag
- bei ekzematöser Reizung der umgebenden Haut Teilbäder mit Eichenrinde- oder Schwefelzusatz ↑ Bäder mit Medikamentenzusatz
- vorsichtige UV-Bestrahlung ↑ Phototherapie oder ↑ Heliotherapie mit Salbenschutz des Epithelsaumes
- Periostbehandlung am Beckenkamm, Trochanter major und am Fibulaköpfchen.

> **Kontraindikationen:** Arterielle Ulcera mit schlechtem Kollateralkreislauf, wenn zunehmende Schmerzen und ungenügende Hyperämiereaktion auftreten (97).

Beachte: Wenn das Geschwür mit dünner Epithelschicht überzogen ist, darf mit der physikalischen Behandlung nicht aufgehört werden. Wechselgüsse, Faszienlockerung (s. u.) und Beingymnastik sind weiter durchzuführen.

Beh. Ges.: Lösung von Verhaftungen zwischen Kutis, Subkutis und Muskelfaszie.

Maßnahmen:
- manuelle Faszienlockerung aus verschiedenen Ausgangsstellungen
- passive und aktive Bewegungen in Verbindung mit Faszienlockerung.

Beh. Ges.: Einregulierung normaler Durchblutungs- und Bewegungsverhältnisse und optimaler Anpassungsfähigkeit.

Maßnahmen:
- Erlernen der durchlaufenden Innervation von den Zehen zum Rumpf
- Gangschule
- Allgemeingymnastik
- Einbeziehung eines ↑ Hydrotherapeutischen Programmes in die Lebensgewohnheiten
- ↑ Durchblutungsstörungen, ↑ Venensystem-Erkrankungen.

Ulcus ventriculi und -duodeni

(Magen- und Zwölffingerdarmgeschwür)

Ziel: Abheilung.

Beh. Ges.: Linderung der Reiz- und Schmerzzustände, allgemeine Beruhigung.

Maßnahmen:
- zu Beginn Bettruhe
- Leibwickel für 2 h mehrmals täglich
- ansteigende Fußbäder, auch als Vorbereitung des Leibwickels
- Trockenbürsten im Segmentverlauf, nicht quer
- wechselwarme Ganzwaschung
- Periostbehandlung
  3mal wöchentlich und auch bei Schmerzzuständen sofort, möglichst ehe der Schmerz seinen Höhepunkt erreicht hat, einsetzen; Periostpunkte am linken bzw. rechten Rippenbogen
- ↑ Atem- und Entspannungsbehandlung, ↑ Gastritis
- isometrische Spannungsübungen mit Betonung der Entspannung
  Bei Ulcus ventriculi wird die linksseitige Bauchmuskulatur, bei Ulcus duodeni die rechtsseitige langsam synchron zur Einatmung angespannt und noch langsamer synchron zur Ausatmung bewußt entspannt, 5- bis 6mal hintereinander mehrmals am Tag.
- sedierende Bäder ↑ Bäder mit Medikamentenzusatz.

Beh. Ges.: Vegetative Homöostase, richtige Lebensgestaltung.

Maßnahmen:
- ↑ Bindegewebsmassage, Segmentmassage, Periostbehandlung
  Frühjahrs- und Herbstkur
- ↑ Ultraschallbehandlung im neuraltherapeutischen Aufbau
  1. bis 3. Behandlung 0,1 bis 0,3 W/cm² Grundaufbau, 5 min, zusätzlich 1 min 0,1 W/cm² die Nackenmuskulatur, manuelles Ausstreichen des unteren Brustkorbrandes, ab 4. Beh. Grundaufbau 3 min, dann paravertebral bis Th$_5$ mit 0,05 bis 0,1 W/cm² 3 min schallen, bei Ulcus ventriculi betont paravertebral links, bei Ulcus duodeni betont rechts schallen.

> **Kontraindikationen:** Akut entzündliche Zustände, blutende und zur Perforation neigende Ulzera, Hyp- und Anazidität.

- Psychotherapie ↑ Neurosen, ↑ Ordnungstherapie
- ↑ Atem- und Entspannungstherapie, autogenes Training
- Regelung der Lebensweise und Einführung eines physiotherapeutischen Standards mit Trockenbürsten und Wechselwaschung, ansteigendem Fußbad mit anschließendem Leibwickel

- feuchte Wärme im Segment vor den Hauptmahlzeiten, nachts Leibwickel
- Beseitigung vertebragener Störungen, bei Blockierungen ↑ Manuelle Therapie.

Urolithiasis

(Harnsteinleiden)

Ziel: Abgang der Harnsteine.

Kolikbehandlung

■ **Beh. Ges.:** Schmerzbeseitigung.

Maßnahmen:
- ansteigendes Halbbad bis zum leichten Schweißausbruch
- Quaddelungen oder stark hyperämisierende Reize
  in der Segmentzone der Niere (Th_{9-12}, $L_{1,2(3)}$ s. Abb. 10a und b) und im Maximalpunkt der Niere in Th_4 zwischen medialem Schulterblattrand und Wirbelsäule
  10- bis 20mal
- bindegewebiges flächiges Ziehen in Th_4 vom medialen Schulterblattrand zur Wirbelsäule beschreibt DICKE (1969) als krampflösend
  Periostbehandlung an den Querfortsätzen der 1. und 2. Lendenwirbelkörper, am Beckenkamm, Processus spinalis dorsalis, an den letzten Rippen zur Schmerzablenkung
- Dampfkompressen im Ureterverlauf anlegen bei gleichzeitiger intensiver Durchwärmung der Füße
- Einlauf (38 bis 39 °C) geben, der den Enddarm entleert (nach Abklingen der stärksten Schmerzen).
- ↑ subaquales Darmbad bei tiefsitzenden Harnleitersteinen

Nach der Kolik

■ **Beh. Ges.:** Förderung und Erleichterung des Steinabgangs.

Maßnahmen:
- Serie von ansteigenden Halbbädern, anschließend Dunstpackung
- ↑ subaquales Darmbad
- Reflexzonentherapie, ↑ Bindegewebsmassage, Periostbehandlung
- Vibrationsmassage der Lendengegend und im Ureterverlauf
- körperliche Betätigung, Lockerungen, leichte Erschütterungen.

Vegetative Regulationsstörungen

(Fehlregulationen einzelner Organe und Organsysteme ohne nachweisbaren pathologischen Befund, auch psychovegetatives Syndrom genannt)

Ziel: Vegetative Homoöstase, Wiederherstellung gestörter Biorhythmen, Stabilisierung der Persönlichkeit.

Beachte: Die Regelkreise von Sympathikus und Vagus sind miteinander verflochten. Die Persönlichkeitsstruktur und der belastende Konflikt haben enge Beziehungen zur individuellen Reaktionsart. Psychosomatische Gesichtspunkte und Eruierung der Umweltbedingungen prävalieren beim Therapiekonzept.

Je nach Beschwerdebild kann nachgeschlagen werden unter ↑ Asthma bronchiale, ↑ Colitis mucosa, ↑ Durchblutungsstörungen, funktionelle (M. RAYNAUD), ↑ Dystonie, neurozirkulatorische, ↑ Herzbeschwerden, funktionelle, ↑ Hypertonie, ↑ Hypotone Regulationsstörungen, ↑ Kopfschmerz, ↑ Migräne, ↑ Neurosen, ↑ Neurovegetativ bedingte gynäkologische Erkrankungen.

Erhöhter Sympathikotonus

Beh. Ges.: Dämpfung des erhöhten Sympathikotonus, Anregung des Vagus im Rahmen einer biologischen Regelung.

Erste Phase: Entlastung

- Entlastung von Reizüberflutung
- Entspannung, Ruhe, Hinführen zu Beschaulichkeit und Gelassenheit
- ↑ Entspannungsbehandlung, ↑ Atemtherapie, 1. Phase
  Hinführen zum Ruheatemerlebnis und zur Basisatembewegung
- Regulierung der Biorhythmen ↑ Ordnungstherapie
- ↑ Bindegewebsmassage nach DICKE: Grundaufbau oder Unterhaut- und Faszientechnik nach TEICHRICH-LEUBE
- heiße Rolle über dem Kreuzbein und in der Fossa ischiorectalis
- ruhig geführte Bürstenmassage
- Kaltmaßnahmen der ↑ Hydrotherapie
- ↑ Bäder mit sedierenden Zusätzen
  36 °C, 10 min
- ↑ Sauna
- ↑ Blockade der Ganglion stellatum mit Reizströmen.

Zweite Phase: dosierte Belastung

- ↑ Erziehung zur Konzentration auf *eine* Sache, zur Ruhe und zum bewußten Aufnehmen der Umgebung.

> **Beachte:** Auf bewußtes Aufnehmen und Verarbeiten erfolgen angepaßte Reaktionen, auf nur halbes oder unbewußtes Aufnehmen erfolgen leicht Fehlreaktionen!

- Spazierengehen, Bilder anschauen, Musik hören
- ↑ Dehnlagerungen: Gelenke und Muskeln dehnfähig machen, durch Tonussenkung Verbesserung der Wahrnehmungs- und Empfindungsfähigkeit
- schwingende Armbewegungen mit Auspendelnlassen während ruhiger und tönender Ausatmung
- Bäder mit Medikamentenzusatz: Kohlensäurebäder, nicht über 10 min.

Dritte Phase: Belastung

- Spannungsübungen aus Dehnlagerungen heraus, Überführung in mittlere Tonuslagen
- Koordinations- und Gleichgewichtsübungen
- sich bewegen ohne Hetze bis zur körperlichen Ermüdung: Gartenarbeit, größere Wanderungen
- regelmäßig ansteigendes Fußbad mit anschließendem Leibwickel
- ↑ Sauna, 1mal wöchentlich mit anschließendem Wickel
- ↑ Herz-Kreislauf-Training, besonders Ausdauertraining
- Einregulierung einer adäquaten Lebens- und Verhaltensweise
- ↑ Shiatsu.

Erhöhter Vagotonus

Ziel: Anregung des Sympathikus, Einregulierung der Homöostase.

Erste Phase

> **Beh. Ges.:** Verbesserung der Kreislaufsituation mit ihrer Rückwirkung auf das vegetative Nervensystem.

Maßnahmen:
- isometrische Spannungsübungen im systematischen Aufbau ↑ Hypotone Regulationsstörungen
- kräftige Muskelmassage des Rückens und der Beine.

> **Beachte:** Keine Vollmassage, der Reiz ist zu groß! Gut ruhen lassen nach der Behandlung, warm zugedeckt.

- Trockenbürsten, Wechselwaschung.

> **Beachte:** Nicht Trockenbürsten und Wechselwaschung hintereinander, auch dieser Reiz ist zu stark!

Zweite Phase

> **Beh. Ges.:** Stabilisierung und Einbeziehung eines physiotherapeutischen Programms in die Lebensgewohnheiten.

Maßnahmen:
- ↑ Kurorttherapie, ↑ Ordnungstherapie
- Klimatherapie: Gebirge und mittlere, waldige Höhen
- ↑ Bäder mit Medikamentenzusatz: Luftperlbäder, Sauerstoffbäder, Fichtennadelbäder
- Wechselduschen, Wechselbäder
- Taulaufen, täglich abends Wassertreten in der Badewanne, ↑ Kneipp-Therapie
- Schwimmen, Spiel, ↑ Sporttherapie.

> **Beachte:** Nicht früh mit Schwunggymnastik anfangen, sondern mit Spannungsübungen!

Venensystem-Erkrankungen, Übersicht

Lit.: 10, 32, 53, 60, 70, 89, 97, 98, 102, 103, 112, 126–128, 140, 141, 151, 176, 193, 205, 232, 244, 262, 338, 378, 381, 393, 394

Gliederung nach der Behandlung:

Erkrankungen des oberflächlichen Venensystems
Varizen S. 443
Varikophlebitis und Phlebitis S. 442
Chronisch venöse Insuffizienz (CVI) S. 439

Erkrankungen des tiefen Venensystems
Phlebothrombose S. 440
Lungenembolie ↑ Lungenembolie S. 318
Postthrombotisches Syndrom (PTS) S. 442
(Ulcus cruris varicosum oder postthromboticum S. 433)

Erkrankungen des Lymphgefäßsystems ↑ Lymphödem S. 323

Gliederung nach dem Alphabet:

Chronisch venöse Insuffizienz

Ziel: Gute Abflußbedingungen, Abschwellen der Ödeme.

Beh. Ges.: Entstauung mit verbesserter Mikrozirkulation durch Verringerung des erhöhten Venendrucks; Venentonuserhöhung; Verbesserung der gestörten Klappenfunktion; Verhütung einer Thrombose, Phlebitis, Stauungsdermatitis und eines Ulcus cruris.

Maßnahmen:
- ↑ Entstauungstherapie
  Zu den Basistechniken gehören Kompressionsstrümpfe der Klasse II bis III.
  Hochlagerung der Beine nachts und zeitweise am Tag
  Entstauungsgymnastik mit gewickelten Beinen, dabei besonders das obere Sprunggelenk mobilisieren
  Gangschulung
- ↑ Lymphdrainage, manuelle
- Wassertreten, Bewegungsübungen im Wasser, viel schwimmen
- kalte Güsse, ↑ Kneipp-Therapie, ↑ Hydrotherapie
- ↑ Bindegewebsmassage, besonders den Varizenstrich nach DICKE
  Der Patient kann ihn sich auch selbst mit der flachen Hand oder mit einer weichen Bürste ziehen.
- apparative Kompression mit Wechseldruckmanschetten bzw. Wechseldrucktiefeln, 1 bis 2 h täglich
- Hausübungsprogramm aufstellen, Alltagsverhalten besprechen. Anlegen des Kompressionsverbandes üben.

Phlebothrombose

(akuter teilweiser oder vollkommener Verschluß einer tiefen Vene durch ein Blutgerinnsel)

Prophylaxe

Ziel: Vermeiden oder Mindern einer venösen Strömungsverlangsamung, die durch Bettruhe ausgelöst werden und zur Thromboseentstehung führen kann.

Beh. Ges.: Erhöhung der venösen Strömungsgeschwindigkeit, Verbesserung der lokalen aeroben Muskelausdauer.

Maßnahmen:
- ↑ Entstauungstherapie
  Tragen von Bettstrümpfen oder Kompressionsverbänden
  Bettfußende 15 bis 20 cm erhöhen oder abgewinkelte Hochlagerung
  Fußtretbewegungen alle 1 bis 2 h, Pedaltreten 3- bis 4mal am Tag
- bei geschwächten Patienten unterstütztes oder passives Bewegen 3- bis 4mal täglich
- Übungen mit kleinen bis mittelgroßen Muskelgruppen mit dynamischer und statischer Muskelarbeit
  freie, nicht zu schnell ausgeführte Umkehrbewegungen mit 20 bis 30 % der maximalen statischen Kraft über mindestens 10 min

- ↑ Ergometertraining, wenn erlaubt
- Gehen – wenn erlaubt – im Tempo 80 Schritte/min (entspricht einer 20-Watt-Belastung auf dem Fahrradergometer).

> **Beachte:** Frühsymptome einer Thrombose erkennen! Nicht auf die schmerzenden Stellen drücken, sondern als Test rasche Dorsalextension des Fußes bei gestrecktem Knie ausführen. Tritt dabei ein tiefer Wadenschmerz, ein ziehender Schmerz in der Kniekehle oder Oberschenkel-Innenseite bis Leistengegend auf, weist dies auf eine beginnende Thrombose hin. Dem Arzt mitteilen!

Akute Phase

> **Beh. Ges.:** Verhinderung einer Lungenembolie, Förderung des Anlegens des Thrombus an die Venenwand und seine Auflösung, Rekanalisierung des Gefäßes.

Maßnahmen:
- Kompressionsverband mit Sperrbinde
- Ruhigstellung in Hochlagerung.

> **Beachte:** Jede venöse Strömungsbeschleunigung, auch jeder Wechsel der venösen Strömung, kann bei frischen Thrombosen Ursache einer Lungenembolie werden.

> **Kontraindiziert** sind deshalb tiefe Atemzüge, Pressen und Husten, schnelle Umlagerungen, z. B. vom Sitzen zum Liegen, Massagen.

Subakute Phase (nach etwa 3 Wochen)

> **Beh. Ges.:** Verhütung von Rezidivthrombosen, Förderung der Entstauung von Ödemflüssigkeit und des sich bildenden Kollateralkreislaufs und der Rekanalisation.

Maßnahmen:
- Kompressionsverband mit hohem Arbeitsdruck (Kurz- und Langzugbinden, Verband 2mal täglich anwickeln)
  nach Abnahme 30 min ohne Verband liegen, dabei Umfangsmessungen, um die Entstauung zu kontrollieren, auch das gesunde Bein wickeln
- Hochlagerung, Fußende 15 bis 20 cm erhöht
- etwa am 7. Tag nach ärztlicher Anordnung Aufstehen im Kompressionsverband
  beide Beine mit Kurzzugbinden bis zur Leiste wickeln
- langsames Gehen im Zimmer im Kompressionsverband, Pausen im Liegen; Stehen und Sitzen vermeiden.

Postthrombotisches Syndrom

Ziel: Rekanalisation des Thrombus, Kompensation durch Kollateralentwicklung, Verhütung einer chronisch venösen Insuffizienz.

Beh. Ges.: Entstauung, Erhöhung des Venentonus und der venösen Strömungsgeschwindigkeit, Verbesserung der Klappenfunktion.

Maßnahmen:
- Kompressionsverband Klasse III oder Kurzzugbinden
  Das exakte Anwickeln besonders hinter den Knöcheln ist wichtig. Bei Stauungen auch nachts den Kompressionsverband anlegen. Schwillt der Unterschenkel beim Stehen oder Sitzen an, muß auf eine stärker Druckklasse übergegangen werden.
- Hochlagerung nachts und auch langfristig am Tag
- gezieltes Intervalltraining (s. S. 196) im Kompressionsstrumpf
- Fußgymnastik gegen ↑ Knick-Senk-Spreizfuß
- Ausdauerleistungen, z. B. Gehen im Kompressionsstrumpf, dabei unter der Ermüdungsgrenze (der aerob-anaeroben Schwelle) bleiben
- ↑ Lymphdrainage, manuelle
- wöchentlich einmal Schwimmen oder Gehen im stehtiefen Wasser
- elastische Schuhsohlen mit Schaumgummieinlage tragen
- Kontrolle der Arbeitsbewegungen auf statische Belastungen, Beine oftmals hochlegen
- Pedalen vom Bett aus im Kompressionsstrumpf treten
- Hautpflege: Ölungen, Güsse, Wickelbehandlung, Freiluft- und Sonnenbehandlung
- ↑ Kurorttherapie.

Varikophlebitis und Phlebitis

(Venenknoten- und Venenentzündung)

Ziel: Abklingen der Entzündung, regulärer venöser Abfluß.

Beh. Ges.: Dämpfung der Entzündung, Beschleunigung der Strömungsgeschwindigkeit in den Venen der Beine und des Beckens, keine Bettruhe!

Maßnahmen:
- ↑ Entstauungstherapie
  Eine heparinhaltige Salbe kommt auf die schmerzende Region, wird mit Mull abgedeckt, darüber wird eine Schaumstoffauflage mit dem erforderlichen Kompressionsdruck angewickelt. Mit Kompressionsbinde oder -strumpf lang-

sam gehen, dabei den Fuß gut abrollen. Nachts und auch tags teilweise hochlagern.
- kühle Umschläge im Entzündungsbereich
- Bewegungsübungen der Beine im Bett im Intervallprinzip
  - Zehen-, Vorfuß- und Knieanheben und -ausstrecken 10- bis 20mal (evtl. mit Rotation, Ab- und Adduktion in der Hüfte verbinden), danach 10 bis 20 s Pause, dies 2- bis 3mal hintereinander, so daß mit jedem Bein 2- bis 3mal geübt wird. Der Behandler nimmt evtl. zur Erleichterung der Übung die Schwere des Beines ab.
  - Bein senkrecht zur Decke strecken, Ferse dabei herausschieben bis zum Dehnschmerz in den Waden, jedes Bein 1- bis 2mal.

Beachte: Bei Lähmungen oder Bewußtseinstrübung werden Bewegungsübungen vom Behandler passiv durchgeführt, anschließend entstauende Ausstreichungen.

- Fußtretbewegungen gegen ein Schaumgummipolster am Fußende
  Fuß dorsal flektieren und Knie anbeugen in 1 s, Zehen-, Vorfuß-, Kniestrecken in 1 s, dies 30mal hintereinander (= 1 min). Alle 1 bis 2 Stunden 30mal Tretbewegungen durchführen, die Wadenmuskulatur wirkt dabei wie eine Pumpe.
- Treten von Pedalen aus Rückenlage im Bett, Beine dabei 20° angehoben, damit ist beste Rückflußanregung gegeben.
  Fußpantoffeln an die Pedalen angeschraubt, geringer Tretwiderstand, 2 bis 6 min Treten des Rades führt zu großer Beschleunigung des Rückflusses. Dies mit gewickelten Beinen stündlich ausgeführt, erzielt bessere venöse Strömungsgeschwindigkeit als sie durch Aufstehen erreicht wird.
- mit gewickelten Beinen Aufstehen und langsam umhergehen
- oftmals tief durchatmen im Sinne der Pneumonieprophylaxe (dabei rundum weit werden in der Rumpfmitte)
- Hautpflege: Waschungen, Ölungen, Vermeidung von Verletzungen.

Varizen

(Krampfadern)

Ziel: Volle zirkulatorische Funktion.

Beh. Ges.: Verbesserung der Hautdurchblutung und des Turgors.

Maßnahmen:
- kalte und wechselwarme Güsse, Wassertreten, Taulaufen
- Bewegungen der Beine in kaltem Wasser, anschließend Hautölungen
- Heliotherapie, Luftbäder, UV-Bestrahlungen ↑ Phototherapie.

2 Behandlungsvorschläge, alphabetisch geordnet nach Diagnosen

Beh. Ges.: Allgemeine Anregung der Zirkulation mit Betonung der Rückstromförderung.

Maßnahmen:
- Umlagerungen und Gefäßtraining
  Hochlagern der Beine mit entstauenden Fußbewegungen für 2 min, anschließend im Stand An- und Entspannungsübungen des Muskelmantels bis zum Eintritt der normalen Färbung
- große Gelenkbewegungen, besonders günstig im Schwimmen
- Gangschule, barfuß
  aktiver Zeheneinsatz und Abrollen im oberen Sprunggelenk, keine hohen Absätze tragen, keine harten Schuhsohlen
- Tiefatmung mit kosto-abdominaler (diaphragmaler) Atembewegung
- Wandern, Dauerlauf.

Beh. Ges.: Spezielle Anregung des venösen Rückflusses.

Maßnahmen:
- Entstauende Lagerungen mit krankengymnastischen Rückflußhilfen.
  passive Bewegungen, sog. Pumpbewegungen, Streichungen nach proximal (nicht bei oberflächlichen Varizen), Knetungen, intermittierende Drückungen, bindegewebiger Varizenstrich, nach DICKE, nachts das Fußende des Bettes 20 cm höher stellen
- Kerze, Kopfstand
  dabei ausgiebige Fußbewegungen und Tiefatmung mit Flankenspreizung
- ↑ Diadynamische Ströme zur Rückflußförderung und Beseitigung von Stauungen
  Kathode: an der Innenseite des Oberschenkels, jedoch außerhalb variköser Regionen, Anode: an der Fußsohle
  Basis (1 bis 3 mA) und CP 5 min motorisch schwellig, d. h., während der 50-Hz-Phase kommt es zur Muskelkontraktion, während der 100-Hz-Phase zur Entspannung. Nicht so hoch dosieren, daß es zu Dauerkontraktionen in beiden Phasen kommt.
  Eine andere Applikation zur gleichzeitigen Behandlung beider Beine: Patient Bauchlage, je eine kleine Elektrode auf die Wadenmuskulatur; Füße etwas erhöht gelagert; Dosierung und Stromform wie oben.

> **Kontraindikationen:** Entzündliche Venen, nach Venenverödung oder nach Thrombophlebitis.

Beh. Ges.: Tonisierung der Gefäßwand.

Maßnahmen:
- kalte Waschungen, wechselwarme Waschungen, Wechselfußbäder, kalte Waden- und Schenkelgüsse, Wassertreten, Schwimmen
  Temperaturen von 15 bis 20 °C sind am wirksamsten.
- kühle Packungen der Beine
  Die Hauttemperatur sinkt dabei auf 23 bis 26 °C ab.

Venensystem-Erkrankungen 2

- Fußgymnastik, besonders Training der Wadenmuskulatur durch Zehenstände im kaltem Wasser
- in Rückenlage Pedale in 20° Erhöhung treten, siehe Seite 443
- Kompressionsverbände: fest am Fuß, weniger fest am Unterschenkel, noch geringer am Oberschenkel oder Tragen eines Elastikstrumpfes.

> **Kontraindikationen:** Örtlich Unterwasserdruckstrahlmassage, Vibrationsmassage der Beine, besonders apparative Vibrationen (auch Ultraschall), Beinschüttelungen, sie setzen den Tonus herab, warme Bäder.

Beh. Ges.: Verbesserung der arteriellen Durchblutung nach vorangegangener Entstauung.

Maßnahmen:
- isometrische Spannungsübungen, rhythmische Stabilisation
  Anfangs kann dies in Beinhochlagerungen ausgeführt werden.
- ↑ PNF-Techniken, ↑ Stemmführungen mit den Beinen
- ↑ Bindegewebsmassage, wirkt auf den arteriellen und venösen Schenkel
- kräftigende Fußgymnastik
- Impulsstrombehandlung im ↑ Hydroelektrischen Zellenbad nach TRÄBERT
- ↑ Interferenzstromverfahren
  - stabile Interferenz
    100 Hz 5 min sensibel schwellig zur Erprobung der Verträglichkeit, die ersten 3 Tage je 1 Beh., ab 4. Beh.:
    1 bis 50 Hz 5 min sensibel schwellig,
    1 bis 25 Hz 5 min sensibel schwellig.
    Es darf dann bis motorisch überschwellig gesteigert werden.
  - kinetische Interferenz
    Mit Handschuhelektroden rhythmische Kontraktionen der Muskulatur und auch Distraktionen bewirken (fördert den venösen Rückfluß und hilft zur Beseitigung von Ödemen).

> **Kontraindikationen:** Nach Varizenverödung, bei Neigung zu Entzündungen und zu Thrombose.

Beh. Ges.: Ausschalten disponierender und belastender Faktoren.

Maßnahmen:
- Kontrolle der Statik
  Vorfuß- oder Fersenbelastung? Mitte richtig. Vierpunktbelastung? ↑ Knick-Senk-Fuß? Knie zu sehr durchgedrückt? ↑ X-Bein? Beckenschiefstand? Beinverkürzung! Bei Arbeitshaltung einseitige Belastungen?
- Kontrolle vertebragener Komponenten
- Kontrolle der Gewohnheitsatmung (Preßatmung?).

Ventilationsstörungen

Lit.: 98, 99, 100, 111–113, 217–223, 312

Obstruktive Ventilationsstörungen

(Einengung des Lumens der Atemwege, Erhöhung der Strömungswiderstände in den Luftwegen)

Ziel: Freie Atmung durch optimale Weitstellung der Atemwege.

■ **Beh. Ges.:** Vermeiden der Preßatmung und des Air trapping.

Maßnahmen:
- Erlernen der geführten langsamen Ausatmung durch gespitzte Lippen bei Weitstellung des Rachenraumes
  Die Preßatmung entsteht, wenn bei ungenügender Weitstellung des Brustkorbs bei der Inspirationsbewegung, in der sich anschließenden Exspirationsphase die Oberbauchmuskeln vorzeitig in die Ausatmung eingreifen. Dadurch wird reflektorisch eine Kehlenge gesetzt und der Atem gepreßt.
  Die Preßatmung wird verhindert durch adäquate Weitstellung des Brustkorbs zur Einatmung und Absinkenlassen des Brustkorbs zur Ausatmung ohne Nachpressen von den Oberbauchmuskeln her. Beim Heben und Tragen schwerer Lasten muß die Brustkorb-Weithaltekraft stärker sein als die Bauchmuskelkraft.
  Bei obstruktiven Ventilationsstörungen, deren Lungenretraktionskraft für die Ausatembewegung nicht ausreicht, muß speziell die geführte Ausatmung über gespitzte Lippen gelernt werden, dazu eine exspiratorische Bauchmuskelspannung, die bei den Unterbauchmuskeln beginnt und erst in der letzten Ausatemphase auf die Oberbauchmuskeln übergreift. Dies muß über die ventrale Muskelkette von den Füßen her eingeschliffen werden. Ist es nicht mehr möglich, muß eine Bandage die Unterbauchmuskeln stützen.

■ **Beh. Ges.:** Förderung der Bronchialdrainage und der Expektoration.

Maßnahmen:
- spezielle ↑ Drainagelagerungen, ↑ Abhustenschulung
  oder Kopftieflage, Seitlage, Fußende 30 cm erhöht
- summen, periphere Atemantriebe zur Atemvertiefung, ↑ Ventilationssteigerungstechniken
  gezielte Vibrationen in diesen Stellungen, danach abräuspern

- ↑ Inhalationstherapie mit Sekretolytika.

■ **Beh. Ges.:** Verkleinerung der funktionellen Residualkapazität, Erhaltung und Verbesserung der Atemmuskelkraft.

Maßnahmen:
- Steigerung der Zwerchfellbeweglichkeit
  Strömungswiderstände vom Nasenweg her geben, Thoraxelastisierung zur Verbesserung der diaphragmalen Atembewegung, Umkehrstellungen, Kopftieflagerungen
- Tön- und Singeübungen

- Verbesserung der Beweglichkeit der unteren Brustkorbanteile und Sicherung des Brustkorbs in einer Einatmungsstellung, bei der die Mm. intercostales die Rippen gut spreizen und die basalen Lungenpartien gut belüftet werden können.

Beh. Ges.: Herabsetzen der erhöhten Strömungswiderstände in den Bronchien.

Maßnahmen:
- Einnehmen von atemmechanisch vorteilhaften Ausgangsstellungen zur Verbesserung der Luftströmung in den Bronchien
Vermeidung von Engstellungen des Thorax
- Erlernen einer speziellen Atemform: gähnendes Einatmen mit geschlossenem Mund, kurze Pause auf der Höhe der Einatmung zur Weitstellung der unteren Rippen, Ausatmung durch Lippenbremse.
Diese Atemform wirkt bronchodilatatorisch und fördert den Sekrettransport.
- ↑ Entspannungs- und Lösungsmaßnahmen, Hinlenken der Wahrnehmung auf Basis- und Flankenatembewegung
- ↑ Bindegewebsmassage, Reflexzonenmassage, Packegriffe
- ↑ Inhalationstherapie.

Beh. Ges.: Optimierung des Atemrhythmus und leichte Anhebung der Atemmittellage.

Maßnahmen:
- Einregulierung von Ein- und Ausatemphase im Verhältnis 1:2 und einer Atemfrequenz von etwa 12 Atemzügen/min
- Anhebung der Atemmittellage durch gute Haltung und aufgerichtetes Sternum, viel Rotationen in den Ausgangsstellungen und Bewegungen.

Beh. Ges.: Erleichterung der Atemarbeit

Maßnahmen:
- Brustkorb- und Wirbelsäulen-Mobilisation
- günstige Ausgangsstellungen aufsuchen
- mittlere Tonuslagen einregulieren, ↑ Entspannungsbehandlung
- Haltungsschulung, gut ausbalanciert über die Unterstützungsfläche vermindert Haltearbeit
- Ausschalten von Atemhilfsmuskeln, deren Einsatz unökonomisch ist und zur Hochatmung führt
- Nutzung der durchlaufenden Innervation von der Peripherie zum Rumpf in gebahnten Muskelketten, dadurch erleichterte Innervation
- Verbesserung der Haut- und Schleimhautfunktion (Schleimhautpflege, siehe Seite 405 und Maßnahmen zur Abhärtung

2 Behandlungsvorschläge, alphabetisch geordnet nach Diagnosen

- Konditionstraining zur Beweglicherhaltung von Wirbelsäule und Brustkorb und für optimale Sauerstoffausnutzung in der Muskulatur
- ↑ Asthma bronchiale, ↑ Bronchiektasen, ↑ Bronchitis, ↑ Lungenemphysem, chronisches, ↑ Mukoviszidose, ↑ Pharyngitis, ↑ Schleimhauterkrankungen der Nase und des Rachens.

> **Kontraindikationen:** Forcierte, rasche Ausatmungsformen (weil sie zum Bronchiolenkollaps führen können), gepreßtes Husten und Husten ohne Auswurf, maximale Einatmung vor dem Hustenstoß (es muß danach erst die Hälfte der Luft abgeblasen werden, die Rippen sollen jedoch weitgestellt bleiben!); im Asthma-Anfall und bei Cor pulmonale Ausgangsstellungen, die Basis- und Flankenatembewegung behindern.

Restriktive Ventilationsstörungen

(Einschränkung bzw. Verlust des blähungsfähigen Lungengewebes, Einschränkung der Totalkapazität)

Ziel: Ermöglichung adäquater Atembewegungen, ausreichende Belüftung.

■ **Beh. Ges.:** Herabsetzen erhöhter Atembewegungswiderstände, Verbesserung der Lungendehnbarkeit und der Diffusion.

Maßnahmen:
- Lösung von verhafteten Gewebeschichten
  mit Massage in Dehnlagerungen, Packegriffe, flächige Technik der ↑ Bindegewebsmassage
- Dehnfähigmachen der Gelenke, Sehnen, Muskeln, Muskelketten mit Auswirkung auf Brustkorb- und Lungendehnbarkeit
  ↑ Dehnlagerungen, ↑ PNF-Techniken, ↑ Mobilisationstechniken
- elastische Kräfte heraufsetzen (Dehn- und Spannungsfähigkeit)
- wenn möglich – Beseitigung der speziellen Ursache der Restriktion
  myogen, thorakogen, diaphragmal, pleurogen oder pulmogen.

■ **Beh. Ges.:** Ausnutzen aller Atemraumreserven.

Maßnahmen:
- Verbesserung der Thoraxbeweglichkeit (Thoraxmobilisation S. 91)
- Erziehung zur Vollatembewegung und Nutzung spezieller Ausgangsstellungen und peripherer Atemantriebe, um alle Atemräume zu erschließen, ↑ Atemtherapie.

■ **Beh. Ges.:** Ökonomisierung der Atembewegung und des Atemrhythmus.

Maßnahmen:
- Erhöhung der Atemfrequenz auf etwa 20 Atemzüge/min kann zur Aufrechterhaltung der adäquaten Belüftung notwendig sein, Ein- zu Ausatmungsphase evtl. 1:1 (sinusförmig).

> **Beh. Ges.:** Erhaltung und Verbesserung der Atemmuskelkraft, Erhöhung der Vitalkapazität, Vermeidung einer alveolären Hypoventilation.

Maßnahmen:
- Verlängerung der Einatembewegung durch Ausnutzen peripherer Atemantriebe und Lenkung der Atembewegung zur aktiven Rippenspreizung durch einen drehenden Bewegungsverlauf
- viel Tön- und Singeübungen, Ökonomisierung des Sprechens
- ↑ Sporttherapie mit einem angepaßten Ausdauertraining
- Stabilisationsübungen in Ausgangsstellungen, die eine Gleichgewichtsanforderung stellen
  Immer, wenn das Gleichgewichthalten gefordert wird, springt das Zwerchfell regulierend ein.
- ↑ Ventilationssteigerungstechniken

> **Beh. Ges.:** Erziehung zu aufrechter Haltung und zu symmetrischen Bewegungen.

Maßnahmen:
- befundgemäße Muskelkräftigung, ↑ PNF-Techniken, ↑ Stemmführungen
- Haltungsaufbau von den Füßen aus bis zum Kopf
- ↑ Unterwassergymnastik, Übungen im ↑ Schlingengerät
- ↑ Herz-Kreislauf-Training
- ↑ Lungenfibrosen, ↑ Pleuritis, ↑ Pneumonie, ↑ Thoraxtraumen.

Kontraindikationen: Klopfungen auf dem Thorax bei Pneumothorax, in der Anfangsbeh. bei Pneumonien, bei Pleuritis bis 6 Wochen nach Abklingen der Entzündung; Dehnlagerungen bei Pleuritis, solange die Entzündung noch nicht abgeklungen ist, bei Resthöhlen mit Exsudat (weil die Exsudatbildung dadurch angeregt wird), nach Pneumektomien, damit es nicht zur Verlagerung des Mediastinums und zum Abknicken der Gefäße kommt; nach Thorakoplastik Dehnung des Oberkörpers der operierten Seite, weil die Muskulatur dort einsinken soll, nach Karzinom- oder Tbk-Operationen; Ausatmung auf vibrierende Konsonanten bei starken Nachblutungen.

Verbrennungen

Lit.: 273, 327, 427

Ziel: Rasche Wiederherstellung einer intakten und elastischen Epitheldecke, die eine volle Bewegungsfunktion zuläßt.

Auf Intensivstation

Beh. Ges.: Erhaltung der vitalen Funktionen, Stabilisierung des Kreislaufs, Pneumonie- und Thromboseprophylaxe, Verhinderung lagerungsbedingter Kontrakturen.

Maßnahmen:
- korrekte Lagerung
  Als Prophylaxe gegen Narbenschrumpfung müssen die verletzten Gebiete in Dehnstellung gehalten werden. Hilfen dafür sind:
  - dicke Schaumgummimatratze, die an bestimmten Stellen ausgeschnitten ist oder Rollen der Abpolsterung hat
  - seitlich Keilkissen zur Hochlagerung geschwollener Extremitäten
  - Einsatz von Tüchern, in denen Arme oder Beine aufgehängt sind
  - wo nötig, Schienenlagerung; Hände in Intrinsic-Plus-Stellung: Handgelenk in Dorsalextension, MP-Gelenke in 70 bis 90° Flexion, IP-Gelenke in Extension, Sattelgelenk in Opposition, Daumengrundgelenk in Extension. Die Finger müssen mit Schaumgummi oder Verbänden gespreizt gehalten werden. Unterarm in Supination, Ellbogengelenk gestreckt, Schultergelenk 90° Abduktion, Kopf-Tieflagerung, dabei HWS gestreckt, Hüftgelenk in Abduktion, Hüft-, Knie- und Sprunggelenk in 0-Stellung.
- intensive Atemübungen zur Vermeidung broncho-pulmonaler Komplikationen
- Durchbewegen aller nicht betroffenen Gelenke
- Hilfestellungen beim Abhusten geben, wenn durch verbrennende Gase oder Dämpfe die oberen Luftwege mit beteiligt sind, ↑ Abhustenschulung
- ↑ Inhalationstherapie mit schleimhautreizlindernden Medikamenten

Beh. Ges.: Optimale Wundbehandlung, Erhaltung der Beweglichkeit.

Maßnahmen:
- Wunde nach Säuberung mit Fönluft trocknen und steril verbinden, dann weich lagern oder
- verbandlose Freiluftbehandlung
- zum Austrocknen der Sekrete zusätzliche Warmluft-Fönbehandlung oder
- Plastezelt, dem warme trockene Luft (32 bis 37 °C) mit 20 bis 30 % relativer Luftfeuchtigkeit zugeführt wird

- bei zirkulären Verbrennungen alle 2 h Umlagerungen durchführen oder den Patienten im Bett drehen
- täglich 2mal und dabei aktiv unterstützt, alle Gelenke in allen Bewegungsrichtungen durchbewegen
  Dies ist am besten mit dem Verbandswechsel zu koordinieren, damit bildende Narbenzüge rechtzeitig erkannt und mit Lagerung verhindert werden. An unphysiologischen Bewegungsgrenzen ist vorsichtig im Rahmen der Erträglichkeit nachzudehnen.
- bei Brandverletzungen am Thorax Dreh-Dehnlagerungen (Hockdrehlage und Seitdrehlage zur Rücken- und Bauchlage hin) durchführen, da es sonst zur Einschränkung der Wirbelsäulenbeweglichkeit und zu restriktiven Atembewegungsstörungen kommt
- Zimmertemperatur auf 28 bis 30 °C regeln und möglichst aseptische Bedingungen im Raum halten
- tägliches Baden (nach Abklingen der Schockphase), dabei vorsichtige Bewegungsübungen ausführen lassen, auch als Vorbereitung der Transplantation
- Kohlensäurebäder, z. T. auch Supernaturan-Bicarbonat-Kohlensäurebäder (327), zur Begünstigung der Abheilung.

Nach Abschluß der plastischen Maßnahmen auf Normalstation

Beh. Ges.: Narbendehnung, Funktionsverbesserung, medizinische, psychische und soziale Rehabilitation.

Maßnahmen:
- Lagerungen und Umlagerungen zur Kontrakturenverhütung
- manuelle Narbenauflockerung, danach Narbendehnung ↑ Narben
- ↑ Krankengymnastische Übungsbehandlung
  Beginn 6 bis 10 Tage nach abgeschlossener Eigenhaut-Übertragung, täglich 2- bis 3mal: Mobilisation aller ruhiggestellten Gelenke, Vorbeugung gegen Hautkontrakturen, Dehnübungen, Dehnlagerungen, Antagonistenspannungsübungen; Kräftigung atrophierter Muskeln.
- ↑ Unterwassermassage
- ↑ Unterwassergymnastik
- Kompressionsverbände (Jobst-Bandagen)
  Durch kontinuierlichen Druck bewirken sie Glättung und Auflockerung der hypertrophen Narben. Sie sind 1 Jahr lang tagsüber zu tragen.
- Gebrauchsschulung
- funktionelle ↑ Ergotherapie
- ↑ Ultraschalltherapie in Dehnstellungen
  0,1 bis 0,2 W/cm^2 5 min örtlich im Wasserbad; zusätzlich neuraltherapeutischer Aufbau kaudal (mit 0,2 W/cm^2) oder kranial (mit 0,1 W/cm^2) 5 min, anschließend

- ↑ Phonophorese mit speziellen Ankopplungsmitteln zur Einschränkung der Keloidbildung
- ↑ Bäder mit Medikamentenzusatz: Kleiebäder, Molkebäder
- ↑ Iontophorese mit Hylase®.

Vertebragene Beschwerden, Übersicht

(von der Wirbelsäule ausgehende Beschwerden)

Pseudoradikulärsyndrom

↑ Diskopathien ohne neurologische Veränderungen, ↑ Haltungsfehler, ↑ Ischias/Ischialgie, ↑ Kokzygodynie, ↑ Lumbalgie, ↑ Pseudoradikuläre Syndrome im Beckenbereich, ↑ Skoliose ↑ Zervikalsyndrom.

Radikulärsyndrom ↑ Kompressionssyndrom

Wunden, chronisch eiternde

Ziel: Wiederherstellung der ursprünglichen Form und Funktion des Gewebes über der Wunde.

■ **Beh. Ges.:** Verbesserung der Heilungstendenz.

Maßnahmen:
- ↑ Stabile Galvanisation
  Vor der Behandlung muß die Wunde gereinigt werden (z. B. mit 0,1%iger Lösung aus Hydroxychinolin. sulf.). Der Rand der Wunde ist durch Zinksalbe o. ä. zu schützen. Auf die Wunde selbst legt man eine dicke Schicht steriler Kompressen, die mit physiologischer Kochsalzlösung durchtränkt sind. Darüber wird die Kathode gelagert. Die Anode wird ihr gegenüber oder proximal befestigt. Dosierung sensibel unterschwellig bis eben schwellig, 0,01 mA pro cm^2 Kathodenfläche ein- und ausschleichend. Dauer 30 bis 120 min, 1- bis 3mal am Tag, dies 12 Tage hintereinander. Zeigt sich Heilungstendenz, dann auch länger. EDEL (1983) beschreibt für die Ulkusbehandlung: 1 Woche Kathode über dem Ulkus bis keine Nekrosen mehr vorliegen und bis zur frischen Granulation. Dann die Anode über dem Ulkus. Ist jedoch nach einer Woche das Ulkus noch schmierig belegt, bleibt die Kathode über dem Ulkus. Tritt nach 14 Tagen noch keine Granulation ein, soll die Beh. abgebrochen werden. (Durch zu hohe Stromintensitäten kann die Epithelisierung verhindert werden!) FREUND (1975) behandelt täglich 3mal 1 h (3 bis 4 h Ruhepausen dazwischen), mit sehr guten Ergebnissen.

> **Beachte:** Es dürfen keine akuten Erscheinungen im Wundgebiet vorliegen. Stromstärken über 5 mA bzw. 0,5 mA pro cm^2 führen zur Verschlechterung oder Verhinderung der Heilung. Es dürfen durch die Beh. keine örtlichen Temperaturerhöhungen auftreten.

Liegt die Wunde in Gelenknähe, nur 1 h täglich behandeln, da eine zu rasche Heilung sich ungünstig auf die Gelenkbeweglichkeit auswirkt.

Kontraindikationen: Akute Erscheinungen.

- ↑ Bäder mit Medikamentenzusatz
- spannungsfreie Ruhigstellung.

X-Bein

(Genu valgum)

Ziel: Achsengerechte Kniegelenksführung und -belastung, Muskelgleichgewicht.

Beachte: Meist sind die Innenzügler und der mediale Bandapparat überdehnt. Das Kniegelenk wird an der lateralen Seite stärker belastet, dadurch kommt es zur Störung des Muskelgleichgewichts.

Beh. Ges.: Intensives Training der gesamten Fuß- und Beinmuskulatur, besonders des M. quadriceps und der Innenzügler, durchlaufende Innervation von den Zehen her, achsengerechte Kniegelenksführung entsprechend dem Scharniergelenk.

Maßnahmen:

- beim Spielen auf dem Boden viel im Schneidersitz sitzen
- Gehen mit aktivem Zeheneinsatz und Abstemmen von der Ferse aus, Abrollen über dem Fußaußenrand (nicht Innenrand!), Kniegelenk über dem Fußgelenk belasten!
- X-Bein-Strich nach DICKE (↑ Bindegewebsmassage)
  bindegewebiges Ziehen vom lateralen Rand des Traktus iliotibialis (5 bis 10 cm oberhalb des Kniegelenks) dehnend über diesen und auslaufend zur Patella oder Lateralseite der Kniekehle, 10- bis 20mal hintereinander zur Dehnung der kontrakten Knieaußenseite
- X-Bein-Spezialstreichung
  eine Hand streicht distal nach proximal über das Kniegelenk und rotiert den Oberschenkel dabei nach außen, die andere Hand streicht von proximal nach distal und rotiert dabei den Unterschenkel nach innen
- Innenzügelübung
  Beginne mit Beugung der gestreckten Zehen im Grundgelenk, Supination und Dorsalextension des Fußes, Physiotherapeutin gibt exzentrischen Widerstand und Patient soll die Muskelkette über den Vastus medialis des M. quadriceps zum M. rectus femoris durchlaufen lassen.
- statische und dynamische Arbeit mit M. sartorius, M. semitendinosus, M. gracilis, M. vastus medialis

- ↑ PNF-Techniken: Von Extension/Adduktion/Außenrotation zu Flexion/Abduktion/Innenrotation
- Kräftigung der Zehen-, Fuß- und Beinmuskulatur, ↑ Knick-Senk-Spreizfuß
- ↑ PNF-Techniken zur Koordinierung der Gehleistungen
- evtl. Reizstromtherapie des Innenzügels, siehe auch Seite 301
- evtl. Erhöhung des Schuhinnenrandes.

Zerebralparese im Kindesalter

(zentrale Lähmung)
Lit.: 21, 22, 27, 36, 47, 73, 79, 96, 98, 108, 116, 117, 141, 174, 185–187, 193, 214, 218, 221, 223, 226, 232, 310, 312, 315, 348, 349, 353, 366, 371, 399, 400, 413, 419

Ziel: Normale Entwicklung.

> **Beachte:** Frühbehandlung wichtig, Früherfassung im 4. Monat! Der Behandlung geht die genaue Befundaufnahme voraus:
> - Beurteilung der motorischen Schäden (Ataxie, Spastizität, Athetose, Dystonie, Dyskinesi)
> - Beurteilung der Entwicklungsstufe und des Reflexverhaltens

> **Beh. Ges.:** Hemmung der abnormalen Haltereflexe, Reduktion und Regulierung des Haltungstonus, Bahnung normaler Haltungsreaktionen und Bewegungsabläufe, in einem gewissen Maße der normalen Entwicklung gesunder Kinder folgend (BOBATH). Hemmung und Bahnung werden in der verschiedensten Weise miteinander kombiniert.

Maßnahmen:
- krankengymnastische Behandlung nach BOBATH ↑ BOBATH-Methode
  - Kopf- und Rumpfkontrolle
  - Symmetrie von Kopf und Gliedern in der Mitte
  - viel Rotation zwischen Rumpf und Becken
  - Extension, Abduktion und Außenrotation der Glieder
  - Gleichgewichtsreaktionen in allen Positionen als Voraussetzung für die gegen die Schwerkraft gerichtete Haltung, z. B. beim Stehen
- krankengymnastische Behandlung nach VOJTA ↑ VOJTA-Therapie
- krankengymnastische Behandlung nach BRUNKOW ↑ Stemmführungen
- krankengymnastische Behandlung nach KABAT ↑ PNF-Techniken
  Jede Tätigkeit spastischer Muskeln (Agonisten und Antagonisten) soll in ein synergistisches Bewegungsmuster eingebaut werden. Sind die spastischen Muskeln in einer Synergie eingefügt, arbeiten sie funktionell.

Zerebralparese im Kindesalter

- bei sensomotorischen Störungen im Bereich des Gesichts, des Mundes, des Rachens orofaziale Regulationstherapie (47).

> **Beh. Ges.:** Schulung der Afferenz: Verbesserung der Propriozeption, Beseitigung mangelnder Beweglichkeit in der Peripherie und/oder Fehlstellungen im peripheren Effektor, Üben des sensomotorischen Lernens.

- Einsatz von Dehnungstechniken: Hautdehnungen, gehaltener Druck, Bindegewebefaltung, myofasziale Verschiebungen, myofasziale Verdrehung
- Impulsmobilisation an der Wirbelsäule
- Handreflexzonenmassage, Fußreflexzonenmassage
- Kombination spezieller Manualtherapie mit myofaszialen Techniken
- dies alles auch als Vorbereitung zur BOBATH- oder VOIJTA-Therapie

> **Beh. Ges.:** Hemmung unerwünschter Überaktivität.

Maßnahmen:
- Lagerung (Behebung durch reflexhemmende Stellung)
- kein Auslösen ungewollter Reflexe durch Berührung oder Druck (z. B. nicht an Handflächen oder Fußsohlen anfassen, sondern am Hand- oder Fußgelenk)
- Widerstand nur bei Kindern mit zu geringem Muskeltonus anwenden, nur für gewünschte Bewegungsmuster
  Es ist wichtig für das Einüben der Fortbewegung und großer Bewegungen.
- Druck wird vor allem zur Erzeugung von Kokontraktion genutzt bei Athetosen
- Zug eignet sich, in langsamer Dosierung angewendet, sehr gut zur Dehnung und Entspannung spastischer Muskulatur
  Er wird stets mit Rotation verbunden.
- langsamer und rhythmischer Wechsel zwischen agonistischen und antagonistischen Bewegungsmustern
- für alle zerebralparetischen Fälle sind bilaterale Muster von Glieder- und Totalbewegungen geeignet.

> **Beachte:** Es geht um das Erleben und somit Erlernen der richtigen Bewegung unter normalen muskulären Bedingungen. Wenn die Gelenkstellungen bei den Fazilitationstechniken nicht ganz korrekt sind, sollte das bei zerebralparetischen Kindern vernachlässigt werden.

Ziel: Erlernen, normale Bewegungen durchzuführen.

> **Beh. Ges.:** Stabilisierung von Haltungen, die die Ausgangssituation für aktive Bewegungen darstellen.

Maßnahmen:
- Wahl einer optimalen Ausgangsstellung
  Die Muskeln, die besonders angespannt werden sollen, möglichst in eine angenäherte Ausgangsstellung bringen, z. B. Rumpf aufgerichtet, Beine möglichst gespreizt, Hüften gestreckt und außenrotiert.
- Stabilisierung der Ausgangsstellung durch Stützen, Stemmen (↑ Stemmführungen), Druck, Zug, Tapping.

Beh. Ges.: Verminderung der Steifigkeit durch Bahnung von adäquaten Haltungen und physiologischen Bewegungen.

Maßnahmen:
- Seitwärtsbewegungen und Drehungen des Rumpfes und der Extremitäten, auch Abduktion der Arme, möglichst viel einflechten
  Die Ausgangsstellungen dafür möglichst frei von spastischen Mustern wählen. Sie sollten den pathologischen Reflexen entgegenwirken.
- Übungen durch Vorstellungsbilder unterstützen:
  Löwe, Vogel, Fisch sein und dadurch Eigeninitiative anregen
- Ausnutzen der Schutzreflexe
- Stabilisationsübungen für den ganzen Rumpf.

Beachte: Die physiotherapeutische Behandlung wird optimal 2- bis 3mal tägl. 20 min ausgeführt. Mehrere Wochen wird das gleiche, entwicklungsspezifisch zusammengestellte Programm geübt.

Kontraindikationen: Passive Lockerungen der Muskulatur, unphysiologische Haltungen und Bewegungen, Scharnierbewegungen in Beuge-Streckrichtung (von vorne nach hinten zu), weil sie ungenügend aus den pathologischen Mustern herausführen, zu frühes Laufen in pathologischen Mustern, forcierte Fingerfertigkeit. Solange der Stand nicht in voller Streckung gehalten werden kann, darf auch noch nicht aus dem Stand geübt werden.

Beh. Ges.: Variieren in den verschiedenen Behandlungsmethoden nach einem Vorschlag von SCHWARZENBACH, 1995.

- im ersten Lebensjahr
  - VOJTA-Therapie
  - Handling nach BOBATH-Konzept, kombiniert mit
  - Manipulationen an der Wirbelsäule und
  - Beeinflussung der Kopfgelenke und des Schädels durch kraniosakrale Therapie sowie myofasziale Techniken
- ab zweitem Lebensjahr
  - mehr Mobilisation an der Wirbelsäule und den Gelenken
  - myofasziale Techniken
  - Behandlung nach dem BOBATH-Konzept

Zerebralparese im Kindesalter

- ab viertem Lebensjahr
  - Manuelle Therapie und
  - myofasziale Techniken und
  - Behandlung nach PETÖ
- ab sechstem Lebensjahr, wenn Intensivtherapie noch notwendig ist
  - Manuelle Therapie und
  - myofasziale Techniken und
  - Behandlung nach POTÖ oder Move-Programme aufstellen.

■ **Beh. Ges.:** Optimaler Einsatz von Hilfsmitteln.

Maßnahmen:

- Bestreichen mit einem Pinsel oder Eis nach ROOD
- Maximalanspannung gegen Widerstand, auch als mentales Üben
- mehrmals täglich auf dem Bauchliegebrett liegen
  Dadurch werden Streckbewegungen des Rumpfes und Stützbewegungen der Arme angeregt.
- Üben auf dem Schaukelbrett und mit Therapieball bahnt Stellreaktionen, Sprungbereitschaft und Gleichgewichtsreaktionen
- Spielzeug seitlich vom Kind anbringen, damit eine Drehbewegung des Kopfes, des Rumpfes und Seitstützen der Arme angeregt werden
- orthopädische Hilfen geben, z. B. Innenschuh
- Schwimm- und ↑ Reittherapie, besonders bei älteren Spastikern
- Behandlung der Hör- und Sprachstörungen
- operative Behandlung und Nachbehandlung mit Elektostimulation nach HUFSCHMIDT oder JANTSCH, siehe unten
- Kurse für Mütter von zerebralparetischen Kindern
- Heilpädagogik; Erziehungs-, Schul- und Berufsberatung
- funktionelle ↑ Ergotherapie.

Beh. Ges.: Verbesserung der gestörten Koordination zwischen Agonisten und Antagonisten durch spezielle elektrische Stimulierung.

Maßnahmen:

- Reizstromstimulation der Spastik nach HUFSCHMIDT
  Sie beruht auf der Modellvorstellung, die spastische Muskulatur durch Reizung über die Spannungsrezeptoren zu hemmen und die Bewegung der mehr oder weniger inaktiven Antagonisten gleichzeitig zu bahnen. Außerdem werden den geschädigten Bewegungszentren der Großhirnrinde gleichzeitig Informationen übermittelt, wodurch sich die Bewegungskoordination verbessert.
  Es wird mit zwei Reizkreisen gearbeitet, die mit einer Verzögerung von 0,1 bis 0,3 s nacheinander Zuckungen auslösen. Impulsdauer (t) = 0,3 ms,

Rechteckstrom, Periodendauer 1 bis 1,5 s. Das entspricht einer Frequenz von 45 bis 60 Imp/min.

Paraspastik
- Reizkreis I über der Beugemuskulatur am Oberschenkel bzw. M. erector spinae der gleichen Seite
- Reizkreis II am anderen Bein über dem M. rectus femoris und M. glutaeus medius
  40 Imp/min, Verzögerung 0,1 s, 10 min Beh.
  anschließend Seitentausch der Anlage, nochmals 10 min Beh.
  Variationsmöglichkeiten: bei Adduktorenspasmus kann statt am M. glutaeus medius an der Adduktorengruppe angelegt werden. Anstatt am M. erector spinae kann am M. glutaeus maximus angelegt werden.

■ **Beachte:** Befundspezifische Anlage ist wichtig!

Hemiplastik der Beine
- Reizkreiz I über der Beugemuskulatur am gesunden Bein und gleichseitig am M. erector spinae
- Reizkreis II auf der Streckermuskulatur des spastischen Beines
  40 Imp/min, Verzögerung 0,1 s, 10 min Beh.
  Variationsmöglichkeiten: Reizkreis I kann auf der spastischen Seite appliziert werden.

Spastik der Rumpfmuskulatur
- Reizkreis I kranial und kaudal auf M. erector spinae der einen Seite
- Reizkreis II kranial und kaudal auf M. erector spinae der anderen Seite
  40 Imp/min, Verzögerung 1,5 s, 10 min Beh.
  Variationsmöglichkeiten: Beide Elektroden eines Stromkreises können mehr auf der Nacken-, Brust- oder Lendengegend angelegt werden, oder die kaudale Anlage beider Stromkreise kann auf M. glateus maximus oder medius gelegt werden.

Spastik der Arme
- Reizkreis I am M. trapezius, Pars descendens, und M. deltoideus, Reizkreis II über Mm. rhomboidei (etwas lateral vom M. erector spinae)
  60 Imp/min, Verzögerung 0,1 s, 10 min
- anschließend Reizkreis I über beiden Reizpunkten des M. biceps, Reizkreis II bipolar über M. triceps
  60 Imp/min, Verzögerung 0,1 s, 10 min Beh.
- anschließend Reizkreis I am M. flexor digitorum superficialis und am Daumenballen
- Reizkreis II bipolar die Streckermuskulatur am Unterarm
  60 Imp/min, Verzögerung 0,1 s, 10 min Beh.

Beachte: Wenn es dabei nicht gelingt, eine kräftigere Dorsalextension der Hand zu stimulieren, muß die Anlage revidiert werden, oder es kann nicht behandelt werden. 10 min lang den Beugetonus ohne Streckbewegung zu tonisieren, wirft das Kind in der Entwicklung zurück!

Tetraspastik
- Reizung der Arme oder Beine nacheinander, die Gesamtbehandlung soll 30 bis 40 min nicht überschreiten.

Beachte: Durch eine Serie von Reizstrombehandlungen nach HUFSCHMIDT kommt es generell zu einer Aktivierung des Patienten.

- Tonolyse nach JANTSCH (193)
  - Reizkreis I: bipolare Anlage mit kleinen Elektroden an beiden Enden des Muskelbauches der spastisch kontrahierten Muskulatur (am Arm meist an den Beugern). Es wird mit *einem* kurzen, scharfen Impuls zur Einwirkung auf die Sehnenspindeln stimuliert. Dies soll eine Hemmung der spastischen Innervation bewirken.
  - Reizkreis II: bipolare Anlage mit kleinen Elektroden an beiden Enden des Muskelbauches der schlaffen bzw. überdehnten Muskelgruppen (am Arm meist an den Streckern). Es wird mit einem Schwellstromimpuls von 500 bis 1 000 ms bis 2 s Schwelldauer bis zum Eintreten einer deutlichen Kontraktion (nicht mehr!) gereizt.

> **Kontraindikationen:** Tritt bei der Behandlung ein Klonus auf, ist sie abzubrechen und erst am nächsten Tag unter vorsichtiger Steigerung der Schwellstrombehandlung wieder zu versuchen. Die Elektroden müssen so angelegt sein, daß kein Schwellstromimpuls auf die spastische Muskulatur überschlagen kann. Lagerung des Patienten in reflexhemmender Ausgangsstellung und entgegengesetzt zum pathologischen Bewegungsmuster beachten.

- Stimulierung eines überdehnten M. deltoideus ist unbedingt erforderlich, da es sonst zur Schultergelenkssubluxation kommt
- ↑ Funktionelle Elektrostimulation, z. B. beim Gehen
  Sie kann vom Patienten ausgelöst werden, oder der Auslöser ist im Schuh des Patienten gelagert, oder es werden Biofeedback-Methoden genutzt.

Beh. Ges.: Elektrotherapie, möglicher Einsatz nach FELDKAMP, 1992.

Maßnahmen:
- Anwendungen von Impulsserien aus dem Mittelfrequenzbereich
  Schwellstromimpulse von 5–10 s Dauer, Schwellperiodendauer 3- bis 5mal länger, Intensität möglichst bis zu einer Muskelkontraktion hochregeln und, sofern möglich, mit Intensionsübungen verbinden
  Mittelfrequenz von etwa 2 500 Hz, t = 0,15 ms scheint am günstigsten.
- niederfrequente Schwellstromimpulse von 50 Hz, Impulsdauer von 0,2–0,5 ms, Stromstärke nach Verträglichkeit möglichst bis zu einer Muskelkontraktion.

Tägliche Anwendung von 10–15 min im Bereich der *kleinen Glutäen* zur Vermeidung einer Hüftluxation; wenn diese Schädigung im Bereich der Möglichkeit ist.
Auch bei Athetotikern kann die *Stimulierung des M. erector spinae* angezeigt sein.

Zervikalsyndrom

(Halswirbelsäulensyndrom)
Lit.: 24, 27, 29, 30, 33, 34, 36, 51, 61, 67, 79, 95, 96, 98, 105, 108, 111–113, 134, 136, 139, 141, 153, 159, 165, 169, 190, 193, 213, 220–223, 225, 232, 247, 271, 283, 287, 303, 312, 320, 332, 339, 345, 350, 366–368, 390, 394, 396, 429

Pseudoradikuläre Syndrome durch muskuläre Dysbalance und zervikale Hyperlordose

Ziel: Muskuläres Gleichgewicht, adäquate Haltung und Bewegung.

Beh. Ges.: Schmerzbeseitigung, Durchblutungsförderung, befundgezielte Lockerung und Dehnung verspannter Muskelgruppen.

Maßnahmen:
- ↑ Manuelle Therapie
- Entspannung, Lockerung und Dehnung des oberen Trapeziusastes, des M. levator scapulae, des M. pectoralis, besonders sternaler Anteil, M. erector spinae im HWS-Bereich, evtl. auch M. seratus anterior, M. iliopsoas, M. rectus femors
- ↑ Eisbehandlung während aktiver Übungsbehandlung
- ↑ Ultraschalltherapie
  neuraltherapeutischer Aufbau kranial mit 0,1 W/cm^2 5 bis 8 min, Myogelosen evtl. gezielt mit kleinem Schallkopf je 1 min 0,2 W/cm^2 umkreisen, danach gut ausstreichen
- ↑ Ultrareizstrom
  Kathode: auf die schmerzende Muskelregion, Anode: 3 cm nach proximal oder auf 3. bis 7. Halswirbel
- ↑ Diadynamische Ströme
  Anlage wie Ultrareizstrom s. o., 2 min DF, 4 min CP
- ↑ Kombinationstherapie: Ultraschall und Reizströme
- ↑ Interferenzstrombehandlung (139)
  – stabile Interferenz der ganzen Nackengegend
  100 Hz konstante Frequenz, 5 bis 10 min sensibel schwellig bis überschwellig, 50 bis 100 Hz rhythmische Frequenz, 5 bis 10 min sensibel schwellig bis überschwellig, ab 6. Beh. statt 50 bis 100 Hz, 1 bis 100 Hz rhythmische Frequenz, 5 bis 10 min sensibel schwellig bis überschwellig; besteht gleichzeitig eine Brachialgie, wird ab 5. bis 6. Beh. eine tripolare Anlage der oberen Extremität hinzugenommen (Elektroden an der Handfläche oder am Handgelenk miteinander verbunden).
  – kinetische Interferenz
  Schmerzpunktbeh. mit Handschuhelektroden, jeden Punkt 1 bis 2 min. Bei nachlassenden Schmerzen kann verspannte Muskulatur im Schulter-Nacken-Bereich mit Handschuhmethode und Kinesi motorisch überschwellig zur Kontraktion und Distraktion angeregt werden, ruhig arbeiten.

Zervikalsyndrom 2

- ↑ Iontophorese
  mit 3%iger Natriumsalicylatlösung unter der Kathode, 5 bis 15 min
- ↑ Kurzwellentherapie, Impuls-Kurzwellentherapie
  Wirbelstromelektrode, EHA 0 cm, Dosis II bis III, 5 bis 8 min oder Kondensatorfeldmethode: eine El. ab 3. Halswirbel nach kaudal zu, EHA 1,5 cm, die andere über M. pectoralis, EHA 2,5 cm, 3 min nach rechts, 3 min nach links, Dosis I!
- ↑ Dezimeterwellentherapie, Nackenregion, siehe oben
- ↑ Mikrowellentherapie
  Rund- oder Langenfeldstrahler, EHA 10 cm, Dosis II bis III (50 Watt), 5 min
- Moor-, Fango-, Paraffin-, Heublumenpackung
- Infrarottherapie
- nach Vorwärmung muskuläre Massage und Antagonistenspannungsübungen
- ↑ Shiatsu.

Beh. Ges.: Kräftigung insuffizienter Muskelgruppen und Stabilisierung guter Haltung und adäquater Bewegungsmuster.

Maßnahmen:
- Kräftigung der unteren Schulterblattfixatoren (M. trapezius, Pars ascendens und transversa, Mm. rhomboidei major und minor, M. latissimus dorsi) und der tiefen Halsbeuger, evtl. auch Bauch- und Gesäßmuskulatur
  - ↑ PNF-Techniken, durchlaufende Innervation, Spezialübungen,
  - ↑ Stemmführungen
- Erlernen der aktiven Kopfstreckung und Einleitung der Kopfbewegungen über die Augenbewegungen
- Bewegungsstereotypumschulung (190, 213, 220, 223), Kontrolle der Arbeitshaltung, ↑ Brügger-Therapie
- ↑ Hypertonus der Muskulatur, ↑ Myogelosen, ↑ Myalgie.

Radikulärsyndrom

(sensibles und motorisches im Gebiet des Plexus brachialis)

Beh. Ges.: Schmerzausschaltung, möglichst kausale Therapie durch Beseitigung von mechanischen Bedrängungen der Nervenwurzel.

Maßnahmen:
- ↑ Manuelle Therapie
- ↑ Extension in Rückenlage, evtl. durchbewegen unter Zug und anschließend durchspannen in adäquater HWS-Einstellung
- Nacken-, Hals- und Hinterkopfmassage in Rückenlage und dehnender Kopfhaltung, siehe oben

- Erlernen der aktiven Kopfstreckung und Hinweise für richtiges Verhalten bei der Arbeit und beim Ruhen, gezielte ↑ Stemmführungen
- ↑ Ultraschalltherapie
- ↑ Ultrareizstrom, ↑ Diadynamische Ströme, ↑ Kombinationstherapie, ↑ Interferenzstrombeh. und ↑ Iontophorese, siehe S. 71 und 461, ↑ Elektrotherapeutische Verfahren zur Schmerzbehandlung

> **Beachte:** Durchblutungsförderung wird nur in geringem Maß vertragen, deshalb sind o. g. elektrotherapeutische Verfahren oder Ultraschalltherapie zur Schmerzausschaltung meist günstiger als ausgesprochene Wärmemaßnahmen.

- Schanzscher Watteverband kann notwendig sein
- ↑ Bindegewebsmassage nach DICKE zur vegetativen Umstimmung
- ↑ Kompressionssyndrome, ↑ Neuralgien/Neuritiden, ↑ Parästhesien, ↑ Paresen, schlaffe
- maximale isometrische Spannungsübungen in verschiedenen Richtungen (ohne Bewegungsausschlag), jede Spannung 15 s halten, kann z. B. bei akutem Schiefhals 50 % der Beschwerden lindern (KÖBERLE).

Vegetativ-vaskuläre Symptome durch Irritation des Halssympathikus (Barré-Lieou-Syndrom), Brachialgia paraesthetica nocturna

> **Beachte:** Die Schmerzen werden durch Muskelanspannung (Taschentragen) verstärkt (auch in Rückenlage nachts), Steigerung dieser Symptomatik beim *Quadrantensymptom* (PETTE-DÖRING).

Ziel: Ausschalten der Irritation, vegetative Homöostase.

> **Beh. Ges.:** Beseitigung der Ursache der Irritation des Halssympathikus, kausale und Allgemeinbehandlung zur vegetativen Beruhigung.

Maßnahmen:
- ↑ Manuelle Therapie
- ↑ Traktion der HWS in Rückenlage, Arme abduziert, Schultergürtel dabei entspannt, anschließend Schanzscher Watteverband
- ↑ Ultraschalltherapie
  neuraltherapeutischer Aufbau kranial mit 0,05 mA oder mit Impulsschall, 5 min, jeden 2. Tag
- ↑ Blockade des Ganglion stellatum mit Reizströmen

- ↑ Bindegewebsmassage nach DICKE
- ↑ Entspannungsbehandlung, ↑ Ordnungstherapie
- ↑ Diadynamische Ströme, ↑ Kombinationstherapie, ↑ Interferenzstrombeh.
- ↑ Parästhesien, ↑ Vegetative Regulationsstörungen, ↑ Migräne, ↑ Sudecksches Syndrom Stadium I.

> **Kontraindikationen:** Forcierende Maßnahmen, auch Wärmebeh.

Zoster

(Gürtelrose)

Ziel: Rasche Abheilung, Schmerzfreiheit.

Während des Bläschenausschlags

■ **Beh. Ges.:** Schmerzlinderung.

Maßnahmen:

- ↑ Diadynamische Ströme wirken meist rasch schmerzlindernd.
  Entweder segmental-paravertebral oder kleine Schalenelektroden im Segmentbereich zu beiden Seiten des voll ausgebildeten Bläschenausschlags aufsetzen, Basis plus CP 1 min, dann umpolen, Basis plus CP 2 min, Intensität stets bis zur Toleranzgrenze steigern. Elektrodenunterpolsterung hinterher wegwerfen, Elektroden desinfizieren. Beh. täglich, wodurch die Bläschen rasch abtrocknen und die Schmerzen nachlassen.
- stabile ↑ Interferenzstrombehandlung (139)
  Plattenelektroden (50 cm^2) so anlegen, daß die Bläschen in das Überlagerungsgebiet der Ströme kommen.
  100 Hz, konstante Frequenz, 5 min vorsichtig ansteigend bis sensibel schwellig
  50 bis 100 Hz, rhythmische Frequenz, 2 bis 5 min vorsichtig ansteigend bis sensibel schwellig
  Beh. täglich 7 bis 10 min, später bis 15 min.

Nach Abheilung

Beh. Ges.: Durchblutungsförderung, Herabsetzen der Schmerzschwelle.

Maßnahmen:

- ↑ Ultraschalltherapie
  - Beschallung im neuraltherapeutischen Aufbau, besonders paravertebral im Segment, 0,1 bis 0,2 W/cm^2 5 bis 10 min; oder
  - Beschallung nur paravertebral im Segment und im betroffenen Dermatom mit 0,05 W/cm^2, evtl. Impulsschall, evtl. statt Ölankopplung Borsäuresalbenankopplung (225)

- ↑ Transkutane elektrische Nervenstimulation (TENS)
- ↑ Stabile Galvanisation, auch als Quergalvanisation im Stangerbad, ↑ Hydroelektrische Bäder
  Anode: Schmerzregion, Kathode: wegleitend, 10 min, sensibel unterschwellig
  EHA aktiv 2 cm, passiv 3 bis 4 cm, Dosis 1 bis 3 min
- Pelose- oder Fangopackungen, segmental und örtlich, wenn als angenehm empfunden
- Bewegungsübungen zum Herabsetzen der Schmerzschwelle
- ↑ Neuralgien und Neuritiden.

Zystitis

(Blasenentzündung)

Akut

Ziel: Beschwerdefreiheit

Beh. Ges.: Schmerzlinderung und Unterstützung der Heilungstendenz durch örtliche Wärmemaßnahmen.

Maßnahmen:
- Bettruhe und gleichmäßige Wärme
- heiße Kompressen auf die Blasengegend und auf das Kreuzbein, anschließend Dunstpackung
- ansteigende Sitzbäder mit Zusatz von Moorextrakt oder Hoevenol®
  bis 30 °C ansteigend, anschließend T-Wickel für 1 h
- Unterleibsdampfbad mit Zusatz von Kamillen- oder Heublumenextrakt, anschließend 1 h T-Wickel

Beachte: Feuchte Wärme anwenden, trockene Wärme wirkt ungünstig!

Chronisch

Ziel: Ausheilung.

Beachte: Jede Blasenentzündung, die unter der üblichen Behandlung nicht in 4 bis 6 Wochen ausheilt, gilt solange als tuberkuloseverdächtig, bis eine Tuberkulose durch Urinkulturen und Tierversuche ausgeschlossen werden kann.

Beh. Ges.: Unterstützung der Heilungstendenz und Allgemeinbehandlung; Regelung des Wärmehaushalts.

Maßnahmen:
- auf warme Füße und Knie achten (Reflexzone! s. a. Abb. 11a und b)

- ansteigende Beinbäder, bei denen das Knie mit überspült wird
- ↑ Bindegewebsmassage nach Dicke und anschließend heiße Rolle am Kreuzbein
- Moorschlamm-Sitzbäder und -Halbbäder
- ↑ Sauna unter Vermeidung von Kaltreizen für die untere Körperhälfte.

3

Abbildungen zu Reflexzonen- und Neuraltherapie verschiedener Organerkrankungen

Reflexzonen- und Neuraltherapie

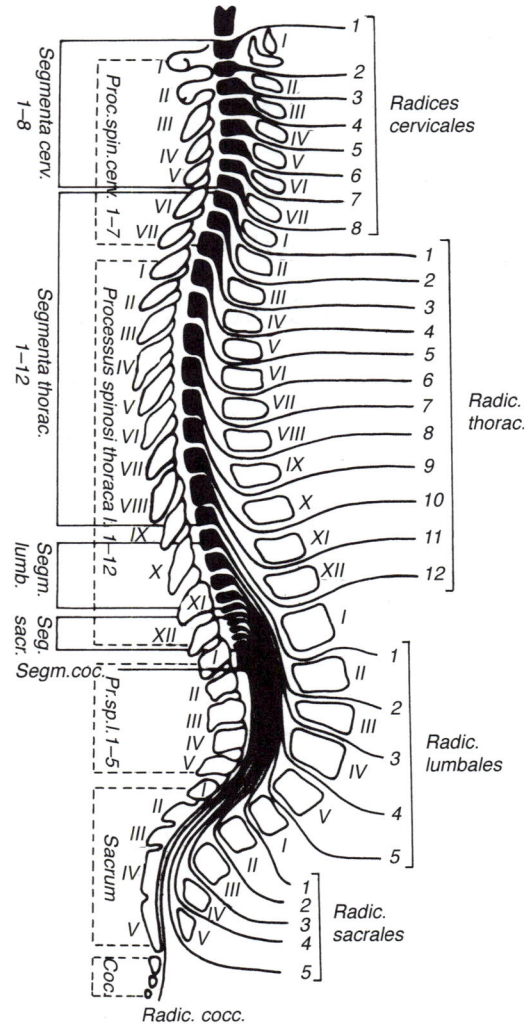

Abbildung 1
Schematische Darstellung der Lagebeziehung des Rückenmarks zur Wirbelsäule

Abbildung 2a bis 2c
Dermatome nach HANSEN, K., und H. SCHLIACK mit freundlicher Genehmigung des Gustav Fischer Verlages Stuttgart (165)

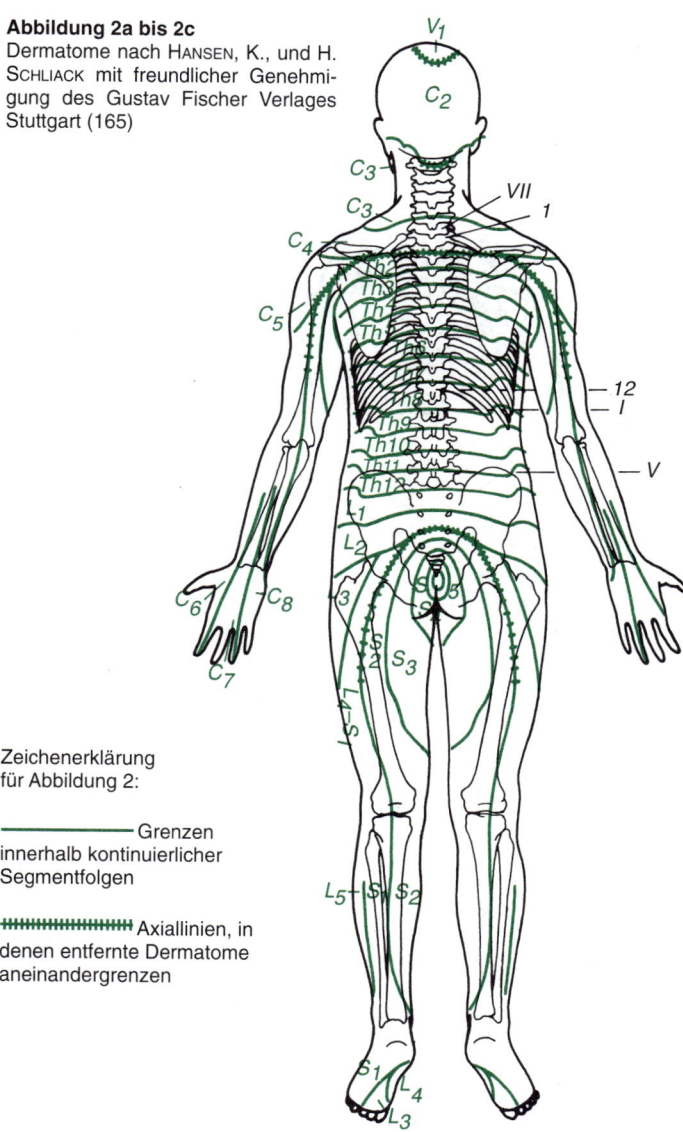

Zeichenerklärung
für Abbildung 2:

——————— Grenzen innerhalb kontinuierlicher Segmentfolgen

++++++++++++ Axiallinien, in denen entfernte Dermatome aneinandergrenzen

Abbildung 2a
Dermatome von dorsal gesehen

3 Abbildungen zu Reflexzonen- und Neuraltherapie

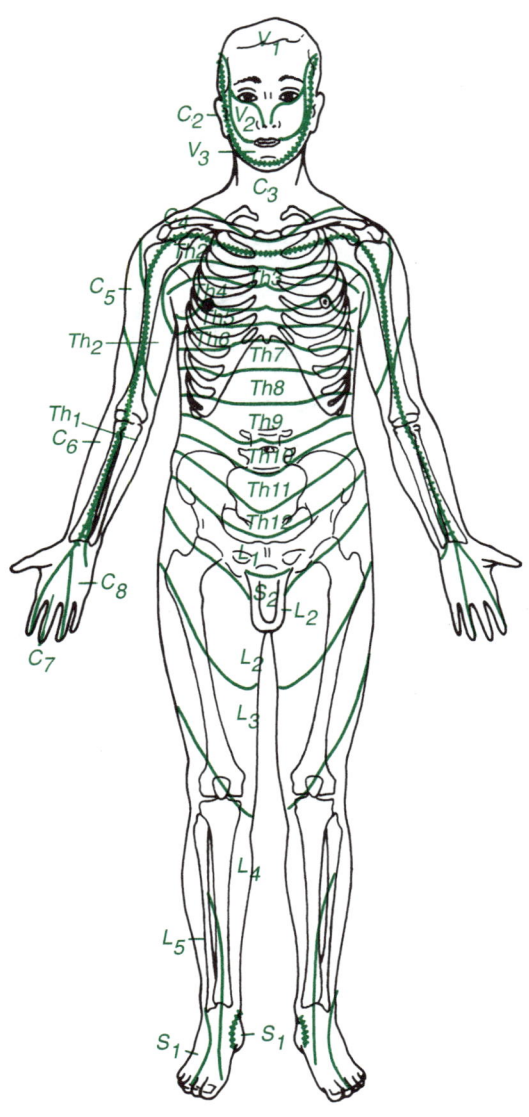

Abb. 2b
Dermatome von ventral gesehen

Reflexzonen- und Neuraltherapie 3

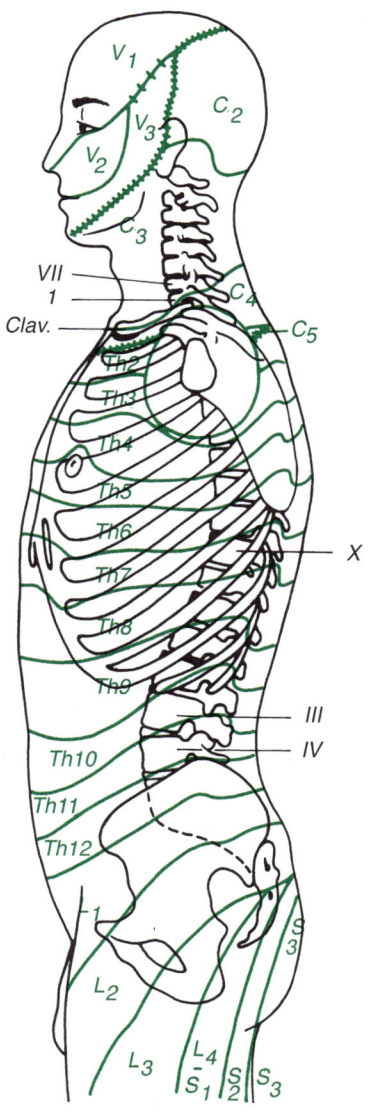

Abbildung 2c
Dermatome von der Seite gesehen

471

3 Abbildungen zu Reflexzonen- und Neuraltherapie

Zeichenerklärung für Abbildungen 3 bis 11:

 Dermatom des zugehörigen Organs. Es ist besonders wichtig für segmentale Einwirkungen mit Hydro-, Thermo- und Elektrotherapie, Massage, Segmentmassage, Hauttechnik der Bindegewebsmassage

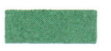 Maximalzonen des zugehörigen Organs

 Strichführungen in der Unterhaut- und Faszientechnik der Bindegewebsmassage nach TEIRICH-LEUBE

+ Einsatz der flächigen Technik der Bindegewebsmassage

• Periostbehandlung

∞ muskuläre Lockerung

 Maximalzonen, die besonders empfindlich sind und erst angegangen werden, wenn alle anderen Reflexzonen weitmöglichst normalisiert sind

Reflexzonen des Herzens

Dermatom
Herz: $C_{3,4,8}$, Th_{1-8} links (nach Hansen/Schliack)

Aorta: $C_{3,4,8}$, Th_{1-4} links, Th_{1-4} zuweilen auch mit rechts (nach Hansen/Schliack)

Myotom
Segmentale Innervation von $C_{3,4}$ erhalten:
Diaphragma (C_{3-5})
M. deltoideus (C_{4-6})
M. supraspinatus (C_{46})
M. levator scapulae (C_{3-5})
Mm. rhomboidei ($C_{4,5}$)
Platysma ($C_{2,3}$)
M. trapezius (C_{2-4})
M. sternocleidomastoideus (C_{2-4})
M. sternohyoideus (C_{1-4})
M. sternothyreoideus (C_{1-4})
M. omohyoideus (C_{1-4})
M. subclavius (C_{4-6})
M. scalenus anterior (C_{4-8})
M. scalenus medius (C_{3-8})
M. longus colli et capitis (C_{1-7})
M. erector spinae

Segmentale Innervation von C_8, Th_{1-8} erhalten:
Mm. intercostales interni et externi (Th_{1-11})
Mm. intertransversarii thoracales (Th_{5-11})
M. erector spinae
M. rectus abdominis (Th_5–L_1)
M. obliquus abdominis externus (Th_5–L_1)
M. obliquus abdominis internus (Th_8–L_2)
M. transversus abdominis (Th_5–L_2)

von der Schulter-, Arm- und Handmuskulatur:
M. teres major (C_{5-8})
M. latissimus dorsi (C_{4-8})
M. serratus anterior (C_{5-8})
M. pectoralis major (C_{5-8})
M. pectoralis minor (C_6–Th_1)
M. triceps brachii (C_{6-8})
M. anconaeus ($C_{7,8}$)
M. pronator quadratus (C_6–Th_1)
M. flexor carpi radialis (C_{6-8})
M. flexor pollicis longus (C_{6-8})
M. flexor digitorum superficialis (C_7–Th_1)
M. flexor digitorum profundus (C_7–Th_1)
M. flexor carpi ulnaris (C_7–Th_1)
M. palmaris longus (C_7–Th_1)
M. extensor carpi ulnaris (C_{6-8})
M. abductor pollicis longus (C_{6-8})
Mm. extensor pollicis longus et brevis (C_{6-8})
M. extensor indicis (C_{6-8})
M. extensor digitorum communis (C_{6-8})
M. extensor digiti minimi (C_{6-8})
M. adductor pollicis (C_8, Th_1)
M. opponens digiti minimi (C_7, Th_1)
M. flexor digiti minimi brevis (C_8, Th_1)
M. abductor digiti minimi (C_7–Th_1)
Mm. lumbricales (C_8, Th_1)
Mm. interossei (C_8, Th_1)

von der Halsmuskulatur:
M. scalenus anterior (C_{4-8})
M. scalenus medius (C_{3-8})
M. scalenus posterior ($C_{7,8}$)

siehe Abbildung 3

3 Abbildungen zu Reflexzonen- und Neuraltherapie

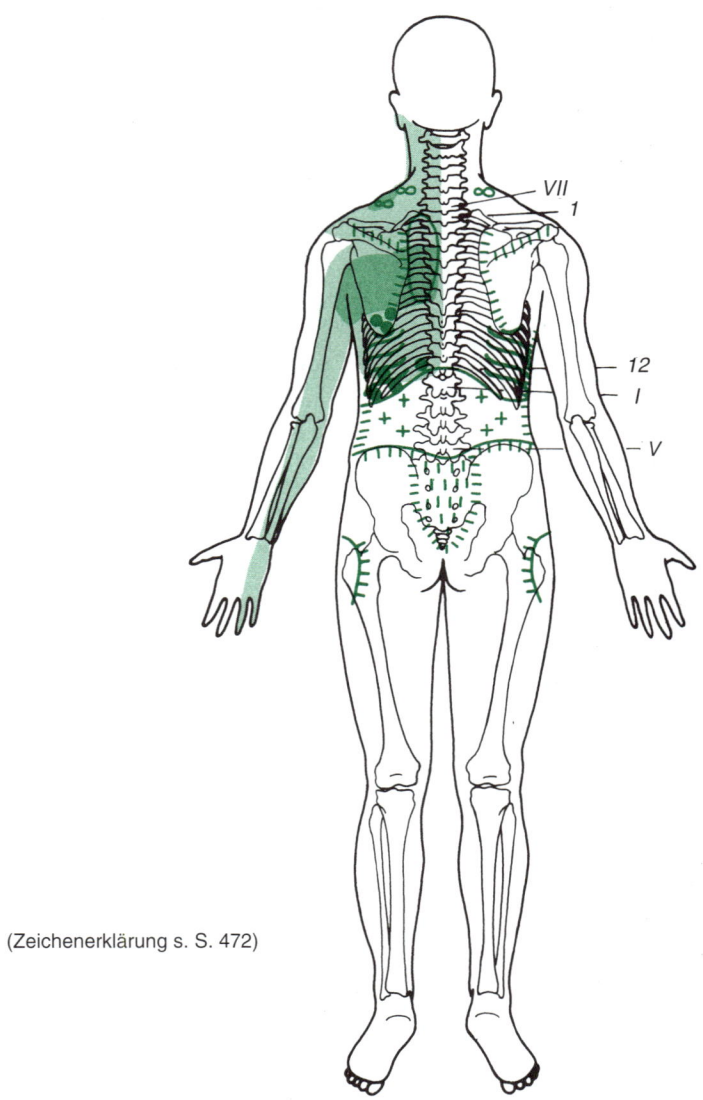

(Zeichenerklärung s. S. 472)

Abbildung 3a
Therapeutisch wichtige Reflexzonen des Herzens – von dorsal gesehen

Reflexzonen des Herzens 3

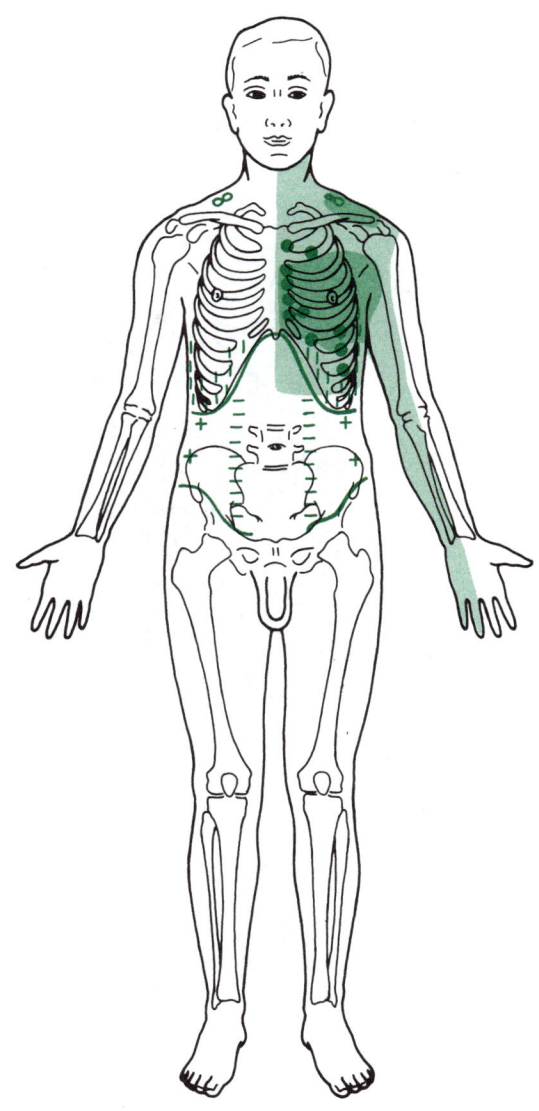

Abbildung 3b
Therapeutisch wichtige Reflexzonen des Herzens – von ventral gesehen

3 Abbildungen zu Reflexzonen- und Neuraltherapie

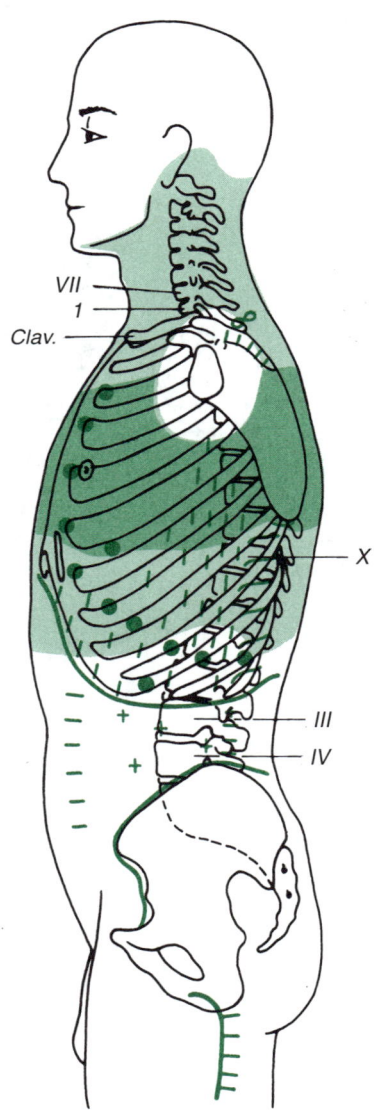

(Zeichenerklärung s. S. 472)

Abbildung 3c
Therapeutisch wichtige Reflexzonen des Herzens – von der Seite gesehen

Reflexzonen der Atmungsorgane

Dermatom
Kehlkopf: C_8 rechts und links (nach Hansen)
Luftröhre: C_8–Th_2 rechts und links (nach Hansen)
Bronchien: C_8–Th_3 rechts und links (nach Hansen)

Lunge: $C_{3,\,4}$, Th_{3-9} der betr. Seite (nach Hansen/Schliack)
Pleura: $C_{3,\,4}$, $Th_{(2)\,3-10\,(11,\,12)}$ der betr. Seite (nach Hansen/Schliack)

Myotom
Segmentale Innveration von $C_{3,\,4}$ siehe Reflexzonen des Herzens.
Segmentale Innervation von C_8–Th_3 erhalten:
Mm. intercostales interni et externi (Th_{1-11})
M. erector spinae
M. teres major (C_{5-8})
M. latissimus dorsi (C_{6-8})
M. serratus anterior (C_{5-8})
M. scalenus anterior (C_{4-8})
M. scalenus medius (C_{3-8})
M. scalenus posterior ($C_{7,\,8}$)
M. pectoralis major (C_{5-8})
M. pectoralis minor (C_6–Th_1)
M. triceps brachii (C_{6-8})
M. anconaeus ($C_{7,\,8}$)
M. pronator quadratus (C_6–Th_1)
M. flexor carpi radialis (C_{6-8})
M. flexor pollicis longus (C_{6-8})
M. flexor digitorum superficialis (C_7–Th_1)
M. flexor digitorum profundus (C_7–Th_1)
M. flexor carpi ulnaris (C_7–Th_1)
M. palmaris longus (C_7–Th_1)
M. extensor carpi ulnaris (C_{6-8})
M. abductor pollicis longus (C_{6-8})
Mm. extensor pollicis longus et brevis (C_{6-8})
M. extensor indicis (C_{6-8})
M. extensor digitorum communis (C_{6-8})
M. extensor digiti minimi (C_{6-8})
M. adductor pollicis (C_8, Th_1)
M. opponens digiti minimi (C_7–Th_1)
M. flexor digiti minimi brevis (C_8, Th_1)
M. abductor digiti minimi (C_7–Th_1)
Mm. lumbricales (C_8, Th_1)
Mm. interossei (C_8, Th_1)

Segmentale Innervation von Th_{3-9} erhalten:
Mm. intercostales interni et externi (Th_{1-11})
Mm. intertransversarii thoracales (Th_{5-11})
M. erector spinae
M. rectus abdominis (Th_5–L_1)
M. obliquus abdominis externus (Th_5–L_1)
M. obliquus abdominis internus (Th_8–L_2)
M. transversus abdominis (Th_5–L_2)

Segmentale Innervation von Th_{10-12} erhalten außer o. g. Muskeln:
M. pyramidalis (Th_{11}–L_2)
M. quadratus lumborum (Th_{12}–L_3)
M. iliopsoas (Th_{12}–L_4)

siehe Abbildung 4

3 Abbildungen zu Reflexzonen- und Neuraltherapie

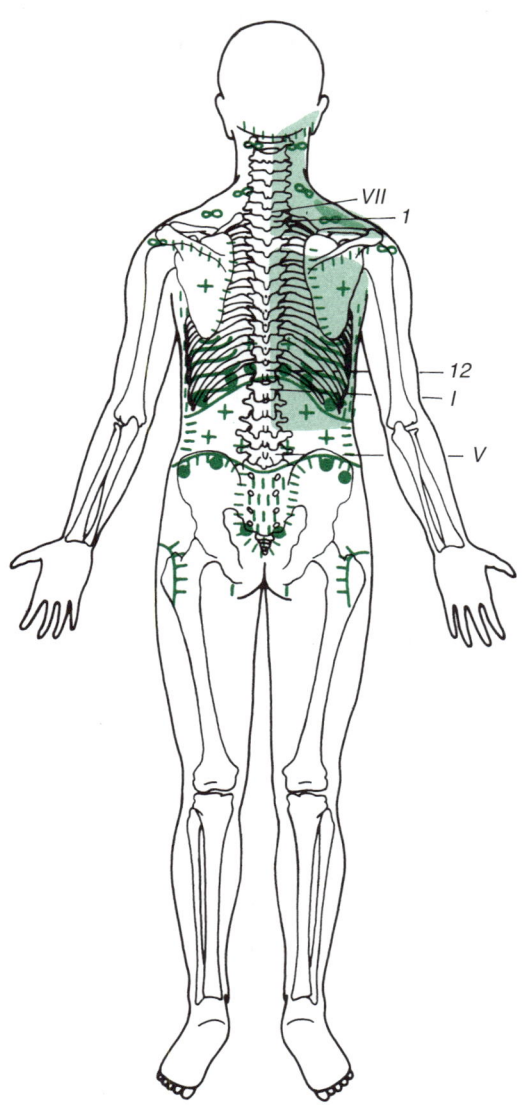

Abbildung 4a
Therapeutisch wichtige Reflexzonen bei Erkrankungen der Atmungsorgane –
von dorsal gesehen (Dermatom rechte Lunge und Pleura eingetragen)

Reflexzonen der Atmungsorgane 3

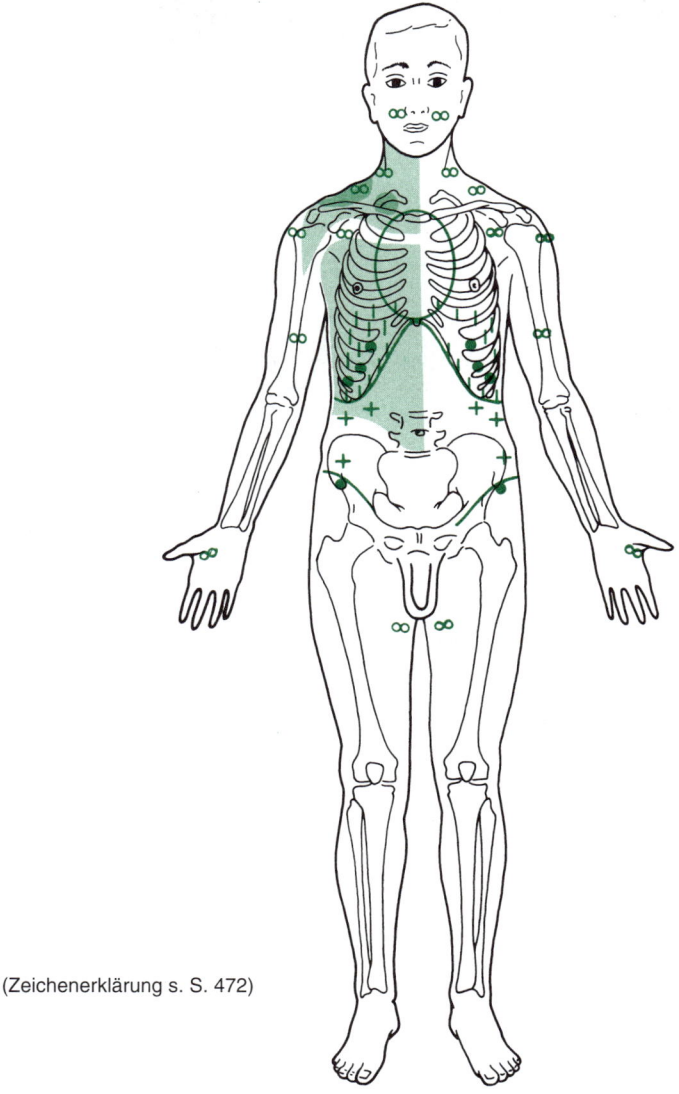

(Zeichenerklärung s. S. 472)

Abbildung 4b
Therapeutisch wichtige Reflexzonen bei Erkrankungen der Atmungsorgane –
von ventral gesehen (Dermatom rechte Lunge und Pleura eingetragen)

Reflexzonen des Magens

Dermatom
$C_{3,4}$, Th_{5-9} links (nach
HANSEN/SCHLIACK)

Myotom
Segmentale Innervation von $C_{3,4}$
siehe Reflexzonen des Herzens.

Segmentale Innervation von Th_{5-9}
erhalten:
M. erector spinae
Mm. intercostales interni et externi
(Th_{1-11})
Mm. intertransversarii thoracales
(Th_{5-11})
M. rectus abdominis (Th_5–L_1)
M. obliquus abdominis internus
(Th_8–L_2)
M. transversus abdominis (Th_5–L_2)

siehe Abbildung 5

Reflexzonen des Magens 3

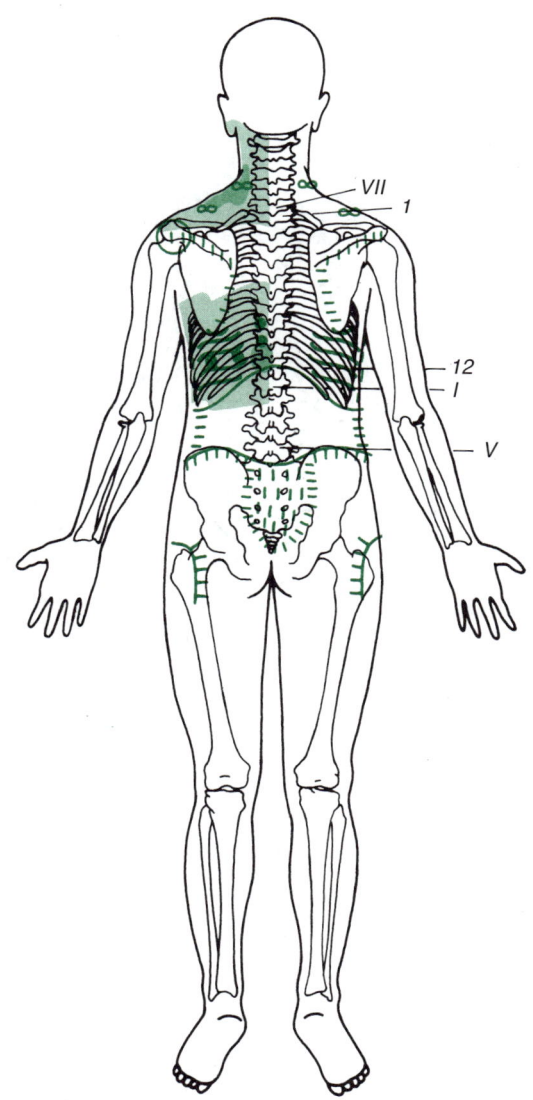

Abbildung 5a
Therapeutisch wichtige Reflexzonen bei Erkrankungen des Magens – von dorsal gesehen

3 Abbildungen zu Reflexzonen- und Neuraltherapie

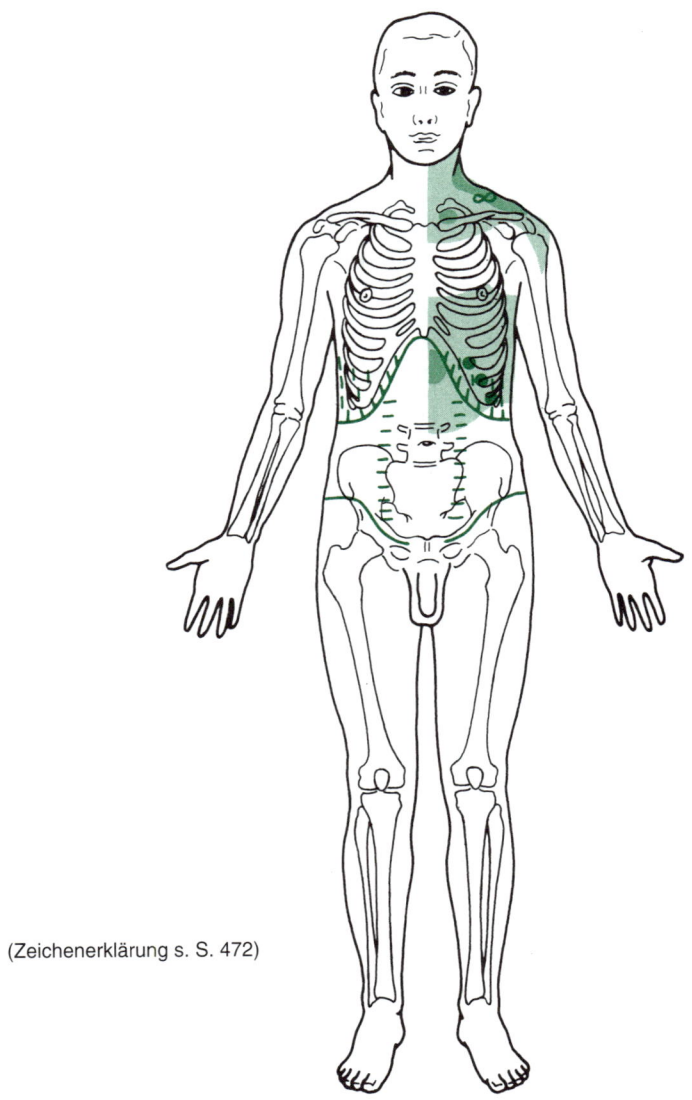

(Zeichenerklärung s. S. 472)

Abbildung 5b
Therapeutisch wichtige Reflexzonen bei Erkrankungen des Magens – von ventral gesehen

482

Reflexzonen des Darmes

Dermatom
Duodenum: $C_{3,4}$, Th_{6-10}, rechts, besonders Th_{8-9} (nach HANSEN/SCHLIACK)
Jejunum: $C_{3,4}$, Th_{8-11}, links, besonders Th_{10} (nach HANSEN/SCHLIACK)
Ileum: $C_{3,4}$, Th_4–L_1 rechts (oder beiderseits?), besonders Th_{9-11} (nach HANSEN/SCHLIACK)
Caecum, Appendix, Colon ascendens, Colon transversum/proximaler Teil: $C_{3,4}$, Th_9–L_1 rechts (nach HANSEN/SCHLIACK)
Colon transversum/distaler Teil, Sigma und Rectum: $C_{3,4}$, Th_9–L_1 links (nach HANSEN/SCHLIACK)

Myotom
Segmentale Innervation von $C_{3,4}$ siehe Reflexzonen des Herzens.

Segmentale Innervation von Th_{6-10} erhalten:
M. erector spinae
Mm. intercostales interni et externi (Th_{5-11})
M. rectus abdominis (Th_5–L_1)
M. obliquus abdominis externus (Th_5–L_2)
M. transversus abdominis (Th_5–L_2)

Segmentale Innervation von Th_{11} erhalten außer o. g. Muskeln:
M. pyramidalis (Th_{11}–L_2)

Segmentale Innervation von Th_{12}–L_1) erhalten außer o. g. Muskeln:
M. iliopsoas (Th_{12}–L_4)
M. cremaster (L_{1-3})
M. quadratus lumborum (Th_{12}–L_3)
Mm. intertransversarii lumborum (L_{1-4})

siehe Abbildungen 6–8

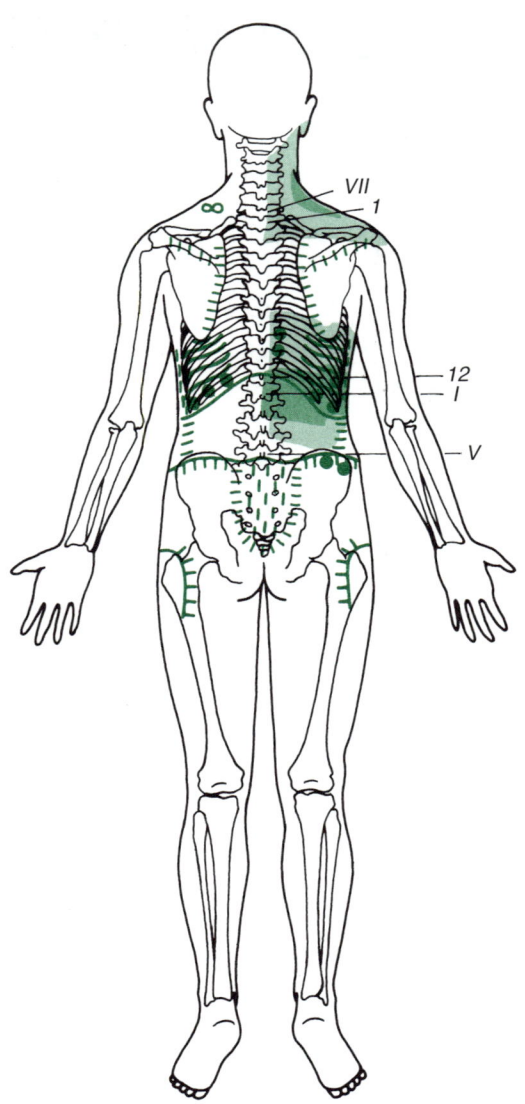

Abbildung 6a
Therapeutisch wichtige Reflexzonen bei Erkrankungen des Zwölffingerdarmes – von dorsal gesehen

Reflexzonen des Darmes 3

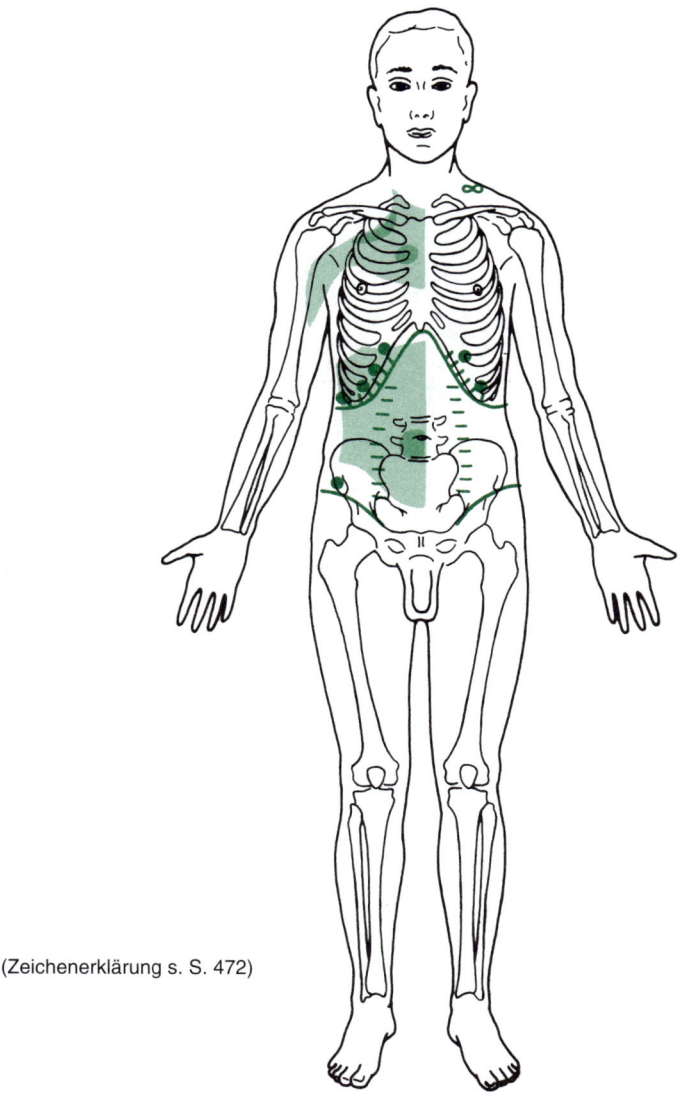

(Zeichenerklärung s. S. 472)

Abbildung 6b
Therapeutisch wichtige Reflexzonen bei Erkrankungen des Zwölffingerdarmes
– von ventral gesehen

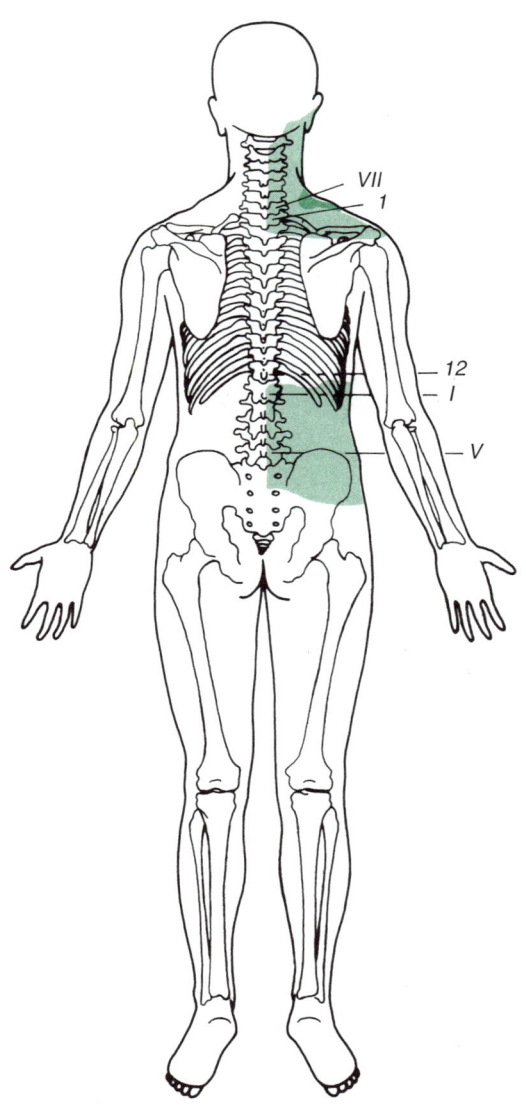

Abbildung 7a
Segmentzonen von Caecum, Appendix, Colon ascendens, Colon transversum (proximaler Teil) – von dorsal gesehen

Reflexzonen des Darmes 3

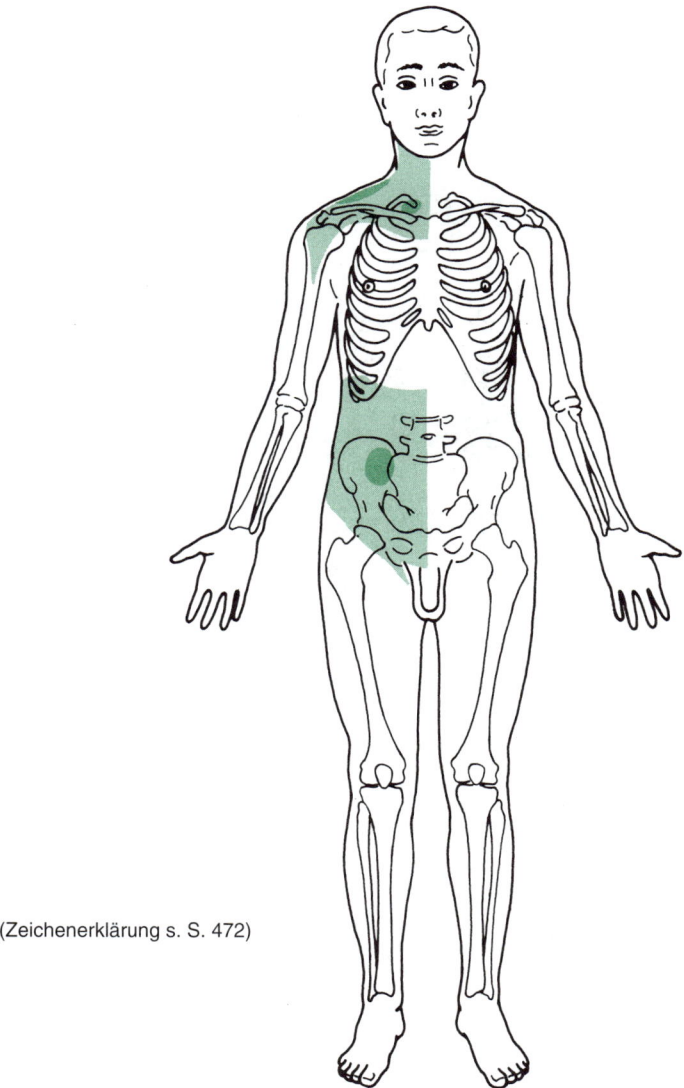

(Zeichenerklärung s. S. 472)

Abbildung 7b
Segmentzonen von Caecum, Appendix, Colon ascendens, Colon transversum (proximaler Teil) – von ventral gesehen

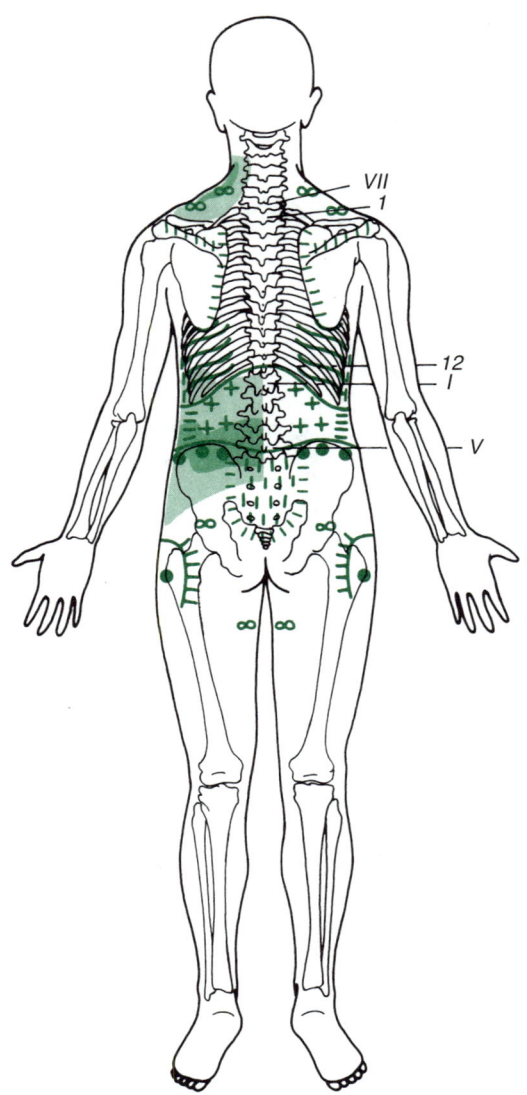

Abbildung 8a
Segmentzonen von Colon transversum (distaler Teil), Colon descendens, Sigma und Rectum unter Einzeichnung von Maßnahmen bei einer Obstipationsbehandlung – von dorsal gesehen

Reflexzonen des Darmes **3**

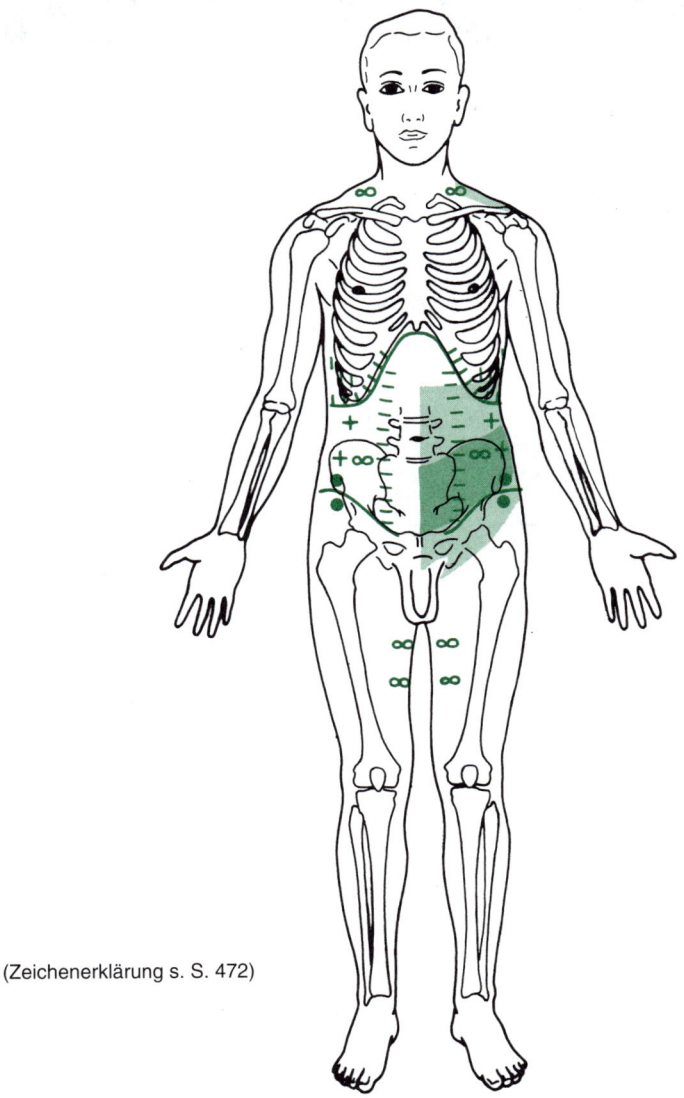

(Zeichenerklärung s. S. 472)

Abbildung 8b
Segmentzonen von Colon transversum (distaler Teil), Colon ascendens, Sigma und Rectum unter Einzeichnung von Maßnahmen bei einer Obstipationsbehandlung – von ventral gesehen

Reflexzonen von Leber und Gallenblase

Dermatom
$C_{3,4}$, Th_{6-10} rechts
(nach HANSEN/SCHLIACK)

Myotom
Segmentale Innervation von $C_{3,4}$
siehe Reflexzonen des Herzens.
Segmentale Innervation von Th_{6-10}
erhalten:
M. erector spinae
Mm. intercostales interni et externi
 (Th_{1-11})
Mm. intertransversarii thoracales
 (Th_{5-11})
M. rectus abdominis (Th_5–L_1)
M. obliquus abdominis externus
 (Th_5–L_1)
M. obliquus abdominis internus
 (Th_8–L_2)
M. transversus abdominis (Th_5–L_2)

siehe Abbildung 9

Reflexzonen von Leber und Gallenblase 3

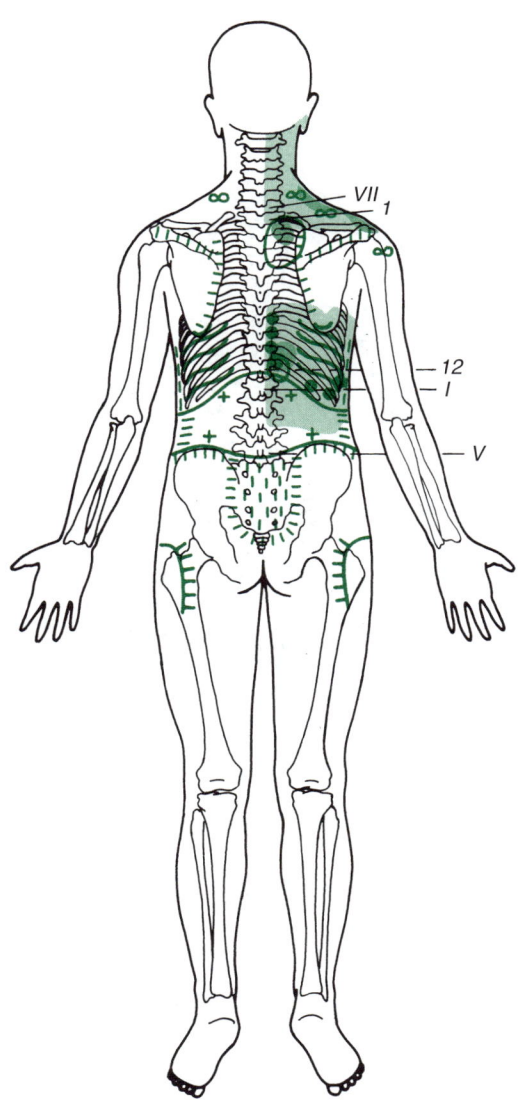

Abbildung 9a
Therapeutisch wichtige Reflexzonen bei Leber- und Gallenblasenerkrankungen – von dorsal gesehen

3 Abbildungen zu Reflexzonen- und Neuraltherapie

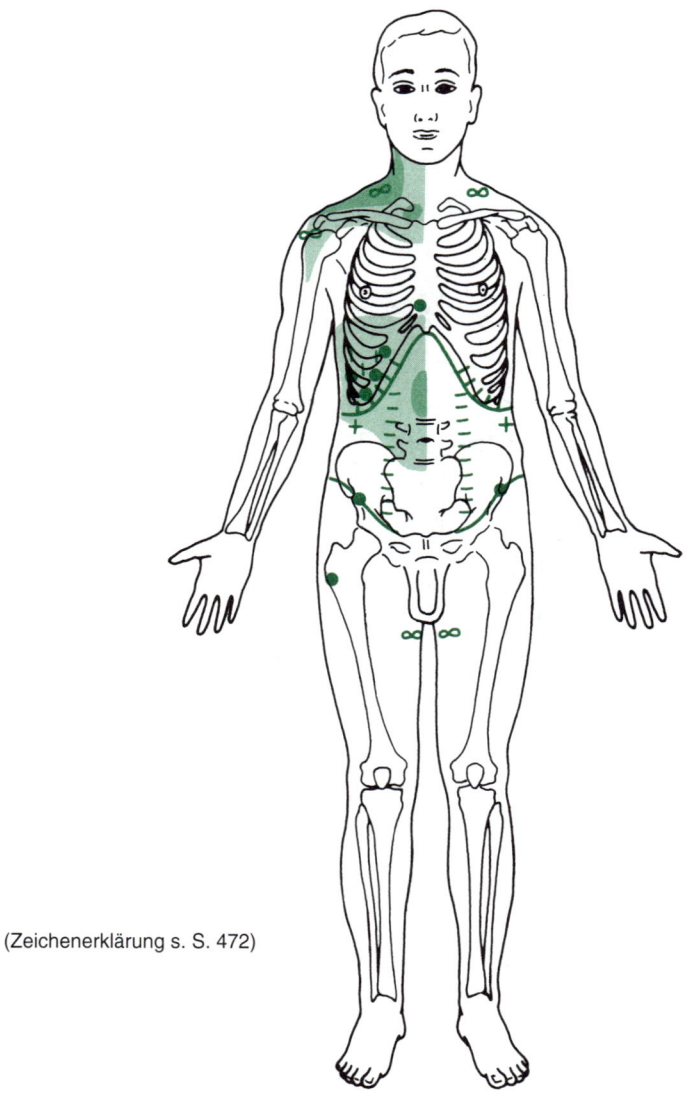

(Zeichenerklärung s. S. 472)

Abbildung 9b
Therapeutisch wichtige Reflexzonen bei Leber- und Gallenblasenerkrankungen – von ventral gesehen

Reflexzonen von Niere, Harnleiter und Harnblase

Dermatom
Niere und Harnleiter:
($C_{3,4}$), Th_{9-12}, $L_{1,2(3)}$ der betr. Seite
(nach HANSEN/SCHLIACK)
Maximalpunkt für oberflächliche und tiefe Hyperalgesie in Th_4
Harnblase:
Th_{11}–L_2, S_{2-4} (nach HEAD)
Th_{11}–L_3, S_{2-5} (nach FOERSTER)
($Th_{11,12}$), L_{1-3}, S_{3-4} (nach BRAUS-ELZE)

Myotom
Segmentale Innervation von $C_{3,4}$
siehe Reflexzonen des Herzens.
Segmentale Innervation von Th_{9-12}, L_{1-3} erhalten:
M. erector spinae
Mm. intercostales interni et externi (Th_{1-11})
Mm. intertransversarii thoracales (Th_{5-11})
M. rectus abdominis (Th_5–L_1)
M. obliquus abdominis externus (Th_5–L_1)
M. obliquus abdominis internus (Th_8–L_2)
M. transversus abdominis (Th_5–L_2)
M. cremaster (L_{1-3})
M. pyramidalis (Th_{11}–L_2)
M. quadratus lumborum (Th_{12}–L_3)
Mm. intertansversarii lumborum (L_{1-4})

von Hüft- und Oberschenkelmuskulatur:
M. iliopsoas (Th_{12}, L_{1-4})
M. obturatorius externus (L_{2-5})
M. sartorius ($L_{2,3}$)
M. quadriceps femoris (L_{2-4})
M. pectineus (L_{2-4})
M. gracilis (L_{2-4})
M. adductor longus (L_{2-4})
M. adductor brevis (L_{2-4})
M. adductor magnus (L_{3-5})

siehe Abbildung 10

3 Abbildungen zu Reflexzonen- und Neuraltherapie

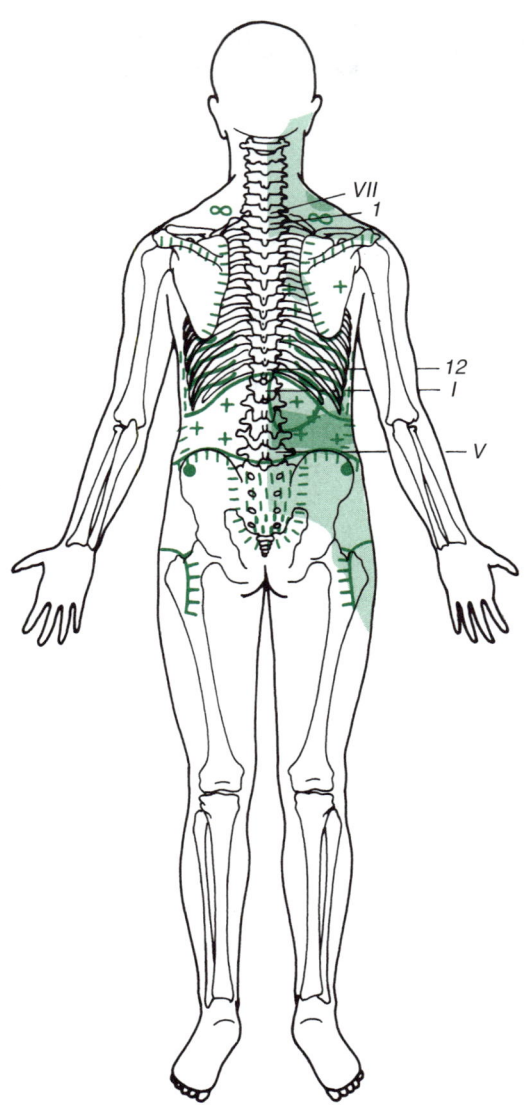

Abbildung 10a
Therapeutisch wichtige Reflexzonen bei Erkrankungen von Niere und Harnleiter (rechte Niere und Ureter dargestellt) – von dorsal gesehen

Reflexzonen von Niere, Harnleiter und Harnblase 3

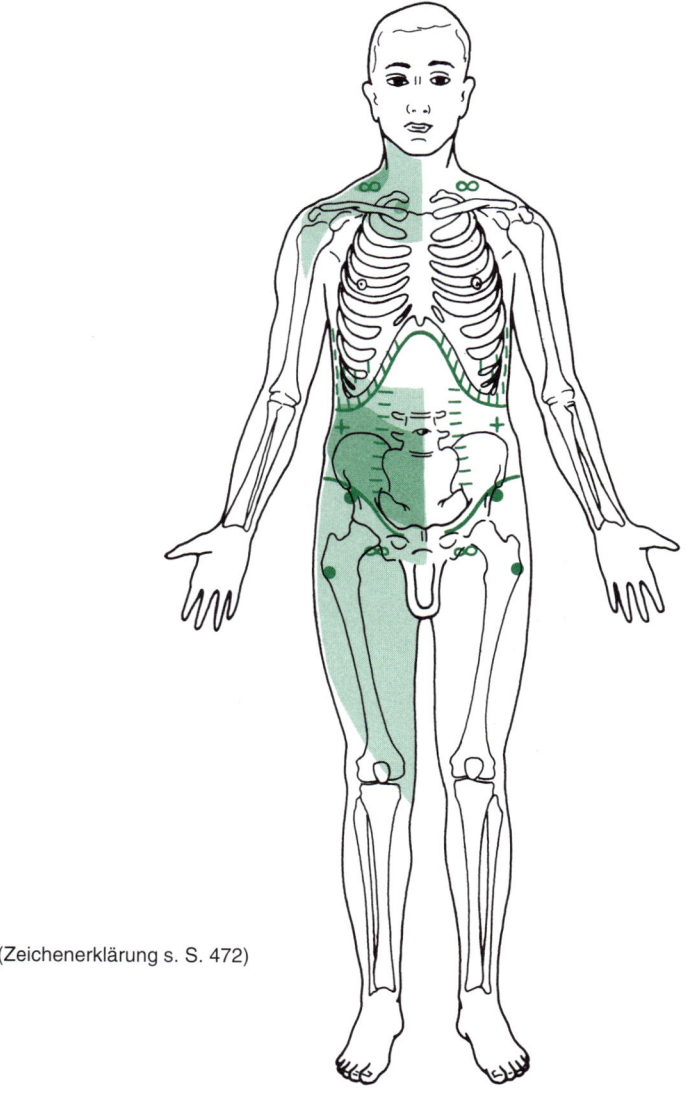

(Zeichenerklärung s. S. 472)

Abbildung 10b
Therapeutisch wichtige Reflexzonen bei Erkrankungen von Niere und Harnleiter (rechte Niere und Ureter dargestellt) – von ventral gesehen

Reflexzonen der Genitalorgane

Dermatom
in den Grenzen von Th_{10}–S_4
Hoden: Th_{10} (nach HEAD)
$Th_{11, 12}$–L_3
(nach FOERSTER)
$Th_{10, 12}$–L_3 (nach BRAUS-ELZE)
Nebenhoden: $Th_{12, 12}$ (L_1) (nach HEAD)
$Th_{(11) 12}$, L_3 (nach FOERSTER)
$Th_{12, 12}$–L_3 (nach BRAUS-ELZE)
Prostata: $Th_{10–12}$ (L_5), $S_{1–3}$ (nach HEAD)
Ovarien: Th_{10} (nach HEAD)
Adnexe: Th_{11}–L_1 (nach HEAD)
(Th_{12}), $L_{1–3}$ (nach FOERSTER)
Th_{10}–L_3 (nach BRAUS-ELZE)
Uterus: Th_{10}–L_1, $S_{2–4}$ (nach HEAD
(Th_{12}), $L_{1–3}$, ($S_{2–5}$) (nach FOERSTER)
$Th_{10–12}$, $S_{1–4}$ (nach BRAUS-ELZE)

Myotom
Segmentale Innervation von Th_{10}–S_4 erhalten:
alle Hüft- und Beinmuskeln (Th_{12}–S_3)
Mm. transversus perinei profundus et superficialis ($S_{2–4}$)
M. sphincter vesicae ($S_{3, 4}$)
M. bulbocavernosus ($S_{3, 4}$)
M. ischiocavernosus ($S_{3, 5}$)
M. sphincter ani externus ($S_{3–5}$)
M. levator ani ($S_{2–5}$)
M. coccygeus ($S_{2–5}$)
M. cremaster ($L_{1–3}$)
M. pyramidalis (Th_{11}–L_2)
M. quadratus lumborum (Th_{12}–L_3)
Mm. intertransversarii lumborum ($L_{1–4}$)
Bauchmuskeln (Th_{5}–L_2)
Mm. intercostales interni et externi ($Th_{1–11}$)
Mm. intertransversarii thoracales ($Th_{5–11}$)
M. erector spinae
Segmentale Innervation von $S_{2–5}$ erhalten:
M. glutaeus maximus (L_5–S_2)
M. piriformis ($S_{1–3}$)
M. quadratus femoris (L_5–S_2)
M. obturatorius und Mm. gemelli (L_5–S_2)
M. biceps femoris (L_5–S_2)
M. semimembranosus (L_5–S_2)
M. semitendinosus (L_5–S_2)
M. plantaris ($S_{1–2}$)
M. soleus ($S_{1–2}$)
M. gastrocnemius (L_5–S_2)
M. tibialis posterior (L_4–S_2)
M. flexor digitorium longus (L_5–S_2)
M. flexor hallucis longus (L_5–S_2)
alle Fußmuskeln außer M. extensor hallucis brevis (L_5–S_1)
Mm. transversus perinei profundus et superficialis ($S_{2–4}$)
M. sphincter vesicae ($S_{3–4}$)
M. bulbocavernosus ($S_{3–4}$)
M. ischiocavernosus ($S_{3–5}$)
M. sphincter ani externus ($S_{3–5}$)
M. levator ani ($S_{2–5}$)
M. coccygeus ($S_{2–5}$)

siehe Abbildung 11

Reflexzonen der Genitalorgane 3

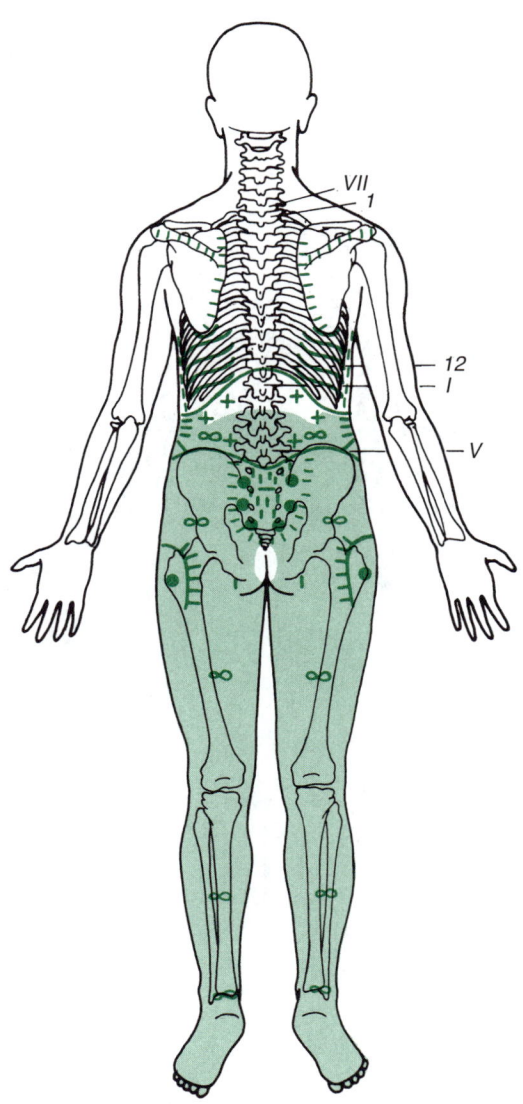

Abbildung 11a
Therapeutisch wichtige Reflexzonen bei Erkrankungen der Genitalorgane –
von dorsal gesehen

3 Abbildungen zu Reflexzonen- und Neuraltherapie

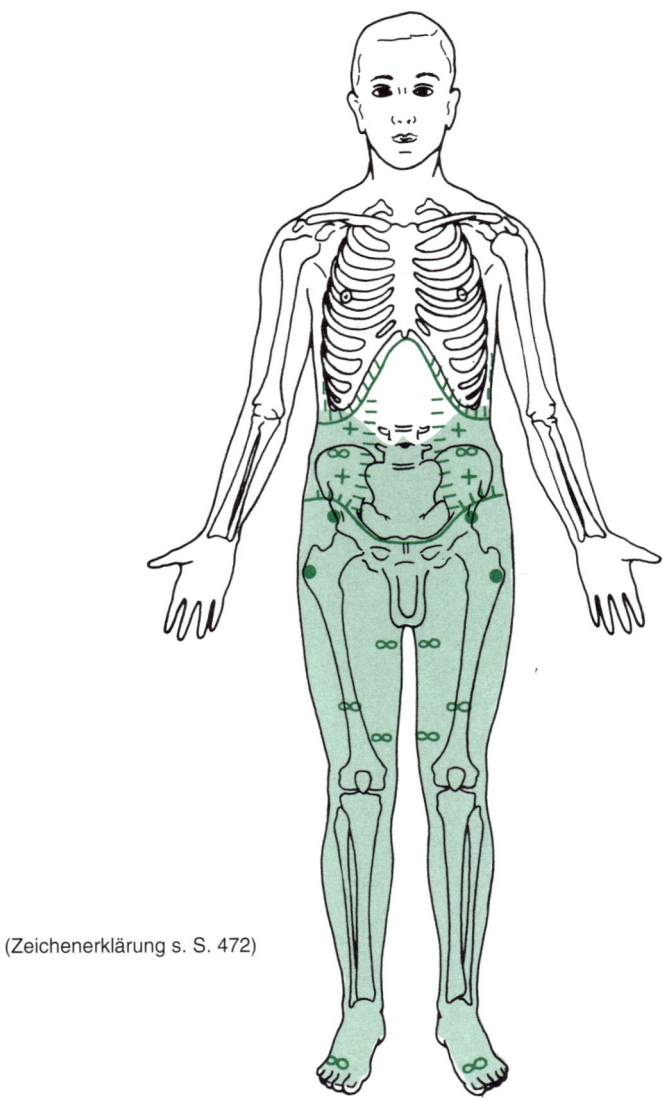

(Zeichenerklärung s. S. 472)

Abbildung 11b
Therapeutisch wichtige Reflexzonen bei Erkrankungen der Genitalorgane – von ventral gesehen

4

Abbildungen
für die Behandlung
peripherer
motorischer
Lähmungen

4 Abbildungen für die Behandlung peripherer motorischer Lähmungen

Verlauf und motorische Innervation einiger peripherer Nerven und charakteristische Sensibilitätsausfälle

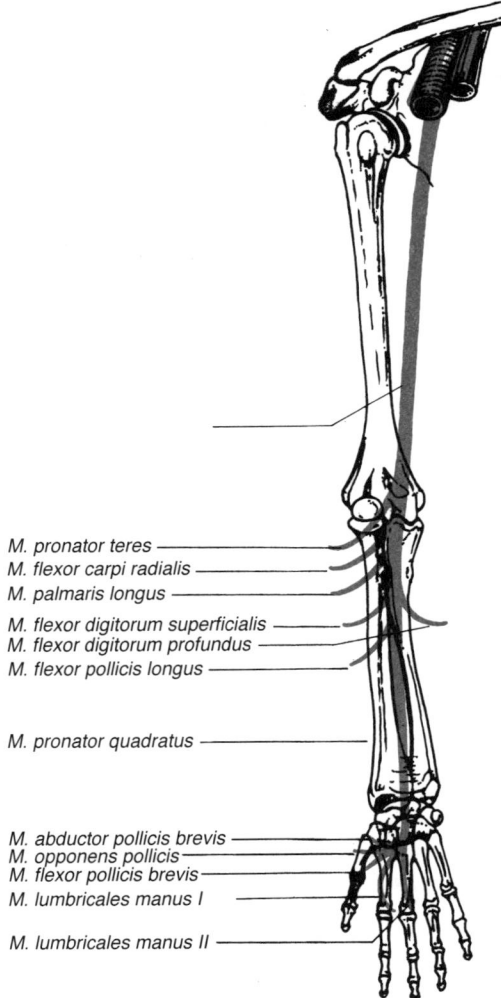

- M. pronator teres
- M. flexor carpi radialis
- M. palmaris longus
- M. flexor digitorum superficialis
- M. flexor digitorum profundus
- M. flexor pollicis longus
- M. pronator quadratus
- M. abductor pollicis brevis
- M. opponens pollicis
- M. flexor pollicis brevis
- M. lumbricales manus I
- M. lumbricales manus II

Abbildung 12
N. medianus. Schematische Darstellung des Verlaufs und der motorischen Innervation

Verlauf und motorische Innervation einiger peripherer Nerven ... 4

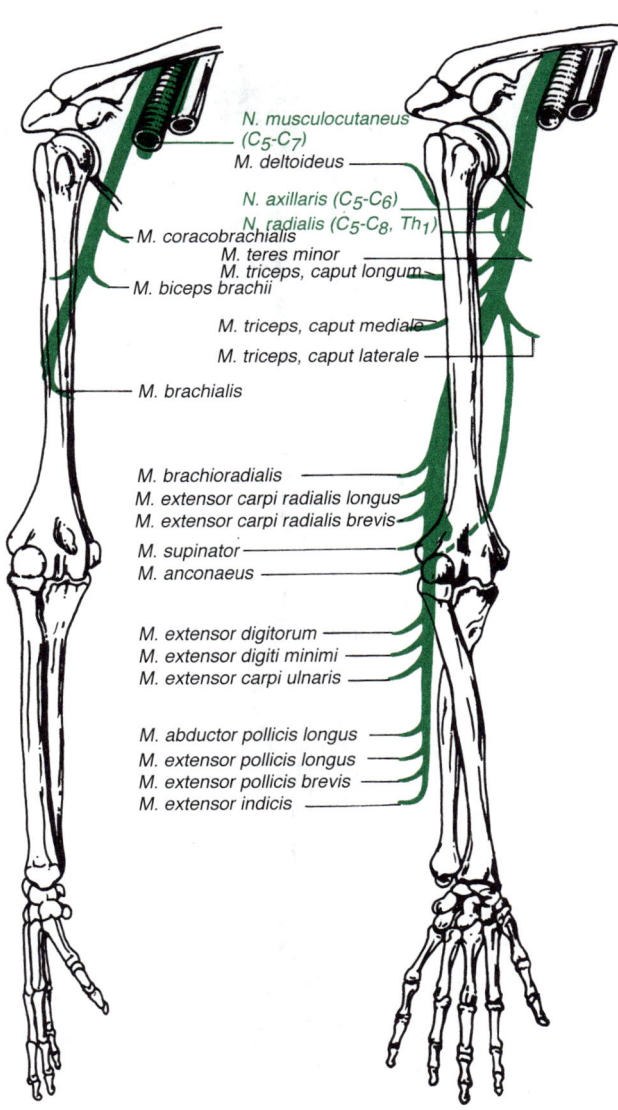

Abbildung 13
N. axillaris, N. musculocutaneus und N. radialis. Schematische Darstellung des Verlaufs und der motorischen Innervation

4 Abbildungen für die Behandlung peripherer motorischer Lähmungen

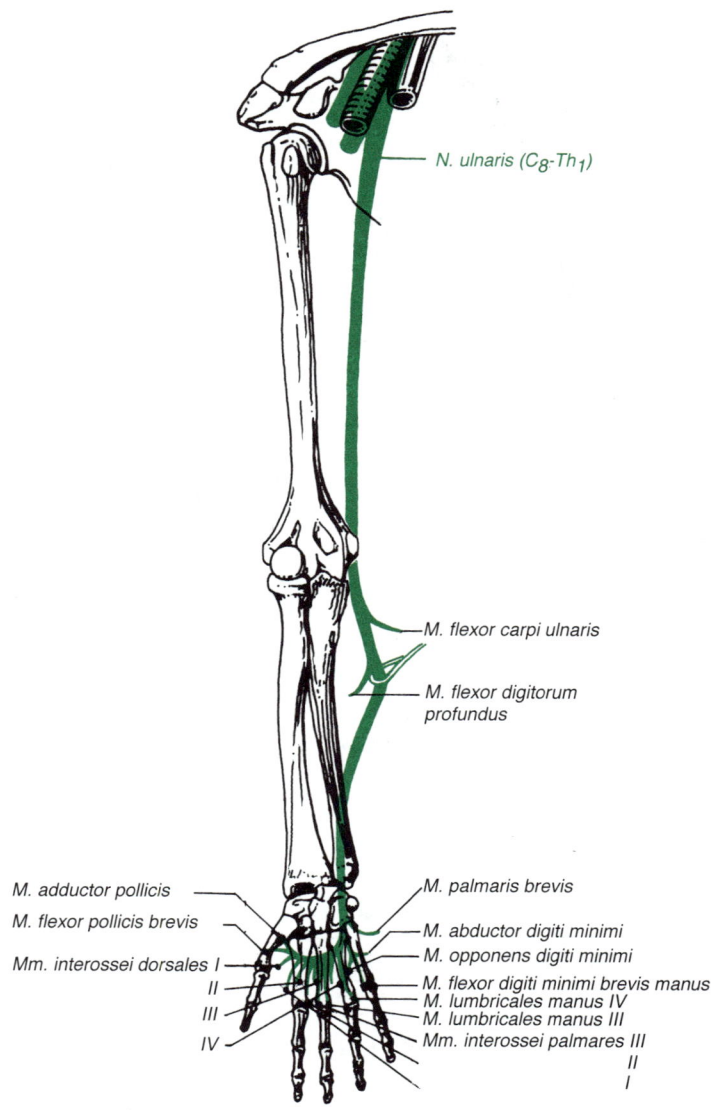

Abbildung 14
N. ulnaris. Schematische Darstellung des Verlaufs und der motorischen Innervation

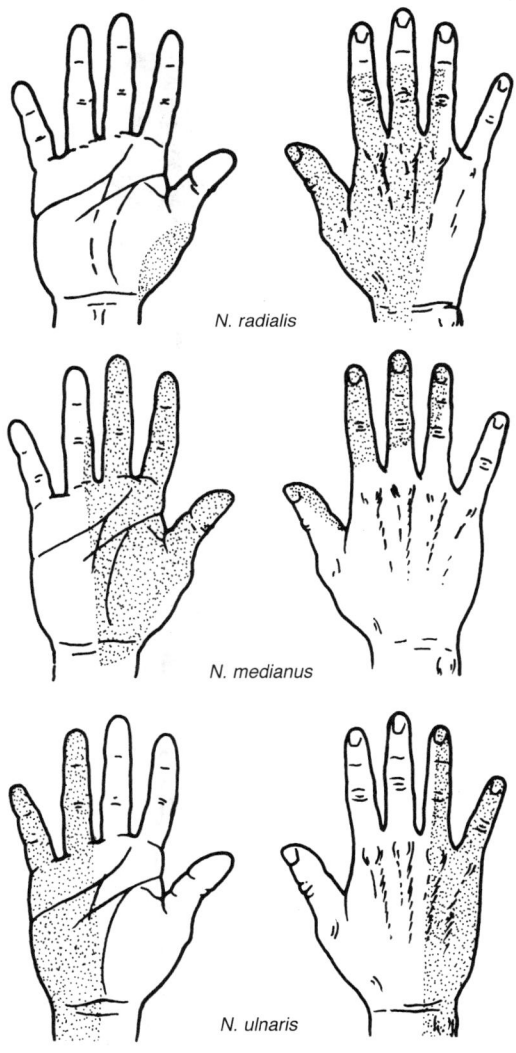

Abbildung 15
Verteilung der Sensibilitätsausfälle für leichte Berührung und Schmerz bei peripheren Läsionen des N. radialis, N. medianus und N. ulnaris

4 Abbildungen für die Behandlung peripherer motorischer Lähmungen

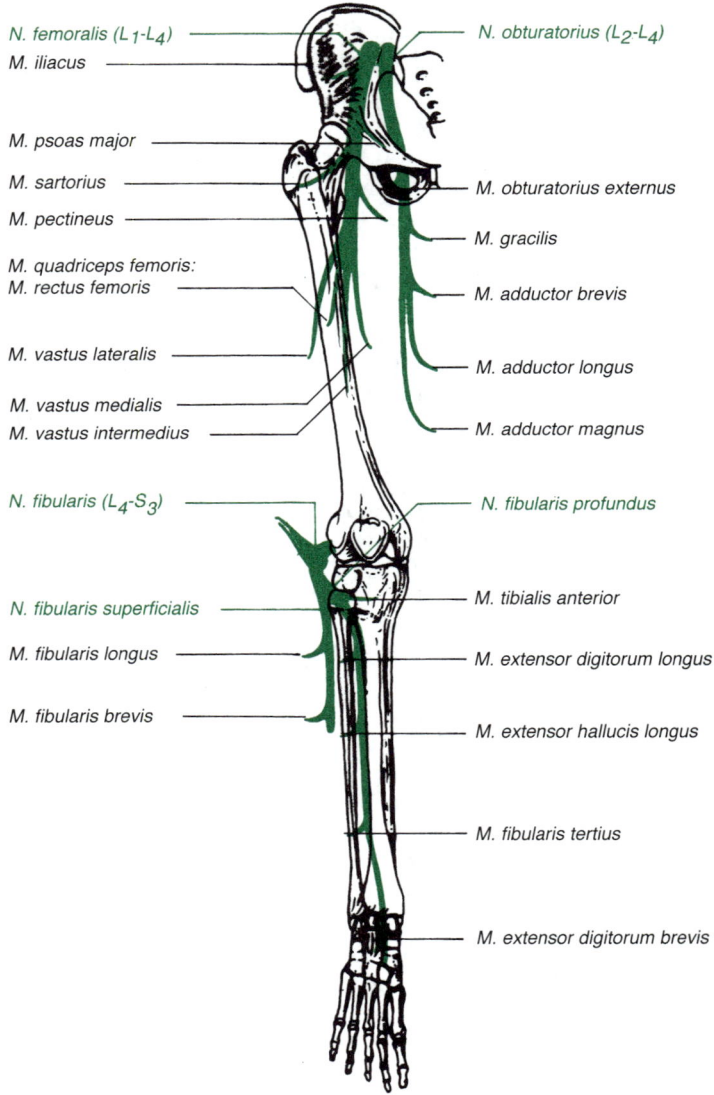

Abbildung 16
N. femoralis, N. obturatorius und N. fibularis. Schematische Darstellung des Verlaufs und der motorischen Innervation

Verlauf und motorische Innervation einiger peripherer Nerven ... **4**

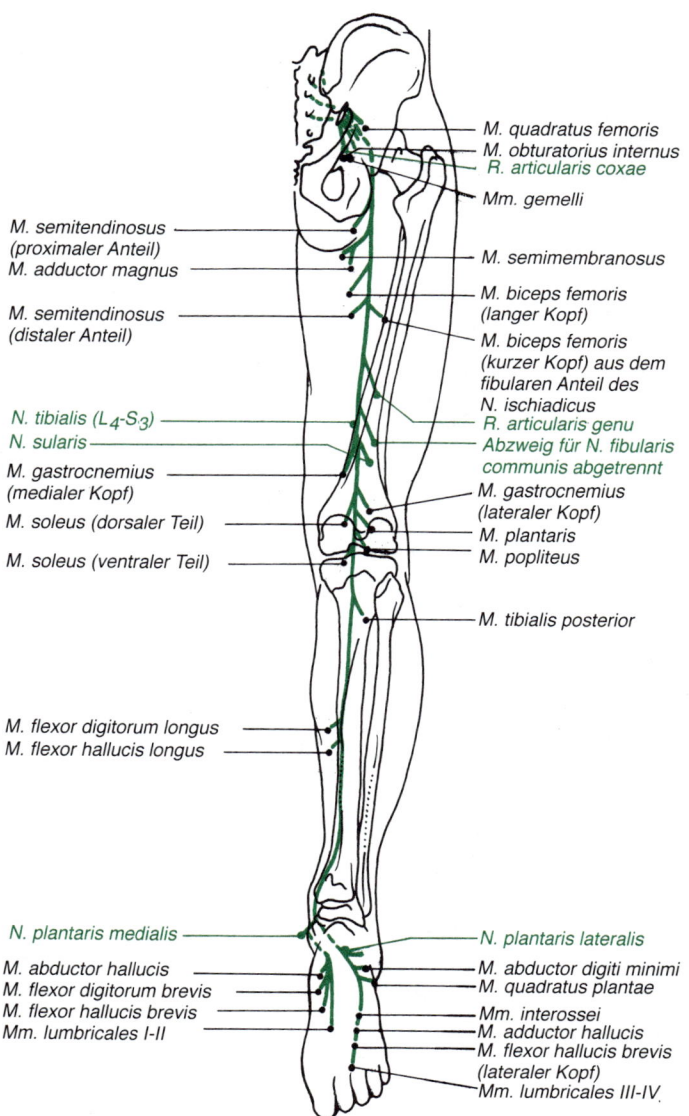

Abbildung 17
N. ischiaticus und N. tibialis. Schematische Darstellung des Verlaufs und der motorischen Innervation

4 Abbildungen für die Behandlung peripherer motorischer Lähmungen

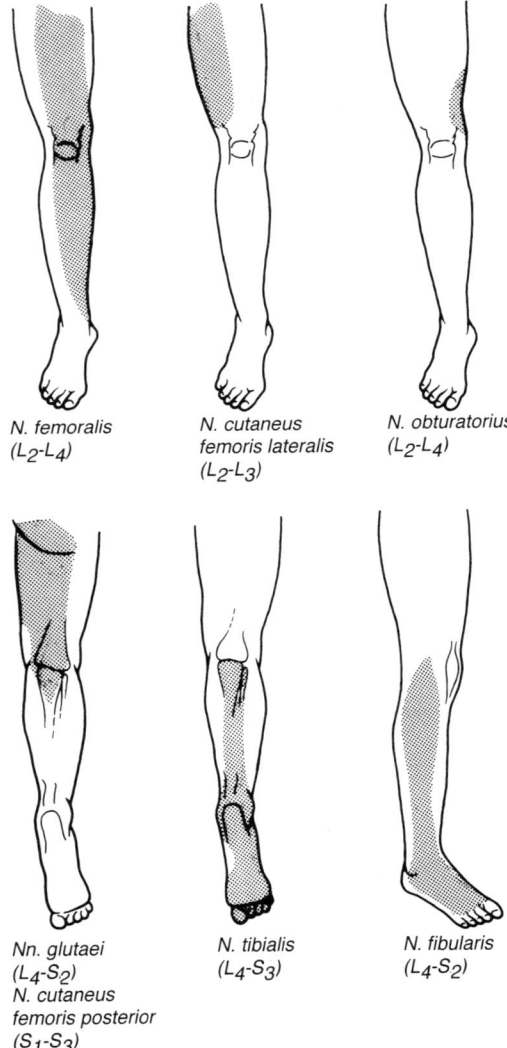

N. femoralis
(L_2-L_4)

N. cutaneus
femoris lateralis
(L_2-L_3)

N. obturatorius
(L_2-L_4)

Nn. glutaei
(L_4-S_2)
N. cutaneus
femoris posterior
(S_1-S_3)

N. tibialis
(L_4-S_3)

N. fibularis
(L_4-S_2)

Abbildung 18
Verteilung der Sensibilitätsausfälle für leichte Berührung und Schmerz bei peripheren Läsionen des N. femoralis, N. cutaneus femoris lateralis, N. oburatorius, der Nn. glutaei, des N. cutaneus femoris posterior, N. tibialis und N. fibularis

Nerven- und Muskelreizpunkte für Diagnostik und monopolare Stimulierung

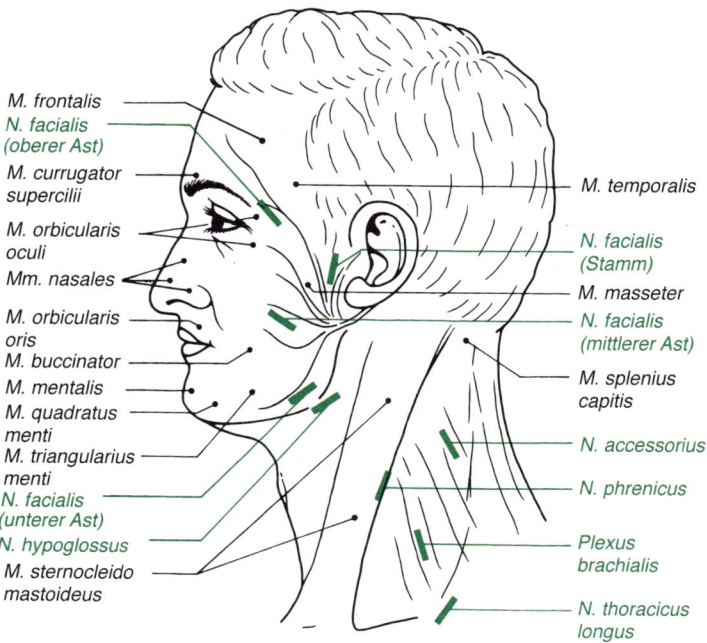

Abbildung 19
Nerven- und Muskelreizpunkte für Gesicht und Hals

4 Abbildungen für die Behandlung peripherer motorischer Lähmungen

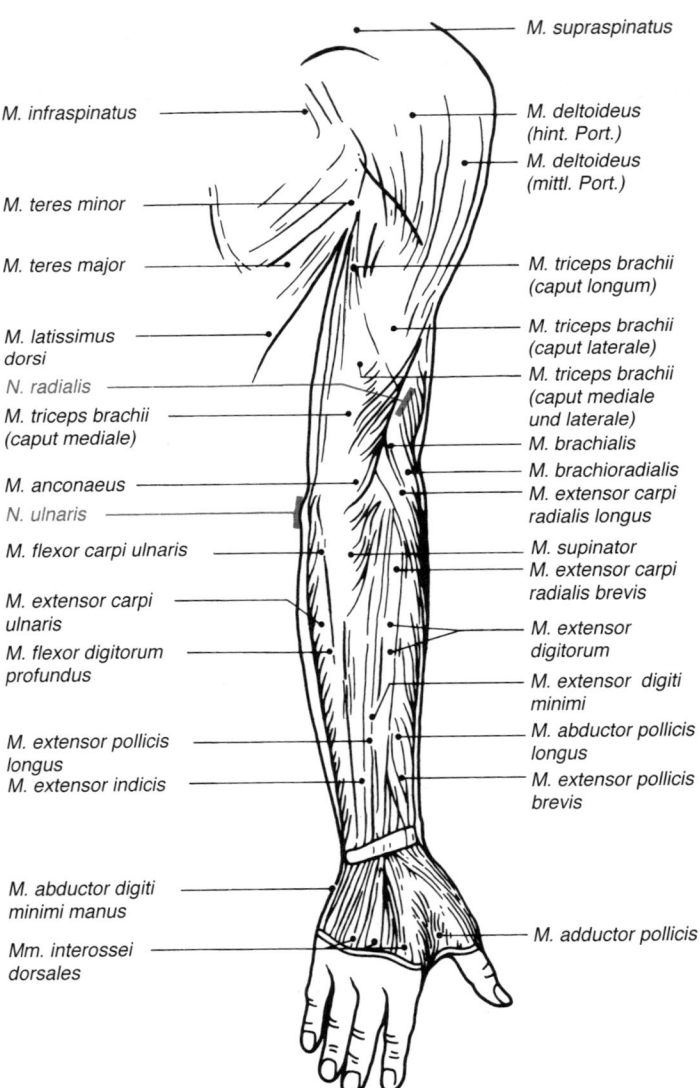

Abbildung 20a
Nerven- und Muskelreizpunkte am Arm, Dorsalseite

Nerven- und Muskelreizpunkte für Diagnostik ... 4

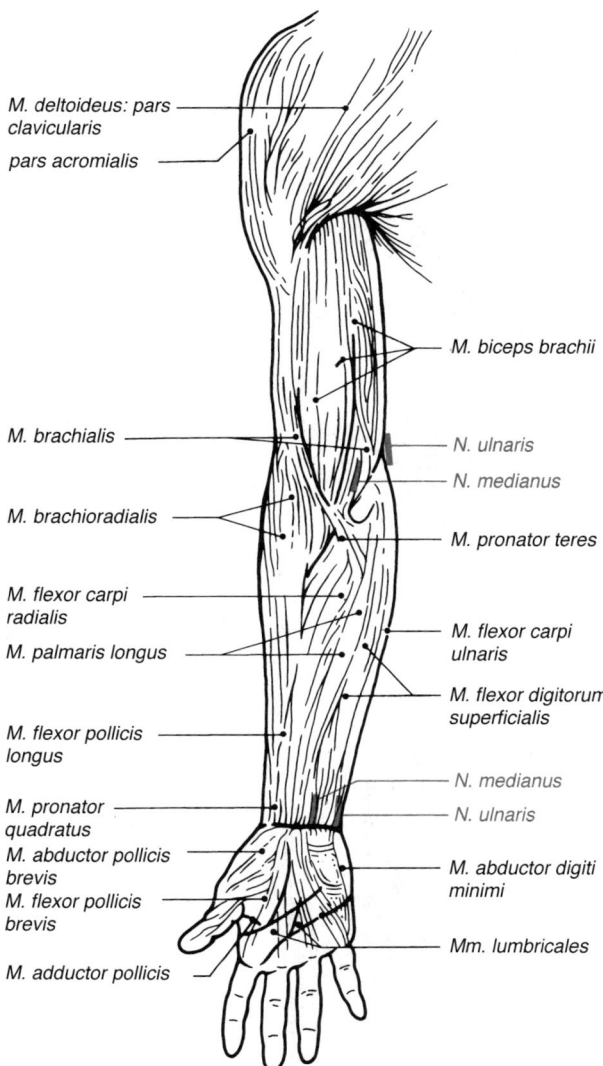

Abbildung 20b
Nerven- und Muskelreizpunkte am Arm, Ventralseite

4 Abbildungen für die Behandlung peripherer motorischer Lähmungen

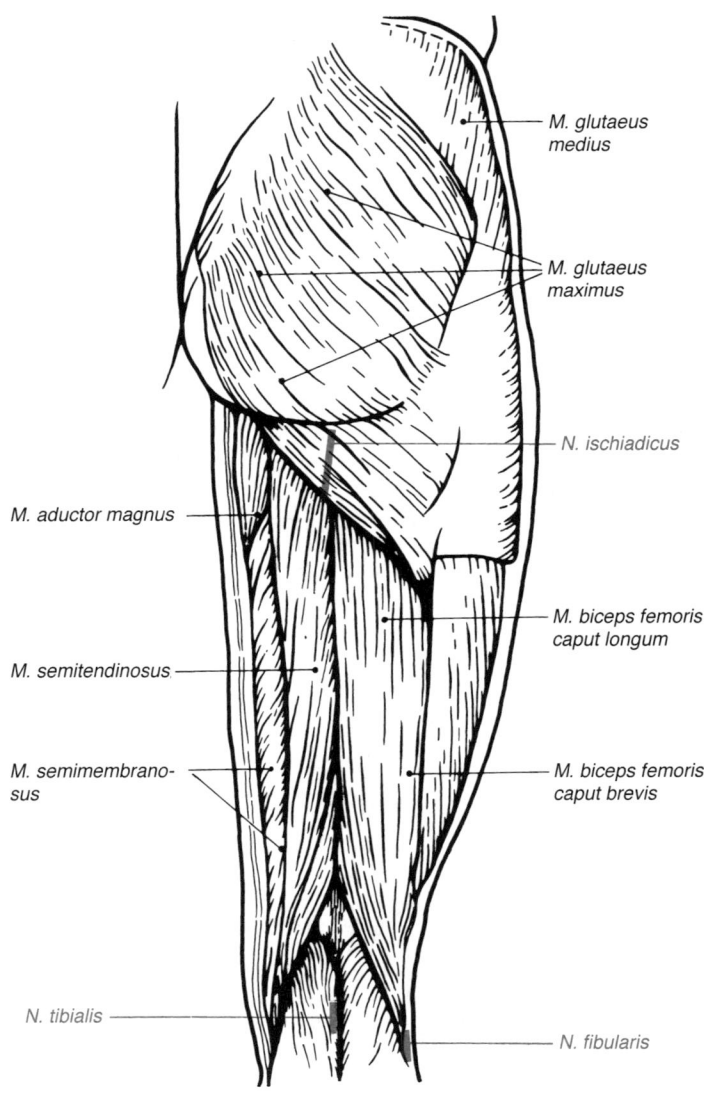

Abbildung 21a
Nerven- und Muskelreizpunkte am Gesäß und Oberschenkel, Dorsalseite

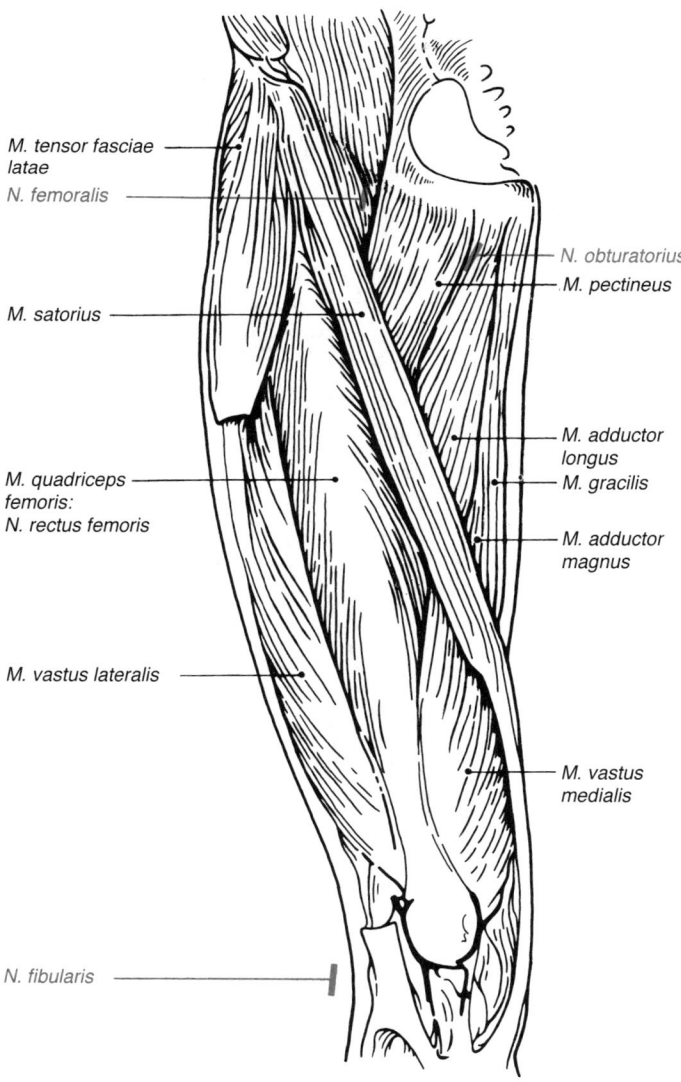

Abbildung 21b
Nerven- und Muskelreizpunkte am Oberschenkel, Ventralseite

4 Abbildungen für die Behandlung peripherer motorischer Lähmungen

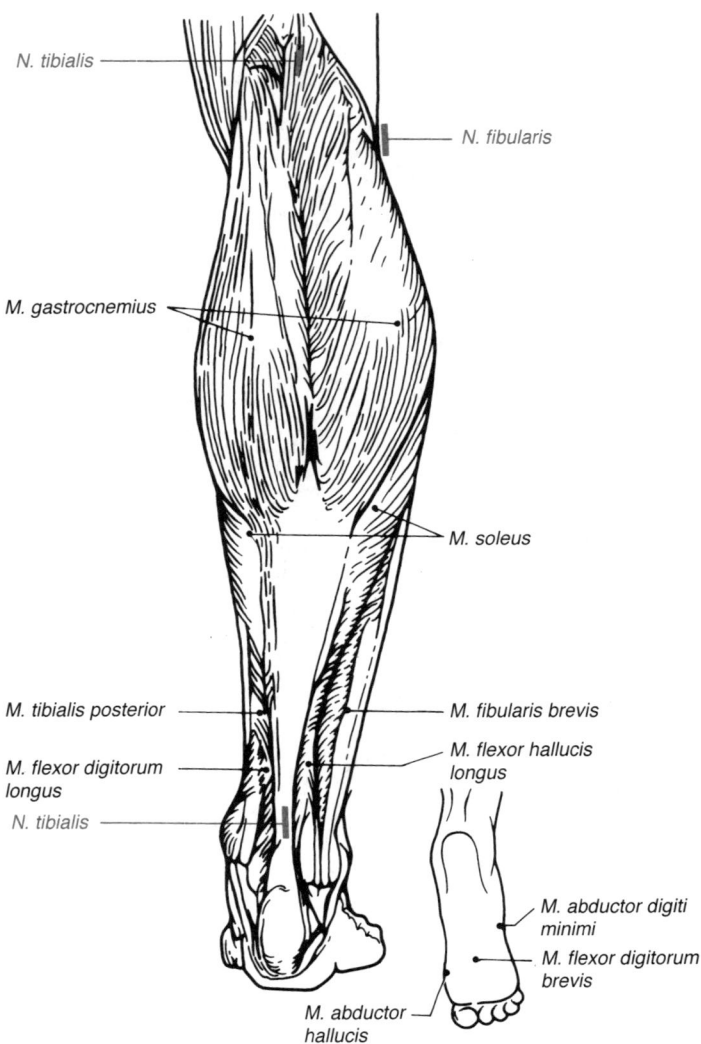

Abbildung 22a
Nerven- und Muskelreizpunkte am Unterschenkel, Dorsalseite, und an der Fußsohle

Nerven- und Muskelreizpunkte für Diagnostik ... 4

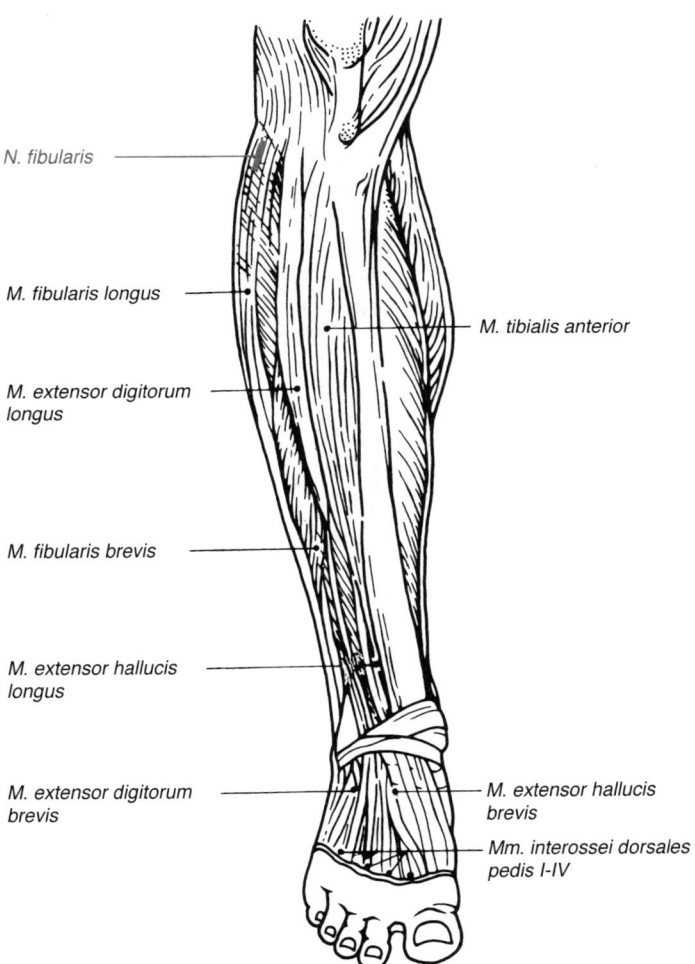

Abbildung 22b
Nerven- und Muskelreizpunkte am Unterschenkel, Ventralseite, und am Fußrücken

4 Abbildungen für die Behandlung peripherer motorischer Lähmungen

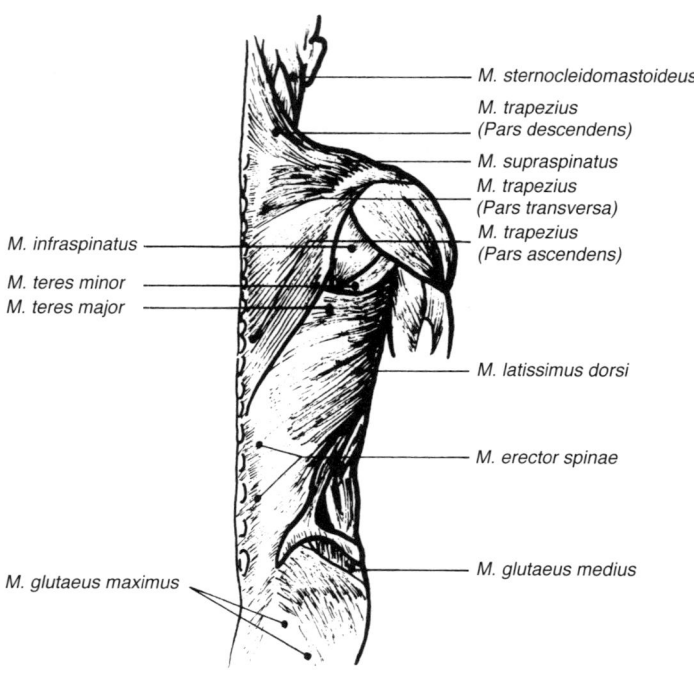

Abbildung 23a
Muskelreizpunkte am Rumpf, Dorsalseite

Nerven- und Muskelreizpunkte für Diagnostik ... 4

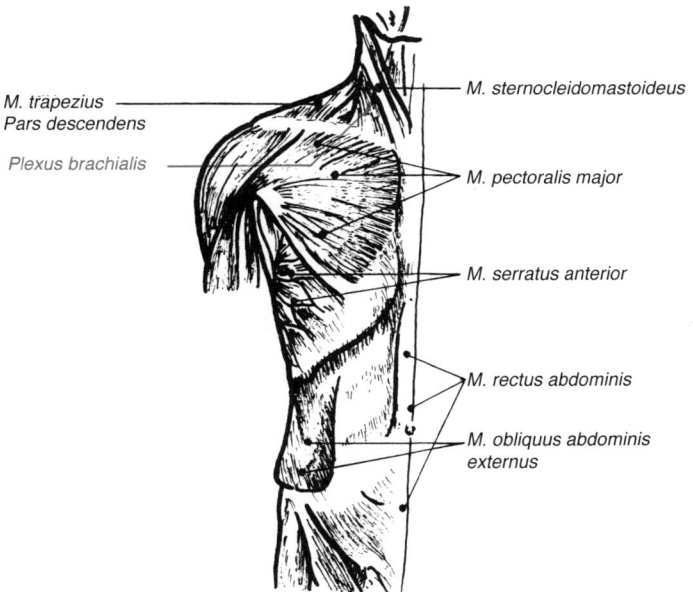

Abbildung 23b
Nerven- und Muskelreizpunkte am Rumpf, Ventralseite

Literaturverzeichnis

1. ADER, R., D. FELTEN, N. COHEN: Psychoneuroimmunologie. Academie Press, New York 1991
2. ADLER, S., H. AURICH (Hrsg.): Physiotherapie im Kindesalter. Barth, Leipzig 1990
3. ALEXANDER, G.: Eutonie. Ein Weg der körperlichen Selbsterfahrung. Kösel, München 1992
4. ALBRECHT, U.: Funktionelle Arbeitstherapie als Teil der Kinesitherapie. Z Physiother 29 (1977) 109–112
5. ALTEKRÜGER, M., R. CALLIES: Welche Änderungen der Schmerzschwelle (Elektroalgometrie) bewirkt Ultraschall bei Patienten mit akutem Lumbalsyndrom in einer Behandlungswoche? Phys Med Kur Med 1 (1991) 54–55
6. AMELUNG, W., G. HILDEBRANDT: Balneologie und medizinische Klimatologie. Springer, Berlin 1985
7. AMMER, K.: Wirkungsprinzipien der Elektrotherapie bei Erkrankungen des Bewegungsapparates unter bes. Berücksichtigung der „Hochvolttherapie". Physiotherapeut 22 (1986) 2–12
8. –, T. SCHARTELMÜLLER: Überprüfung der analgetischen Wirkung einer einmaligen Prokainiontophorese. Phys Rehab Kur Med 4 (1994) 227–228.
9. ARENDT, W.: Sportschäden, Sportverletzungen der Muskeln, Sehnen und Bänder: ein Handbuch für das therapeutische Team. Pflaum, München 1990
10. BACHMANN, R. M., G. M. SCHLEINKOFER: Kneipp-Wassertherapie. Hippokrates, Stuttgart 1992
11. BARANOWSKI, R.: Die krankengymnastische Behandlung auf Intensivstation. Krankengymnastik 46 (1994) 300–306
12. BAUMANN, M., R. TAUBER. Inkontinenz beim Mann – Eine Übersicht – Krankengymnastik 43 (1991) 1373–1386
13. BAUNACH, E.: Schlank werden – gesund bleiben. Volk und Gesundheit, Berlin 1973
14. BECKER, E.: Skoliosen- und Diskopathienbehandlung mit isometrischen Spannungsübungen. 10. Aufl. Fischer, Stuttgart–New York 1987
15. BEER, A.-M., G. GRUSS, K. MOTTAGHY: Zur Wirksamkeit der geschlossenen CO_2-Gasbehandlung. Phys Rehab Kur Med 4 (1994) 44–48
16. BEER, J. H: Analyse der physiotherapeutischen Stufenmobilisation nach Myokardinfarkt: Identifikation nicht stufengerechter Übungen. Phys Rehab Kur Med 5 (1995) 86–89
17. BERLINER, M.: Kompendium physikalischer Medizin, orientiert

am Gegenstandskatalog für die ärztliche Ausbildung. Steinkopff, Darmstadt 1992
18. BERNATECK, F.: Nachbehandlung Herzinfarktkranker im Kliniksanatorium „Richard Aßmann", Seeheilbad Graal-Müritz. Z Physiother 25 (1973) 265–269
19. BILOW, K. H., S. WELLER: Die Bedeutung der Krankengymnastik in der unfallchirurgischen Rehabilitation. Krankengymnastik 34 (1982) 232–238
20. BISCHOFF, P. (Hrsg.): Manuelle Therapie für Physiotherapeuten. Perimed, Nürnberg 1993
21. BOBATH, B.: Abnorme Haltungsreflexe bei Gehirnschäden. Thieme, Stuttgart 1976
22. BOBATH, K.: Frühbehandlung und ihre methodischen Grundlagen. In: MATTHIAS, H. und Mitarb. (Hrsg.): Spastisch gelähmte Kinder. Thieme, Stuttgart 1971
23. BOBATH, B., K. BOBATH: Die Hemiplegie Erwachsener. Thieme V., Stuttgart 1993
24. BÖHLE, E.: Reflektorischer Schmerz im Thoraxbereich aus der Sicht der Funktionsanalyse. Krankengymnastik 40 (1988)10–13
25. BOSSERT, F. P.: Funktionelle Elektrostimulation bei Stuhlinkontinenz. Krankengymnastik 47 (1995) 1114–1116
26. BÖTTCHER, U.: Yoga für Kinder. Kimpert, Bad Hoburg 1977
27. BOLD, R. M., und A. GROSSMANN: Stemmführungen nach Brunkow, 5. Aufl. Enke, Stuttgart 1989
28. BORN, H.: Die Bedeutung der Ausdrucksphänomene für die Behandlung der Neurosen. Z Psychother med Psychol 5 (1955) 75–82
29. BRANDT, TH., M. HEKER, G. PRAGER, H. WESSELS: Physikalische Therapie der akuten Labyrinthläsion und des benignen paroxysmalen Lageschwindels. Krankengymnastik 35 (1983) 58–68
30. BROKMEIER, A. A.: Manuelle Therapie. Enke, Stuttgart 1994
31. BRÜGGEMANN, W.: Kneipp-Therapie. Springer V., Berlin 1986
32. – (Hrsg.): Kneipp Vademecum pro medico 1971. Jubiläumsausgabe zum 150. Geburtstag Seb. Kneipps. Holzmann, Bad Wörishofen 1971
33. BRÜGGER, A.: Gesunde Körperhaltung im Alltag. Verlag Dr. A. Brügger, Zürich 1990
34. –: Ergänzungsband zum interdisziplinären Handbuch der Erkrankungen des Bewegungsapparates und seines Nervensystems. G. Fischer, Stuttgart 1994
35. BRÜNE, L.: Reflektorische Atemtherapie. Thieme, Stuttgart 1994
36. BRUNKOW, R.: Extereozeptive und propriozeptive Bahnung

normaler physiologischer Bewegungsmuster bei Patienten verschiedenen Alters mit Hyperkinesen, extrapyramidal-motorischen Störungen mit Spina bifida. Krankengymnastik 29 (1977) 109–112

37. BUCHER, K.: Der Einfluß von Wetter und Klima auf den Menschen. Krankengymnastik 46 (1994) 770–776
38. BUCK, M., D. BECKERS: Rehabilitation bei Querschnittslähmung. Ein multidisziplinärer Leitfaden. Springer, Berlin/Heidelberg 1993
39. –, D. BECKERS, S. ADLER: PNF in der Praxis. 2. Aufl. Springer, Berlin–Heidelberg–New York 1993
40. BÜHRING, M. (Hrsg.): Physiotherapie bei Sklerodermie. REHA-V., Bonn 1991
41. BÜHRING, M. et al.: Ultraschallbehandlung bei Sklerodermie. Phys Rehab Kur Med 4 (1994) 19–21
42. CALLIES, R.: Physiotherapiemittel – Dosierungsstrategie – Differentialtherapie. Z Physiother 34 (1982) 41–45
43. –, Rheumatologische Physiotherapie. Fischer, Jena 1986
44. – und G. HEIN: Physiotherapie bei entzündlichen rheumatischen Erkrankungen. Z ges inn Med 42 (1987) 101–104
45. CARBON, R., C. V. FRANKENBERG: Elektromyostimulation (EMS) in der ärztlichen und physiotherapeutischen Praxis. Krankengymnastik 47 (1995) 1088–1099
46. CARLBLOHM, I. V.: Tänzerische Bewegungserziehung in der Krankengymnastik: ein Übungsbuch für Ausbildung und Praxis. G. Fischer, Stuttgart 1992
47. CASTILLO-MORALES: Die orofaziale Regulationstherapie. Pflaum, München 1991
48. CEGLA, U. H.: Atem-Techniken. Trias, Stuttgart 1992
49. –: Inhalationstechniken. Phys Rehab Kur Med 4 (1994) 122–127
50. CONRADI, E., R. BRENKE: Bewegungstherapie. Grundlagen, Ergebnisse, Trends. Ullstein Mosby, Berlin 1993
51. – (Hrsg.): Schmerz und Physiotherapie. Verl. Gesundheit, Berlin 1990
52. –: Heilbäder und Kurorte in Deutschland: Conradi-Bäder-Lexikon. 7. Aufl. Conradi-V., Altenbeken 1995
53. COMES D., A. BOMBOSCH: Komplexe physikalische Entstauungstherapie (Manuelle Lymphdrainage). Krankengymnastik 39 (1987) 885–894
54. Consilium Cedip Practicum. Handbuch für Diagnose und Therapie. 21. Aufl., Cedip-V., München 1993
55. CORDES, J. C. (Hrsg.): Physiotherapie. Lehrbuch für Medizinstudenten. 5. Aufl. Volk und Gesundheit, Berlin 1990
56. –, U. ALBRECHT, H. EDEL und R. CALLIES: Spezielle Physiothe-

rapie in der Kardiologie, Broncho-Pneumologie, Rheumatologie und Chirurgie-Traumatologie. Volk u. Ges., Berlin 1980
57. –, W. Arnold und B. Zeibig (Hrsg.): Physiotherapie: Grundlagen und Techniken der Bewegungstherapie. 3. Aufl. Verlag Gesundheit, Berlin 1990
58. –, –, – (Hrsg.): Physiotherapie: Chirurgie. 2. Aufl. Verlag Gesundheit, Berlin 1990
59. –, –, – (Hrsg.): Physiotherapie: Neurologie/Psychiatrie/Psychotherapie. Verlag Gesundheit, Berlin 1990
60. –, –, – (Hrsg.): Physiotherapie: Innere Medizin, Gynäkologie und Geburtshilfe. 2. Aufl. Verlag Gesundheit, Berlin 1988
61. –, –, – (Hrsg.): Physiotherapie – Orthopädie. 3. Aufl. Verlag Gesundheit, Berlin 1989
62. Cordes, J. C., W. Arnold, B. Zeibig: Physiotherapie. Grundlagen und Techniken der Hydro-/Elektrotherapie und Massage. 3. Aufl. Verlag Gesundheit, Berlin 1990
63. Cotta, H., W. Heipertz, A. Hüter-Becker, G. Rompe (Hrsg.): Krankengymnastik. Band 1: Grundlagen der Krankengymnastik I. 2. Aufl. Thieme, Stuttgart 1985
64. –, –, –, – (Hrsg.): Krankengymnastik. Band II: Grundlagen der Krankengymnastik II, Thieme, Stuttgart 1984
65. –, –, – (Hrsg.): Krankengymnastik. Band III: Grundlagen der Krankengymnastik III. Thieme, Stuttgart 1986
66. –, –, – (Hrsg.): Krankengymnastik. Band IV: Funktionelle Anatomie des Bewegungsapparates, Physiologie, Allgemeine Krankheitslehre. 3. Aufl. Thieme, Stuttgart 1990
67. –, –, –, – (Hrsg.): Krankengymnastik. Band V: Orthopädie. 2. Aufl. Thieme, Stuttgart 1990
68. –, –, –, – (Hrsg.): Krankengymnastik. Band VI: Traumatologie. 3., überarb. Aufl. Thieme, Stuttgart 1991
69. –, –, –, – (Hrsg.): Krankengymnastik. Band VII: Chirurgie, Frauenheilkunde. 3. Aufl. Thieme, Stuttgart 1995
70. –, –, –, – (Hrsg.): Krankengymnastik. Band VIII: Innere Medizin. 2. Aufl. Thieme, Stuttgart 1990
71. –, –, –, – (Hrsg.): Krankengymnastik. Band IX: Neurologie, 2. Aufl. Thieme, Stuttgart 1988
72. –, –, –, – (Hrsg.): Krankengymnastik. Band X. Psychiatrie, Querschnittslähmungen. 2. Aufl. Thieme, Stuttgart 1990
73. –, –, –, – (Hrsg.): Krankengymnastik. Band XI: Infantile Zerebralparese und Kinderheilkunde. Thieme, Stuttgart 1983
74. –, A. Güssbacher: Zum Krafttraining in der posttraumatischen und postoperativen Rehabilitation. Krankengymnastik 38 (1986) 333–335
75. Davies, P. M.: Im Mittelpunkt. Springer-Verlag, Berlin 1991
76. –: Hemiplegie. Springer-Verlag, Berlin 1986

77. Danz, J.: Thermometrische Untersuchungen bei unterschiedlichen Ultraschallintensitäten. Z Physiother 30 (1978) 335–340
78. –, R. Callies: Differenzierte Kurzwellentherapie und Hauttemperaturveränderung bei Patienten mit Rheumatoid-Arthritis. Z Physiother 35 (1983) 81–84
79. Dehn, I.: Therapie der Muskelverspannungen: gezielte manuelle Lösung durch den reflexzonenorientierten Spiraldruck. Haug, Heidelberg 1991
80. Desmond, J.: Die heilende Kraft der Emotionen. V. f. Angewandte Kinesiologie, Freiburg i. Br. 1987
81. Dicke E., H. Schliack und A. Wolff: Bindegewebsmassage. 10. Aufl. Hippokrates, Stuttgart 1977
82. Diehm, C. (Hrsg.:) Bewegungstherapie bei peripheren arteriellen Durchblutungsstörungen: Sinn und Notwendigkeit v. ambulanten Claudicatio-Gruppen. 2. Aufl. Zuckschwerdt, München – Bern – Wien 1990
83. Dietze, Ch., G. Pöhlmann: Physiotherapie in der Angiologie. Z ges inn Med 42 (1987) 94–97
84. –, C. Reinicke, R. Callies: Iontophorese – Gleichstromtherapie und Arzneimittelwirkung? Z Physiother 38 (1986) 425–431
85. Dittel, R.: Schmerzphysiotherapie. Lehr- und Handbuch des neuromedizinischen Konzepts. Fischer, Stuttgart 1992
86. Domma, W.: Kunsttherapie und Beschäftigungstherapie: Grundlegung und Praxisbeispiele klinischer Therapie bei schizophrenen Psychosen. Maternuns, Köln 1990
87. Donhauser-Gruber, U. u. a.: Rheumatologie. Lehrbuch für Krankengymnastik und Ergotherapie. Pflaum, München 1988.
88. Drexel, H., H. Hildebrand, K.-F. Schlegel, G. Weimann (Hrsg.): Physikalische Medizin. Band I bis IV. Hippokrates, Stuttgart 1990
89. –, G. Hildebrandt, K. F. Schlegel, G. Weimann: Physikalische Medizin. Hippokrates, Stuttgart 1990
90. –, R. Becker-Casademont, N. Seichert: Elektro- und Lichttherapie. 2. Aufl. Hippokrates, Stuttgart 1993
91. Eberhard, L.: Heilkräfte der Farbe. 9. Aufl. Drei-Eichen-Verlag Engelberg, München 1994
92. Ebert, D.: Physiologische Aspekte des Yoga. Thieme, Leipzig 1986
93. Edel, H.: Funktionelle elektrische Stimulation der Extremitäten: FESE, Stand und Entwicklungstendenzen, Übersichtsreferat. Z Physiother 39 (1987) 217–228
94. –: Neuromuskuläre Elektrostimulationsverfahren (NMES) – (unter besonderer Berücksichtigung der M. quadriceps femoris-Stimulation). Z Physiother 40 (1988) 287–298

95. EDEL, H.: Kombinationsbehandlung Elektrotherapie – Ultraschall. Krankengymnastik 47 (1995) 1082–1088
96. –: Fibel der Elektrodiagnostik und Elektrotherapie. 6. Aufl. Gesundheit, Berlin 1991
97. –, R. FREUND: Gleichstrombehandlung chronischer Hautulzera und sekundär heilender Wunden. Z Physiother 27 (1975) 457–464
98. EDEL, H., K. KNAUTH: Atemtherapie. 5. überarb. u. erw. Aufl. Ullstein Mosby, Berlin 1993
99. EHRENBERG, H.: Terminologie der Atemtherapie in der Krankengymnastik. Krankengymnastik 27 (1975) 1–4
100. –: Atemtherapie bei Asthma bronchiale (Atemtechniken für Erwachsene im Asthmaanfall). Krankengymnastik 27 (1975) 15–20
101. –: Entspannung in der Krankengymnastik. Krankengymnastik 33 (1981) 772–776
102. –: Krankengymnastik bei peripheren Gefäßerkrankungen. Krankengymnastik 12 (1988) 995–1002
103. –, A. V. UNGERN-STERNBERG: Krankengymnastik bei peripheren Gefäßerkrankungen. Arterien-, Venen-, Lymphsystem. Pflaum-Verlag, München 1987
104. EICHHORN, K. u. a.: Reizstromtherapie bei schlaffen Lähmungen. Biomed Technik 28 (1983) 48–58
105. EICKHOF, C.: Gesichtspunkte der krankengymnastischen Therapie bei peripheren Nervenschädigungen. Krankengymnastik 32 (1980) 507–511
106. –: Die Bedeutung der Bewegung in der Frontal- und Transversalebene für den Parkinsonpatienten. Krankengymnastik 32 (1980) 507–511
107. EIGLER, E.: Zur Behandlung des hemiplegischen Patienten. Krankengymnastik 33 (1981) 206–208
108. EINSINGBACH, TH.: Propriozeptive Neuromuskuläre Fazilitation in der Orthopädie und Traumatologie. Pflaum, München 1988
109. EINSINGBACH, TH.: Muskuläres Aufbautraining in der Krankengymnastik und Rehabilitation. Pflaum, München 1990
110. EITNER, D.: Sport-Physiotherapie. Fischer, Stuttgart – New York 1990
111. ENGELING, I.: Die Entwicklung der Wahrnehmungsfähigkeit für Bewegungs- und Spannungsvorgänge. Krankengymnastik 18 (1966) 332–334
112. –: Gedanken zur Steuerung der Atmung über Bewegungsaufträge. Krankengymnastik 19 (1967) 10–12
113. –: Über die Selbstbeteiligung des Patienten bei der Lösungstherapie. Krankengymnastik 19 (1967) 9
114. ERNST, U.: Die prä- und postoperative krankengymnasti-

sche Behandlung der Schulter im stationären Bereich. Krankengymnastik 47 (1995) 458–468
115. FALKENBACH, A. et al.: Gefahr der Hautschädigung durch repetitive Kaltluftbehandlung in kurzen Intervallen. Phys Rehab Kur Med 4 (1994) 87–88
116. FELDKAMP, M.: Das zerebralparetische Kind. Konzepte therapeutischer Förderung. Pflaum, München 1996.
117. –: Behandlung der infantilen Zerebralparese – eine Analyse. Krankengymnastik 44 (1992) 1491–1502
118. FELDENKRAIS, M.: Bewußtsein durch Bewegung. Der aufrechte Gang. Suhrkamp, Frankfurt/M. 1978
119. –: Die Entdeckung des Selbstverständlichen. Suhrkamp, Frankfurt/M. 1985
120. –: Die Feldenkrais-Methode in Aktion. Jungfermann V., Paderborn 1992
121. FISCHER, B.: Die Synovectomie-Nachbehandlung der progredient chronischen Polyarthritis. Krankengymnastik 28 (1976) 300–303
122. FRANKE, K.: Traumatologie des Sports. 3. Aufl. Volk u. Ges., Berlin 1986
123. FRANKE, L.: Ergebnisse der Trapezstrombehandlung bei Patienten mit Multipler Sklerose. Z Physiother 38 (1986) 323–327
124. FREUND, R. u. H. KOENITZ: Reizstromparameter zur Vermeidung der sensiblen Belästigung bei funktioneller elektrischer Stimulation. Z Physiother 35 (1983) 285–287
125. FRISCH, H.: Programmierte Untersuchung des Bewegungsapparates. Springer V., Heidelberg 1993
126. FÖLDI, M.: Lymphödem, chronische venöse Insuffizienz in Kombinationsformen. Therapiewoche 38 (1988) 3295 bis 3303
127. –, S. KUBIK (Hrsg.:) Lehrbuch der Lymphologie. G. Fischer, Stuttgart 1991
128. –, ST. KUBIK: Lehrbuch der Lymphologie für Mediziner und Physiotherapeuten. 3. neubearb. Aufl. G. Fischer, Stuttgart 1993
129. FRIEDMANN, B., U. STILLA, K. MEYER-WARDEN: Beitrag zu Iontophorese. Biomed Technik 33 (1988) 2–8
130. FRIES, W.: Krankengymnastik beim Parkinsonsyndrom. Pflaum, München 1992
131. FRITZSCHE, M.: Grundlagen der Massage und physikalischen Therapie: Anatomie und Physiologie, Krankheitslehre, Methoden. Springer, Berlin 1992
132. FUHRMANN, E.: Die krankengymnastische Behandlung der Multiple-Sklerose-Patienten. Krankengymnastik 30 (1978) 380–385

133. –: Die krankengymnastischen Aufgaben beim Multiple-Sklerose-Kranken, speziell bei Patienten mit ataktischen Störungen. Krankengymnastik 31 (1979) 554–566
134. Fuchs, M.: Funktionelle Entspannung. 5. Aufl. Hippokrates, Stuttgart 1994
135. Gadamer, H.-G., P. Vogler (Hrsg.): Neue Anthropologie. Thieme, Stuttgart 1972
136. Gaymans, F.: Neue Mobilisationsprinzipien und -techniken an der Wirbelsäule. Man Med 11 (1973) 36–39
137. Gerber, M., C. Vaney: Verlust selektiver Rumpfaktivitäten und deren Auswirkung bei Erwachsenen mit Hemiparese. Krankengymnastik 46 (1994) 328–341.
138. Gillert, O.: Kleines ABC der physikalischen Therapie, Pflaum, München 1975.
139. –: Niederfrequente Reizströme in der therapeutischen Praxis. 10. Aufl. Pflaum, München 1977
140. Gillert, O., W. Rulffs: Hydrotherapie und Balneotherapie. 11. Aufl. Pflaum, München 1990
141. –, W. Rulffs, K. Boegelein: Elektrotherapie. 3. neu bearb. Aufl. Pflaum, München 1995
142. Gillmann, H.: Physikalische Therapie. Grundlagen und Wirkungsweisen. 5. Aufl. Thieme, Stuttgart–New York 1981
143. Gindler, E.: Aus einem Lehrgang über Regenerationsvorgänge und Verhaltensweisen nach E. Gindler, gehalten von E. Vollmar an der Medizinischen Akademie Dresden 1973 und 1974
144. –: Die Gymnastik des Berufsmenschen. Gymnastik 1 (1926) 82–89
145. Gläser, O. u. A., W. Dalicho: Segmentmassage. 4. Aufl. Thieme, Leipzig 1972
146. Glaser, V.: Eutonie. 3. Aufl. Haug, Heidelberg 1990
147. Göhring, H.: Krankengymnastische Möglichkeiten zur Verbesserung und Erhaltung der Thoraxbeweglichkeit und der Atembewegungen bei Morbus Bechterew. Krankengymnastik 41 (1989) 47–53
148. Göhler, B.: PNF und Alltag. Rein in den Rahmen – Ran an den Schmerz. Pflaum, München 1993
149. Gollner, E.: Rehabilitatives Ausdauertraining in Orthopädie und Traumatologie auf der Grundlage der Trainingslehre. Pflaum, München 1991
150. Grabbert, U.: Hilfsmittelversorgung bei progressiver Muskeldystrophie. Krankengymnastik 32 (1980) 395–398
151. Günther, R. u. H. Jantsch: Physikalische Medizin. 2. Aufl. Springer, Berlin–Heidelberg–New York – London – Paris – Tokyo 1986.

152. GUETH, V.: Elektromyographische Untersuchungen bei Skoliotikern. J Read Med 5 (1985) 50–58
153. GUNN, G. and W. E. MILBRANDT: Tenderness at motor points. An aid in the diagnosis of pain in the shoulder referred from the cervical spine. J. AOA 77 (1977) Nov. 196/75–212/91
154. GÜTTLER, P.: Kleine Stimulatoren für die Nerv-, Muskel- und Knochenstimulation. Z Physiother 39 (1987) 377–380
155. –.: Biophysikalische Grundlagen der Elektrostimulation bei peripheren Lähmungen. Krankengymnastik 46 (1994) 342–343
156. –, J. KLEDITZSCH: Kleinststimulatoren zur Anregung der Osteogenese. Dt. Gesundh.-Wesen 39 (1984) 983–986
157. GUTENBRUNNER, CH., G. HILDEBRANDT: Immediate und Langzeitwirkungen von Solebädern auf die Histaminreagibilität der Haut. Phys Rehab Kur Med 1 (1991) 17–21
158. HAASE, H., H. EHRENBERG, M. SCHWEIZER: Lösungstherapie in der Krankengymnastik. Pflaum, München 1985
159. HADANK, V.: Krankengymnastische Behandlung nach zervikalen Bandscheibenoperationen und bei HWS-Syndrom (Behandlung nach ROSWITHA BRUNKOW). Krankengymnastik 31 (1979) 421–424
160. –: Krankengymnastische Behandlung des Tortikollis. Anleitung für Patienten. Krankengymnastik 33 (1981) 344–356
161. HÄFELIN, H.: Basis der Bindegewebsmassage. Theorie und Praxis. Hippokrates, Stuttgart 1979
162. HALLING, F.; H.-A. MERTEN, P. ANLAUF: Iontophorese im Kiefer- und Gesichtsbereich – Klinische Studie und Übersicht. Phys Rehab Kur Med 2 (1992) 118–121
163. HANEFELD, M.: Fettstoffwechselstörungen. Fischer, Jena 1989
164. HANNE, B.: Krankengymnastik auf Intensivpflegestation. Krankengymnastik 22 (1970) 71–72
165. HANSEN, K. u. H. SCHLIACK: Segmentale Innervation, ihre Bedeutung für Klinik und Praxis. Fischer, Stuttgart 1962
166. HARRE, D.: Einführung in die Theorie und Methodik des sportlichen Trainings. Sport und Gesundheit, Berlin 1986
167. HAUSCHKA, M.: Zur künstlerischen Therapie. Bd. 2. Wesen und Aufgabe der Maltherapie. Schule für künstlerische Therapie und Massage, Bad Boll 1978
168. HEDIN-ANDEN, S.: PNF, Grundverfahren und funktionelles Training. G. Fischer V., Stuttgart 1994
169. HEIDENREICH, E.-M., R. HENTSCHEL, A. LANGE: Erfahrungen mit der transkutanen elektrischen Nervenstimulation. Z Physiother 40 (1988) 389–396
170. –: Erfahrungen mit der synchronen Kombination von Ultraschall und Reizstrom in der Behandlung verschiedener

Schmerzsyndrome des Bewegungsapparates. Z Physiother 30 (1978) 329–334
171. HELLER, A., CHR. GUTENBRUNNER: Kontrollierte Längsschnittuntersuchung über die Wirkung von Kohlensäurebädern auf die Vasomotion der Hautgefäße. Phys Rehab Kur Med 4 (1994) 189–190
172. HELMERICH, H. E.: Die Bindegewebsmassage. 3. Aufl. Haug, Heidelberg 1978
173. HENKE, G.: Elektrotherapie in der Praxis. 3. Aufl. Verlag Kirchheim, Mainz 1985
174. HENTSCHEL, R., A. BREITSCHEIDT, E.-M. HEIDENREICH, CHR. SCHMIDT: Mehrkanalreizstromtherapie bei zerebralparetischen Kindern. Dt. Gesundh.-Wesen 36 (1981) 570–572
175. HESSE, E.: Was kann ein Querschnittsgelähmter leisten? Krankengymnastik 19 (1967) 80–83
176. HILDEBRANDT, G. (Hrsg.): Physikalische Medizin, Bd. 1: Physiologische Grundlagen, Thermo- und Hydrotherapie, Balneologie und medizinische Klimatologie. Thieme, Stuttgart 1990
177. HÖFLER, H.: Atemtherapie und Atemgymnastik. Trias, Stuttgart 1991.
178. HÖHMANN-KOST, A.: Bewegung ist Leben: Einführung in Theorie und Praxis der Integrativen Bewegungstherapie (IBI). Jungfermann, Paderborn 1991
179. HOLLMANN, W. u. TH. HETTINGER: Sportmedizin – Arbeits- und Trainingsgrundlagen. 3. Aufl. Schattauer, Stuttgart – New York 1990
180. –, R. ROST, B. DUFAUX, H. LIESEN: Prävention und Rehabilitation von Herz-Kreislaufkrankheiten durch körperliches Training. 2. Aufl. Hippokrates, Stuttgart 1983
181. HOLZ, U. u. H. SCHULZ: Krankengymnastik nach Osteosynthesen an der unteren Extremität. Krankengymnastik 31 (1979) 675–684
182. HOPPE, H.: Ultraschallbehandlung. Der Deutsche Badebetrieb 83 (1992) 99
183. HORNBACHER, W.: Die krankengymnastische Behandlung der Prostatahypertrophie. Krankengymnastik 47 (1995) 1143–1144
184. HORŽIĆ, M. et al.: Die Temperaturdynamik während des Heilungsprozesses der chirurgischen Wunde. Biomed Technik 40 (1995) 106–109
185. HUFSCHMIDT, H. J.: Elektrotherapie spastischer Bewegungsstörungen. Krankengymnastik 21 (1969) 1–9
186. –, R. WÜST: Die elektrotherapeutische Beeinflussung sensibler Reiz- und Ausfallserscheinungen bei der Multiplen Sklerose. Nervenarzt 47 (1976), 12–18

187. JACOBY, H.: Jenseits von „Begabt" und „Unbegabt". Zweckmäßige Fragestellung und zweckmäßiges Verhalten – Schlüssel für die Entfaltung des Menschen. 3. Aufl. Christians, Hamburg 1987
188. IYENGAR, B. K. S.: Licht auf Yoga. 3. Aufl. Barth, München 1978
189. JÄHRIG, K., D. JÄHRIG u. P. MEISEL: Phototherapie. Die Behandlung der Hyperbilirubinämie des Neugeborenen mit sichtbarem Licht. Thieme, Leipzig 1981
190. JANDA, V.: Manuelle Muskelfunktionsdiagnostik. 3. Aufl. Ullstein Mosby, Berlin/Wiesbaden 1994
191. JANSSEN, G.: Der Wirkungsbereich der Kryotherapie. Krankengymnastik 32 (1980) 68–70
192. JANTSCH, H., G. TRNAVSKY: Iontophoretische Einbringung von Medikamenten. Z f phys Med 3 (1980) 170–173
193. –, F. SCHUHFRIED: Niederfrequente Ströme zur Diagnostik und Therapie. 2. Aufl. Maudrich, Wien 1981
194. –: Schmerzbekämpfung durch Elektrotherapie-Niederfrequenz. Z f phys Med 10 (1981) 21–24
195. JASNOGORODSKIJ, V. G.: Elektrotherapie des Schmerzes. Ihre Bedeutung in der komplexen Physiotherapie der Zukunft. Z Physiother 35 (1983) 320
196. –: Sinusförmig modulierte Ströme und ihre Anwendungen bei Erkrankungen des peripheren Nervensystems. Z Physiother 26 (1974) 199–206
197. –: Differenzierte Anwendung der Elektrostimulation bei Bewegungsstörungen. Z Physiother 33 (1981) 377–379
198. JENRICH, W.: Elektrotherapie. 2. Aufl. Volk u. Ges., Berlin 1979
199. JOCHHEIM, K.-A., J. F. SCHOLZ (Hrsg.): Rehabilitation. Bd. III. Thieme, Stuttgart 1975
200. JOHNSTONE, M.: Der Schlaganfall-Patient. Grundlagen der Rehabilitation. 2. Aufl. Fischer, Stuttgart–New York 1992
201. JORDAN, H.: Kurorttherapie. 2. Aufl. Fischer, Jena 1980
202. –: Praxisrelevante Ergebnisse in der Balneo- und Bioklimatologie. Z Physiother 34 (1982) 155–165
203. –: Ganzheitstherapie? Z Physiother 34 (1982) 15–21
204. –: Zur Thalassotherapie der Rheumatoid-Arthritis. Z Physiother 30 (1978) 1–18
205. KAISER, J. H.: Kneippsche Hydrotherapie. Allgemeine und spezielle Balneotherapie. 9. Aufl. Kneipp-V., Bad Wörishofen 1990
206. KAUFHOLD, A., R. CALLIES: Ultraschallintensität und Wärmeempfindung. Phys Rehab Kur Med 5 (1995) 90–91
207. KELLER, E., A. WENTZENSEN, S. WELLER: Zur Nachbehandlung operativ versorgter Kniebandverletzungen. Krankengymnastik 35 (1983) 580–585

208. KENDALL, F. P., E. KENDALL MC GREARY: Muskeln (Funktionen und Test). Fischer, Stuttgart 1988
209. KIESEWETTER, H.: Wirkung von niederfrequenten Strömen auf die Beckenbodenmuskulatur. Eine tierexperimentelle Studie zur physikalischen Therapie der Harninkontinenz. Fortschr Med 1037 (1985) 4, 67–70
210. KLAWUNDE, G., H.-J. ZELLER, H. SEIDEL, W. D. SCHNEIDER: Neurophysiologische und lungenfunktionsdiagnostische Untersuchungen zur Wirkung von Gymnastik und Manueller Therapie bei juvenilen Skoliosen. Z Physiother 40 (1988) 103–111
211. –: Klinische und experimentelle Erfahrungen bei der Anwendung der Kryotherapie mit Tiefkühlkompressen in der Behandlung schwerer funktioneller Gelenkerkrankungen. Z Physiother 28 (1976) 201–205
212. KLEDITZSCH, J., A. LANGE: Die muskelstimulierende Wirkung von Nieder- und Mittelfrequenzströmen, isometrischen Spannungs- und aktiven Bewegungsübungen nach Meniskotomie. Beitr Orthop u Traumatol 26 (1979) 380–385
213. KLEIN-VOGELBACH, S.: Funktionelle Bewegungslehre. 4. Aufl. Springer, Heidelberg – Berlin – New York 1990
214. –: Ballgymnastik zur funktionellen Bewegungslehre: Analysen und Rezepte: Springer, Berlin – Heidelberg 1990
215. –: Therapeutische Übungen zur funktionellen Bewegungslehre: Analyse und Instruktion individuell angepaßter Übungen. 3. überarb. Aufl. Springer, Berlin 1992
216. KLUG, W., H.-G. KNOCH: Aktivierung der Knochenbruchheilung durch Ultraschall. Z Physiother 39 (1987) 91–98
217. KNAUTH, K.: Die physiotherapeutische Atembefundaufnahme. Dt. Gesundh.-Wesen 27 (1972) 1241–1244
218. –: Krankengymnastik in Gruppen mit Musikbegleitung. Heilberufe 9 (1957) 119–1921
219. –: Ausdrucksgymnastik im therapeutischen Einsatz: In: Zweite zentrale Weiterbildungstagung der Krankengymnasten der DDR. Institut für Weiterbildung mittl. med. Fachkräfte, Potsdam 133 (1968) 59–65
220. –: Beiträge zur Arbeitskultur aus krankengymnastischer Sicht. Dt. Gesundh.-Wesen 29 (1974) 1766–1769
221. –: Gibt es Regenerationszonen und spezielle Techniken zur Nutzung? Z Physiother 41 (1989) 389–392
222. KNAUTH, K.: Die Gestaltung der Atemtherapie bei Menschen in reiferen Lebensjahren. In SUDEN-WEICKMANN, TUM A: Physiotherapie in der Geriatrie. Pflaum, München 1993
223. –: Funktionsverbessernde Übungen in der Physiotherapie. Ullstein Mosby, Berlin 1993

224. KNAUER, G. u. a. (Hrsg.): Physikalische Therapie bei Erkrankungen der Hand. Neubauer, Lüneburg 1991
225. KNOCH, H.-G. u. K. KNAUTH: Therapie mit Ultraschall. 4 Aufl. Fischer, Jena 1991
226. KNOTT, M. u. D. VOSS: Komplexbewegungen. 2. Aufl. Fischer, Stuttgart 1970
227. KOCH, I.: Die medizinische Rehabilitation der Querschnittsgelähmten. 3. Aufl. Ullstein Mosby, Berlin/Wiesbaden 1991
228. KOERBER, R.: Anleitung für Patienten nach Schlaganfall mit Hemiplegie und der Parkinsonschen Erkrankung. Krankengymnastik 31 (1979) 185–188
229. –: Hüftprothesen-Operation aus der Sicht der Patienten. Krankengymnastik 36 (1984) 378–380
230. KOHLER, CH. u. A. KIESEL: Bewegungstherapie bei funktionellen Störungen und Neurosen. Thieme, Leipzig 1972
231. KÖLLING, W.: Der apoplektische Insult. Krankengymnastik 34 (1982) 106–112
232. KOLSTER, B., G. EBELT-PAPROTNY, M. HIRSCH: Leitfaden Physiotherapie. Jungjohann-Verlagsgesellschaft Neckarsulm/Lübeck/Ulm 1995
233. KÖSTLER, E.: Die Behandlung des Lymphödems mit der Hyaluronidase-Iontophorese. Z Physiother 30 (1978) 91–99
234. KOVARIK, R.: Balneotherapie in der Gynäkologie. Krankengymnastik 40 (1988) 564–570
235. KRAEFF, T., P. NUHR: Die Kaltgastherapie bei Gelenkerkrankungen. Phys Rehab Kur Med 5 (1995) 23–25
236. KRAHMANN, H.: Bewegungstherapie im Sitzen. Fischer, Stuttgart 1991
237. –: Harninkontinenz und Senkungsbeschwerden der Frau: Klinik – Krankengymnastik – Übungsanleitung. 2. überarb. Aufl. Pflaum, München 1994
238. KRAHMANN, H. u. H. STEINER: Krankengymnastik in der Geburtshilfe und Frauenheilkunde. Pflaum, München 1982
239. KRAUSS, H.: Leitfaden der physikalisch-diätischen Therapie. Volk und Ges., Berlin 1977
240. –: Hydrotherapie. 5. Aufl. Volk u. Ges., Berlin 1990
241. –: Atemtherapie. 3. Aufl. Volk u. Ges., Berlin 1988
242. –: Physiotherapie zu Hause. 4. Aufl. Volk u. Ges., Berlin 1990
243. –: Periostbehandlung – Kolonbehandlung nach VOGLER. 6. Aufl. Thieme, Leipzig 1986
244. –: Hydrotherapie. Fischer, Stuttgart – New York 1990
245. –: Physiotherapie zu Hause: mit Hinweisen zur gesunden Ernährung. 4. Aufl. Volk u. Gesundheit, Berlin 1990

246. KRÖLING, P., L. KOBER: Ein automatisiertes Verfahren zur Druckschmerzschwellenbestimmung (Pressure Algometrie) am Beispiel der Wirkung von Eisbeutel und Kaltluft. Phys Rehab Kur Med 4 (1994) 173–176
247. KROLL, J.: Verlaufsbeobachtungen bei Patienten mit einem Schädel-Hirn-Trauma. Krankengymnastik 46 (1994) 1326–1345
248. KUPRIAN, W. (Hrsg.): Sport-Physiotherapie. 2. neu bearb. u. erw. Aufl. Fischer, Stuttgart 1990
249. –: Die postoperative krankengymnastische Behandlung der Meniskusverletzung, Krankengymnastik 32 (1980) 720–724
250. –, D. EITNER, L. MEISSNER: Sportphysiotherapie. Fischer, 2. Aufl. Stuttgart – New York 1990
251. KUNZ, H.-R., SCHNEIDER, SPRING: Krafttraining. Theorie und Praxis. Georg Thieme Verlag, Stuttgart – New York 1990
252. KUNZ, K., B. KUNZ: Das große Buch der Reflexzonenmassage. Ariston-V., Genf 1993
253. KURZ, I. u. W. KURZ: Lehrbuch der Manuellen Lymphdrainage nach Dr. Vodder. Bd. II und III. 5. Aufl. Haug, Heidelberg 1995
254. LANGE, A.: Thermische und nichtthermische Effekte beim Ultraschall – biologische Wirkungen und therapeutische Konsequenzen. Der Deutsche Badebetrieb 83 (1992) 114
255. LANGHANS, S.: Theorie der Körpererziehung. In: CORDES, C., W. ARNOLD, B. ZEIBIG: Physiotherapie: Grundlagen und Techniken der Bewegungstherapie. 3. Aufl. Volk u. Ges., Berlin 1990
256. LEBOYER, F.: Der sanfte Weg ins Leben. Desch, München 1974
257. LECHELER, J. (Hrsg.): Bewegung und Sport bei Asthma bronchiale: ein Handbuch für Ärzte, Lehrer, Eltern und Erzieher. Echo-V., Köln 1990
258. LEHNERT-SCHROTH, C.: Dreidimensionale Skoliose-Behandlung: eine krankengymnastische Spezialmethode zur Verbesserung von Rückgratverkrümmungen. 4. Aufl. G. Fischer, Stuttgart 1991
259. LEONHARDT, K.: Individualtherapie der Neurosen. 3. Aufl. Thieme, Leipzig 1981
260. LEWIT, K.: Manuelle Medizin im Rahmen der medizinischen Rehabilitation. 6. Aufl. Barth-V., Leipzig 1992
261. LIST, M.: Methodik und Technik der krankengymnastischen Behandlung nach Osteosynthesen. Krankengymnastik 33 (1981) 92–94
262. –: Krankengymnastische Behandlungen in der Traumatologie. 2. Aufl. Thieme, Stuttgart 1986

263. –: Eisbehandlung in der Krankengymnastik. Pflaum, München 1978
264. Lodes, H.: Atme richtig. Goldmann, München 1994
265. Longton, E.: James Cyriax – Lebenswerk und Bedeutung. Krankengymnastik 47 (1995) 1256–1262
266. Ludwig, G. u. W. Keitel: Physiotherapie in der Fachabteilung für Rheumatologie. Z Physiother 30 (1978) 37–41
267. Lysebeth, A. V.: Yoga für Menschen von heute. Mosaik, München 1976
268. –: Die große Kraft des Atems. 3. Aufl. Barth, Bern – München – Wien 1977
269. –, D. v. Lysebeth: Meine tägliche Yogastunde. Hippokrates, Stuttgart 1981
270. Maitland, G. D.: Manipulation der peripheren Gelenke. Springer, Berlin – Heidelberg 1988
271. –: Manipulation der Wirbelsäule. Springer, Berlin – Heidelberg 1991
272. Mang, H.: Atemtherapie. Schattauer, Stuttgart 1992
273. Manthey, J., R. Callies, U. Smolenski: Thermische Ultraschallwirkung und Koppelmedium. Z Physiother 39 (1987) 361–363
274. Maronna, U.: Endoprothetik des Hüft- und Kniegelenks – Indikationen, prä- und postoperative Behandlung. Krankengymnastik 31 (1979), 692–696.
275. Marquardt, H.: Praktisches Lehrbuch der Reflexzonentherapie am Fuß. 2. überarb. Aufl. Hippokrates, Stuttgart 1994.
276. Matev, J. u. St. Bankov: Rehabilitation der Hand. Volk u. Ges., Berlin 1981
277. Matthias, H. H.: Arzt und Krankengymnastik – die Krankengymnastik als Bewegungstherapie. Krankengymnastik 33 (1981) 153–162
278. Mattiesen, C.: Gedanken zur Haltungsschulung. Krankengymnastik 34 (1982) 731–736
279. Mauritz, K.-H.: Rehabilitation nach Schlaganfall. Kohlhammer, Stuttgart 1994
280. Meinel, K.: Bewegungslehre. Volk u. Wissen, Berlin 1977
281. Messler, H., R. Birnbaum: Ergebnisse der lateralen elektrischen Oberflächenstimulation bei Skoliose. Z Orthop 124 (1986) 707–712
282. Middendorf, I.: Der erfahrbare Atem. Jungfermann, Paderborn 1990
283. Mokrusch, T.: Die Elektrotherapie des denervierten Muskels – Durchbruch zum Erfolg. Akt. Neurol 17 (1990) 164–166
284. Mooren, G. u. G. Bruhn: Blockade des Ganglion stellatum

mit Reizströmen. Elektro-Med., med. Elektronik 6 (1961) 140–142
285. Mucha, C., A. Schulz: Ergebnisse einer prospektiv kontrollierten Verlaufsstudie zum Effizienzvergleich einer physikalischen Kombinationstherapie gegen die übungstherapeutische Monotherapie bei Atrophie der Oberschenkelmuskulatur. Phys Rehab Kur Med 1 (1991) 29–32
286. Mühlen, H. v. d.: Krankengymnastik in der Psychiatrie und p=sychosomatischen Medizin. Pflaum, München 1976
287. Mühlmann, A. v.: Krankengymnastik bei Verletzungsfolgen am Bewegungsapparat. 6. Aufl. Pflaum, München 1986
288. Mukerji, S. u. W. Spiegelhoff: Yoga und unsere Medizin. Hippokrates, Stuttgart 1963
289. Müller, G.: Physiotherapie bei Apoplexie. Z ges inn Med Leipzig 42 (1987) 98–100
290. Müller/Katzki: Komplexe Schlingentischtherapie. Schupp, Freudenstadt 1992
291. Mumenthaler, M.: Der Schulter-Arm-Schmerz. Huber, Bern – Stuttgart 1980
292. –, u. H. Schliack: Läsionen peripherer Nerven. 3. Aufl. Thieme, Stuttgart 1977
293. –, u. J. Lutschig: Die myasthenia gravis pseudoparalytica. Schweizer Arch Neurol u. Psychiat 118 (1976) 23–56
294. Muschinsky, B.: Massagelehre in Theorie und Praxis: Klassische Massage, Bindegewebsmassage, Unterwasserdruckstrahlmassage. 3. Aufl. Fischer, Stuttgart 1992
295. Ohasi, W.: Shiatsu. Die japanische Fingerdrucktherapie. Hrsg.: Lindner, V. 5. Aufl. Verl. Hermann Bauer, Freiburg i. Br. 1983
296. Opitz, J.-U., J. Kleditzsch, K.-J. Schulze, P. Güttler: Bipolare Rechteckimpulse mit exaktem Mittelwert „Null" zur Anregung der Osteogenese. Z Physiother 39 (1987) 371–375
297. Ott, L., R. Steiner, U. Schreiber, U. Smolenski, R. Callies, J. Kleditzsch. Laser-Doppler-Spektroskopie und Gewebedurchblutung – am Beispiel des Therapiemittels Ultraschall. Phys Rehab Kur Med 4 (1994) 105–109
298. Pages, J.-H.: Elektrotherapie – Hochfrequenzbereich. Der Deutsche Badebetrieb 83 (1992) 51
299. Pfund, R., F. van den Berg: Eine Möglichkeit zur konservativen Therapie der chronischen Bursitis subakromialis-deltoidea. Krankengymnastik 47 (1995) 468–476.
300. Plüss, A.-G.: Funktionelles Rückenmuskeltraining bei Morbus Bechterew. Krankengymnastik 41 (1989) 38–46
301. Pöllmann, L.: Temperaturänderungen der Schleimhaut des

Mundes und des Rachens während heißer Fußbäder. Phys Rehab Kur Med 4 (1994) 56–57
302. PON, A., L. JÖRGER: Praktische Biomechanik. Krankengymnastik 6 (1994) 738–743
303. POTHMANN, R. (Hrsg.): Transkutane elektrische Nervenstimulation: TENS. Hippokrates, Stuttgart 1991
304. PRATZEL, H. G.: Iontophorese. Springer, Berlin – Heidelberg – New York 1987
305. –, G. TENT, D. WEINERT: Zur analgetischen Wirksamkeit eines thiusulfathaltigen Bades bei Tendomyopathien. Phys Rehab Kur Med 5 (1995) 11–14
306. PROSIEGEL, M.: Neuropsychologische Störungen und ihre Rehabilitation: Hirnläsionen – Syndrome – Diagnostik – Therapie. Pflaum, München 1991
307. PSCZOLLA, M., J. LANG-WOLZ: Konservative Therapie des Lumbalsyndroms. Behandlungsprogramm und Ergebnisse in der täglichen Praxis. Krankengymnastik 47 (1995) 5–9
308. PUHL, W. (Hrsg.): Isokinetisches Muskeltraining in Sport und Rehabilitation. 2. Aufl. Perimed-V., Erlangen 1991
309. RATTAY, F., W. MAYR: Eine quantitative Abschätzung elektrisch aktivierter Fiberpopulationen am Beispiel der Karussellstimulation. Biomed Technik 32 (1987) 184–190
310. RAMSPERGER, A.: Die Entwicklung des Bobath-Konzepts der letzten 40 Jahre. Krankengymnastik 47 (1995) 1269–1274
311. REINERS, B.: Ausdrucksgymnastik. Beiträge zur Einschätzung und zum therapeutischen Einsatz der Ausdrucksgymnastik und ihrer Entwicklungsmöglichkeiten. Med Diss, Medizinische Akademie Dresden 1969
312. –, K. KNAUTH: Ausdrucksgymnastik und Ausdruckstanz. Tanzen bildet die Sinne. Springer, Berlin – Heidelberg – New York 1995
313. REINHOLD, D. u. J. SCHEIBE: Thesen zur Definition und Einteilung der Bewegungstherapie. Z Physiother 33 (1981) 467–468
314. REINL, B.: Krankengymnastische Behandlungsmöglichkeiten auf der Intensivstation. Krankengymnastik 34 (1982) 80–88
315. RIEDE, D.: Therapeutisches Reiten in der Krankengymnastik. Pflaum, München 1986
316. RÖSEL, B., H.-G. PRATZEL: Die Ventilwirkung der Haut bei der Iontophorese mit wiederholter Umpolung. Phys Rehab Kur Med I (1991) 7–11
317. ROGGMANN, B.: Kurzanalyse ergotherapeutischer Behandlungsweisen. Verl. Modernes Lernen, Dortmund 1990
318. ROLF, G. u. G. KAPPEL: Das Schlingengerät in der Praxis

der Krankengymnastik. Kohlhammer, Stuttgart – Berlin – Köln – Mainz 1971
319. ROMPE, G.: Krankengymnastische Behandlung bei degenerativen Erkrankungen des Schultergelenks. Krankengymnastik 33 (1981) 727–735
320. –: Extensionsbehandlung der Wirbelsäule. Krankengymnastik 27 (1975) 49–52
321. –: Möglichkeiten und Grenzen der Qualitätssicherung von Bewegungstherapie. Krankengymnastik 6 (1994) 728–738
322. RUDERT, J.: Gemüt als charakterologischer Begriff. In A. DÄUMLING (Hrsg.): Seelenleben und Menschenbild. Festschrift zum 60. Geburtstag von Philipp Lersch. Barth, München 1958, S. 53–73
323. –: Die persönliche Atmosphäre. Arch ges Psychol 116 (1964), 291–298
324. –: Der Weg, ein psychagogischer Leitbegriff. In M. HIPPIUS (Hrsg.): Transzendenz als Erfahrung. Festschrift zum 70. Geburtstag von Graf Dürckheim. Barth, Weilheim 1966, S. 428–432
325. –: Versuch über den Anteil des Glaubens am menschlichen Handeln. In J. TENZLER (Hrsg.): Wirklichkeit der Mitte. Festgabe für August Vetter. Alber, Freiburg i. Br. 1968, S. 138–147
326. RULFFS, W.: Konservative Behandlung des Dekubitus. Krankengymnastik 18 (1966) 254–257
327. –: Physikalische Therapie in der Frührehabilitation Verbrennungskranker. Z phys Med 5 (1976) 122–124
328. –: Möglichkeiten der Physikalischen Therapie bei Herpes zoster. Z phys Med 6 (1977) 129–130
329. –: Zum therapeutischen Nutzen von Luftsprudelbädern. Dt. Badebetr. 71 (1980) 179–182
330. SACHSE, J.: Diagnostische Erfassung von Störungen des M. tensor fasciae latae bei Schmerzsyndromen der Hüftregion. Z Physiother 40 (1988) 87–91
331. –: Manuelle Untersuchung und Mobilisationsbehandlung der Extremitätengelenke. 5. Aufl. Ullstein Mosby, Berlin 1993
332. –, H.-J. BUSCH, H. DIENER, P. HAGEMANN, G. KLAWUNDE u. E.-G. METZ: Kinesitherapie bei spondylogenen Störungen – Schmerzsyndromen infolge funktioneller (reversibler) Störungen des Bewegungssystems. Z Physiother 27 (1979) 235–240
333. SALLER, R.: Schmerzen: Therapie in Praxis und Klinik; Pharmakotherapie, Physikalische Therapie. Marsaille, München 1991
334. SCHEIBE, J. (Hrsg.): Sport als Therapie: Konzepte für die

stationäre und ambulante Heilbehandlung. Ullstein Mosby, Berlin 1994
335. SCHERER, K.: Die Bedeutung des globalen Bewegungsmusters in der krankengymnastischen Therapie nach Brügger. Krankengymnastik 47 (1995) 1264–1268
336. SCHERF, H.-P., H. MEFFERT, M. MISCHKE, K.-P. SCHOLLACK: Physikalische Therapie der arteriellen Hypertonie. Phys Rehab Kur Med 1 (1991) 38–40
337. SCHLAPBACH, P., N. GERBER: Physiotherapy: controlled trials and facts. Karger, Basel 1991
338. SCHMID, F.: Reizstrom-Praktikum. 4. Aufl. Robert Bosch, Berlin – Stuttgart 1990
339. SCHMIDT, K. L., H. DREXEL, K.-A. JOCHHEIM (Hrsg.): Lehrbuch der physikalischen Medizin und Rehabilitation. 6. neu bearb. Aufl. G. Fischer, Stuttgart 1995
340. SCHREIBER, U., U. SMOLENSKI, R. CALLIES, H. SCHUBERT: Differenzierung von Impulsschallvarianten mittels Gewebetemperatur. Z Physiother 41 (1989) 29–33
341. SCHREIBER, U., L. OTT, R. STEINER, U. SMOLENKSI, R. CALLIES, J. KLEDITZSCH: Ultraschallintensität und Durchblutungsänderung – Untersuchungen mittels Laser-Doppler-Spektroskopie. Phys Rehab Kur Med 4 (1994) 202–205
342. SCHUH, A.: Ausdauertraining bei gleichzeitiger Kälteadaptation: Auswirkungen auf den Muskelstoffwechsel. Phys Rehab Kur Med 1 (1991) 22–28
343. SCHUH, I.: Bindegewebsmassage. Fischer, Stuttgart 1990
344. SCHULTZE, E.-G.: Meeresheilkunde. Urban und Schwarzenberg, München 1973
345. SCHOMACHER, J.: Grundlagen der Manuellen Therapie. Osterkamp-Verlag, Oberhausen 1995
346. SCHUBERT, W.: Funktionelles Training schlaff gelähmter Muskulatur. Biomed Technik 30 (1985) 115–122
347. SCHULZE, K.-J.: Kinesitherapie nach Bandplastik am Kniegelenk. Z Physiother 27 (1975) 369–370
348. SCHWABE, CH.: Regulative Musiktherapie. 2. Aufl. Thieme, Leipzig 1987
349. SCHWARZBACH, B.: Gibt es einen Silberstreif am Horizont? Krankengymnastik 47 (1995) 859–860
350. SEICHERT, N.: Elektrotherapie. In: JÄGER, M., C. J. WIRTH (Hrsg.): Praxis der Orthopädie. 2. Aufl. Thieme, Stuttgart, New York 1992, S. 141–150
351. –: Elektrotherapie bei chronischen Schmerzen am Bewegungsapparat. arthritis + rheuma 13 (1993) 22–29
352. –: Elektrotherapie oder Elektromyologie. Krankengymnastik 47 (1995) 480–488

353. Senn, E.: Elektrotherapie: Gebräuchliche Verfahren der physikalischen Therapie. Grundlagen, Wirkungsmechanismen, Stellenwert. Thieme, Stuttgart – New York 1990
354. –, O. A. M. Wyss: Auf dem Wege zu einem Verfahren in der Elektrotherapie. Die Mittelfrequenzdurchströmung der Skelettmuskeln. Z Physiother 29 (1977) 81–94
355. Siegrist, H.: Krankengymnastik bei Fußbeschwerden und Fußerkrankungen. Krankengymnastik 30 (1978) 345–347
356. Sitzer, G.: Transkutane Nervenstimulation und ihre Anwendung in der Behandlung von Stumpf- und Phantomschmerzen. Krankengymnastik 33 (1981) 358–369
357. Slatosch, D.-U.: Aufgaben der Ergotherapie bei der postoperativen Behandlung von pcP-Patienten. Krankengymnastik 33 (1981) 705–722
358. Smekal, P. v. u. H. Ehrenberg: Grundlagen für die Krankengymnastik bei Mobilisation von Herzinfarkten. Krankengymnastik 28 (1976) 261–270
359. Smolenksi, U., R. Callies, J. Manthey: Schallstrahlungsdruck bei Gleich- und Impulsschall. Z Physiother 34 (1982) 371–376
360. –, –, H. Schubert: Tierexperimentelle Untersuchungen zum Ultraschall als Thermotherapeutikum. Phys Rehab Kur Med 1 (1991) 12–16
361. –: Differenzierung von Ultraschall und Kurzwelle als Hochfrequenztherapeutika. Habilitationsschrift, Jena 1990
362. Sohr, Ch.: Die komplexe Behandlung des Myokardinfarktpatienten im klinischen Kurraum. Z Physiother 29 (1977) 121–129
363. –, D. Reinhold: Physiotherapie in der Kardiologie Z ges inn Med 42 (1987) 4, 90–94
364. Spring, H. u. a.: Dehn- und Kräftigungsgymnastik. Thieme, Stuttgart 1986
365. Steinberg, R., R. Callies, B. Bocker: Schmerzänderung in der ersten und zweiten Hälfte einer seriellen Kaltlufttherapie. Phys Rehab Kur Med 4 (1994) 120–121
366. Steuernagel; K.: Elektrotherapie peripherer Lähmungen – Anwendung herkömmlicher und neuer Stromformen. Krankengymnastik 47 (1995) 1108–1112
367. –: Stellenwert und Möglichkeiten der Reizstromdiagnostik bei peripheren Lähmungen. Krankengymnastik 47 (1995) 1116–1123
368. –: Iontophorese. Krankengymnastik 47 (1995) 1124–1128
369. Stoboy, H.: Physikalische Grundlagen des Muskeltrainings. Krankengymnastik 32 (1980) 726–732

370. Stokvis, B. u. E. Wiesenhüter: Lehrbuch der Entspannung. 4. Aufl. Hippokrates, Stuttgart 1979
371. Strauss, I.: Hippotherapie. Neurophysiologische Krankengymnastik auf dem Pferd. Hippokrates, Stuttgart 1991
372. Strauzenberg, S. E.: Prinzipien für die Anwendung sportlichen Trainings in der Therapie. Z Physiother 27 (1975) 195–202
373. –: Gesundheitstraining. 3. Aufl. Volk u. Ges., Berlin 1982
374. Stunder, W. A.: Balneotherapie im Wandel der Zeit. Krankengymnastik 39 (1987) 821–824
375. Suden, tum A.: Krankengymnastische Behandlung in Verbindung mit Eis bei prothetischen Kniegelenkersatz. Krankengymnastik 28 (1976) 91–92
376. –: Endoprothetik des Hüft- und Kniegelenkes – Richtlinien für die Krankengymnastik. Krankengymnastik 31 (1979) 697–698
377. –: Kryotherapie in der Orthopädie – Praktische Anwendung in der Krankengymnastik. Krankengymnastik 32 (1980) 70–73
378. Suden-Weickmann, tum A. (Hrsg.): Physiotherapie in der Geriatrie. Grundlagen und Praxis. Pflaum, München 1993
379. Tanzberger, R.: Krankengymnastische Therapie bei Inkontinenz. Krankengymnastik 43 (1991) 1365–1371
380. Teichmann, W. (Hrsg.): Über die Physiotherapie nach Kneipp. Bad Wörishofen 1982
381. Teirich-Leube, H.: Grundriß der Bindegewebsmassage. 7. Aufl. Fischer, Stuttgart 1976
382. Thies, U.: Krankengymnastische Maßnahmen bei Zustand nach Nervenläsionen. Z Physiother 33 (1981) 401–404
383. Thom, H.: Training der Beckenbodenmuskulatur und physikalische Therapie bei Harninkontinenz der Frau. Krankengymnastik 43 (1991) 1355–1364
384. Thoma, H., H. Benzer, J. Holle, E. Moritz u. G. Bauser: Methodik und klinische Anwendung der funktionellen Elektrostimulation. Biomed Technik 24 (1979) 4–10
385. Tilscher, H.: Reflextherapie. Behandlung von Schmerzen des Bewegungsapparates. 2. Aufl. Hippokrates, Stuttgart 1989
386. Tögel, I.: Praxis der Traumbearbeitung. In Wendt: Traumbearbeitung in der Psychotherapie. Thieme, Leipzig 1985
387. Träbert, H.: Reizstrommassage. Dt. Gesundh.-Wesen 15 (1966) 543–567
388. –: Über die Therapie mit niederfrequenten Reizströmen im hydroelektrischen Zellenbad. Electromedica 42 (1974) 164–166

389. TRELENBURG, H.: Einführung in die „Schlüsselzonenmassage" nach Dr. Marnitz. Dt. Badebetr. 71 (1980) 13–15
390. TRETTIN, H., BRINGEZU, G.: Komplexe physikalische Therapie der Migräne und anderer Kopfschmerz-Syndrome. Ebert V., Lübeck 1991.
391. TRNAVSKY, G.: Kryotherapie. 2. Aufl. Pflaum, München 1986
392. –: Zur Reizstromtherapie der peripheren Nervenerkrankungen. Krankengymnastik 31 (1979) 628–629
393. –: Rheographische Überprüfung der Durchblutungsänderung an der unteren Extremität nach perkutaner elektrischer Reizung von Akupunkturpunkten. Wiener med Wochenschr 127 (1977) 659–663
394. –: Grundzüge der physikalischen Medizin. Wien, Maudrich 1991
395. VAUPEL, P., J. RZEZNIK, E. STOFFT: Wassergefilterte Infrarot-A-Strahlung versus konventionelle Infrarotstrahlung: Temperaturprofile bei lokoregionaler Wärmetherapie. Phys Rehab Kur med 5 (1995) 77–81
396. VISCHER, T. L.: Grundriß der Physikalischen Therapie und der Rehabilitation des Bewegungsapparates. Birkhäuser, Berlin 1993
397. VOGEDES, K.: Elektrotherapie in der Schmerzbehandlung. Krankengymnastik 47 (1995) 1100–1108
398. VOGTHERR, B., M. BERLINER, K. L. SCHMIDT: Zur Wirkung temperaturansteigender Süßwasser- und Solebäder auf die funktionelle Mikrozirkulation der Haut bei Patienten mit rheumatoider Arthritis. Phys Rehab Kur Med 5 (1995) 6–10
399. VOJTA, V., A. PETERS: Das Vojta-Prinzip. Muskelbeispiele in Reflexfortbewegung und motorischer Ontogenese. Springer, Berlin – Heidelberg 1992
400. VOSS, D. E., M. K. IONTA, B. J. MYERS: Propriozeptive Neuromuskuläre Fazilitation. 4. Aufl. Fischer, Stuttgart 1988
401. WARZEL, H.: Elektrostimulation gestörter vegetativer Systeme. Fischer, Jena 1978
402. WEGEWITZ, H.: Gegenwärtiger Stand unserer Aerosoltherapie. Z Physiother 29 (1977) 245–257
403. –: Physiotherapeutische Empfehlungen bei Schleimhauterkrankungen im HNO-Bereich. Z Physiother 39 (1978) 43–47
404. WEIDINGER, B.: Vorschläge zur krankengymnastischen Betreuung von hemiplegischen Patienten in der Geriatrie. Krankengymnastik 33 (1981) 209–213
405. WEIMANN, G. (Hrsg.): Krankengymnastik und Bewegungstherapie. Hippokrates, Stuttgart 1989

406. –: Neuromuskuläre Erkrankungen: Grundlagen, Krankengymnastik, physikalische Therapie, Ergotherapie. Pflaum, München 1993
407. –: Arbeitsbuch Physikalische Therapie. 2. Aufl. Hippokrates, Stuttgart 1993
408. WENK, W.: Der Schlingentisch in Praxis und Unterricht. 2. überarb. Aufl. Pflaum, München 1994
409. WERNER, G. T.: Manuelle Lymphdrainage und entstauende physikalische Maßnahmen. Grundlagen – Durchführung – Indikationen. Phys Rehab Kur Med 5 (1995) 60–65
410. –, J. LOHMANN: Möglichkeiten der Physikalischen Therapie bei der progressiven systemischen Sklerodermie. Phys Rehab Kur Med 1 (1991) 46–51
411. WETTENGEL, R.: Inhalationstherapie: Methoden – Nutzen – Grenzen. Dustri-Verlag Feistle, München-Deisenhofen 1994
412. WIBSER, R.: Therapiekonzept in der Krankengymnastik bei Morbus Bechterew. Krankengymnastik 41 (1989) 5–11
413. WIEBEL, I.: Alternierende Schwerpunktverlagerung in der Therapie frühkindlicher zerebraler Bewegungsstörungen nach dem Bobath-Konzept. Krankengymnastik 38 (1986) 249–254
414. WIEDEMANN, E.: Taschenbuch physikalisch-therapeutischer Verordnungen. G. Fischer, Stuttgart 1991
415. WIEST, E.: Grundsätze zur Mammakarzinombehandlung. Krankengymnastik 46 (1994) 312–321
416. WILSON, A. u. L. BECK: Farbtherapie. Scherz-Verlag, Bern – München 1988
417. WINKEL, P. DE: Neue Aspekte des Stabilisationstraining für das Kniegelenk in der Rehabilitation mit dem Stabilisationstrainer. Krankengymnastik 45 (1993) 463–469
418. WINKEL, VLEEMING, FISCHER, MEUER, FROEGE: Nichtoperative Orthopädie. Band 1–4. Gustav Fischer V., Stuttgart 1985–1992
419. WINTERMEYER, M., S. WORSTER-DIETRICH: Die Benutzung extrinsischer und intrinsischer Rezeptoren bei der Behandlung von Hemiplegie-Patienten nach dem Bobath-Konzept. Krankengymnastik 46 (1994) 867–872
420. WINKLER, R., G. RIEGER: Balneotherapie mit jodhaltigen Heilwässern. Phys Rehab Kur Med 4 (1994) 91–93
421. WOLLINA, U., C. UHLEMANN: Die klassischen „Kollagenosen" – Pathogenese und Therapieansätze. Phys Rehab Kur Med 4 (1994) 22–26
422. World Health Organisation. Regional Office for Europe (Hrsg.): A programme for physical rehabilitation of patients with acute myocardial infarction. Kopenhagen 1968

423. Wortmann, M., D. Rusch, V. R. Ott: Mikrowellenkatarakt am menschlichen Auge- und Schwellenwert für zulässige Bestrahlung und Schutzmöglichkeit. Z phys Med 8 (1979) 223–228
424. Wyler, R.: Prä- und postoperative Atemtherapie bei thoraxchirurgischen Eingriffen. Krankengymnastik 34 (1982) 20–27
425. Yesudian, S. R. u. E. Haich: Sport und Yoga. 5. Aufl. Drei-Eichen-V., München 1954
426. –: Hatha-Yoga-Übungsbuch. Drei-Eichen-V., Hammelburg 1971
427. Zehner, J.: Die krankengymnastische Behandlung des Brandverletzten. Krankengymnastik 40 (1988) 452–482
428. Zilger, M., H. Gruhn: Die Bedeutung von Hitze bei Schwellungszuständen. Krankengymnastik 47 (1995) 489–494
429. Zürn, U.: Exemplarisches Lehren und Lernen am Beispiel „Befund und Behandlung der konservativ versorgten subkapitalen Humerusfraktur." Krankengymnastik 47 (1995) 1–16

Verzeichnis der physiotherapeutischen Methoden und Maßnahmen

Abhustenschulung **5** ff
Aerosoltherapie ↑ Inhalationstherapie 63 ff
Akupressur ↑ Shiatsu **104** f
Arbeitstherapie ↑ Ergotherapie **44**
Atemtherapie **7** ff
Ausdauertraining ↑ Sporttherapie 107 f
Ausdrucksgymnastik **8** f

Bäder mit Medikamentenzusatz **9** ff
  Brombad 10
  Fichtennadelbad 11
  Haferstrohbad 11
  Heublumenbad 11
  Hoevenobad 12
  Jodbad 12
  Kalmusbad 12
  Kamillenbad 12
  Kleiebad 12
  Kohlendioxid-Gasbad 13
  Kohlensäurebad 13 f
  Lavendelblütenbad 14
  Luftsprudelbad 14
  Moorextrakt- und Moorlaugenbad 15
  Pykaryl-T-Bad 15
  Rheubalmin-Bad neu 15
  Rosmarin-Kräuterbad 16
  Sauerstoffbad 16
  Schachtelhalmbad 16
  Schaumbad 17
  Schwefelbad 17
  Solebad 18
  Teerbad 18
  Tripinol-Bad „neu" 19
  Zinnkrautbad 19
Balneo- und Klimatotherapie ↑ Kurorttherapie 75
Behandlungsgesichtspunkte 1
Behandlungsplan 1
Bewegungstherapie **19**
  –, Ergotherapie 44
  –, Gesundheitstraining 20
  –, Krankengymnastische Übungsbehandlung 75
  –, Sporttherapie 106
Bindegewebsmassage **21** f
Biomechanik-Regulation **22** f
Blaulichttherapie ↑ Phototherapie 95
Blockade des Ganglion stellatum **23**

Bobath-Methode **24**
Brügger-Methode **24**

Cyriax-Therapie **26**

Dehnlagerungen **27**
Dezimeterwellentherapie **28**
Diadynamische Ströme **29**
Drainagelagerungen **30** f
  – Tabelle 32 f
Dreieckstromimpulse ↑ Exponentialstrombehandlung 44 ff

Eisbehandlung **34** f
Elektromyostimulation (EMS) **36** f
Elektroschlaftherapie 404
Elektrostimulation der Spastik nach Hufschmidt 457 f
  nach Jantsch 459
  nach Feldkamp 459
  – des Afterschließmuskels 49, 286
  – des Blasenschließmuskels 48 ff, 167 f, 207, 286
  – des Zwerchfells 49
Elektrotherapeutische Verfahren zur Schmerzbehandlung **38** f
Elektrotherapie – Übersicht **39**
Entspannungsbehandlung **40**
Entstauungstherapie **41** f
Ergometertraining **43**
Ergotherapie **44**
Exponentialstrombehandlung **44** ff
  – bei Paresen, schlaff 358 ff
  – – –, – Abb. von Nerven und Muskelreizpunkten 507 ff
  – der glatten Darmmuskulatur 349, 350
  – neue Gerätetechnik 47
Extensionsbehandlung ↑ Traktionsbehandlung 119 f

Fingerstrecktechniken **48**
Funktionelle Elektrostimulation (FES) **48** ff
  – bei Stuhlinkontinenz 49
  –, Lähmungsbehandlung mit Schwellströmen 50

Galvanisation ↑ Stabile Galvanisation 114 ff
Gewandtheitstraining ↑ Sporttherapie 112

Glissonschlinge ↑ Traktionsbehandlung 119 f

Heliotherapie 52 f
Herz-Kreislauf-Training 53 ff
– – –, 1. Belastungsstufe 53
– – –, 2. Belastungsstufe 54
– – –, 3. Belastungsstufe 54
Hitzeanwendungen 55 f
Hippotherapie ↑ Reittherapie 99 f
Hochvoltstimulation (HVS) 56
Hydroelektrische Bäder 57
– –, niederfrequente Impulsströme im Zellenbad 59
– –, Stangerbad 57
– –, Vierzellenbad 58
Hydrotherapie 59 ff
–, Dosierungsstufen 61
–, ↑ Kneipp-Therapie 72

Impulsgalvanisation 62
Impuls-Kurzwellentherapie ↑ Kurzwellentherapie 76
Infrarottherapie ↑ Phototherapie 95
Inhalationstherapie 63 ff
– Desinfektion der Geräte zuhause 65
–, Rezepturen für die Vernebelung 65
–, Spraytechnik 64
Interferenzstromverfahren 67 ff
Intervalltraining 54, 108
– bei Verschlußkrankheiten 196
Iontophorese 69 ff

Kneipp-Therapie 72 f
Kombinationstherapie Ultraschall und Reizströme 74
Komplexbewegungen ↑ PNF-Techniken 98 f
Krankengymnastische Übungsbehandlung 75
Kryotherapie ↑ Eisbehandlung 34 f
Kurorttherapie 75 f
Kurzwellentherapie 76 ff
–, Impulskurzwellentherapie 76 f

Lichttherapie ↑ Heliotherapie 52 f, ↑ Phototherapie 94 ff
Lymphdrainage, manuelle 79 ff

Manuelle Therapie 81 ff
– –, Maitland-Therapie 84
– –, Orthopädische Manuelle Therapie (OMT) 83
Massage 84 ff
–, Akupressur ↑ Shiatsu 104 f
–, Bindegewebsmassage 21 f
–, Bürstenmassage 86
–, Colonbehandlung 86
–, klassische 85
–, Lymphdrainage, manuelle 79 ff
–, Meridianmassage 86
–, Periostbehandlung 86
–, Reflexzonenbehandlung am Fuß 86
–, Segmentmassage 87
–, Unterwasserdruckstrahlmassage 126
Meeresheilkunde 87
Mikrowellentherapie 87
Mittelfrequenz-Stimulationstherapie 88 f
Mobilisationstechniken 89 ff
–, PIR-Technik 90
–, Thoraxmobilisation 91

Neofaradischer Strom 91

Ordnungstherapie 92 f

Perlsches Gerät ↑ Traktionsbehandlung 119
Phonophorese 93
Phototherapie 94 ff
–, Blaulichttherapie 95
– Infrarottherapie 95
– Ultraviolett-(UV-)Therapie 96 ff
PIR-Techniken ↑ Mobilisationstechniken 90
PNF-Techniken 98 ff

Reittherapie 99 f
Reizstrommassage ↑ Ultrareizstrom 121 f
Rollstuhltraining 100

Sauna 101 f
Schleimhautpflege 405
Schlingengerät-Behandlung 102 f
Schwellstrombehandlung 103 f
Schwimmtherapie ↑ Unterwassergymnastik 127
Shiatsu 104 f
Sporttherapie 106 ff
–, Ausdauertraining 107

Verzeichnis der physiotherapeutischen Methoden und Maßnahmen

–, Beweglichkeitstraining 111
–, Gewandtheitstraining 112
–, Krafttraining 109
–, Medizinische Trainingstherapie (MTT) 113
–, Muskelaufbautraining 113
Stabile Galvanisation **114** f
Stabilisationstraining für das Kniegelenk **116**
Stemmführungen **117** f
Subaquales Darmbad **118**

Thalassotherapie Meeresheilkunde **87**
Traktionsbehandlung **119** f
Transkutane elektrische Nervenstimulation (TENS) **120** f

Ultrareizstrom **121** ff
–, modifiziert 122
Ultraschalltherapie **123** ff
Ultraviolett-(UV-)Therapie ↑ Phototherapie 96 ff
Unterwasserdruckstrahlmassage **126** f
Unterwassergymnastik **127** f

Ventilationssteigerungstechniken **128** ff
–, Atemtrainer 129
–, Totraumvergrößerer 129
Vojta-Therapie **130**

Yoga-Therapie **131**

Verzeichnis der Diagnosen

Achillodynie **135**
Adhäsionsbeschwerden **135**
Adipositas **135** ff
Adnexitis **137** ff
Adoleszentenkyphose ↑ Scheuermannsche Krankheit 402 ff
Amenorrhoe ↑ Ovarialinsuffizienz 356 f
Amputation **139** ff
– der unteren Extremität 141 f
– der oberen Extremität 141 f
– der Mamma ↑ Mamma-Amputation 324 ff
Amyotrophische Lateralsklerose ↑ Spinal-myotrophische Prozesse 418
Aphasie **142** f
–, motorische (Broca) 142
–, sensorische (Wernicke) 143
Apoplexie ↑ Hemiplegie 240 ff
Arteriosklerose **143** ff
–, zerebrale 144 f
Arthritis **145** f
– urica 146
Arthrosis deformans **147** ff
– –, Kniegelenk 150 ff
– –, Hüftgelenk ↑ Coxarthrose 179 ff
– –, Prophylaxe 147
– –, Stadium I und II 147
– –, Stadium III und IV 148
Asbestose ↑ Lungenfibrosen 321 f
Asthma bronchiale **152** ff
– –, Anfallsbehandlung 152
– –, außerhalb des Anfalls 153
– –, Reflexzonen 477 ff
Ataxie **156** ff
–, neurale 156
–, spinale (Hinterstrang) 156
–, vestibuläre 157
–, zerebelläre 157
–, zerebrale 158
Atelektasen **159**
Athetose **159** f

Bandscheiben-Syndrome – Übersicht **161**
Bechterewsche Erkrankung **161** ff
– –, Phasen hoher Aktivität 161
– –, Mittelphase 164
– –, Spätphase 165
Beckenbodeninsuffizienz **166** f

Blasenschließmuskellähmung 48 ff, **167** f, 207, 286
Brachialgia paraesthetica nocturna ↑ Zervikalsyndrom 462
Brandverletzungen ↑ Verbrennungen 450 ff
Bronchiektasen **169** f
Bronchitis **170** ff
–, einfache chronische 171
–, eitrige chronische 171
–, obstruktive chronische 172
–, Prophylaxe 170
Bursitis **175** f
–, subacromialis deltoidea 366
Bypaß-Operation, Nachbeh. ↑ Herzerkrankungen 257

Cholelithiasis **176** f
Cholezystitis **177** f
–, Reflexzonen 490 ff
Chorea ↑ Hyperkinetisch-hypotones Syndrom 276
Colitis mucosa **178**
–, Reflexzonen 483 ff
Colon iritabile ↑ Colitis mucosa 178
Commotio cerebri **179**
Cor pulmonale chronicum ↑ Rechtsherzinsuffizienz 252
Coxarthrose **179** ff
–, Stadium III u. IV 181 f

Dekubitus **182** f
–, Prophylaxe 182
Dermatosen, chronische **183** ff
– –, Ekzem, endogenes und vulgäres 184
– –, –, seborrhoisches 184
– –, Mykosis fungoides 184
– –, Parapsoriasis en plaques 184
– –, Prurigo chronica 184
– –, Psoriasis vulgaris 184 f
– –, Urticaria chronica recidivans 185
Descensus uteri **186**
Diabetes mellitus **187**
Diskopathien ohne neurologische Veränderungen **187** f
Distorsionen/Luxationen **188** ff
– –, Schulterluxation 191
Dupuytrensche Kontraktur **191** f

545

Durchblutungsstörungen, periphere, arterielle **192** ff
–, –, –, chirurgische Eingriffe 192 f
–, –, –, funktionelle (M. Raynaud) 194 f
–, –, –, Verschlußkrankheiten, periphere, arterielle (PAVK) **195** ff
–, –, –, –, –, –, Stadium II 195 ff
–, –, –, –, –, –, Stadium III und IV 202
Dysmenorrhoe **203**
Dystonie, neurozirkulatorische **204** f
Dystonie, vegetative ↑ Vegetative Regulationsstörungen 437 ff

Ekzem ↑ Dermatosen chronische 184
Emphysem ↑ Lungenemphysem 319 ff
Encephalomyelitis disseminata **205** ff
Endoprothese des Hüftgelenks ↑ Hüftgelenkerkrankungen 268 ff
Epikondylitis **208**
Erfrierungen/Frostschäden, örtliche **209**

Fazialisparese **210** ff
–, periphere 210
–, postoperative Beh. 211
–, Reizpunkte 507
–, zentrale 211
Fettstoffwechselstörungen **211** f
Fettsucht ↑ Adipositas 135 ff
Fibrositis **212** ff
–, Bursitis 212
–, intramuskuläre 212
–, periartikuläre 213
–, Tendinosen 213
Frakturen **214** ff
–, der Brust- und Lendenwirbelsäule 217 ff
–, konservative Verfahren 214 ff
–, operativ versorgte ↑ Osteosynthesen
–, schlecht heilende 217
Frostschäden ↑ Erfrierungen/Frostschäden 209
Furunkel **219**
–, Gehörgangsfurunkel 220

Gallenwegsdyskinesien **220** f
–, Reflexzonen 490 ff

Gastritis **221** ff
–, Reflexzonen 480 ff
Gehirnschütterungen ↑ Commotio cerebri 179
Gelenkergüsse und Reizgelenke **23** f
Gicht ↑ Arthritis urica 146
Gynäkologische Erkrankungen ↑ Adnexitis 137 ff
– –, ↑ Adhäsionsbeschwerden 135
– –, ↑ Beckenbodeninsuffizienz 166 f
– –, ↑ Blasenschließmuskellähmung 167 f
– –, ↑ Descensus uteri 186
– –, ↑ Dysmenorrhoe 203
– –, ↑ Dystonie, neurozirkulatorische 204 f
– –, ↑ Klimakterische Beschwerden 291 f
– –, ↑ Mamma-Amputation 324 ff
– –, ↑ Mastitis 326
– –, ↑ Milchstauungen 329
– –, ↑ neurovegetativ bedingt 347 f
– –, ↑ Ovarialinsuffizienz 356 f
– –, Reflexzonen 496 ff

Halbseitenlähmung ↑ Hemiplegie 240 ff
Hallux valgus **224** f
Haltungsfehler **225** ff
– bei Erwachsenen 220 f
– – –, Hypermobilität 231
– – –, Lateralverschiebung des Beckens 230
– – –, lumbale Hyperlordose 229
– – –, sonstige Fehlhaltungen 230
– – –, zervikale Hyperlordose ↑ Zervikalsyndrom 460
– im Kindes- und Jugendalter 227
– – – – –, Flachrücken 228
– – – – –, Hohlrundrücken 228
– – – – –, Prophylaxe 225
– – – – –, totaler Rundrücken 229
Hämophilie **232** ff
–, Blutungen ins Ellbogengelenk 235
–, – – Hüftgelenk 234
–, – – Kniegelenk 233
–, – – obere Sprunggelenk 234
Hämorrhoiden **235** f
Handchirurgische Eingriffe **236** ff
– –, Dupuytrensche Kontraktur postoperativ 192

– –, Muskel- und Sehnentransposition 238
– –, Sehnennaht 238
– –, Nervennaht 239
Heuschnupfen ↑ Schleimhauterkrankungen Nase/Rachen 405
Hemiplegie **240** ff
–, Stadium I 240
–, Stadium II 243
–, Stadium III 245
Hepatitis **246** f
–, Reflexzonen 490 ff
Herpes zoster ↑ Zoster 463 f
Herzbeschwerden, funktionelle **247** f
Herzerkrankungen – Übersicht **248**
– –, Reflexzonen 473 ff
Herzinsuffizienz **249** ff
–, Cor pulmonale chronicum 252
–, globale 253
–, –, Entlastungsphase 253
–, –, Phase dosierter Belastung 253
–, –, Stabilisierungsphase 254
–, Linksherzinsuffizenz 249
–, Rechtsherzinsuffizienz 252
Herzklappenfehler **255** f
–, Mitralinsuffizienz 255
–, Mitralstenose 255
–, operierte 256
–, –, nach aortokoronarem Bypass 257
Herzkrankheiten, ischämische **257** ff
– –, Angina pectoris **257** ff
– –, Herzinfarkt **260** ff
– –, –, Akutphase 260 ff
– –, –, –, Heidelberger Stufenmodell 261
– –, –, Konvaleszenz- und Rehabilitationsphase 263
– –, –, Postkonvaleszenz 264
Herz-Kreislauf-Beschwerden im Alter **265**
Herzschrittmacherbehandlung **265** f
Hohlfuß **266** f
Hüftgelenkerkrankungen, -verletzungen und -operationen **268** ff
–, – – –, Endoprothese des Hüftgelenks 268 ff
–, – – –, ↑ Osteosynthesen-Nachbeh. 352 ff
–, – – –, Varisierungsosteotomie 271 ff
–, Coxarthrose 179 ff

–, Hüftdysplasie u. angeb. Hüftluxation 270 f
–, Perthes-Erkrankung 271
Hyperalgetische Zonen **274** ff
– –, Abbildungen Dermatome 469 ff
– –, – –, Reflexzonen Atmungsorgane 477 ff
– –, – – Darm 483 ff
– –, – – Genitalorgane 496 ff
– –, – – Herz 473 ff
– –, – – Leber und Gallenblase 490 ff
– –, – – Magen 480 ff
– –, – – Niere, Harnleiter und Blase 493 ff
– –, Tabelle 275
Hyperkinetisch-hypotones Syndrom **276**
Hypermobilität 231
Hyperthyreose **277** f
Hypertonie, essentielle **278** ff
Hypertonus der Muskulatur **281** ff
Hypoplasia uteri ↑ Ovarialinsuffizienz 357
Hyptone Regulationsstörungen **283** f

Inaktivitätsatrophien 331 f
Infektanfälligkeit 284 f
Inkontinenz **286** ff
–, Afterschließmuskel 286, FES 49
–, Blasenschließmuskellähmung 167 f, 207, 286, FES 48 ff
–, Harninkontinenz der Frau 287
–, – beim Mann 286
Intensivstation, Beh. auf ↑ Thoraxtraumen 428
–, Herzinfarkt 260 f
Ischias/Ischialgie **288** ff

Kausalgie **290** f
Klimakterische Beschwerden **291** f
Knick-Senk-Spreizfuß **292** ff
– – – beim Erwachsenen 294 f
– – – im Kindes- und Jugendalter 293 f
– – –, Prophylaxe 292 f
Kniegelenksschädigungen, traumatische **296** ff
–, –, Bandverletzungen, postoperative Beh. 296 ff
–, –, leichtere Meniskus- und Sehnenschädigungen, konservative Beh. 300 f

Verzeichnis der Diagnosen

–, –, schwere Menikusschäden, konservative Beh. 301 f
–, –, –, –, postoperative Beh. 303 f
–, –, Reizknie 304 f
Kokzygodynie 305
Kompressionssyndrom 305 ff
–, Tabelle 306 f
Kontrakturen 308 ff
–, Prophylaxe 308
Kontusion 311 f
Kopfschmerz 312 f

Laryngektomie, Zustand nach 314 f
Laryngitis, unspezifische 313 ff
Lumbalgie 315 ff
Lungenabszeß 317 f
Lungenembolie und Lungeninfarkt 318 f
Lungenemphysem, chronisch obstruktives 319 ff
–, – –, emphysematischer bzw. dyspnoisch-pulmonaler Typ 319 f
–, – –, bronchitischer bzw. zyanotisch-bronchialer Typ 320 f
Lungenfibrosen 321 f
Lungentuberkulose 322 f
Luxation ↑ Distorsion/Luxation 188 ff
Lymphödem 323 f

Magenerkrankungen, Reflexzonen 480 ff
–, ↑ Gastritis 221 ff
–, ↑ Ulcus ventriculi 435 f
Mamma-Amputation 324 ff
Mastitis 326
Menière-Syndrom 326 f
Meniskusschäden ↑ Kniegelenksschädigungen 300 ff
Meteorismus 327
Migräne 328 f
Milchstauungen 329
Mukoviszidose 329 ff
Multiple Sklerose ↑ Encephalomyelitis disseminata 205 ff
Muskelatrophie 331 ff
– bei schlaffer Parese 332
– durch Inaktivität 331
Muskeldystrophie ↑ Myopathien 338 ff
Muskelrheumatismus ↑ Fibrositis 212 ff
Muskel- und Sehnentransposition ↑ Handchirurgische Eingriffe 238

Muskelriß/Muskelzerrung 333 ff
Myalgie 335 f
Mykosis fungoides ↑ Dermatosen 184
Myofasziales Syndrom 336
Myogelose 336 f
Myokardinfarkt ↑ Herzkrankheiten, ischämische 260 ff
Myopathien 338 ff
–, primäre 338 f
–, sekundäre 340

Narben 340
Nervennaht, Nachbeh. 239
Nervenwurzelsyndrome mit ihren Kernmuskeln, Tab. 306 f
Neuralgien/Neuritiden 341 ff
– –, Interkostalneuralgie 342
– –, Okzipitalneuralgie 343
– –, Trigeminusneuralgie 343 f
Neurom- und Phantomschmerz 344 f
Neuropathie ↑ Polyneuropathie 377
Neurosen 345 ff
Neurovegetativ bedingte gynäkologische Erkrankungen 347 f
Nierenerkrankungen, Reflexzonen 493 ff
–, ↑ Urolithiasis 436

Obstipation 348 ff
–, habituelle, atonisch-hypokinetische Form 348 f
–, –, spastisch-hyperkinetische Form u. Mischformen 350
–, Reflexzonen 488 f
Osteochondrose ↑ Spondylose/Osteochondrose 419 f
Osteomalazie 351
Osteoporose 351 f
Osteosynthesen-Nachbehandlung 252 ff
– – bei Belastungsstabilität 354 f
– – – Lagerungsstabilität 352
– – – Übungsstabilität 353
Otitis media 355
Ovarialinsuffizienz 356 f

Parästhesien 357
Paresen 357 ff
–, schlaffe 357 ff
–, –, Abbildungen Nerven- und Muskelreizpunkte 507 ff
–, –, – Nervenverläufe 500 ff

–, –, – N. axillaris 501
–, –, – N. facialis 507
–, –, – N. femoralis 504
–, –, – N. fibularis 504
–, –, – N. ischiadicus 505
–, –, – N. medianus 500
–, –, – N. musculocutaneus 501
–, –, – N. obturatorius 504
–, –, – N. radialis 501
–, –, – N. tibialis 505
–, –, – N. ulnaris 502
–, –, – Sensibilitätsausfälle 503, 506
–, –, Afterschließmuskel 286, FES 49
–, –, Blasenschließmuskel 167 f, 207, 286 f, FES 48 ff
–, –, ↑ Fazialisparese 210 ff
–, –, ↑ Ischias/Ischialgie 288 f
–, –, ↑ Kompressionssyndrome 305 ff
–, –, –, Tabelle 306 f
–, –, Lähmungsskoliose 415 f
–, –, Nervennaht, Nachbeh. 239
–, –, ↑ Querschnittslähmung 387 ff
–, –, Reizstromtherapie 44, 47, 50, 56, 103 f, 358 ff, FES 48 ff
–, –, ↑ Rekurrensparese 393
–, –, Zwerchfell ↑ FES 49
–, spastisch 362
–, –, Elektrotherapie 207, 457–459
–, –, ↑ Encephalomyelitis disseminata 205
–, –, ↑ Hemiplegie 240 ff
–, –, ↑ Querschnittslähmung 387 ff
–, –, ↑ Zerebralparese im Kindesalter 454 ff
Parkinson-Syndrom **362** ff
Periarthropathia humeroscapularis **365** ff
– –, Bursitis subacromialis deltoidea 366
– –, echte Schultersteife 367
– –, Erkrankungen der Bursa subdeltoacromialis und der Rotatorenmanschette 365
– –, Tendopathien 366
Periostitis **369**
Perthes-Erkrankung 271
Pharyngitis ↑ Schleimhauterkrankungen Nase und Rachen 406
Phlebitis ↑ Venensystem-Erkrankungen 442 f
Phlebothrombose ↑ Venensystem-Erkrankungen 440 ff

Pleuritis **370** f
Pneumokoniosen ↑ Lungenfibrosen 321 f
Pneumonie **372** ff
–, hypostatische 372 f
– im Kindesalter 374 f
–, Lobärpneumonie 373 ff
–, Prophylaxe 372
Polyarthritis chronica ↑ Rheumatoid-Arthritis 395 ff
Polyneuritis **375** ff
Polyneuropathie **377**
Postthrombotisches Syndrom ↑ Venensystem-Erkrankungen 442
Progressive Muskeldystrophie ↑ Myopathien 338 ff
Prostataadenomyomatose **378** f
Prostatitis und Spermatozystitis **379** f
Prurigo chronica ↑ Dermatosen 184
Pseudoradikuläre Syndrome im Beckenbereich **380** f
– – – –, M.-iliopsoas- und M.-tensorfasciae-latae-Syndrom 380
– – – –, M.-piriformis-Syndrom 381
– – – –, Tendomyosen 381, 426
Psychosen **381** ff
–, depressive Symptomatik 383 f
–, katatone Symptomatik 384
–, manische Symptomatik 384
–, stuporöse Symptomatik 385
Ptose von Organen der Bauchhöhle **385** f

Querschnittslähmung **387** ff
–, zu erwartende Resultate, Tab. 392
Quetschung ↑ Kontusion 311 f

Radikulärsyndrom/Pseudoradikulärsyndrom – Übersicht **392**
Reizgelenke mit Neigung zu Ergüssen ↑ Gelenkergüsse 223 f
Reizknie ↑ Kniegelenksschädigungen 304 f
Reizkolon ↑ Colitis mucosa 178
Rekurrensparese **393**
Rheumatisches Fieber **393** ff
Rheumatoid-Arthritis **395** ff
– –, Akutphase 395
– –, Remissionsphase 396 ff
– –, Synovektomie, postoperative Beh. 399
Rhinitis, Rhinopathien ↑ Schleimhauterkrankungen 405 f

Schädel-Hirn-Traumen **399** ff
Scheuermannsche Krankheit **402** ff
Schilddrüsen-Überfunktion ↑ Hyperthyreose 277 f
Schlafstörungen **404**
Schlaganfall ↑ Hemiplegie 240 ff
Schleimbeutelentzündung ↑ Bursitis 175
Schleimhauterkrankungen Nase/ Rachen **405** ff
– – –, allergische Rhinopathien 405
– – –, atrophische Rhinitis 406
– – –, Pharyngitis 406 f
– – –, Prophylaxe 405
– – –, Rhinitis 407
Schrittmacherbehandlung ↑ Herzschrittmacherbehandlung 265 f
Schultergelenk, operative Eingriffe, Nachbehandlung **408** f
Schulterluxation ↑ Distorsion/Luxation 191
Schultersteife ↑ Periarthropathia h. sc. 367
Sehnen-, Bänder-, Meniskusverletzungen **409** f
– – –, Prophylaxe 409
Sehnennaht, Nachbeh. ↑ Handchirurgische Eingriffe 238
Sinusitis maxillaris **410** f
Sklerodermie, progressive systemische (PSS) **411** ff
– – –, Basistherapie 411
– – –, bei Lungenfibrose 413
Skoliose 414 ff
–, idiopathische 414 f
–, Lähmungsskoliose 415 f
–, operative Skoliosebehandlung 416 f
–, Säuglingsskoliose 417
–, Schmerzskoliose 417 f
–, statische 418
Spermatozystitis ↑ Prostatis und Spermatozystitis 379 f
Spinal-myatrophisches Prozesse **418**
Spitzfuß **419**
Spondylitis ankylosans ↑ Bechterewsche Erkrankung 161
Spondylose/Osteochondrose **419** ff
Spreizfuß **421**
Stimmstörungen, hypokinetische **421** f
Sudecksches Syndrom **422** ff

– –, Prophylaxe 422
– –, Stadium I 422
– –, Stadium II 423
– –, Stadium III 425
Synovektomie, postoperative Beh.
↑ Rheumatoid-Arthritis 399

Tendinose ↑ Fibrositis 213
Tendomyose **426**
Tendopathie **426** f
Tendovaginitis **427** f
–, crepitans 427
–, stenosierende 427
Thoraxtraumen, schwere **428** f
– –, auf Intensivstation 428
Thrombose ↑ Venensystem-Erkrankungen, Phlebothrombose 440 f
Trigeminusneuralgie ↑ Neuralgien/ Neuritiden 343 f
Torticollis spasmodicus **430**
Tuberkulose ↑ Lungentuberkulose 322 f

Überforderungssyndrom **430** f
Überlastungsschäden, mechanische **431** f
–, – am Fuß 294
Ulcus cruris variocosum oder postthromboticum **433** f
Ulcus ventriculi und duodeni **435** f
– – – –, Reflexzonen Abb. 480–485
Urticaria cronica recidivans ↑ Dermatosen 185
Urolithiasis **436**
–, Reflexzonen 493 ff

Varizen ↑ Venensystem-Erkrankungen 443 ff
Vegetative Regulationsstörungen **437** ff
– –, erhöhter Sympathikotonus 437 f
– –, – Vagotonus 438 f
Venensystem-Erkrankungen **439** ff
– –, chronisch-venöse Insuffizienz 439 f
– –, Phlebothrombose 440 f
– –, –, Prophylaxe 440
– –, postthrombotisches Syndrom 442
– –, Varikophlebitis und Phlebitis 442 f
– –, Varizen 443 ff
Ventilationsstörungen **446** ff

–, obstruktive 446 ff
–, restriktive 448 f
Verbrennungen **450** ff
Verschlußkrankheiten, periphere arterielle (PAVK) ↑ Durchblutungsstörungen 195 ff
Verstopfung ↑ Obstipation 348 ff
Vertebragene Beschwerden – Übersicht **452**

Weichteilrheumatismus ↑ Fibrositis 212 ff
Wunden, chronisch eiternde **452**
Wundliegen ↑ Dekubitus 182

X-Bein **453** f

Zerebralparese im Kindesalter **454** ff
– – –, Einsatz von Hilfsmitteln 457
– – –, Mittelfrequenz-Stimulation nach Feldkamp 459
– – –, Reizstromstimulation nach Hufschmidt 457
– – –, Tonolyse nach Jantsch 459
Zervikalsyndrom **460** ff
–, Brachialgia paraesthetica nocturno 462
–, pseudoradikuläre Syndrome 460 f
–, Radikulärsyndrom 461
–, vegetativ-vaskuläre Syndrome 462 f
–, zervikale Hyperlordose 460 f
Zoster **463** f
Zystitis **464** f

Manuelle Muskelfunktionsdiagnostik

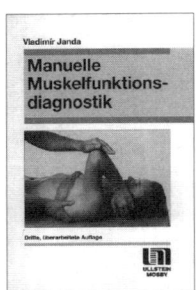

Vladimír Janda
Manuelle Muskelfunktionsdiagnostik
Dritte, überarbeitete Auflage
1994, 301 Seiten, 402 Abbildungen,
Gebunden, Format 17.0 cm x 24.5 cm
ISBN 3-86126-516-8

Unter Mitarbeit von Dagmar Pavlů und
Alena Herbenová, redaktionelle Bearbeitung
der deutschen Ausgabe durch Jochen Sachse

Die manuelle Muskelfunktionsdiagnostik gewinnt mehr und mehr an Bedeutung, und zwar nicht nur bei strukturellen motorischen Störungen, sondern auch bei Funktionsstörungen des Bewegungssystems. Dabei konzentriert man sich nicht nur auf die Muskelkraft, sondern auch auf die Beziehungen zwischen einzelnen Muskelgruppen im Rahmen eines Bewegungsstereotyps im Sinne der muskulären Dysbalance. Durch über 300 Photographien, die tabellarischen Übersichten und die exakten Beschreibungen der einzelnen Untersuchungsschritte der Muskelkraft, Muskeldehnbarkeit und Hypermobilität wird das Buch zur unverzichtbaren Praxishilfe. Es wendet sich an Ärzte, Physiotherapeuten, Krankengymnasten und Sporttherapeuten.

Professor Vladimír Janda ist Direktor der Klinik für Rehabilitationsmedizin und Leiter des Studiums Physiotherapie an der Karls-Universität in Prag und Direktor des Lehrstuhls für Rehabilitationsmedizin der Akademie für Ärztliche Fortbildung. Er gilt als Wegbereiter der manuellen Muskeldiagnostik und ist seit Jahren als Gastdozent u. a. in den USA, Kanada und Australien tätig. Professor Janda ist ständiger Konsultant der WHO.

Ullstein Mosby
Kreuzberger Ring 66
65205 Wiesbaden
Tel. (06 11) 7 40 33 - 33
Fax (06 11) 70 26 30

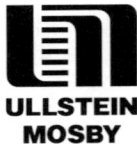